小儿麻醉手册

Pediatric Anesthesia Handbook

主　编　左云霞

副主编　宋兴荣　张建敏　张马忠　姜丽华

人民卫生出版社

·北京·

图书在版编目（CIP）数据

小儿麻醉手册 / 左云霞主编 . —北京：人民卫生
出版社，2021.10 （2022.8 重印）

ISBN 978-7-117-31721-4

Ⅰ.①小…　Ⅱ.①左…　Ⅲ.①儿科学－麻醉学－手册

Ⅳ.①R726.14-62

中国版本图书馆 CIP 数据核字（2021）第 114125 号

小儿麻醉手册

Xiao'er Mazui Shouce

主　　编	左云霞
出版发行	人民卫生出版社（中继线 010-59780011）
地　　址	北京市朝阳区潘家园南里 19 号
邮　　编	100021
E－mail	pmph @ pmph.com
购书热线	010-59787592　010-59787584　010-65264830
印　　刷	三河市宏达印刷有限公司（胜利）
经　　销	新华书店
开　　本	889 × 1194　1/32　印张：13
字　　数	480 千字
版　　次	2021 年 10 月第 1 版
印　　次	2022 年 8 月第 2 次印刷
标准书号	ISBN 978-7-117-31721-4
定　　价	79.00 元

打击盗版举报电话:010-59787491　E-mail:WQ @ pmph.com
质量问题联系电话:010-59787234　E-mail:zhiliang @ pmph.com

小儿麻醉手册 Pediatric Anesthesia Handbook

编委（按姓氏笔画排序）

上官王宁｜温州医科大学附属第二医院

王 英 伟｜复旦大学附属华山医院

左 云 霞｜四川大学华西医院

叶 　 茂｜重庆医科大学附属儿童医院

冯 　 春｜武汉市妇女儿童医疗保健中心

李 　 超｜昆明市儿童医院

李 师 阳｜泉州玛珂迩妇产医院

宋 兴 荣｜广州市妇女儿童医疗中心

张 马 忠｜上海儿童医学中心

张 建 敏｜首都医科大学附属北京儿童医院

张 溪 英｜湖南省儿童医院

周 志 坚｜复旦大学附属儿科医院

赵 　 平｜中国医科大学附属盛京医院

胡 华 琨｜江西省儿童医院

胡 智 勇｜浙江大学医学院附属第一医院

姜 丽 华｜郑州大学第三附属医院

费 　 建｜南京市儿童医院

晏 馥 霞｜中国医学科学院阜外医院

潘 守 东｜首都儿科研究所附属儿童医院

参编人员（按姓氏笔画排序）

王 芳　　王 涛　　方利群　　尹 红　　朱智瑞　　刘 飞　　刘光跃　　刘华程

刘坤伶　　孙志鹏　　杜 真　　杜 彬　　杜文康　　李 挺　　李 强　　连建烽

汪自欣　　汪婷婷　　陈小玲　　陈怡绮　　陈斯琴　　罗金凤　　姚伟瑜　　贾 爱

徐 颖　　唐 媛　　雷东旭　　滕 翼　　薛 杭

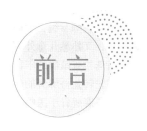

前言

人从出生到死亡，最健康的年龄阶段是 18～25 岁，在这个年龄期间，人体各器官、系统的结构和功能均处于最佳状态，可塑性最强。当机体有应急需求时，其工作负荷增加数倍也不至于发生功能衰竭。婴幼儿和老年人的情况则完全不同，前者各器官、系统尚未发育成熟；后者各器官、系统常因为各种慢性疾病和长期持续使用处于带病坚持工作状态，正常情况下能勉强维持功能，一旦机体发生疾病或创伤，各器官、系统功能容易发生失代偿。

儿童不是缩小版的成人。与器官、系统密切相关的各种药物的药效学和药代动力学，婴幼儿也与成人有很大区别。更重要的是，儿童的外科疾病谱和手术类型不同于成人。一方面，外科手术以纠正各种先天畸形的短小手术为主，手术本身对患儿生命并无太大风险，但无论多小的手术，都必须实施全身麻醉，而全身麻醉导致的意识消失、生理性保护反射消失、逃避反应消失、呼吸道梗阻、呼吸和循环抑制等本身就可对生命造成一定程度的威胁。这也是在小儿外科手术安全上，麻醉医师的责任更加重大的原因。麻醉医师经常说，只有小手术，没有小麻醉。有研究发现，婴儿围手术期的心搏骤停 55% 与麻醉相关。尽管目前成人麻醉已经比较安全，麻醉相关死亡率在西方发达国家和国内顶级医院已经低于 1/300 000，但小儿麻醉相关死亡率即使在发达国家也在 1/10 000 左右，新生儿高达 2%～3%。

当前，麻醉医师除了提供手术患儿的麻醉外，还要满足临床各科室特殊检查的需要，通过提供镇静监护医疗服务，进一步提高检查的效率和质量，但如果麻醉技术存在问题，反而会增加被检查患儿的风险。因此，为使患儿的手术和医疗检查更加安全、有效，麻醉医师应加强对小儿麻醉专科知识的学习和专科技能的掌握，必须完成住院医师规范化培训阶段小儿麻醉相关规定。目前，全国已经建立了一批儿科麻醉专科医师培训基地，培训周期为 2年，同时也建立了一批儿科麻醉骨干医师培训基地，培训周期为 3 个月。

本书邀请全国各儿童专科医院和综合性医院的儿科麻醉医师参编，他们既有深厚的儿童解剖、生理、药理和病理生理的基础知识，又熟悉儿童外科手术和特殊检查的步骤与流程，更具有各类手术麻醉和特殊检查镇静的丰富经验。在编写过程中，力求简单实用，使本书适合于正在轮转儿科麻醉的住院医师、正在接受儿科麻醉专科医师培训的学员、参加儿科麻醉骨干医师培训的学员，以及对小儿麻醉有兴趣、有需求的麻醉医师。

各章编者在编写过程中都结合了自己对相关知识的理解和临床经验，但难免有欠妥、遗漏乃至错误之处，诚望各位同道及师生朋友批评指正。

左云霞

2021 年 4 月 9 日于成都

目录

第一章

小儿麻醉安全、效率与艺术

随着麻醉学的迅速发展，小儿麻醉已经成为一个极为重要的分支。如何在熟练掌握不同阶段小儿解剖、生理变化的基础上，通过合理用药、精准调控及娴熟的麻醉操作，在保证患儿麻醉和围手术期安全的前提下提升麻醉效率、提高患儿舒适度就显得尤为重要，这也是作为儿科麻醉医师不断完善自我、提升自我修养的必经之路。

第一节　小儿麻醉的发展

医学是在人类与疾病做斗争的长期过程中形成的，并衍生出了内科、外科、妇产科、儿科等分支。在人类遭遇各种伤害和手术引起的疼痛时，便开始了漫长地寻找减轻疼痛方法的历程，后来出现了"麻醉"的概念。现代麻醉学的历史不过 170 余年，小儿麻醉的历史更是只有短短几十年，但这门新兴的亚学科却在医学各学科发展进步中扮演着不可或缺的角色。

小儿麻醉的出现时间可追溯到 19 世纪 50 年代，在此之前对婴幼儿实施截肢手术、肿瘤切除术都没有可靠的镇静、镇痛措施，仅仅在喷洒酒后由外科医师在最短的时间内完成手术。患儿需要承受的不仅是手术造成躯体的痛楚，还有精神上的考验。对身心尚未发育完全的婴幼儿来说，手术麻醉的经历也许会造成日后发育过程中不同程度的障碍。这个问题一直困扰着麻醉医师、外科医师，也成为他们不断探索解决手术疼痛这个难题的动力之一。

直到 1844 年氧化亚氮（笑气）和 1846 年乙醚的出现开启了现代麻醉的宏伟篇章。但是由于当时乙醚的药理特点、使用方法，以及不良反应等都不明确，所以应用乙醚实施麻醉，特别是应用于小儿麻醉的报道까未被公之于世。之后因为氟烷起效更快速，似乎被更广泛地接受，随后的 20 年，乙醚和氟烷占据了整个麻醉医师的世界。随着乙醚、氟烷麻醉药副作用的发现，以及扁桃体切除、阑尾切除和整形手术量的大幅度增加，医学界对麻醉又提出了更高的要求。

1925—1940 年，在外科手术不断进步的推进下，小儿麻醉也得到了飞速发展。"小儿不是成人缩影"的观点被提出并得到广泛认可，针对小儿术前、术中温度支持，调整术前内环境稳定，以及对术中相关麻醉操作进行记录已经成为常规操作。

1940—1980 年是麻醉学科也是小儿麻醉亚专科发展最突飞猛进的时期。随着更丰富的麻醉技术及麻醉管理方法的出现，麻醉医师的工作日渐精确、有效，也使麻醉学科拥有了自己独立且重要的地位，同时为小儿麻醉的进一步发展奠定了坚实的基础。1980 年以后，随着小儿外科手术的细化及发展，外科医师、麻醉医师对控制小儿麻醉风险意识的逐步增强，许多成人麻醉管理模式及方法在小儿麻醉中的不适宜更加凸显。

鉴于以上问题的出现，麻醉医师同医学界各位同人共同完成了从诊疗到设备到管理模式的全面改变。现如今，小儿麻醉已拥有了完善稳定的学科地位，小儿镇静、镇痛等领域的发展也成为麻醉学科中最有潜力的发展方向之一。

尽管医学飞速发展，先进技术及设备层出不穷，麻醉安全这一核心仍然是麻醉医师关注和麻醉学科建设的永恒主题。小儿麻醉高风险、高难度的特点要求我们进一步强调小儿麻醉安全问题的重要性。

第二节　小儿麻醉的安全

根据美国"小儿围手术期心跳停止登记"数据库资料显示，1994—1997年登记的289例病例中超过50%与麻醉相关，麻醉相关死亡发生率为0.36/10 000，1998—2004年登记的397例病例中49%与麻醉相关。回顾我国，相关资料极少，根据几家有统计记录的大型医院数据显示，我国麻醉相关死亡率与西方发达国家接近，可见，我国大型医院的小儿麻醉水平是值得肯定的，但国内大部分基层医院小儿麻醉相关的人员、设备、技术等普遍缺乏的现状导致了在小儿麻醉安全领域仍是任重道远，小儿麻醉的安全保障依然是一项尚未得到满足的社会需求。因此，在保证麻醉安全的前提下，有效、大幅提升工作效率变得至关重要。

在20世纪80年代，通过比较发现，麻醉引起不良事件的相关因素很多。例如，由于监测设备和麻醉设备的限制，导致了未被发现的通气不足造成相关并发症甚至是死亡，其次为药物过量所致的相关死亡，也包括不恰当或不积极的术前支持治疗，不完善的术中监测，错误的液体治疗，以及围手术期反流误吸。而且新生儿相关死亡率明显高于其他年龄组。虽然医学技术发展迅猛，麻醉学科的建设也日新月异，但以上引起不良事件的相关问题仍然未被解决。有观察研究发现，患儿自身疾病也是导致麻醉相关不良事件的一个重要因素。例如，先天性心脏病患儿发生麻醉相关并发症甚至是死亡的概率远远大于非先天性心脏病患儿。新生儿围手术期心脏事件的概率也很高，应引起重视。

围手术期出现的不良事件包括心动过缓、喉痉挛、支气管痉挛、诱导或拔管过程中出现的反流误吸等都应该引起重视，要早预防、早发现、早处理。术后并发症也是影响麻醉安全不可忽视的一个因素，包括低氧血症、反流误吸、气道水肿及恶心呕吐等。

小儿麻醉医师专科培训是保障围手术期麻醉安全的一个有效措施。经过专业培训的小儿麻醉医师可以针对不同年龄段、不同疾病的小儿制订个体化麻醉方案，在出现紧急情况时可以有的放矢地进行处理及抢救。

综上所述，尽管在医疗技术如此发达的今天，即使是对一台普通的腹股沟疝修补手术，小儿麻醉医师都不可以掉以轻心。下文将具体讨论预防或降低围手术期麻醉相关并发症、提高麻醉安全的有效措施。

一、规章制度的制定、实施和质量评定

不以规矩，不成方圆。制定规范、完善的规章制度是实施小儿麻醉安全、提高麻醉效率、体现麻醉艺术强有力的保障。在强调小儿麻醉安全之前，必须建立健全的麻醉质量标准化、规范化管理，坚持以患者为中心，以医疗质量为核心的质量管理制度。全面的麻醉质量管理系统毫无疑问是麻醉安全的重要保证。

（1）定期或不定期开展医疗安全教育，牢固树立安全意识。

（2）建立按照麻醉医师资格分级的授权管理制度，合理安排手术患者的麻醉工作。

（3）充分做好麻醉前准备，严格检查各种小儿麻醉专用器械设备，确保抢救设备完好和抢救药品齐全。

（4）严格执行药物查对制度，麻醉期间所用药物及输血输液要做到"三查八对"。

（5）新技术的开展和新方法的使用，应按照医院新技术准入及管理制度进行管理，经医院批准后实施。

（6）严格执行值班、交接班制度，坚持岗位交班、手术台旁交班，病情不稳定和疑难病例的手术原则上不交班。

（7）围麻醉期出现并发症或意外，应及时采取有效措施处理，并向上级麻醉医师及科主任汇报，对各种医疗安全不良事件应及时上报，并进行全科讨论，认真整改落实。

（8）根据所制定的规章制度，成立质量与安全管理小组，并进行质量评定。

（9）严格按照世界卫生组织手术安全核对制度执行：由麻醉医师、手术医师、手术室巡回护士和器械护士共同完成，分别在患儿进入手术室后麻醉实施前、皮肤切开前、术毕患儿离开手术室时对其基本信息、手术方式等信息进行三方核对，核对无误后在手术安全核查表上签字才可进行下一项操作。

二、人员准备

（一）麻醉医师

1. 资质方面　关于小儿麻醉医师的资质，《中国临床麻醉分级管理规定（草案）》2011-12-12 第五稿规定：1～7 岁小儿的责任麻醉医师必须在上级医师带领下完成过 100 例 1～7 岁小儿麻醉，其中气管插管全身麻醉不少于

50 例；1 岁以下小儿的责任麻醉医师在满足上述 1 ~ 7 岁小儿麻醉责任医师的条件外，还必须在上级医师带领下完成过 50 例 1 岁以下小儿麻醉，其中气管插管全身麻醉不少于 25 例。高危小儿麻醉必须由经过小儿麻醉专科医师培训或相关机构证明具备同等资历的麻醉医师实施。

2. **工作细则方面**　麻醉医师应在手术前一日和手术当日对拟进行手术的患儿进行访视，对各系统进行仔细评估，根据患儿实际情况制订个体化麻醉方案，并与患儿主管医师就手术方案等问题进行积极沟通。

3. **精神状态方面**　全国麻醉医师的严重不足导致的执业耗竭也不得不引起关注，各大医院、科室也在尽一切办法克服人员短缺问题，并尽最大努力降低由此带来的对临床安全的影响，但在现状没有改变之前，我们必须要以积极的心态去对待工作、对待患儿，做到休息好、心态好，以最佳的状态为每一位患儿保驾护航。

4. **责任心和警惕性方面**　"只有小手术，没有小麻醉"。即使是经验很丰富的麻醉医师，在对待一台普通的腹股沟斜疝手术时都应该像对待第一台麻醉时那样，保持高度的责任心和警惕性，因为意外可能出现在任何一个手术麻醉环节，而过失往往是由于疏忽、没有第一时间发现并处理所致。先进的监测设备、麻醉工作站的出现为更精准地判断患者情况并作出相应处理提供了强有力的保障，可以依靠它们但绝不能依赖它们。传统的诊断和病理生理分析能力仍然是必不可少的。

（二）患儿

1. **身体方面**　针对患儿原发病制订个体化麻醉方案，如有特殊情况，应在术前做好相关安全准备。

2. **心理方面**　麻醉医师提前访视患儿有助于与患儿建立感情，消除患儿恐惧，与患儿家属进行积极有效的沟通，使家属及患儿感到安全、可信赖，对麻醉、手术有信心，尽可能减少其焦虑。

3. **手术体位**　对手术需要特殊体位或需要长时间手术的患儿，应提前与手术医师、护士积极沟通，备好体位垫，三方一起摆放合适体位，避免长时间手术造成压伤等不良事件。

（三）术前访视的艺术

沟通是门艺术，在儿童患者这类特殊群体的术前访视中除了专业的访视，个体化的人文关怀更体现出沟通的技巧与魅力。众所周知，儿童患者因身心发育不成熟，在围手术期的应激反应会更加强烈，以至于出现不合作行为和生命体征等方面的变化。在访视的时候，根据不同年龄段患儿的生理和心理特征实施术前访视与沟通，取得家属与患儿的信任，有利于麻醉手术的顺利实施，亦可有效保障围手术期患儿安全。访视的要点如下。

1. **访视时间**　选择在患儿精神状态较好时间段，避免进食或治疗操作期间进行访视。

2. **细致观察及宣教**　观察患儿的情绪、心理依赖程度等情况，了解其性格特点，以便制订个体化宣教计划。

3. **多形式沟通模式**　可采用图片等方式与家属、患儿进行沟通宣教，可有效减少患儿对陌生环境的恐惧心理，增加对医护人员的信任感甚至是依赖感。

三、设备条件

儿童专用麻醉设备和药品的准备，包括麻醉药品、麻醉器械、麻醉用品、抢救车、除颤仪、急救药物、急救设备等，手术开始前再进行一次全面检查与核对。

（1）手术间内手术开始之前备好肾上腺素、阿托品、氯化琥珀胆碱、丙泊酚等急救药品，以备不时之需。

（2）氧气、空气、氧化亚氮等气源的检查。

（3）麻醉机、监护仪的检查及参数设定。

（4）其他用具，包括合适型号的喉镜、喉罩、气管导管、吸引装置、牙垫、口咽通气道等。

（5）抢救车及除颤仪应放置在固定、合理的位置，并安排专人管理，进行药品的补充及设备的维护，保证手术过程中随时可用。

（6）必要时备好保温设备、液体管理设备、有创监测设备等。

（7）特殊设备包括困难气道相关设备，如纤维支气管镜、紧急环甲膜穿刺包、患儿转运设备等。

此外，选择与患儿年龄相符的麻醉设备进行麻醉实施和管理是保障患儿围手术期麻醉安全必不可少的条件。选择不适当的麻醉设备极易导致通气不足或过度通气等不良事件。不论监测手段的类型和形式，都应包括心电监护、呼吸监测、无创或有创血流动力学监测，在条件满足的情况下，还可包括心排血量、血容量、经食管超声等监测项目，以最大限度掌握患儿情况以及时作出判断和处理，提高围手术期麻醉安全。

四、麻醉操作技术及管理水平

另一个有力保障围手术期麻醉安全的因素就是不断提高的麻醉操作技术及管理水平。对于小儿麻醉，建议经过小儿麻醉专科培训的麻醉医师进行相关操作及管理。可根据患儿实际情况选择相应的监测或操作手段。有条件的可在超声引导下进行有创操作，减少相关并发症出现的概率。只有不断地学习、实践，提高技术水平才能从容面对各种紧急情况。在麻醉管理方面，学会与时俱进，运用各种先进的监测及血生化指标对患儿情况作出准确判断，并在适当的时机进行干预。对于学科外知识也应不断更新，努力提高综合分析和处理能力，以保障患儿麻醉安全。

五、麻醉方法和药物的选择

1996 年，动物研究显示，正处于发育阶段的神经系统对全身麻醉药具有高度敏感性，持续大量接触可能会引起神经退行性变。虽然麻醉药对人类神经系统的影响尚未得出结论，但对小儿来说，根据患儿疾病及手术方式选择适合的麻醉方式，争取应用最小的药量达到最好的麻醉效果，以满足手术需求是公认的最终目标。

各种神经阻滞和椎管内麻醉既可减少全身麻醉药的用量和种类，又可达到满意的镇痛效果，满足术中、术后镇痛要求，因此，此类药物已广泛应用于日常麻醉工作中，但由此可引起神经损伤、局部麻醉药中毒、过度镇静导致的通气不足等异常情况。因此，不应为了达到某一目的而片面地选择麻醉药物及使用方法，应根据患儿疾病、手术方式等具体情况综合考虑，制订个体化麻醉方案，最大限度地保障麻醉安全。

六、环境要求

患儿心智尚未发育完全，在陌生环境与父母分离势必会引起其恐惧和焦虑。医护人员温柔、耐心地对待，以及温馨的环境可大大降低患儿的恐惧和焦虑。手术间、患儿等待区可布置儿童贴画，还可设置玩具池（玩具每日需进行消毒处理），医护人员在患儿入手术室前应与父母在此处稍做停留、陪伴其玩耍，减少患儿恐惧，增加患儿对医护人员的信任。

对于新生儿等特殊患儿应提前调试手术间的温度与湿度，备好电热毯、变温毯、暖风机等设备，并在患儿入室后进行体温监测，避免环境温度过高或过低对其造成不良影响，手术室内最适温度为 23～25℃，最适湿度为 60%～70%。

七、麻醉恢复室的配置及管理

手术结束到麻醉作用完全消失、患儿完全清醒是一个短暂却十分关键的过程。为了提高手术效率，通常需要根据手术间数量配备相应的麻醉恢复床位，对术毕患儿进行复苏，并对在复苏期间出现的紧急情况进行积极干预及处理。待患儿顺利拔管并达到离室标准时，由复苏室医师及护士将其护送至病房并完成交接。

八、术后镇痛治疗管理规范与程序

传统观念认为小儿不会像成人一样感受疼痛，实际上，在妊娠24周时，胎儿疼痛的感受器和传导的神经通路就已存在。即使在新生儿期进行包皮环切术，如不能提供完善的麻醉和镇痛，也会在生理学上产生短暂的影响，长期还可能对行为学产生影响，特别是导致免疫系统的改变。因此，小儿术后镇痛尤其重要，应该引起麻醉医师的重视。

1. **疼痛评估**　最常用的评估方法为自我评估，对大龄儿童可采用视觉模拟评分法（visual analogue scale，VAS）和数字量表评分；3岁以内的婴幼儿可采用图片或语言描述的方法评估，如"六张脸评分量表"。对认知功能障碍及麻醉状态下的小儿，因自我评估方法存在局限性，故可综合评估面部表情、肢体活动、对伤害性刺激反应的哭声强度和性质的行为学方法进行评估。

2. **术后镇痛原则**　药物的选择遵循简单、安全、有效原则，必要时在镇痛期间进行适当的监测。

3. **术后镇痛方法**

（1）表面麻醉如利多卡因和丙胺卡因混合乳膏进行切口表面麻醉。

（2）患儿自控镇痛（patient controlled analgesia，PCA）和护士或家长控制镇痛。

（3）区域阻滞镇痛如骶管阻滞、外周神经阻滞等。

（4）非甾体抗炎药（nonsteroidal anti-inflammatory agent，NSAID）现已广泛用于儿童术后镇痛，是镇痛中最常用的药物。

（5）非药物疗法是针对儿童生长发育的特点，除了药物治疗外，情感支持、精神抚慰、心理干预等方法也有很好的治疗作用。

4. **沟通**　麻醉科医师术前访视患儿，询问患儿家属是否要求术后自控镇痛，并告知术后镇痛的优点、不良反应、使用方法、注意事项、费用等相关情况，如家属要求使用，则签署术后镇痛同意书。

5. **配置**　麻醉医师根据实际情况为患儿配置镇痛装置，并严格按照查对制度，检查装置是否正常工作，确保电池能满足需要并妥善固定。

6. **随访、登记**　麻醉随访医师按登记内容进行镇痛随访，并做好记录进行交班。

7. **镇痛记录书写**　需规范、详尽，包括镇痛药物种类、剂量、配置时间、镇痛效果、不良反应及处理情况等。

九、继续教育和培训

古人说"温故而知新""无学无以广才"。只有不断地学习、不断地进步才能适应高速发展的医学节奏，才能应对日益复杂多变的疾病及状况。在我国，许多基层医院甚至一些大中城市的综合性医院每年实施小儿麻醉的病例很少。小儿麻醉设备及通过小儿麻醉专科培训的医师更是极其缺乏。在严重的设备限制和病源短缺的情况下，要求这些非儿童医院的麻醉医师在日常工作中经历、学习、总结相关经验和知识是不现实的，对于这些医院的麻醉医师只有通过专业的学习班、培训基地进行专业系统地培训，才有机会接触到小儿麻醉的相关内容。如进入正在推广的全国小儿麻醉培训基地学习就是很好的途径，这种方式也是提高我国小儿麻醉水平的一个重要途径。

综上所述，为围手术期患儿的安全保驾护航，麻醉医师首当其冲。在保障小儿麻醉安全这条路上仍是任重道远，只有不断地学习创新，努力提高自身修养，掌握过硬的技术水平，本着强烈的责任感和高度警惕性，充分做好术前准备，根据患儿实际情况制订个体化麻醉方案，积极应对术中可能出现的任何紧急情况，才可保障患儿围手术期麻醉安全。

第三节　小儿麻醉艺术

一、小儿麻醉艺术

"麻醉"（anesthesia，希腊文 narcosis）一词源于 Oliver Wendell Holmes（1809—1894 年）在 1846 年 11 月 21 日写给 William T.G. Morton（一位波士顿牙科医师，1846 年首次向公众成功演示乙醚麻醉下的外科手术）的私人信件中提到。希腊语中"an"是"没有"的意思，"esthesia"是"知觉"的意思，顾名思义，"麻醉"就是"使之没有知觉"的意思。"艺术"是一种在高超技术前提下感官和感受的最高升华。随着现代麻醉学的飞速发展，麻醉已经从最初简单的让患者失去知觉，发展到完善的镇静、镇痛、肌松以满足手术需求，再到现在的个体化麻醉方案让患者放松地"睡去"后，再安全、舒适地醒来，通过人文关怀使手术麻醉过程不再紧张和恐惧，取而代之的是一种精神上的放松。这体现的是麻醉医师对麻醉技术（anesthetic technique）的掌握已熟练到能进一步升华为"麻醉艺术"的境界。

艺术家能给人以视觉、听觉、嗅觉，甚至味觉的享受；而"小儿麻醉艺术"可以理解为在患儿及其家属面临手术恐惧和痛苦的围手术期，保障患儿安全的前提下，通过娴熟的麻醉技术、心理安抚、环境安抚等措施最大限度地消除或减少患儿的心理和机体创伤，使其安全顺利地接受手术治疗并恢复，让患儿及其家属安心的同时也让麻醉者舒心。

二、"小儿麻醉艺术"的体现

1. 患儿舒适安全 针对不同年龄阶段的患儿进行适当的术前（心理和身体）准备和合理的术前用药，使患儿在较佳的身体状态下进入手术室。可在患儿等待区设置儿童游乐区，在家长陪同下完成外周静脉的开放等措施来缓解患儿的紧张和恐惧。另外，小儿麻醉医师应掌握过硬的麻醉操作基本功和技巧，所有有创操作均应在良好的基础麻醉或全身麻醉下进行。全身麻醉后，吸痰和气管拔管操作尽可能在患儿完全清醒前进行，术后疼痛的预防和控制应在手术结束前计划并实施。

2. 麻醉者心手相应 小儿麻醉医师在熟知小儿生理、病理、解剖等基础知识及小儿麻醉相关专业知识和技能的前提下，经过严格的临床训练，认真履行麻醉常规，采取正规的麻醉操作和严谨的思维方法，就能在面对任何复杂和疑难的病例时保持稳健和自信。

3. 令手术者踏实无后顾之忧 麻醉科医师的基本职责是保证患儿术中安全、无痛，并极大限度地满足手术医师的需要，使术者能完全专注于手术操作，只有在熟知原发病相关知识、手术步骤的前提下，才能在整个手术过程中维持患儿内环境稳定并在相应的时候对血压、心率等进行控制性调节以配合手术医师需要，让手术者安心、专注地完成手术。

4. 围观者悦目娱心 围观者包括手术室相关工作人员、参观者、进修、实习医师和上级医师等。使围观者感觉整个麻醉过程流畅，患儿的生命体征平稳，无时间和动作的浪费，一切麻醉物品和设备井然有序，做到忙而不乱。

第四节 提高小儿麻醉工作效率

提高小儿麻醉工作效率并不是仅靠增加医护人员数量或硬件设备的扩充来实现，而是一种思维模式的体现，甚至可以借助精益理论引发一些新的思考。通过优化现有流程，对资源进行合理配置，逐步形成规范化管理模式，提高操作技术，减少等待和失误，降低不良事件发生率，避免不必要的时间和人员浪费，可实现大幅度提高小儿麻醉工作效率的目的。充分有效地保证患儿麻醉安全是提高小儿麻醉工作效率的前提条件，而合理、有序、高效率的小儿麻醉同样是保障患儿麻醉安全的必要条件。

一、优化流程

手术室的各项工作流程中任何一个环节出现问题都会严重阻碍麻醉工作的效率。由于流程做得不好，可导致手术室内相关环节衔接不上而浪费大量时间，并且存在于任何一家医院，有时更是造成麻醉安全隐患的重要原因。因此，着眼于手术室内流程的优化是提高小儿麻醉效率的基础。这里强调的高效并不是要求医护人员更快地完成任务，而是要减少延误和流程中的系统性障碍，应由科室中层干部牵头，全科医护人员共同参与，甚至组建精益小组，就现存工作中存在不合理的工作流程提出质疑，找到问题根源并找出解决或改善的办法，制订出新的流程，按之实施，经过一段时间的实践，再进行分析、论证、改进，尽可能地制订出科学、合理的流程。

1. 提前确定手术时间与接送患儿流程　在完成术前访视患儿前提下，根据各科室特点和实际情况，术前1日与手术科室就手术顺序与开台时间进行沟通，由此制订出拟手术患儿个体化的禁食时间，病房及手术室内均按此顺序做好术前准备；与手术当日再进行一系列沟通与准备相比，这种方法可节约大量时间，并可提前手术开台时间。此外，个体化禁食时间流程的制订避免了因为等待手术的过长禁食时间引起患儿脱水等不良事件的发生，保证了患儿的安全，同时大大降低了因为不知道具体手术时间，长时间等待造成患儿家属情绪不良的发生率。

2. 各阶段患儿信息的准确核对　患儿进入手术室内麻醉实施开始前、外科医师皮肤切开前、手术完成送出手术室或送入麻醉复苏室前，由手术医师、麻醉医师、护士三方共同完成患儿基本信息及手术方式的核对流程，在保障患儿麻醉、手术安全的同时避免了由于没有核对导致麻醉或手术过程中暂停再进行核对、沟通，大大提高了麻醉、手术工作效率。

3. 患儿入麻醉复苏室流程　对于有接台手术的手术间，将前一台完成手术的患儿按流程送入麻醉复苏室，完成核对、交接流程后可迅速做好准备，进行下一台手术麻醉，可大大缩短接台时间，提高麻醉工作效率。

发现造成不好流程的根本原因才是优化流程的基础，通过观察、实践、改造形成科学、合理的手术麻醉流程，可为保障患儿麻醉安全、提高麻醉工作效率提供强有力的保障。

二、合理配置资源

人力资源、医疗设备的合理配置同样是提高小儿麻醉工作效率中一个不可或缺的部分，包括药品、医疗用品、医疗器械的合理采购、有效管理及布局设置。麻醉药品按类别、使用率及危险程度进行相对固定、合理的放置可减少使用药品时为了找药浪费的时间，在抢救危急重症患儿时更是节约了宝贵的抢救时间。医疗用品、医疗器械根据科室储备及手术量情况制订灵活的采购计划，避免堆积或短缺等不必要事件的发生。以方便手术、麻醉工作为核心，在合理的位置对手术室内物品进行摆放同样缩短了取物品时间，可避免因为物品准备不齐或取物品耽误手术进程。在人力资源方面，可以根据医院特点在手术、麻醉任务的轻重进行合理分配，保证在手术、麻醉任务较重的阶段能保障人员充足，满足正常工作，在手术任务轻时则可有计划地进行人员的储备和培养。通过现有资源的合理配置可大幅度提高麻醉工作效率。

三、规范管理

麻醉工作中的规范管理是保障麻醉安全、提高麻醉工作效率的重要保障。为让医护人员在医疗实践活动中做到有章可循，规范执业，减少不必要错误的发生，麻醉手术科室的管理必须做到全面、规范，包括麻醉药品和精神药品的使用、管理规范，麻醉技术、操作的规范管理，麻醉文书及麻醉记录的规范管理，麻醉质量评定的规范管理，麻醉学科建设的规范管理等。然后以结果管理为依据，进行科学的统计计算，以数据结果为依据，再进行科学、客观的分析和评价，从而发现存在的问题与不足，制订出持续改进计划，从而实现保证小儿麻醉安全的同时大幅度提高麻醉工作效率的目标。

在通过对麻醉安全质量控制来大幅度提高麻醉安全与效率方面，我国麻醉医师，尤其是小儿麻醉医师还有很大提升和改进空间，希望我们共同努力，完成实现降低麻醉风险，保证麻醉安全的终极目标。

（刘珅伶 李 超）

推荐阅读资料

[1] 邓小明，姚尚龙，于布为，等．现代麻醉学．5 版．北京：人民卫生出版社，2021.

[2] 郭曲练，姚尚龙．临床麻醉学．4 版．北京：人民卫生出版社，2016.

[3] 罗纳德·米勒，尼尔·科恩，拉斯·埃里克森，等．米勒麻醉学．9 版．邓小明，黄宇光，李文志，译．北京：北京大学医学出版社，2021.

[4] 马克·格雷班．精益医院．张国萍，王泽瑶，译．北京：机械工业出版社，2014.

[5] 王英伟，连庆泉．小儿麻醉学进展．上海：世界图书出版社，2011.

[6] 左云霞．小儿麻醉安全与麻醉前评估．[2019-03-16].https://wenku.baidu.com/view/df91a186e418964bcf84b9d528ea81c759f52e6e.html?fr=search-1_income6.

[7] DAVIS P J, CLADIS F P. Smith's anesthesia for infants and children. 9th ed. Philadelphia: Elsevier, 2016.

第二章

小儿麻醉解剖生理特点

小儿正处于生长发育期，一方面各器官系统功能发育不成熟，另一方面又处于迅速生长发育的过程之中，其解剖和生理特点不同于成人。从新生儿到大龄儿童，其解剖和生理不断向成人方向发展和转变，其中以新生儿和婴幼儿的解剖和生理特点最为突出。了解不同阶段小儿解剖和生理变化特点，有助于麻醉和围手术期的麻醉操作、合理用药和精准调控，使其安全度过手术麻醉。本章对小儿不同系统解剖生理特点进行阐述。

第一节 呼吸系统

婴儿头部及舌体相对较大，颈短。鼻孔大小约与环状软骨处相等，气管导管如能通过鼻孔，一般均能进入气管。婴儿鼻腔较狭窄，易被分泌物或黏膜水肿阻塞。婴儿通常被认为经鼻腔呼吸，但是约8%的早产儿（胎龄31～32周）和40%的新生儿在鼻腔阻塞后可转化为经口呼吸，5个月后几乎所有的婴儿在鼻腔受阻15秒后均能转化为经口呼吸。婴幼儿鼻咽部淋巴组织丰富，腺样体肥大，但不影响经鼻腔气管插管。

婴儿喉头位置较高，位于 $C_{3\sim4}$ 平面（成人 $C_{5\sim6}$ 平面），较偏向头侧且向前，其长轴向下、向前，而会厌软骨较大，与声门成45°，因此会厌常下垂，妨碍声门显露。婴儿有时需用直型喉镜片来行气管插管；婴儿声带成角状，因此在盲插气管导管时，导管不易滑入气管而是在联合部受阻。近十年的研究显示，全身麻醉状态下的小儿，喉部的形状同成人一样更类似于圆柱状，最狭窄的部位在环状软骨开口处，此处是成横径更窄的微椭圆形，表明尺寸稍小的甚至正合适的不带套囊的气管导管即使泄漏压合适，也会对环状软骨处的横向黏膜产生更大的压迫，因此在小儿麻醉中建议使用带套囊气管导管。

婴儿气管短，仅长4.0～4.3cm，直径小，新生儿气管直径为3.5～4.0mm（成人10～14mm），环状软骨处的黏膜如水肿1mm，气管直径即减少50%。根据泊肃叶定律，呼吸阻力与呼吸道半径的4次方成反比，故直径减少50%，阻力增加16倍，所以在麻醉诱导过程中应尽量避免多次插管。婴儿气管支气管分叉高，在 T_2 平面（成人在 T_5 平面）。气管支气管分叉处所成角度在小婴儿两侧基本相同，如气管导管插入较深，导管进入左侧支气管的机会与右侧相等。由于婴儿支气管的平滑肌较儿童少，小婴儿哮喘时，用支气管扩张药治疗常无效。

婴儿肋骨呈水平位，胸壁顺应性高，而肋骨对肺的支持少，难以维持胸内负压，因此每次呼吸均有功能性呼吸道闭合。依据具有不同酶活性的肌原纤维ATP酶在各种不同pH环境中预孵育时染色程度的差异，可将骨骼肌纤维划分为Ⅰ型和Ⅱ型。Ⅰ型肌纤维为高氧化、颤动慢、不易疲劳的纤维，维持肌肉的拉长活动。Ⅱ型肌纤维为低氧化、快速颤动的纤维，只能保持短时间的活跃，但不能维持任何肌肉的拉长活动。婴儿出生时，Ⅰ型肌纤维在膈肌和脊间肌肉的比率较低，至6～8个月时，其在呼吸肌的比率与成人一样，所以小于6个月的婴幼儿呼吸肌易疲劳，麻醉过程中为了保证足够的通气，应适当地进行辅助通气或控制通气。任何因素所致的呼吸做功增加，均可引起呼吸肌早期疲劳，导致呼吸暂停、二氧化碳蓄积和呼吸衰竭。婴儿胸式呼吸不发达，胸廓的扩张主要靠膈肌，凡是影响膈肌运动的因素都会影响呼吸，如腹腔内容物增加。

新生儿出生时支气管树虽然完整，但肺泡数目少，出生后肺泡树继续增长直至8岁，此后肺体积的增加主要是肺泡扩大。新生儿每一终末肺单位含340个肺泡，总数约$24×10^6$个；成人每一终末肺单位含3 200个肺泡，总数约$300×10^6$个。新生儿肺泡面积约为成人的1/3，但代谢率约为成人的2倍，新生儿呼吸储备有限。

新生儿潮气量（tidal volume，VT）小，仅20ml，6～7ml/kg，无效腔通气量（dead space ventilation，VD）按体重计，新生儿与成人相同，均为2.2ml/kg，VD/VT也相同（0.3），但新生儿呼吸道容量小，故麻醉时机械无效腔要小。控制呼吸时VT也要小，以免肺泡过度扩张。新生儿肺泡通气量（alveolar ventilation，VA）按比例约为成人的2倍，主要通过增加呼吸频率来满足高代谢的需要，所以新生儿呼吸频率较快。新生儿时期即存在功能性余气，足以保持对吸入气的缓冲，功能残气量（functional residual capacity，FRC）及余残量（residual volume，RV）与肺总容量（total lung capacity，TLC）之比较成人高，提示呼气后肺部存在较大量的余气。

新生儿总呼吸顺应性的绝对值很小，仅$5ml/cmH_2O$（成人170ml/cmH_2O）（$1cmH_2O = 0.098kPa$），但比顺应性（specific compliance），即总呼吸顺应性与TLC或FRC之比，新生儿和成人相同。同样，虽然新生儿呼吸道小，对气流的阻力大，达2.8kPa/（L·s），成人约为0.2kPa/（L·s），但如通过肺容量测定气流阻力，新生儿与成人相仿。因此，控制呼吸时新生儿所用的压力与成人差别不大。与成人不同的是新生儿外周（远端）呼吸道阻力占总阻力的百分比较多，且阻力分布不均匀。呼吸道阻力增加时，呼吸做功也增加，小气道易患疾病，导致呼吸困难。

新生儿血气分析显示有轻度呼吸性碱中毒及代谢性酸中毒，血浆HCO_3^-低。出生时卵圆孔及动脉导管未闭，心排血量有20%～30%分流，PaO_2较低，仅60～80mmHg（$1mmHg = 0.133kPa$）。

总之，婴儿呼吸系统的特征是呼吸节律不规则，各种形式的呼吸均可出现。胸廓不稳定，肋骨呈水平位，膈肌位置高，腹部较膨隆，呼吸肌力量薄弱，纵隔在胸腔所占位置大，容易引起呼吸抑制。头大、颈短、舌大、鼻腔、喉及上呼吸道较狭窄，唾液及呼吸道分泌物较多，均有引起呼吸道阻塞的倾向。小儿新陈代谢率高，氧耗量也高，成人氧耗量3ml/（kg·min），小儿6ml/（kg·min），但是婴儿每千克有效肺泡面积是成人的1/3，换气效率不佳，所以小儿麻醉时应特别重视呼吸的管理，麻醉期间应常规吸氧。

第二节　循环系统

婴儿在出生后第 1 年，心血管系统在生理和生长发育上发生了巨大的变化，由胎儿循环转变为成人循环。卵圆孔在出生后先功能上关闭，到生后 5～7 个月时解剖上大多闭合，约 80% 的婴儿在生后 3 个月动脉导管解剖上关闭。但是在此期间，婴儿的循环系统可以再次从成人循环转变为胎儿循环，这一转变称为过渡型循环。

很多因素如低氧、高二氧化碳、麻醉药诱发的周围血管张力改变，都能影响到胎儿型循环和成人型循环之间的动态平衡。这一转变一旦发生，肺循环阻力迅速提高至体循环阻力的水平，血液流经未闭的卵圆孔而不是经肺氧合，随后动脉导管重新开放而使血液分流。这一系列的连锁反应将导致严重的低氧血症，这可以解释为何通常极为严重的新生儿低氧血症以 100% 氧气进行充分肺通气仍不能缓解。早产、酸中毒、感染、肺疾病等危险因素均可以延长这种过渡型循环时间，并进一步导致高碳酸血症、低氧血症、酸中毒、低温和充血性心力衰竭，形成恶性循环。因此对于此类小儿应该注意保温，保持正常动脉血氧和二氧化碳浓度，并尽可能地避免麻醉诱导对心肌的抑制作用。

新生儿由于卵圆孔和动脉导管闭合，心室做功明显增加，尤其以左心室更为明显，处于超负荷状态。与成人相比，新生儿的心肌结构特别是与收缩性有关的心肌群发育差，心室顺应性较低，心肌收缩性也差，每搏量较小，心功能曲线左移，心脏储备较低。心脏对容量负荷敏感，对后负荷增高的耐受性差，在心室正常充盈的情况下心排血量较少依赖 Frank-Starling 机制，而是更多依赖心率。虽然小儿的基础心率比成人高，但在副交感神经兴奋、麻醉药物过量或组织缺氧时均会导致心动过缓，心排血量严重减少。

此外，小儿交感神经系统和压力感受器反射发育不完善，心血管系统中儿茶酚胺储备低，外源性儿茶酚胺用于婴儿的效果差。血管床对低血容量不能进行有效的血管收缩反应。新生儿和婴儿不能通过心动过速缓解血管内容量减少导致的低血压。小儿由于肌浆网发育不成熟致心肌内钙储备降低，小婴儿特别是新生儿更依赖外源性钙，对有钙通道阻滞作用的强吸入性麻醉剂更敏感。对于 6 个月以下婴儿，麻醉期间如脉搏慢于 100 次/min，应注意有无缺氧、迷走神经反射或深麻醉，应减浅麻醉，纠正缺氧，用阿托品治疗，必要时暂停手术。

正常新生儿收缩压是 60～80mmHg，脉搏 120～140 次/min，随着年龄增长，血压逐渐升高，脉搏逐渐下降。小儿主要生理指标正常值见表 2-2-1。

小儿麻醉时应测量血压，但袖套应选用合适的宽度，袖套宽会导致血压读数偏低，袖套窄会导致读数偏高。正确的袖套宽度应是上臂长度的 2/3（表 2-2-2）。

表 2-2-1　小儿主要生理指标正常值

年龄	收缩压 / mmHg	脉搏 / （次·min⁻¹）	心脏指数 （L·min⁻¹· m⁻²）	血红蛋白 / （g·L⁻¹）	氧耗量 / （ml·kg⁻¹· min⁻¹）	血容量 / （ml·kg⁻¹）
新生儿	65	130	2.5	170	6	85
6 个月	90	120	2.0	110	5	80
1 岁	95	120	2.0	120	5	80
5 岁	95	90	3.7	125	6	75
12 岁	120	80	4.3	130	3	70

注：1mmHg = 0.133kPa。

表 2-2-2　无创血压测定袖带选择

袖带型号	长 /cm	宽 /cm	适用者
1 ~ 5	6.7 ~ 13	2.5 ~ 5.4	新生儿
6	13	6	婴儿
7	16	8	儿童
8	19	10	成人(小)
9	25	14	成人

第三节　神经肌肉系统

婴儿脑血管生理和颅骨的成熟状态与成人有显著差异。婴儿在 2 岁内，其中枢神经系统经历了显著的结构和生理上的变化。正常的颅内压在早产儿略低，足月儿为 2 ~ 6mmHg，儿童及成人略高。婴儿颅骨发育不完善，矢状缝及其他骨缝约在 6 个月时钙化，前囟 12 ~ 18 个月时闭合。因此颅内容积或颅内压增加时，可以通过囟门的扩张及骨缝分离给予代偿。一旦囟门和颅骨缝闭合，儿童较成人颅腔容积更小，颅内顺应性更低。

早产儿和足月新生儿的脑血流量（cerebral blood flow，CBF）是 40ml/

（100g·min），6～40 个月婴幼儿的 CBF 是 90ml/（100g·min），此后持续增加直到 11 岁为 100ml/（100g·min），到成人又减少为 50ml/（100g·min）。脑内不同部位的血流量也有很大的差别，灰质约为白质的 4 倍。在胎儿期神经系统的发育领先于其他各系统，新生儿脑平均重量为 370g，占其体重的 10%～12%，已达到成人脑重量（约 1 500g）的 25%，6 个月时约 600g，1 岁时达 900g，4～6 岁时脑重量已达成人脑重量的 85%～90%。脑脊液位于脑和脊髓周围的脑室及蛛网膜下腔，由侧脑室颞侧角和第三脑室后部及第四脑室顶部的脉络膜丛生成。脑膜、脑室膜及脑和脊髓的血管也生成一部分脑脊液。所以与成人相比，小儿脑内容物含液体比例更高、脑脊液容量更小、脑内容物较颅内容量比例更大，更易发生脑疝。小儿和成人大脑氧供相关指标见表 2-3-1。

表 2-3-1　大脑氧供相关指标

指标	小儿[①]	成人
脑血流量 /(ml·100g^{-1}·min^{-1})	100(7～8)	50
脑血流速度 /(cm·s^{-1})	97(6～9)	50
糖脑代谢速度 /(μmol·100g^{-1}·min^{-1})	49～65(3～4)	19～33
氧气脑代谢速度 /(ml·100g^{-1}·min^{-1})	5～8	3.5

注：①以峰值（峰值年龄）表示。

出生时新生儿大脑已经有全部主要的沟回。但皮质较薄、沟裂较浅。新生儿出生后一段时间内，其神经磷脂髓鞘微薄，神经传导速度较成人慢。新生儿神经细胞数目与成人相同，但树突和轴突少而短。出生后脑重量的增加主要是神经细胞体积的增大和树突的增多、增长，以及神经纤维髓鞘形成和发育。3 岁时神经细胞分化基本完成，8 岁时接近成人。神经纤维髓鞘化到 4 岁时才能完成，所以在婴儿期各种刺激引起的神经冲动传导缓慢，易于泛化，不易形成兴奋灶，易导致其疲劳而进入睡眠状态。同时神经兴奋性或控制过程容易扩散，受到强烈刺激时婴儿容易发生惊厥。麻醉诱导过程应力求平稳。

新生儿出生时大脑皮质下中枢发育成熟，其活动主要是由于皮质下系统调节。胎儿肌肉组织发育较弱，出生后随着小儿躯体和四肢活动增加才逐渐发育，婴儿期肌张力较高，1～2 个月后才逐渐减退，肢体才可以自由伸屈、放松。

由于血压随着年龄增长，低龄儿童特别是新生儿血压的自我调节范围窄，对低血压的储备差，发生脑缺血的风险大，因此发生新生儿低血压时应该采取更积极的措施提高血压以减少脑缺血的发生，应避免控制性降压技术在低龄儿童及新生儿麻醉中使用。

新生儿已有传导痛觉的神经末梢，外周神经与脊髓背角有交通支，中枢神经系统髓鞘已发育完全，胎儿及新生儿大脑皮层已有功能。发育中的胎儿脊髓后角细胞含有 P 物质、降钙素基因相关肽、生长抑制素等与痛觉传递有关的递质，同时也存在 β- 内啡肽，婴儿存在精细的感觉通路和皮质内联系。现已确认：新生儿能感知疼痛，虽然不能鉴别痛的来源，但是对伤害性刺激有应激反应，所以新生儿应与成人一样，手术时要采取完善的镇痛措施。

脊髓上端从枕骨大孔开始，在胚胎期充满整个椎管腔。婴儿脊髓下端位置较成人低，出生时平 L_3，到 1 岁以后升至成人水平，即 L_1。所以在婴儿腰椎麻醉时要注意，穿刺点应选用 $L_{3～4}$ 椎间隙，以免损伤脊髓。硬脊膜的下端通常终止于 S_2，少数终止于 S_2 之下，所以在进行骶管阻滞时，刺破硬脊膜的机会增加。

婴儿缺乏控制系统，同时有神经系统解剖结构发育不完善和神经肌肉功能不协调，所以神经生理功能不稳定。特别是新生儿，对神经反应性低，对缺氧的耐受性较差，痛觉阈值高，因此麻醉药物需要量相对较少。

第四节　消化系统

足月新生儿出生时已经具有较好的吸吮及吞咽功能，3～4 个月唾液分泌开始增加，婴幼儿口底浅，不能及时吞咽全部唾液，所以在麻醉术前应积极使用阿托品。新生儿食管长度为 8～10cm，1 岁时为 12cm，5 岁时为 16cm。刚出生时新生儿胃液 pH > 7，呈碱性，出生后第 2 日胃液 pH 与年长儿呈相同的生理范围。新生儿及婴儿食管下段括约肌发育不成熟，控制能力差，且吞咽与呼吸的协调能力在出生后 4～5 个月才发育完全。

新生儿及婴儿胃排空时间较成人慢，麻醉前禁食禁饮标准：清饮料 2 小时，母乳 4 小时，牛奶和配方奶 6 小时。早产儿排空更慢，容易发生胃潴留，所以要注意避免出现反流，即便是保留自主呼吸，插管时也有反流误吸的风险。当有胃肠道畸形时，常在出生后 24～36 小时出现症状，上消化道畸形时出现呕吐和反流，下消化道畸形时出现腹胀和便秘。

新生儿肝功能发育不全，与药物代谢有关的酶系统虽然已存在，但药物的酶诱导作用不足。随着年龄的增长，肝血流增加，酶系统发育完全，肝脏代谢药物的能力会迅速增加。但在新生儿时期相关酶与药物的结合能力差，易导致新生儿黄疸，对药物的降解反应减少，以致药物清除半衰期延长。

早产儿肝脏糖原储备少，且处理大量蛋白负荷的能力差，故当喂养食物中蛋白含量太高时，早产儿会有低血糖和酸中毒倾向且体重不增加。新生儿比婴儿血浆蛋白和其他与药物结合的蛋白含量低，白蛋白浓度低时蛋白结合力低，血浆中游离药物的浓度高。此外，婴儿期的某些病理性高胆红素血症可影响药物与白蛋白的结合。

第五节　泌尿系统

婴儿尤其是新生儿肾灌注压低且肾小球滤过和肾小管功能发育不全。按体表面积计算，婴儿肾小球滤过率是成人的30%。肾功能发育很快，出生20周时，婴儿肾小球滤过率和肾小管功能已发育完全，至2岁时肾功能已达成人水平。新生儿吸收钠的能力低，易丧失钠离子，输液中如不含钠盐，可产生低钠血症。肾对葡萄糖、无机磷、氨基酸及碳酸氢盐的吸收也少，且不能保留钾离子。此外，新生儿对液体过量或脱水的耐受性低，输液及补充电解质应精细调节，同时应注意以肾小球滤过排泄的药物的半衰期延长。

常用的术前用药，阿托品和东莨菪碱很少影响肾功能。阿托品有部分以原形经肾排出，东莨菪碱仅有1%以原形经肾排出，因此更适用于婴幼儿。新型静脉麻醉药丙泊酚的代谢主要是在肝内，少部分在肝外。给药后30分钟代谢物即占81%，其中88%经肾排出，对肾功能的影响取决于对心血管系统的干扰程度。阿曲库铵的排泄不经肾脏，为婴幼儿麻醉首选。

第六节　体温调节

新生儿体温调节机制不健全，皮下脂肪少，而体表面积相对较大，容易散热，导致体温容易下降。人体体温调节可承受的外部环境低温值在成人是0℃，在新生儿则是22℃。冷刺激易导致耗氧量增加和代谢性酸中毒。婴儿产热依赖肌肉收缩和棕色脂肪代谢来代偿热量的丢失。在出生3个月之内，几乎无寒战反应，主要通过棕色脂肪以化学方式产生热量。全身麻醉期间患儿无意识，且往往处于瘫痪状态，其温度调节与行为调节无关，因此，所有全身麻醉药物均可严重地削弱自主神经系统的温度调控能力。对婴幼儿使用麻醉药物可以改变诸多体温调节机制，尤其是影响棕色脂肪代谢产热过程。

体温下降时全身麻醉易加深，引起呼吸和循环抑制，同时麻醉苏醒延迟，术后肺部并发症增加，并易并发硬肿症，故在麻醉和手术室转运期间明确所有可能导致热量丢失的原因极为重要。麻醉手术期间将婴幼儿放在温度高于手术室内温度的温毯上可以减少传导散热，湿化吸入气体、应用塑料薄膜减少皮肤失水、皮肤消毒剂加温都可以减少挥发散热。转运过程中将患儿放在保温箱内并覆盖毛毯可以减少对流散热。

6个月以上小儿麻醉期间体温有升高倾向，其诱因有术前发热、脱水、环境温度升高，以及应用胆碱能抑制药、术中手术单覆盖过多和呼吸道阻塞等。麻醉期间体温升高，新陈代谢及氧耗量相应增高，术中易缺氧，若体温过高则术中可发生惊厥。术前如有发热，应先进行输液，应用抗生素、冰袋降温等措施，待体温下降后再手术。如急诊手术，可先进行麻醉，然后积极降温，使体温适当下降后再进行手术，可减少手术麻醉危险性。

第七节　血液系统

新生儿出生时血容量取决于脐带结扎前自胎盘回流血量。延迟结扎脐带可增加血容量20%以上，但是有可能引起短暂呼吸困难。与之相反，胎儿分娩过程中缺氧可引起血管收缩，使血液转移至胎盘循环，因此窒息新生儿多存在血容量不足。新生儿血容量为80～85ml/kg，早产儿约为100ml/kg。生后24小时之内新生儿体液由血管内向血管外渗透，血容量减至60～80ml/kg。新生儿血容量约占体重的10%，儿童占8%～10%，成人占6%～8%。小儿血容量按体重比成人大，但小儿体重轻，血容量绝对值很小，手术稍有出血，血容量则会明显下降。

由于胎儿期处于相对缺氧状态，故红细胞计数和血红蛋白含量较高，出生时红细胞计数为（5.0～7.0）×10^{12}/L，血红蛋白含量150～220g/L，未成熟儿可稍低。生后6～12小时因进食较少和不显性失水，红细胞计数和血红蛋白含量往往较出生时高。出生后新生儿血氧含量增加，红细胞生成素减少，骨髓暂时性造血功能降低，网织红细胞减少，而胎儿红细胞寿命较短，且破坏较多，同时血容量迅速增加，所以在出生后10日，新生儿红细胞计数和血红蛋白含量约减少20%，至2～3个月时红细胞计数降低至3.0×10^{12}/L，血红蛋白含量降至110g/L，出现生理性贫血。

白细胞在出生时总数为（15～20）×10^9/L，生后6～12小时达（21～28）×10^9/L，然后逐渐下降，1周时平均为12×10^9/L，婴儿期维持在10×10^9/L左右，8岁后接近成人水平。出生时中性粒细胞百分比约占65%，淋巴细胞百分比约占30%，出生后4～6日两者比例相等，之后淋巴细胞百分比约占60%，中性粒细胞百分比约占35%，至4～6岁两者比例又再次相等。

7 岁后白细胞分类与成人相似。

新生儿血小板计数（150～250）×10⁹/L，与成人相似。

新生儿尤其是早产儿的毛细血管脆性高，轻微外伤后易出血。血小板在出生后可有暂时的功能性缺陷，至 3～4 周才恢复正常。新生儿血小板凝聚性及释放 ADP 功能较差，其第三因子、5- 羟色胺含量及释放均存在缺陷，所以血块收缩欠佳。足月新生儿维生素 K 依赖凝血因子 Ⅱ、Ⅶ、Ⅸ、Ⅹ 的水平为成人的 30%～60%，早产儿则更低，凝血因子 Ⅺ、Ⅻ、Ⅻ 的水平一般也较低。体重极低早产儿的纤维蛋白原、凝血因子 Ⅴ 和 Ⅷ 也较低。抗凝血酶 Ⅲ 及纤维蛋白溶酶原较低。在手术麻醉过程中应注意合理使用维生素 K。

第八节 骨骼系统

小儿骨骼系统与成人基本相似，但是先天性骨骼疾病的患儿在麻醉过程中需要注意是否合并有其他畸形。常见的小儿骨骼畸形疾病有软骨发育不良、成骨不全、先天性多关节挛缩、脑性瘫痪。

软骨发育不良患儿主要表现为四肢发育不全，头颅相对较大。此类患儿常合并限制性的肺部疾病，麻醉前要注意评估气道及呼吸功能。

成骨不全患儿主要因为骨折而手术。在麻醉诱导及手术过程中应注意摆放体位时动作要轻柔，在放置止血带或开放气道过程中均可能出现骨折。

先天性多关节挛缩患儿往往合并颅面畸形及内脏畸形。脊柱侧弯患儿可能合并限制性肺疾病。严重畸形患儿常在 1 岁内死亡，死亡主要原因是肺发育不良及肺部感染。对此类患儿在手术前应仔细评估心肺功能，并认真评估气道情况，注意困难气道可能。麻醉过程中注意监测体温，此类患儿往往体温升高。

脑性瘫痪是因为大脑发育过程中发生缺陷或损伤引起的一组运动受损综合征。对此类患儿术前应仔细评估生理缺陷和功能不全，应用抗惊厥药物的患儿可出现对非去极化骨骼肌松弛药（以下简称"肌松药"）抵抗。患儿骨质脆弱，在进行搬动或操作过程中应十分小心。术后应完善镇痛，避免疼痛引起患儿抽搐发作。

第九节 内分泌系统

从胚胎形成至青春期，内分泌系统处于不断生长发育成熟的过程中。内分泌系统的功能与胎儿器官的形成、分化与成熟及儿童的生长发育、生理功能、免疫机制有密切的联系。在此过程中，激素的产生、分泌、结构和功能异常均可造成内分泌疾病。

儿童糖尿病是由于自身免疫导致的胰岛素绝对不足所致，严重时可出现酮症酸中毒，此类患儿往往合并有代谢性酸中毒和电解质紊乱。麻醉禁食时间应尽量缩短，术前可以给患儿输注含胰岛素的葡萄糖液。术中控制血糖应避免低血糖的发生，因为严重低血糖可导致小儿脑功能不全甚至引起脑死亡。胰岛素瘤患儿主要表现为低血糖综合征，对此类患儿在禁食期间应输注葡萄糖液，避免在禁食过程中出现血糖较大波动。

肾上腺皮质主要合成分泌盐皮质激素、糖皮质激素和性激素三类激素。小儿常见的疾病主要有皮质醇增多综合征和原发性醛固酮增多症。皮质醇增多综合征又名库欣综合征（Cushing syndrome），此类患儿主要表现为向心性肥胖，绝大多数伴有高血压和血糖增高，生长发育停滞。此类患儿应在手术前注意：纠正糖皮质激素过量分泌以避免其导致的损害，改善机体内环境紊乱，降低血压，保钾利尿，改善营养，将血糖控制在正常范围。原发性醛固酮增多症是由醛固酮分泌过量导致的高血压、低血钾、肌无力和低肾素活性。此类患儿术前应降血压和补钾。纠正低血钾可降低术中严重心律失常的发生率。

嗜铬细胞瘤是一类以分泌大量儿茶酚胺为特点的肿瘤，有较强的家族遗传倾向，虽然小儿发病率较低，但是其发病较成人更加隐蔽且凶险。本病主要表现为急进性高血压、头痛、高代谢、高糖和多汗。此类患儿应及早地使用肾上腺素受体阻滞剂控制高血压，纠正代谢，改善营养状况。麻醉过程中保证足够的麻醉深度，调整好血压，手术切除肿瘤后应注意补充去甲肾上腺素、多巴胺或肾上腺素，并补充血容量和糖皮质激素。

甲状腺疾病分两种，一种是甲状腺功能亢进，此类患儿术前应服用抗甲状腺素药物至少1个月，基础代谢连续3日不超过正常的20%且持续1周方可手术。麻醉诱导前应使患儿保持镇静嗜睡状态，必要时采用基础麻醉。术前避免使用阿托品，以免心率进一步增快。术中保持足够的镇静深度，严密观察血压、心率的变化。另外一种为甲状腺功能减退，主要表现为机体代谢障碍、生长发育迟缓和智力低下。麻醉前应使血清甲状腺素恢复到正常水平，补充糖皮质激素。

原发性尿崩症是由于血管升压素（抗利尿激素）分泌不足或肾脏对血管升压素反应缺陷导致的一类疾病。此类患儿往往发育迟缓，对麻醉耐受差。麻醉前应采用替代疗法，同时纠正脱水，水、电解质紊乱及酸碱平衡紊乱等。尽量使用对心脏和循环抑制较轻的药物，术中监测尿量、尿比重及血浆渗透压。

第十节 体液平衡和代谢

体液分为细胞外液和细胞内液，不同年龄人体的体液组成是不同的（表2-10-1）。成人体液占体重的60%，婴儿约占70%，新生儿约占80%。婴幼儿细胞外液在体重中所占比例较成人大，成人细胞外液占体重的20%，小儿占30%，新生儿占40%～45%。细胞外液与细胞内液的比率出生后逐渐下降，2岁时与成人相近。小儿水转换率比成人大，婴儿转换率达100ml/（kg·d），容易脱水。婴儿脱水5日，细胞外液间隙变空虚，成人脱水10日才达此水平。小儿基础代谢高，细胞外液比例大，效应器官的反应迟钝，常需应用较大剂量的药物，易出现用药过量及毒性反应。小儿麻醉时应考虑麻醉药物的吸收和排泄，从而控制用药剂量。

表 2-10-1 不同年龄人体的体液组成

单位：%

体液	足月儿	6个月婴儿	2～14岁	成人
总液体量（TBW）	80	80	70	60
细胞内液（ICF）	35	40	40	40
细胞外液（ECF）	45	40	30	20
组织间液（IFV）		34.5	25	16
血浆（PV）		5.5	5	4
全血容量 /(ml·kg^{-1})	85	80	80	60～65

足月新生儿糖原主要储存于肝脏和心肌，能供应出生后数小时使用。早产儿的糖原储存不足，不能形成足够的糖异生作用。当新生儿出现皮肤苍白、出汗、心动过速及神经系统症状如呼吸暂停或惊厥时要注意低血糖的可能。低血糖发生与小于胎龄儿、败血症、寒冷损伤、先天性心脏病、胰高血糖素缺乏、先天性垂体功能不全、皮质醇缺乏、糖原累积病、先天性氨基酸和脂肪代谢缺陷等因素有关，这些问题会导致顽固性低血糖。新生儿及婴儿对禁食及液体限制耐受性差，机体糖及脂肪储备少，较长时间禁食易引起低血糖及代谢性酸中毒，新生儿应避免长时间无胃肠道或胃肠外营养。早产儿的低血糖倾向可持续数周，应该监测。手术禁食期间对婴幼儿可预防性静脉滴注葡萄糖溶液以避免出现低血糖。健康婴儿术前2小时可喂糖水，术中应适当输注葡萄糖。

早产儿高血糖时可因血浆晶体渗透压过高导致脑室内出血。血糖显著增高时可出现烦燥、口渴、多尿、体重下降、惊厥等。对于呼吸暂停的婴幼儿使用氨茶碱治疗，能够促进肝糖原分解，抑制糖原合成。窒息、寒冷和败血症等均可以使肾上腺受体兴奋、儿茶酚胺和胰高血糖素释放增加，或胰岛内分泌细胞受损而功能失调均可能导致高血糖。早产儿或极低体重儿输注葡萄糖速率过快或全静脉营养时，外源性葡萄糖输注不能抑制内源性葡萄糖产生导致高血糖。

钙经胎盘主动转运以满足胎儿需求，临产时转运加快。生后婴儿必须依赖自身的钙储备，但由于甲状旁腺功能不成熟、维生素 D 不足、早产儿产伤、新生儿窒息、任何严重疾病，以及使用碳酸氢钠纠正代谢性酸中毒等原因均可发生低钙血症。患儿低钙血症表现为抽搐、肌张力增高、喉痉挛甚至惊厥。

新生儿胆红素生成较成人多，约 8.8mg/kg，大部分新生儿在出生后 2 ~ 3 日出现黄疸，足月儿在生后 10 ~ 14 日消退，但是早产儿可延迟到生后 3 ~ 4 周。胆红素生成增加与下列因素有关：①胎儿处于氧分压较低的环境，生成的红细胞较多，出生后氧分压升高，红细胞相对过多，破坏增多；②胎儿时期血红蛋白半衰期短，形成血红素的周期缩短；③其他来源的胆红素生成过多，如肝脏等组织的血红素蛋白和骨髓中无效造血的胆红素前体较多。同时，刚娩出的新生儿均有不同程度的酸中毒，影响血中胆红素与白蛋白的结合。早产儿白蛋白的数量较足月儿低，所以导致早产儿运送胆红素的能力不足。

新生儿肝功能发育不完善，肝细胞内摄取胆红素所必需的 Y、Z 蛋白含量低，5 ~ 10 日才能达到成人水平，且形成和排泄胆红素的功能差。新生儿肠道内细菌数量少，不能将肠道内的胆红素还原成粪、尿胆原，肠腔内 β 葡萄糖醛酸酶活性较高，能将结合胆红素水解成葡萄糖醛酸及未结合胆红素，后者可被肠吸收至门静脉系统到达肝脏。

由于早产儿血脑屏障较差，即使较低的血清胆红素也比足月儿也更容易引起神经损害，并可因缺氧、酸中毒、低温及低血清蛋白等加重。

（杜文康　李　超）

推荐阅读资料

[1]　安钢 . 婴幼儿麻醉学 . 北京：人民卫生出版社，2002.

[2]　罗世祺，张玉琪 . 儿童神经系统肿瘤 . 北京：北京大学医学出版社，2006.

[3]　ANDERSON B J, MEAKIN G H. Scaling for size: some implications for paediatric anaesthesia dosing. Paediatr Anaesth, 2002,12(3):205-219.

[4] ANDREOLLO N A, DOS SANTOS E F, ARAUJO M R, et al. Rat's age versus human's age: what is the relationship? Arq Bras Cir Dig, 2012,25(1):49-51.

[5] BLAYLOCK M, ENGELHARDT T, BISSONNETTE B. Fundamentals of neuronal apoptosis relevant to pediatric anesthesia. Paediatr Anaesth, 2010,20(5):383-395.

[6] FEUERSTEIN G, YUE T L, LYSKO P G. Platelet-activating factor. A putative mediator in central nervous system injury? Stroke, 1990,21(11 suppl): III 90- III 94.

[7] FITZGERALD M, MILLARD C, MACINTOSH N. Hyperalgesia in premature infants. Lancet, 1988,1(8580):292.

[8] FITZGERALD M, MILLARD C, MCINTOSH N. Cutaneous hypersensitivity following peripheral tissue damage in newborn infants and its reversal with topical anaesthesia. Pain, 1989,39(1):31-36.

[9] GOURNAY V, DROUIN E, ROZÉ J C. Development of baroreflex control of heart rate in preterm and full term infants. Arch Dis Child Fetal Neonatal Ed, 2002,86(3):F151-F154.

[10] KALB R G, LIDOW M S, HALSTED M J, et al. N-methyl-d-aspartate receptors are transiently expressed in the developing spinal cord ventral horn. Proc Natl Acad Sci USA. 1992,89(18):8502-8506.

[11] KONOMIDOU C, BOSCH F, MIKSA M, et al. Blockade of NMDA receptors and apoptotic neurodegeneration in the developing brain. Science, 1999,283(5398):70-74.

[12] MACDONALD R L, STOODLEY M. Pathophysiology of cerebral ischemia. Neurol Med Chir, 1998,38(1):1-11.

[13] POPOVIĆ Z B, SUN J P, YAMADA H, et al. Differences in left ventricular long-axis function from mice to humans follow allometric scaling to ventricular size. J Physiol, 2005,568(pt 1):255-265.

[14] PRYCE C R, AUBERT Y, MAIER C, et al. The developmental impact of prenatal stress, prenatal dexamethasone and postnatal social stress on physiology, behaviour and neuroanatomy of primate offspring: studies in rhesus macaque and common marmoset. Psychopharmacology (Berl), 2011,214(1):33-53.

[15] PRZYKLENK K, SIMKHOVICH B Z, BAUER B, et al. Cellular mechanisms of infarct size reduction with ischemic preconditioning: role of calcium? Ann N Y Acad Sci, 1999,874(1):192-210.

[16] REHAN V, MCCOOL F D. Diaphragm dimensions of the healthy term infant. Acta Paediatr, 2003,92(9):1062-1067.

[17] SCHREUDER M, BUETERS R, HUIGEN M, et al. Effect of drugs on renal development. Clin J Am Soc Nephrol, 2011,6(1):212-217.

[18] WORKMAN A D, CHARVET C J, CLANCY B, et al. Modeling transformations of neurodevelopmental sequences across mammalian species. J Neurosci, 2013,33(17):7368-7383.

[19] YIALLOUROU S R, SANDS A S, WALKER A M, et al. Postnatal development of baroreflex sensitivity in infancy. J Physiol, 2010,588(Pt12):2193-2203.

第三章

小儿常用
麻醉药物

　　儿童正处于不断的生长发育过程中，不同发育阶段组织器官的生理功能和生化代谢尚不完善，且随年龄增长，逐渐趋向于成熟。因此，不同年龄患儿对药物的反应会有不同，如小儿吸入麻醉药各年龄段的 MAC 就有很大差异。同时，不同年龄段患儿的体液构成与肝、肾功能有较大差异，决定了药物的药代动力学也不同，尤其是新生儿，其药代动力学、药效学具有明显特点。

第一节　小儿麻醉常用吸入麻醉药及其特点

一、吸入麻醉药的药代动力学

（一）摄取与分布

吸入麻醉药依靠分压梯度经气道进入肺泡，再经循环系统进入中枢神经系统发挥作用，最终达到肺泡、各周围组织和脑内麻醉药分压的动态平衡；排出体外过程则相反。

婴幼儿吸入麻醉药的摄取和分布远较成人快。儿童比成人吸入分压升高快的原因：①肺泡通气量与功能残气量的比值大，婴儿为 5：1，成人为 1.5：1；②心排血量大会延缓肺泡与麻醉药分压间达到平衡，但在婴幼儿这一影响是相反的，心排血量分布到血管丰富器官的比例较大，较高的心指数反而加速肺泡内吸入麻醉药分压达到平衡；③血/气分配系数低、组织/血流分配系数（组织溶解）低。

（二）婴幼儿吸入麻醉药的代谢

新生儿和婴幼儿由于肝脏线粒体酶的活性低，脂肪储存较少，吸入麻醉药排出较快等原因，使吸入麻醉药的代谢程度低于成人，与代谢相关的问题如组织损伤也低于成人。

（三）吸入麻醉药的最低肺泡有效浓度

大多数吸入麻醉药的最低肺泡有效浓度（minimum alveolar concentration，MAC）与年龄成反比，婴儿高于较大儿童和成人，但足月新生儿却偏低，尤其是早产儿，原因不明。MAC 从孕 24 周开始增加，到婴儿期达高峰。异氟烷的 MAC 在 1~6 个月时达最高值；地氟烷在 6~12 个月时达最高值，七氟烷在婴儿期无峰值，从新生儿到 6 个月都比较恒定。在达峰值后，MAC 随年龄增加而逐渐下降，见表 3-1-1。

表 3-1-1　不同年龄小儿的吸入麻醉药最低肺泡有效浓度

单位：%

年龄	异氟烷	七氟烷	地氟烷
早产儿	1.3~1.4		
足月儿	1.6	3.2	9.1
婴儿	1.8	3.2	9.4
儿童	1.6	2.5	8.5

二、常用吸入麻醉药

（一）七氟烷

七氟烷（sevoflurane）具有特殊芳香味、对呼吸道无刺激性、不增加分泌物、诱导快而平稳的特点，适用于小儿麻醉诱导和维持。相比之下，七氟烷的麻醉效能较低，MAC 在小儿为 2.45%，故麻醉诱导时吸入浓度通常为 4%～6%，术中维持 2%～3%，麻醉深度易于控制。七氟烷对呼吸抑制轻微，不增加心肌对儿茶酚胺的应激性，对肝肾功能影响小。七氟烷与钠石灰接触可产生复合物 A，因此在一段时间低流量紧闭麻醉后应提高新鲜气流量。七氟烷麻醉恢复平稳且迅速，术后镇痛完善的情况下可降低谵妄发生的概率。

（二）地氟烷

地氟烷（desflurane）沸点为 23.5℃，化学性质稳定，体内代谢低于 0.02%。使用特殊加温蒸发罐。其血/气分配系数为 0.42，在现有吸入麻醉药中最低。地氟烷的 MAC 新生儿最低，6～12 个月达到峰值 9.9%。尽管成人单独应用地氟烷时，突然增加吸入浓度可导致较强的交感神经兴奋，但儿童未见类似报道。地氟烷对呼吸道的刺激性较强，可引起咳嗽、屏气甚至发生喉痉挛，因此不适用于小儿麻醉诱导。通常小儿麻醉维持浓度为 5%～10%。麻醉苏醒迅速，在完善术后镇痛时能减少谵妄的发生。地氟烷和干燥的钠石灰或钡石灰发生反应可能产生 CO，甚至达到中毒浓度，故应注意避免长时间紧闭麻醉。

（三）异氟烷

异氟烷（isoflurane）是安氟烷的同分异构体，血/气分配系数低，麻醉深度易于调节，可控性强，诱导和恢复迅速。由于刺激性气味可能诱发呼吸道反应，因此不适合小儿麻醉诱导。异氟烷麻醉效能强，MAC 为 1.15%，小儿麻醉维持常用吸入浓度为 1%～2.5%，能明显增强非去极化肌松药作用。异氟烷抑制循环，可使每搏量减少，同时使心率加快，吸入浓度为 1～2MAC 时心排血量无明显减少。异氟烷扩张血管，可引起血压降低，也可抑制新生儿的压力感受器反射，从而削弱机体对血压变化的代偿能力和对低血容量的反应。异氟烷不增加心肌对儿茶酚胺或茶碱的敏感性。

（四）氧化亚氮

氧化亚氮（nitrous oxide，N_2O）的 MAC 为 101%，麻醉效能低，作为辅助药物，有较强的镇痛作用，无肌松效果。N_2O 对呼吸道无刺激，不增加呼吸道分泌物，呼吸抑制轻微，通气量无明显变化，无肝肾毒性。N_2O 可轻度抑制婴儿的心排血量和收缩压，但对肺动脉压或肺血管阻力影响较小。

N_2O 可迅速分布于体内含气空腔，因此禁用于肠梗阻、坏死性小肠炎、气胸和中耳手术等。

第二节　小儿麻醉常用静脉麻醉药及其特点

一、小儿药代动力学特点

（一）药物的吸收

药物的吸收是指药物经用药部位进入血液循环的转运过程，吸收的速度与程度取决于药物的理化特性、机体状况和药物给药途径。

新生儿肌肉组织和皮下脂肪少，局部血液灌注不足，肌内注射或皮下注射药量有限，药物往往滞留局部，形成硬结影响吸收，因此不主张新生儿围手术期肌内或皮下给药。围手术期，新生儿采用头皮静脉、四肢静脉或深静脉滴注给药，这些是常规且可靠的途径，但仍需注意血栓性静脉炎、静脉外渗的发生。

婴儿期生长迅速，体格发育显著加快，组织器官的功能日趋成熟，但口服给药依从性差，围手术期用药一般选择静脉。婴幼儿胃肠排空时间缩短，十二指肠对药物的吸收速度快于新生儿。有些药物，可选择直肠给药，如双氯芬酸钠，或经鼻给药，如右美托咪定等。

（二）药物的分布

新生儿早期，药物分布与组织、器官的血流量成正比，但最终分布取决于组织、器官大小、脂肪含量、体液 pH、药物脂溶性和与血浆白蛋白结合率、体内各种屏障等诸多因素。

1. 体液与细胞外液容量　新生儿、婴幼儿体液／体重比例较儿童和成人高得多，不同年龄人体的体液组成见第二章第十节表 2-10-1。由于新生儿体液量大，水溶性药物分布容积增大，在细胞外液被稀释因而浓度下降。若按体重计算给药量，则需相对较大的剂量。但新生儿脂肪含量低，占体重的 12%～15%，早产儿仅 1%～3%，脂溶性的药物分布容积相对较小，血液中游离药物浓度增大，易出现药物过量现象（如地西泮）。相反，新生儿脑组织富含脂质，血脑屏障发育尚未完善，脂溶性药物易分布入脑并发生神经系统的不良反应（如全身麻醉药、催眠镇静药和吗啡类镇痛药等）。故新生儿在应用吗啡及苯巴比妥类药物时应严密监测患儿的生命体征。

婴幼儿体液总量和细胞外液量高于成人，水溶性药物往往被细胞外液稀释而浓度下降。因其体液调节功能差，水和电解质代谢易受疾病和外界因素影响，在脱水时可影响药物的分布和血药浓度。

2. 药物与血浆蛋白结合率 新生儿血浆蛋白含量少，药物与其结合率较成人低，如苯巴比妥的蛋白结合率仅为 35%~40%（成人 60%），最终将影响药物分布，造成游离血药浓度过高，当同时应用苯二氮䓬类、口服抗凝药、青霉素类、苯巴比妥、水杨酸类、利尿药等高蛋白结合率的药物应适当减少剂量。由于新生儿出生后红细胞被大量破坏，造成血胆红素浓度增高而出现生理性黄疸，胆红素与血浆蛋白亲合力高，竞争结合而使其他药物的游离型浓度增高进而出现毒性反应。某些药物也可置换胆红素而致高胆红素血症，胆红素透过血脑屏障进入大脑基底节、视丘下核、苍白球等部位引起胆红素脑病。

婴幼儿血浆蛋白含量较成人低，与药物的结合率也低，使一些高蛋白结合率的药物在血中的游离型增多，作用增强，甚至导致毒性反应。婴幼儿血脑屏障功能差、通透性强，致某些药物易进入脑脊液。

（三）药物的代谢

肝脏是药物代谢最重要的器官，代谢速度取决于肝脏大小及其酶系统的代谢活力，新生儿肝脏相对较大，约占体重的 4%，而成人为 2%，虽然对药物代谢有利，但酶系统尚未完善，某些酶可能完全缺失。药物的代谢一般分为两个阶段，Ⅰ相代谢反应，又称生物转化；Ⅱ相代谢反应，又称结合反应。如细胞色素 P450 是重要的Ⅰ相代谢反应酶，其活性于出生后 1 周逐渐达到成人水平。Ⅱ相代谢反应酶需要更长时间才能逐渐达到成人水平。如有些药物代谢在新生儿出生后几日主要依靠乙酰化反应，但进行此反应的酶活性需出生 4 周才达到成人水平，因此由乙酰代谢的磺胺类药物在血中游离型浓度较成人高。又如葡萄糖醛酸结合酶的活性，新生儿按单位体重计算仅为成人的 1%~2%，至 2 个月才逐渐达到成人水平，故吲哚美辛、水杨酸盐和氯霉素等需由葡萄糖醛酸结合进行代谢的药物代谢缓慢、血浆半衰期延长，加之新生儿肾功能发育未完善，排泄量降低，可致严重药物不良反应。但新生儿对硫酸的结合能力较好，对与葡萄糖醛酸结合能力弱是一个补偿，例如，在成人与葡萄糖醛酸结合的对乙酰氨基酚，可与新生儿硫酸结合。

婴幼儿期肝脏相对较大，肝药物代谢功能高于新生儿，甚至可以高于成人，例如，主要经肝脏代谢的茶碱、地西泮等，消除半衰期较成人短。

（四）药物的排泄

肾脏是大多数药物的主要排泄器官，新生儿肾小球直径和肾小管长度仅为成人的 1/2 和 1/10，毛细血管分支少，按体表面积计算，有效肾血流量仅为成人的 20%~40%，肾小球滤过率为成人的 30%~40%，肾小管药物分泌率约为成人的 20%，早产儿更低。因此主要经肾小球滤过或肾小管分泌排泄的药物可能由于消除过慢而致血药浓度过高，血中半衰期延长，特别是新生儿处于休克或肾功能不全时围手术期更应重视。

婴幼儿期肾血流量、肾小球滤过率迅速增加，出生 6 ~ 12 个月即可逐渐达到成人水平，肾小管分泌功能在出生后 7 ~ 12 个月也逐渐接近成人水平，并且肾脏指数 [以肾脏重量（mg）与体重（g）比值作为肾脏指数] 较成人高，因此经肾脏排泄的药物总消除率较成人高。

二、静脉全身麻醉药

（一）丙泊酚

丙泊酚（propofol）是短效镇静催眠药。小于 10 岁的儿童丙泊酚药代动力学符合三室模型，中央室容积 0.34 ~ 0.52L/kg，清除率 34.3ml/（kg·min）。ED50 在婴儿为 3.0mg/kg，较大儿童为 2.4mg/kg。诱导剂量为 2.5 ~ 5mg/kg，小婴儿和未用麻醉前药物的患儿需要加大剂量，但病重患儿可能减少剂量；儿童术中维持为 7.5 ~ 15mg/（kg·h）。睡眠剂量的丙泊酚 2.0 ~ 3.5mg/kg，对呼吸和心血管产生一定程度的抑制，可致呼吸暂停和血压轻度下降。丙泊酚抑制气道反射，有利于气管插管并在麻醉恢复期保持良好的气道状态。丙泊酚注射痛明显，在其内加入 1% 利多卡因或大静脉注射可减轻注射部位疼痛。丙泊酚和瑞芬太尼持续输注用于小儿全凭静脉麻醉，输注速率大于成人；可以使用小儿药代动力学参数的靶控输注（target controlled infusion，TCI）泵来实施静脉维持。丙泊酚也常用于手术室外的麻醉如小儿磁共振成像（magnetic resonance imaging，MRI）、计算机体层成像（computed tomography，CT）检查，以及内镜检查等有创操作的麻醉。有报道认为丙泊酚长时间输注与丙泊酚输注综合征（propofol infusion syndrome）相关，可导致患儿肌溶解、酸中毒、神经功能不全、心力衰竭甚至死亡，因此不建议丙泊酚用于儿童重症监护室长时间镇静。

（二）氯胺酮

氯胺酮（ketamine）与大多数静脉麻醉药不同，其具有明显的镇痛作用，对心血管和呼吸不产生明显的抑制作用，但有精神方面的副作用。氯胺酮由两种光学异构体组成：S（＋）和 R（－）；S（＋）盐酸氯胺酮是右旋光学异构体，相关研究表明，S（＋）盐酸氯胺酮的镇痛和麻醉效果强于等剂量消旋体，对脑血流动力学影响较小，且神经毒副作用相对较弱，已经在我国上市。

氯胺酮由肝微粒体酶代谢，其代谢产物 N- 去甲基氯胺酮，活性明显低于氯胺酮（20% ~ 30%），但能延长单次注射或持续滴注氯胺酮的镇痛效果。氯胺酮用于 < 3 个月婴儿的分布容积与年长儿童、成人相似，但消除半衰期延长，可能与代谢降低和肾脏清除率低有关。当氯胺酮的血药浓度 ≥ 0.1μg/ml

时可使痛阈提高，因此氯胺酮全身麻醉术后镇痛时间长，亚麻醉剂量即可产生良好的镇痛作用；氯胺酮可抑制中枢敏化，也可减少阿片类药物的急性耐受。尽管氯胺酮对呼吸影响小，但婴幼儿大剂量使用仍可出现呼吸抑制和呼吸暂停，婴幼儿也可见伴角弓反张的全身伸肌痉挛。氯胺酮对离体心脏有负性肌力作用，但可兴奋心血管系统，包括升高血压、增快心率、增加心排血量。尽管应用等效剂量的 S（ + ）异构体（剂量比消旋混合物减少一半）减少副作用，但对血流动力学的影响与消旋混合物相同。氯胺酮对先天性心脏病或后天性心脏病患儿的影响与健康者无差异。先天性心脏病患儿氯胺酮诱导后，分流方向、分流率及全身氧合无显著变化。对肺动脉压升高的患儿，氯胺酮引起肺血管阻力的增高明显大于体循环。氯胺酮可用于全身麻醉诱导（ 0.5 ~ 2mg/kg，静脉注射）、镇静（ 0.2 ~ 0.8mg/kg，静脉注射），预先镇痛（ 0.15 ~ 0.25mg/kg，静脉注射），也用于预防和治疗阿片类药物耐受和痛觉过敏。

（三）依托咪酯

依托咪酯（etomidate）是非巴比妥类镇静催眠药，通过抑制 γ- 氨基丁酸（γ-aminobutyric acid，GABA）而产生中枢性抑制作用，可用于麻醉诱导和维持，也用于重症患儿的持续镇静，但在婴儿和新生儿应用的经验尚不足。无论是健康还是心功能失代偿的患儿，依托咪酯对其心血管的功能均有小的影响。用于全身麻醉诱导 10 岁以上儿童推荐剂量为 0.3mg/kg，缓慢静脉注射；10 岁以下儿童与其他药物联合使用应减量。依托咪酯诱导时可产生不自主肌肉活动或阵挛，并有注射痛。依托咪酯可能引起肾上腺皮质功能不全，长时间注射或危重患儿应补充肾上腺皮质激素。

（四）咪达唑仑

咪达唑仑（midazolam）是水溶性苯二氮䓬类化合物，常用于小儿麻醉前用药、镇静和全身麻醉，有顺行性遗忘作用和肌肉松弛作用。小儿镇静或作为麻醉前用药常采用糖浆制剂口服，也可滴鼻或灌肠，但经鼻给药可能经过嗅神经传入中枢，神经毒性尚未得到验证。咪达唑仑的镇静剂量为 0.5mg/kg，口服，不超过 20mg，提高剂量不改善镇静效果，但增加苏醒期不良反应。口服咪达唑仑 5 ~ 10 分钟就能达到临床镇静效果，20 ~ 30 分钟能达到峰效应。咪达唑仑麻醉诱导剂量为 0.05 ~ 0.1mg/kg，也可用于儿童重症监护室的镇静，起始剂量 0.03 ~ 0.3mg/kg，随后 0.5 ~ 4μg/（ kg·min ）维持。咪达唑仑用于小儿时其消除半衰期为 1.24 ~ 1.72 小时，短于成人 1.7 ~ 4.0 小时，约为地西泮的 1/10。

咪达唑仑的代谢产物羟基咪达唑仑，药效为原型的 20% ~ 30%，可迅速经尿排出体外，发生肾功能损害时，持续用药可致深度镇静。咪达唑仑有剂量相关的呼吸抑制作用，对正常人的心血管系统影响轻微，可表现为轻度心率增快、外周血管阻力和平均动脉压轻度下降。应用咪达唑仑的部分患儿可产生镇静-躁动双向反应，发生机制不明，可能与 GABA A 型-苯二氮䓬受体、中枢性胆碱能作用，以及 5-羟色胺的失衡有关。

（五）地西泮

地西泮（diazepam）抑制边缘系统的杏仁核和脊髓的联络神经元，产生相对愉悦的镇静或催眠作用。静脉给予 0.2～0.3mg/kg 地西泮通常可产生催眠作用，术前用药剂量为 0.1～0.2mg/kg。该药用量变化较大，也可用于儿童癫痫发作。地西泮不良反应少，其心脏抑制作用较巴比妥类轻。地西泮经细胞色素酶相关单胺氧化酶系统代谢，去甲基生成 N-去甲基地西泮，后羟化成奥沙西泮，两种代谢产物均具有类似地西泮的活性。

地西泮容易通过胎盘，因此在出生前给母体应用地西泮导致新生儿呼吸抑制、嗜睡，甚至体温不升。地西泮在早产儿和成熟新生儿的清除率比年长婴儿和儿童、成人低。早产儿用药 4 小时后才能监测到地西泮的代谢产物——N-去甲基地西泮；年长儿和儿童用药后 1 小时即能监测到 N-去甲基地西泮，并在 24 小时达峰值。地西泮的溶剂苯乙醇在新生儿体内代谢困难，易致核黄疸和代谢性酸中毒。因此并不推荐地西泮应用于 1 岁以下儿童。

（六）氟马西尼

氟马西尼（flumazenil）主要用于诊断和治疗拮抗苯二氮䓬类受体激动剂的作用。口服或静脉给予氟马西尼，毒性反应小，安全范围广。由于半衰期短，可能发生再次镇静。目前缺乏儿童用药的实验数据。

（七）右美托咪定

右美托咪定（dexmedetomidine）是一种高选择性、高特异性的 α_2 肾上腺素能激动剂，其受体选择性，$\alpha_2 : \alpha_1$ 为 1 620 : 1。右美托咪定作用于蓝斑的 α_2 受体产生镇静催眠作用，还通过作用于蓝斑和脊髓内的 α_2 受体产生镇痛作用。尽管说明书提示对 18 岁以下儿童的药代动力学研究较少，安全性和有效性尚不明确，不推荐用于这些人群，但仍有儿童用药的报道。有研究显示，盐酸右美托咪定在儿童的药代动力学参数与成人相似，分布半衰期（$t1/2\alpha$）为 7 分钟，稳态分布容积（Vd）为 1.5～2.2L/kg，清除率（Cl）为 0.56～1L/（kg·h），消除半衰期（$t1/2\beta$）为 1.6～2.7 小时（成人分别为 $t1/2\alpha$：6～7 分钟，Vd：1.31L/kg，Cl：39L/h，$t1/2\beta$：2～2.5 小时）。

右美托咪定常用于儿科重症监护治疗病房（pediatric intensive care unit，PICU）镇静，负荷剂量 0.5～1μg/kg，10 分钟内静脉滴注，维持静脉滴注速率 0.5～1μg/（kg·h）。右美托咪定还可用于诊断和治疗过程中，也用于手术期间镇静、预防和治疗谵妄，可作为术后镇痛的辅助用药，以及治疗药物戒断反应和抗寒战等。

三、静脉阿片类麻醉药及其他镇痛药

（一）吗啡

吗啡（morphine）亲水性强，不易透过血脑屏障，其药代动力学特征符合有快速分布相和缓慢消除相的二房室模型。成人吗啡的蛋白结合率为30%～35%，新生儿为18%～22%。吗啡在肝脏与葡萄糖醛酸结合形成吗啡 -3- 葡萄糖醛酸苷（morphine-3-glucuronic acid，M3G）和吗啡 -6- 葡萄糖醛酸苷（morphine-6-glucuronic acid，M6G），肾脏在吗啡的肝外代谢中起主要作用，故肝肾功能不全可引起药物蓄积。M6G 有镇痛效应并影响呼吸，M3G 对吗啡和 M6G 的镇痛效应有拮抗作用。新生儿吗啡作用延长可能是由于代谢酶系统未发育完善导致消除缓慢。早产儿和足月新生儿中 80% 的吗啡原形经肾脏排泄，而成人只有约 10% 的吗啡原形随尿液排出。新生儿吗啡的药代动力学与孕龄有关，早产儿清除率为 2.2ml/（kg·min），新生儿为 8.1ml/（kg·min），6 个月以上婴儿为 23.6ml/（kg·min）。

早产儿吗啡的推荐剂量为每 4 小时 8µg/kg，或每 2 小时 4µg/kg；足月新生儿每 4 小时 30µg/kg，或每 2 小时 15µg/kg；年长儿每 4 小时 80µg/kg，或每 2 小时 40µg/kg。

（二）芬太尼

芬太尼（fentanyl）脂溶性高，起效时间 2～5 分钟，镇痛强度为吗啡的 75～125 倍，作用持续时间约 30 分钟。芬太尼在新生儿体内的蛋白结合率很低，清除率取决于肝酶活性，新生儿干酶活性为成人的 70%～80%。消除半衰期在新生儿和早产儿较长，小儿单次剂量 2～5µg/kg，对新生儿的作用可持续 30～60 分钟。大剂量芬太尼（30～50µg/kg）通常用于小儿心脏手术。心动过缓和胸壁、腹壁肌肉强直是大剂量芬太尼的潜在不良反应，故应给予非去极化肌松药以减轻不良反应。

（三）瑞芬太尼

瑞芬太尼（remifentanil）由广泛分布于血液及组织中的非特异性胆碱酯酶水解，代谢不受肝肾功能影响。药物作用持续时间短暂，其消除主要是因为药物的快速消除而非再分布。其药代动力学参数不受年龄、性别和脏器功能的影响。负荷剂量为 0.5～1µg/kg，维持剂量为 0.25～4µg/（kg·min）。

（四）舒芬太尼

舒芬太尼（sufentanil）是芬太尼噻吩基衍生物，是目前镇痛作用最强的阿片类药物，镇痛强度为吗啡的 1 000 倍，芬太尼的 7～10 倍。2～8 岁健

康儿童的舒芬太尼分布半衰期和消除半衰期明显较成人短；血浆游离浓度与α_1-酸性糖蛋白浓度相关，新生儿血浆游离舒芬太尼浓度较成人和儿童高。单次静脉注射舒芬太尼 0.2～0.5μg/kg，呼吸抑制常发生于给药 1 小时内。

（五）阿芬太尼

阿芬太尼（alfentanil）镇痛强度约为芬太尼的 1/10，作用时间短，单次注射无蓄积。在体内分布为三室模型，成人消除半衰期为 1～2 小时，儿童为 1～1.5 小时，早产儿消除半衰期明显延长。作为静脉全身麻醉药时对心血管系统影响小，一般不作为镇痛药物。用量根据手术时间确定，对 10 分钟内完成的手术，静脉注射 7～15μg/kg；超过 10 分钟的手术，可每隔 10～15分钟追加注射 7～15μg/kg。对有自主呼吸的患儿，起始剂量 8～20μg/kg，后可追加 3～5μg/kg；有辅助呼吸的成人和儿童，起始剂量 30～50μg/kg，后可追加 15μg/kg。

（六）氢吗啡酮

氢吗啡酮（hydromorpone）为部分合成阿片类镇痛药，主要作用于 μ 和κ 受体，亲和力较吗啡强，镇痛作用比吗啡强 5～10 倍；脂溶性是吗啡的10 倍，皮下注射吸收快、生物利用率更高。可用于中、重度的急、慢性疼痛，除静脉给药外可以口服、皮下注射、鞘内和经直肠给药，经直肠给药吸收较慢，作用发生较晚。不良反应与吗啡相似。氢吗啡酮可在需要机械通气的患儿中用于镇静、镇痛，起始剂量为 0.02～0.04mg/（kg·h），最大剂量为 0.05～0.1mg/（kg·h）可达到良好的镇痛效果。氢吗啡酮也有用于小儿术后镇痛的报道。

（七）纳洛酮

纳洛酮（naloxone）是目前临床应用最广的阿片受体拮抗剂，无内在活性但能竞争性拮抗各类阿片受体，对 μ 受体有很强的亲和力，同时可逆转阿片激动剂所有作用，包括镇痛、呼吸抑制；还具有与拮抗阿片受体不相关的作用，可引起高度兴奋，使心血管功能亢进。阿片类药物中毒患儿对纳洛酮的反应很强，因此对儿童患者至少需要 24 小时的密切监护，直至其被完全代谢。常用剂量为 5μg/kg，可滴定追加。

（八）纳美酚

纳美酚（nalmefene）为阿片受体拮抗剂，能抑制或逆转阿片类药物的呼吸抑制、镇静和低血压作用。在完全逆转剂量下，纳美酚的作用持续时间长于纳洛酮。纳美酚用于儿童的有效性和安全性尚未建立，目前仅用于新生儿受母体中麻醉性镇痛药影响而致呼吸抑制的复苏，其预期收益大于风险。

（九）曲马多

曲马多（tramadol）系人工合成苯基哌啶，可待因类似物，是一种相对较弱的镇痛药物，用于治疗轻到中度术后疼痛。小儿曲马多药代动力学研究有限，成人口服曲马多2~4小时后血浆浓度达峰值，消除半衰期为4.3~5.9小时，超过20%的药物与血浆蛋白结合，超过86%的药物在肝脏脱甲基代谢，经肾脏（90%）和粪便（10%）排泄。其代谢产物与阿片受体具有较高亲合力，可能与药物的阿片样效应相关；代谢产物半衰期为9小时，故其作用持续时间明显长于原形。为避免药物蓄积，肝肾功能不全的患儿应禁忌使用或调整剂量。

四、肌松药及其拮抗药

新生儿出生约2个月时神经肌肉间传导才发育成熟。早产儿、足月新生儿、2岁以上儿童Ⅰ型肌纤维占比逐渐增加，出生后6个月增加数倍，如2岁以上儿童膈肌Ⅰ型肌纤维占比接近早产儿的4倍。Ⅰ型肌纤维（慢肌纤维）对非去极化肌松药的敏感性高于Ⅱ型肌纤维（快肌纤维），因此在新生儿达到相同阻滞程度时，肌松药用量更大但恢复更快。人类有胎儿型和成人型两种乙酰胆碱受体，至2~4岁成人型逐渐取代胎儿型。胎儿型受体对乙酰胆碱的反应更慢，新生儿、婴儿和幼儿向突触间隙释放的乙酰胆碱也比成人少。胎儿型受体更易被激动剂去极化，因此婴儿对非去极化肌松药敏感性增强。然而，婴儿和儿童对肌松药的反应需综合考虑，包括肌松药的药代动力学和与受体结合能力等，如氯化琥珀胆碱和大多数非去极化肌松药在婴儿的分布容积较高。

（一）去极化肌松药

氯化琥珀胆碱（succinylcholine）是去极化肌松药的代表，它由血浆胆碱酯酶代谢，该酶的活性在新生儿期较弱，随月龄增加，至3个月时与年长儿、成人并无区别；但为达到相似的插管条件，以体重计算，新生儿和儿童的氯化琥珀胆碱用量大于成人，以体表面积计算，各年龄组儿童与成人的量效关系接近。氯化琥珀胆碱有其固有的不良反应，如肌肉颤搐、颅内压和眼内压增高、高钾血症、肌红蛋白血症和恶性高热等。据报道，如未诊断的进行性假性肌营养不良患儿使用氯化琥珀胆碱，可致横纹肌溶解、高钾血症，甚至心搏骤停，死亡率可达40%~50%。氯化琥珀胆碱用于麻醉诱导时，一般推荐剂量为1~1.5mg/kg，但也有研究显示0.7mg/kg能满足小儿气管插管要求。

（二）非去极化肌松药

非去极化肌松药小儿静脉用量见表3-2-1。

表 3-2-1　非去极化肌松药小儿静脉用量

| 药物 | 插管 /(mg·kg^{-1}) | | | 维持 | |
	新生儿	婴儿	儿童	负荷量 / (mg·kg^{-1})	持续输注 / (μg·kg^{-1}. min^{-1})
潘库溴铵	0.1 ~ 0.15	0.1	0.1	每 2 ~ 3 小时后可重复给药 0.1mg/kg	
维库溴铵	0.1	0.1	0.1	0.025	1
罗库溴铵	0.6 ~ 1.2	0.6 ~ 1.2	0.6 ~ 1.2	0.6	4 ~ 16
阿曲库铵	—	0.3 ~ 0.6	0.3 ~ 0.6	0.1 ~ 0.2	5 ~ 10
顺阿曲库铵			0.1	0.1	1 ~ 3
米库氯胺	—	0.1 ~ 0.2 (> 2 个月)		0.1	10 ~ 15

1. 潘库溴铵（pacuroium）　长效肌松药，由肝脏代谢，大部分经肾脏排出。由于治疗剂量对心血管系统影响小，具有解除迷走神经的作用，可对抗芬太尼对迷走神经的兴奋作用，且不促进组胺释放，在婴幼儿心血管手术时使用较多。

2. 维库溴铵（vecuronium）　中效肌松药，进入体内后大部分被肝脏摄取，原形经肝胆系统排出，部分经肾脏排出；部分代谢为有肌松作用的 3- 羟维库溴铵，但单次给药后基本不会产生 3- 羟维库溴铵。由于维库溴铵在新生儿和婴儿体内的分布容积和平均停留时间长于儿童，较大的分布容积和固定的消除率使维库溴铵作用持续时间延长。给予初始剂量 70μg/kg 后，90% 神经肌肉的恢复时间可长达 73 分钟，高于成人和儿童，在吸入麻醉药强化下，肌松作用恢复时间较儿童长 1 倍。

儿童初始剂量为 0.1mg/kg（新生儿或婴儿减量），15 ~ 20 分钟追加初始剂量的 1/3 ~ 1/2。

3. 罗库溴铵（rocuronium）　中效肌松药，血浆蛋白结合率约 30%，进入体内后 75% 被肝脏摄取并经肝胆清除，9% 经肾脏清除。由于婴儿分布容积大，达到相同肌松程度时，血药浓度低于儿童。氟烷麻醉下儿童（1 ~ 14 岁）和婴儿（1 ~ 12 个月）对罗库溴铵的敏感性与成人相似。婴儿和儿童的起效较成人快，儿童临床作用时间较成人短。罗库溴铵起效时间快，一般在静脉注射初始剂量 0.6mg/kg，60 秒后即能达到良好的气管插管条件，在非去极化肌松药中起效最快；可静脉注射（0.6mg/kg）或持续静脉滴注维持 [4 ~ 10μg/（kg·min）]，长时间麻醉建议连续监测肌松作用。

4. 阿曲库铵（atracurium）和顺阿曲库铵（cis-atracutium）　阿曲库

铵是合成双季铵酯型的苄异喹啉化合物。市售阿曲库铵含 10 个异构体，而顺阿曲库铵为 10 个异构体中的一个。两药均通过非特异酯酶水解和霍夫曼消除（Hofmann elimination）降解，降解产物为 N- 甲四氢罂粟碱等，后者可通过血脑屏障，对中枢神经有兴奋作用，且在麻醉时有唤醒作用。儿童用药与成人一样，不会因持续用药而需降低药物剂量或延长注药间隔时间。阿曲库铵的消除不受肝肾功能影响，适用于肝肾功能不全的患儿。但肝肾功能不全患儿长时间反复使用阿曲库铵的恢复时间可能延长。肾衰竭患儿可能蓄积 N- 甲四氢罂粟碱，低温时阿曲库铵的降解减慢。

阿曲库铵对神经肌肉接头的乙酰胆碱受体有高度选择性，并有弱的交感神经阻滞作用，快速大剂量时可因组胺释放引起低血压、心动过速和支气管痉挛。顺阿曲库铵强度为阿曲库铵的 4 倍，主要通过霍夫曼消除，人体内酯酶水解作用有限，由于用量少，代谢产物 N- 甲四氢罂粟碱产生也较少，相关不良反应少。顺阿曲库铵与阿曲库铵药代动力学和药效学相似，但不释放组胺，用药后血流动力学也更平稳。

小儿阿曲库铵首次剂量为 0.4～0.5mg/kg 时，2 分钟内达到气管插管条件，持续静脉滴注剂量为 5～10μg/（kg·min），肌肉完全阻滞时间为 15～30 分钟，完全恢复需 40～60 分钟。顺阿曲库铵气管插管剂量为 0.1mg/kg，5～10 秒内静脉注射，儿童比成人起效时间快、临床作用时间短，且自行恢复快，持续静脉滴注剂量为 1～3μg/（kg·min）。

5. 米库氯铵（mivacurium） 商品名为美维松（Mivacron），是短效非去极化肌松药，由血浆胆碱酯酶水解而代谢，半衰期短、清除率快。由于起效快，近年来米库氯铵逐渐取代氯化琥珀胆碱作为紧急气管插管用药，但气管插管条件不如氯化琥珀胆碱好。单次快速给药米库氯铵有组胺释放作用，面、颈、胸部可出现暂时性红晕，甚至诱发支气管痉挛，并影响心血管系统，可致一过性低血压和心动过速，故心血管疾病、哮喘和对组胺等相关介质过敏者慎用，减缓注药速度可减轻不良反应。＞ 2 个月婴幼儿米库氯铵插管剂量为 0.1～0.2μg/kg。

五、非甾体抗炎药

（一）布洛芬

布洛芬（ibuprofen）通过抑制环氧化酶而减少外周和中枢神经元中的前列腺素合成，由此减轻因前列腺素引起的炎症反应，降低周围神经痛觉敏感性。布洛芬经肝脏代谢，大部分经肾脏排泄。推荐用于 2～11 岁儿童，口服给药，5～10mg/kg，6～8 小时可重复，单日最大总量 40mg/kg。

（二）对乙酰氨基酚

对乙酰氨基酚（acetaminophen；paracetamol）是最常用的非抗炎类解热镇痛药，解热作用较弱，无抗炎抗风湿作用。口服或经直肠给药，但经直肠给药吸收较慢且吸收量难以确定。对乙酰氨基酚混悬滴剂含对乙酰氨基酚100mg/ml，口服。1岁以下儿童应在医师指导下使用；12岁以下儿童用滴管量取用，用量见表3-2-2。对乙酰氨基酚也可静脉注射，但目前国内尚无该剂型。

表3-2-2　12岁以下儿童的对乙酰氨基酚混悬滴剂用量

年龄/岁	体重/kg	1次用量/ml	1日次数
1～3	10～15	1～1.5	若持续发热或疼痛，可间隔4～6小时重复用药1次，24小时不超过4次
4～6	16～21	1.5～2	
7～9	22～27	2～3	
10～12	28～32	3～3.5	

（三）双氯酚酸

常用于儿童的双氯酚酸（diclofenac）为双氯芬酸钠或双氯酚酸钾直肠栓剂，25～50mg/次，2次/d；也有口服制剂，每日0.5～2mg/kg，分2～3次服用。对于青少年类风湿性关节炎，每日剂量可达3mg/kg，分次服用。

第三节　局部麻醉药

一、酯类

丁卡因（dicaine，tetracaine）是酯类局部麻醉的代表药物，常用浓度为0.5%～2%，可用于表面麻醉、外周神经阻滞和椎管内阻滞，由于毒性较大，目前较少用于小儿椎管内麻醉和神经阻滞。市售盐酸丁卡因胶浆常用于气管插管、喉罩置入、纤维支气管镜检查等表面麻醉及润滑。

二、酰胺类

1. 利多卡因（lignocaine，xylocaine）　经肝脏微粒体酶代谢，新生儿此酶尚未发育完善，作用时间延长，神经毒性增大。4%～7%可用于表面麻醉，1%～1.5%用于小儿神经阻滞、硬膜外阻滞或骶管阻滞，新生儿骶管阻滞应降低浓度至0.8%。总量不应超过5mg/kg，或7mg/kg（可加入肾上腺素，每毫升加5μg）。

2. 布比卡因（bupivacaine）和左旋布比卡因（levobupivacaine） 0.25% 常用于小儿骶管阻滞和神经阻滞，总量不超过 3mg/kg；为便于调节麻醉平面，可与 25% 葡萄糖混合为 0.5% 的重比重溶液用于蛛网膜下腔阻滞。左旋布比卡因麻醉效能与布比卡因相似，但心脏毒性和中枢神经毒性明显降低。

3. 罗哌卡因（ropivacaine） 对神经膜钠离子通道选择性较强，对心肌钠离子通道选择性较弱，故对心脏毒性较弱，且具有高度的感觉 - 运动神经分离阻滞特性。常用于小儿骶管阻滞和外周神经阻滞，剂量为 0.2% 罗哌卡因 1ml/kg，对运动神经阻滞轻、持续时间短，与药物浓度呈正相关。

（陈怡绮　张马忠）

推荐阅读资料

[1] CLADIS F P, MAI CL, YASTER M, DAVIS P J. The advancement of pediatric anesthesia pharmacology: David Ryan Cook (scions, serendipity, and six degrees of separation). Paediatr Anaesth, 2019,29(2):114-119.

[2] NAUHEIMER D, FINK H, FUCHS-BUDER T, et al. Muscle relaxant use for tracheal intubation in pediatric anaesthesia: a survey of clinical practice in Germany. Paediatr Anaesth, 2009,19(3):225-231.

[3] Sumpter A, Anderson B J. Pediatric pharmacology in the first year of life. Curr Opin Anaesthesiol，2009,22(4):469-475.

[4] TAKETOMO C K, HODDING J H, KRAUS D M, et al. Pediatric dosage handbook. 8th ed. Hudson, OH: Lexi-Comp, 2001.

[5] TARQUINIO K M, HOWELL J D, MONTGOMERY V, et al. Current medication practice and tracheal intubation safety outcomes from a prospective multicenter observational cohort study. Pediatr Crit Care Med, 2015,16(3):210-218.

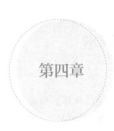

第四章

小儿气道管理

气道是维持机体生命功能的氧气供给的必由之道。年龄越小，气道越狭窄。在生理情况下，早产儿和新生儿都容易因为气道梗阻而发生呼吸暂停。同时，小儿年龄虽然小，但代谢率高，氧耗高，因而氧气储备功能低下。麻醉与围手术期一旦发生气道相关并发症，即会立即发生低氧血症，严重时导致心搏骤停。因此，应高度重视小儿麻醉与围手术期气道管理。麻醉医师在术前应认真评估气道控制的安全性，制订科学、合理的个体化气道管理策略，并掌握小儿困难气道的处理流程，快速识别和处理各种气道相关并发症。

第一节　气道管理技术

一、面罩通气

面罩是最常用的通气装置，有不同形状和大小可供选择，最常用的是一次性、透明、边缘可充气的塑料面罩。该面罩充气垫有防漏气、保护作用。因其透明，可观察气体交换情况、唇色、有无分泌物或呕吐现象。小儿面罩最合适大小是上界至鼻梁（不压迫眼），下界至下颌骨。面罩通气时最常见的错误是扣面罩时手指压迫患者颏下三角，导致部分气道受压，故要求手指力量尽可能轻柔，依附在下颌骨上即可；另一个常见错误是扣面罩时把患儿嘴完全闭合致使上呼吸道梗阻，发生呼吸困难或无法人工通气，处理方法是松开位于下颌骨的手指，用小指托在喙突处并向发际处方向用力，这种手法可使颞颌关节处于半脱位，使嘴张开，舌和相应软组织与咽后壁分开，保持气道通畅。

面罩通气过程中另一只手应握住通气皮囊，以感受通气效果，必要时实施持续气道正压通气（continuos positive airway pressure，CPAP）以保持气道开放，或关闭部分 APL 使通气皮囊产生一定压力而形成 CPAP。婴幼儿面罩通气时应避免头过伸，因过伸对气管有一定的拉伸作用，易致气管狭窄阻塞。

面罩通气是小儿麻醉看似最基础、最简单，实际上却是最难掌握的技术之一，初学者常会依据成人面罩通气方法进行操作而导致种种错误，熟练掌握该项技术常需要为期半年以上的专项练习。

二、口咽通气道

婴幼儿舌相对较大，麻醉诱导或镇静状态下易发生气道梗阻，如选择大小合适的口咽通气道或喉罩可以改变此状况。按图 4-1-1A、图 4-1-1B 的方法选择大小适合的口咽通气道，并同时准备相邻型号各一根。置入通气道时可借助压舌板把舌推开，以防放置通气道时把舌折叠，导致舌静脉、淋巴回流障碍发生舌水肿，加重梗阻。如口咽通气道太长，其顶端压迫会厌可堵塞声门口，并易损伤会厌、悬雍垂（图 4-1-1C、图 4-1-1D）；如口咽通气道太短，则其顶端顶在舌背面，使舌往口腔顶部挤压，可造成更严重梗阻（图 4-1-1E、图 4-1-1F）。口咽通气道不应作为解决气道梗阻的万能设备，置入时注意防止损伤唇、舌，但可作为气管插管时的牙垫，便于吸引分泌物等。

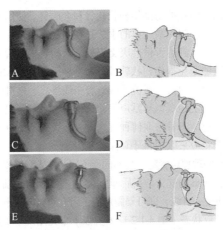

图 4-1-1　口咽通气道的正确选择

分别为大小适合的口咽通气道（A、B）、口咽通气道过长（C、D）、
口咽通气道过短（E、F）。

三、鼻咽通气道

在小儿麻醉临床实践中偶尔也应用鼻咽通气道解除上呼吸道梗阻，其长度应是从鼻孔到同侧下颌角的距离。有不同型号的鼻咽通气道，有些具有调节功能，可根据气道情况作出调整。婴幼儿和低体重小儿也可应用剪短的气管导管。浅麻醉状态下，患儿对鼻咽通气道的耐受性比口咽通气道好，但由于易损伤鼻黏膜而导致出血，临床上一般尽可能用口咽通气道。

（一）适应证

（1）患儿从麻醉中苏醒但有部分气道梗阻或恢复时间较长。

（2）某些气道阻塞性疾病或术后气道有梗阻可能。

（3）在某些气道镜检或牙科麻醉过程中供氧和 / 或吸入麻醉气体。

（4）牙齿松动小儿，放置口咽通气道有危险。

（5）有气道阻塞睡眠呼吸暂停综合征。

（二）禁忌证

凝血功能异常、颅底骨折、鼻和鼻咽有病理性改变者。

四、气管插管

（一）技术

根据小儿的气道解剖特点，临床操作中的气管插管技术也有别于成人。小儿气道内径小、更易损伤，其中以喉镜片先进入食管再回退来暴露声门的方法最好避免，因喉镜片端易刮伤杓状软骨和会厌襞。使用 Miller 喉镜有数种方法可以帮助显露声门。最经典的手法是在明视下喉镜片沿舌面下滑，并将舌逐渐向左侧推开，到达舌根会厌交界处，上抬舌根然后上抬会厌从而暴露声门，这种方法能避免损伤杓状软骨。另一种手法是用 Miller 喉镜从右口角牙齿外侧进入，避开门齿，喉镜顶端对着中线推进，推进过程中把舌推向左侧，到达会厌处时上抬喉镜暴露声门，这种手法可避免损伤牙齿，尤其适用于婴幼儿困难气道。不管采取何种方法置入喉镜均不能以齿或牙槽嵴作支点，如确实无法避免应采取塑料牙套保护牙齿。

　　喉镜检查时头的理想位置随年龄不同而不同。成人和 6 岁以上小儿只要在枕部放置一厚 5 ~ 10cm 的枕头，头后仰呈"嗅位"，使口腔轴线、口咽轴线、气管轴线三条轴线呈一直线，即可暴露声门，可在直接明视下暴露喉部结构，同时咽、喉处于开放状态（图 4-1-2）。6 岁以下小儿则没必要处于枕高位，因该年龄段小儿本身头相对较大，仅头后仰即可使三条轴线呈一直线，如枕部过度移位反而可能造成声门暴露困难。新生儿可由助手托住肩部或肩下垫高，头悬垂至手术台边缘并轻度后仰，可使声门暴露变得容易，此时操作者最好处于坐位。

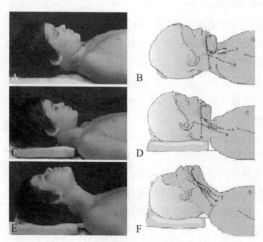

图 4-1-2　通气和气管插管的正确体位

无枕垫（A、B）、枕垫（C、D）、"嗅位"（E、F）。

　　成人气管插管理想位置的三轴线理论有学者提出不同看法，一些研究根据 MRI 和临床经验对垫高枕部更容易暴露声门提出异议，但在小儿还没有对照性研究。有研究观察了 456 例成人患者，发现颈后伸即可取得良好的喉部视野，另外一些学者支持"嗅头位"，但对三轴线理论有不同看法。有些患儿"嗅头位"比仰后仰位更容易插管，故临床常规应用"嗅头位"。

小儿喉镜检查可在患儿清醒、麻醉、肌松或保留自主呼吸等状态下进行。清醒状态一般应用于新生儿，如手法轻盈，血流动力学反应不明显，但最好采取麻醉状态下插管，以减轻应激反应。

（二）喉镜片

直喉镜片适用于新生儿或小婴儿。直喉镜片可直达咽后部超过会厌（也可不过会厌），抬起会厌即可显露声门。较大儿童可选用弯喉镜片，将镜片顶端小心地推入会厌与舌根交界处，镜柄垂直抬起会厌可显露喉头。注意不能以门齿作为支点向前翘起镜片顶端。不同年龄小儿对应的喉镜片型号见表 4-1-1。

表 4-1-1　不同年龄小儿对应的喉镜片型号

小儿	Miller（直喉镜片）	Wis-Hippel	Macintosh（弯喉镜片）
早产儿	0	–	–
足月婴儿	0 ~ 1	–	–
1 ~ 12 个月	1	1	–
1 ~ 2 岁	1	1.5	2
2 ~ 6 岁	2	–	2
6 ~ 12 岁	2	–	3

（三）气管导管

不同厂家的气管导管管壁厚度不同，所以选择时除根据导管内径（internal diameter，ID）选择外，还应注意导管外径（outside diameter，OD）。

1. 气管导管的选择　最常用的方法是根据年龄计算（表 4-1-2），ID（带套囊导管）= 年龄 /4 + 4，ID（不带套囊导管）= 年龄 /4 + 4.5。临床使用的测量方法：①气管导管外径相当于小儿小指末节关节的粗细。②气管导管 OD 相当于小儿外鼻孔的直径。麻醉前应另外准备大一号及小一号的导管各一根。气管插管后呼吸道无效腔明显下降，而气流阻力则明显增加，并且接头与导管之间形成的内径差造成湍流更增加气流阻力，所以在不产生损伤的前提下尽可能选择最大 ID 的气管导管。

在某些情况下，如头颈部或胸部手术及俯卧位手术，或困难气道及异常气道的患儿，气管导管可能受到直接或间接的压力而容易发生扭折或压扁，应选用经尼龙或钢丝增强的特殊导管，还可根据需要选择合适的异形管。气道激光手术时，需选用经适当材料包裹或经石墨浸泡处理后的气管导管，以降低易燃性。

2. 气管导管的气囊选择 可以无阻力地通过声门和声门下区域最大的不带气囊气管导管，在气道压达到 $20 \sim 25cmH_2O$ 时有轻微漏气最为理想，但在实际工作中不容易做到。我们认为，采用高容低压气囊，并不增加术后气道并发症，术后产生喉部并发症与无气囊气管导管无明显差异。小儿（除了早产儿）都可选用带气囊气管导管。

带气囊气管导管的优点：①预防误吸；②实施低流量控制呼吸；③提供可靠的二氧化碳、通气量监测；④减轻漏气所致的环境污染和麻醉药的浪费；⑤避免为了保证良好通气而选择过粗的导管，减少术后喉部的并发症；⑥减少重复检查，降低换管概率，气囊所致的损伤可能远小于更换导管而反复插管所致的损伤。带气囊气管导管更适合用于大手术、需人工通气和反流危险大的患儿。但应注意：①带气囊气管导管较无气囊气管导管粗（外径约粗 0.5mm）；②气囊内压不要过大，尤其使用 N_2O 时，有条件者应监测气囊压力；③长时间插管者应定时放松气囊并小心充气，可防止压迫而致气管损伤。

3. 气管导管插入深度 气管导管可经口或经鼻插入：①经口插入深度 ≈ 年龄（岁）/2 + 12 或 ID×3；②经鼻插入长度 = 年龄（岁）/2 + 14 或 ID×3 + 2。导管位置确定后，可考虑按需要的长度剪去多余的部分。摆好体位后应再次确认导管深度。长时间使用气管导管者，应拍 X 线片确定导管位置。不同年龄小儿气管导管内径和深度选择见表 4-1-2。

表 4-1-2 气管导管内径和深度选择

年龄	气管导管内径 /mm	深度 /cm	
		经口	经鼻
早产儿（< 1 000g)	2	8 ~ 9	10 ~ 11
早产儿（≥ 1 000g)	2.5	9 ~ 10	11 ~ 12
新生儿 ~ 3 个月	3.0 ~ 3.5	10 ~ 12	12 ~ 14
3 个月 ~ 9 个月	3.5 ~ 4.0	12 ~ 13	14 ~ 15
9 个月 ~ 24 个月	4.0 ~ 4.5	13 ~ 14	15 ~ 16
> 2 岁 ~ 14 岁	年龄 /4 + 4(带气囊) 年龄 /4 + 4.5(不带气囊)	年龄 /2 + 12 或 ID×3	年龄 /2 + 14 或 ID×3 + 2
> 14 岁	参考成人男女性标准		

4. 气管插管术及拔管术

（1）气管插管术

1）操作方法：经口明视插管法是小儿临床麻醉最常用的气管插管方法。如果声门显露不满意，助手或操作者用左手小指从患儿颈前轻压环状软骨，使声门向下移位进入视线内。上门齿不能作为喉镜撬动的支点，否则易损坏上门齿，并注意不要把上唇、下唇夹在牙齿和镜片之间造成损伤，尤其对换牙期的小儿，更要注意保护牙齿。

经鼻明视插管法可用于俯卧位手术、头面部手术、术中拟施行经食管心脏超声、术后需持续机械通气，以及大手术和长时间的手术。为便于气管导管的固定，可实施经鼻气管插管。插管前检查患儿鼻孔通畅程度，用0.5% ~ 1%麻黄碱溶液滴鼻以收缩鼻黏膜血管。将准备好的气管导管放于热盐水中减少插管时可能的鼻黏膜损伤。麻醉诱导后，经一侧鼻孔轻柔插入导管，通过鼻后孔后，借助喉镜明视下看到声门，用插管钳协助将导管送入气管。

2）气管插管注意点：小儿的氧储备少，耐受缺氧的能力更差，故应迅速完成气管插管；小儿气管插管时，操作手法应轻柔，切忌用暴力置入导管，否则极易造成气管损伤和术后喉头水肿；插管后一定要听诊双肺呼吸音、观察呼气末二氧化碳分压波形确定气管导管在气管内；导管固定前，应正确握持气管导管，确保导管位置没有变化；用合适的支撑物以防气管导管扭折；鼻插管时，注意避免导管压迫鼻翼。

（2）气管拔管术

1）拔管前患儿须具备的条件：①麻醉药的作用已基本消退，无肌松药、麻醉性镇痛药的残余作用（麻醉下拔管者除外）；②患儿已开始清醒，自主呼吸已恢复正常，已有自主的肢体活动，婴儿、新生儿应在清醒状态下拔管；③咳嗽、吞咽反射已恢复正常；④循环功能稳定，无低体温。

2）操作方法：准备拔管时应先清除气管内、鼻腔、口腔及咽喉部的分泌物，在完全清醒或一定麻醉深度时拔管，切忌在易诱发喉痉挛的浅麻醉状态下拔管。新生儿和婴儿应在清醒状态下拔管。对近期有上呼吸道感染的患儿宜采取深麻醉下拔管。拔管前应充分吸氧，并做好再次插管的准备。拔管后可给予面罩供氧，必要时需吸引口咽部的分泌物，但应避免反复吸引刺激。拔管后置患儿于侧卧位，有助于避免或减轻呕吐、反流误吸的发生。

（3）气管插管的并发症

除与成人类似的并发症外，小儿气管插管还应注意以下两种情况。

1）喉炎（插管性格鲁布喉炎）：该并发症在小儿发生率为0.1% ~ 1%，原因有气管导管太粗（ >25cmH₂O无漏气或插管阻力较大）、术中常改变体位、俯卧位、反复插管、插管损伤、年龄 1~4 岁、手术时间超过 1 小时、插管时呛咳、有喉炎病史等。并发上呼吸道感染是否为危险因素尚无定论。喉炎的治疗常采取持续肾上腺素和地塞米松雾化。治疗原理取自治疗传染性喉炎的经验，不同类型喉炎要采取相应的治疗方案，因尚无证据表明用一种方案治疗两种类型喉炎会取得一致的效果。延迟拔管的小儿拔管前是否预防性应用地塞米松，目前对此的看法不一。有研究报道，肌内注射甲强龙能降低拔管后喘鸣的发生率。

2）声门下狭窄：绝大多数（90%）的后天性声门下狭窄由气管插管引起，尤其是延迟拔管者。早产儿和新生儿延迟拔管后发生此类情况较少，原因是其环状软骨发育未成熟，此时软骨结构富含细胞和基质（含水量大），富有弹性，对缺血不敏感。

声门下狭窄的病理变化：气管导管压迫气管黏膜致其缺血性损伤，导致水肿、坏死、溃疡，环状软骨裸露，48 小时内从溃疡面长出肉芽组织，最后形成瘢痕组织，导致气道狭窄。瘢痕组织上皮是鳞状上皮化生，缺乏腺体和弹力纤维，残余的腺体扩大形成囊性结构。为了防止声门下狭窄，应对下列因素采取预防措施，包括气管导管太粗，喉损伤（插管损伤、化学性或热损伤、外伤、手术伤、胃反流误吸等），长期保留气管导管（>25 日），反复多次气管插管，慢性感染性疾病等。

五、喉罩

（一）适应证

（1）无呕吐反流危险的手术，以及不需要肌肉松弛的体表、四肢短小全身麻醉手术。

（2）困难气道的患儿，当气管插管困难使用喉罩后，可导引完成气管插管。

（3）通过喉罩施行纤维光导支气管镜激光治疗声带、气管或支气管内小肿瘤手术。

（4）对颈椎不稳定的患儿施行气管插管需移动头部有较大顾虑时，使用喉罩。

（5）因气管导管会使狭窄气管内径进一步减少，使用喉罩对气管狭窄的婴幼儿有优势。

（6）急救复苏时可置入喉罩，如操作熟练可迅速建立有效通气，及时复苏。

（二）置入方法

喉罩的成功置入需要合适的麻醉深度，喉罩的气囊可先排空，背面涂润滑剂，气囊朝向前或朝向咽后壁（反向法），沿着硬腭的轴线将喉罩置入。反向法是在喉罩置入口腔后调正其位置，直达咽喉下部位，将气囊罩住喉部，然后在气囊内充气，接呼吸回路。观察气囊的活动或轻柔地手控膨胀肺部后看胸廓运动，确认位置正确后，以胶带或绷带予以固定。

（三）禁忌证

（1）饱食、消化道梗阻、腹内压过高、有反流误吸高度危险。

（2）咽喉部存在感染或其他病理改变。

（3）呼吸道出血。

（4）侧卧或俯卧等喉罩位置难以良好固定。

（四）注意点

1. 喉罩的选择　不能完全按体重选择喉罩，应根据小儿的发育情况参考标准体重，选择大小合适的喉罩（表 4-1-3）。

表 4-1-3　各种喉罩与体重及套囊容量的关系

喉罩型号	患儿体重 /kg	套囊容量 /ml
1	< 5	2 ~ 5
1.5	5 ~ 10	5 ~ 7
2	10 ~ 20	7 ~ 10
2.5	20 ~ 30	12 ~ 14
3	> 30	15 ~ 20
4	> 30	25 ~ 30
5	> 30	35 ~ 40

2. 喉罩的位置要正确　小儿喉罩放置过深或过浅，都容易发生旋转移位。

3. 维持足够的麻醉深度　尽管喉罩的刺激远小于气管导管，但麻醉过浅、吞咽、咳嗽等可能导致其移位，严重时可导致喉痉挛。

4. 特别注意呼吸道的阻力和通气情况　一旦呼吸道阻力过大或漏气严重，要及时调整喉罩的位置，必要时应立即拔出喉罩行面罩通气或改为气管插管。

5. 麻醉期间呼吸控制　可保持自主呼吸或控制呼吸，但保留自主呼吸更为安全，密切观察通气量是否足够，呼气末二氧化碳分压（$P_{et}CO_2$）监测尤其重要。如果需控制呼吸，则需要密切观察通气、胃胀气及气道阻力情况，且时间不宜过长。

6. **手术结束时** 喉罩可以在保护性反射恢复后或在深麻醉下拔除。拔除喉罩后需用面罩给氧直至患儿能维持满意的自主呼吸。

7. **注意喉罩的缺点** ①气道密封性不如气管插管，发生呕吐和反流时对气道不能起保护作用；②正压通气时增加气体泄漏的可能性；③不能绝对保证气道通畅；④小儿喉罩易发生位置不正，尤其是小型号的喉罩。

第二节　小儿通气装置及通气模式

理想的小儿通气回路应具备的特点为重量轻、器械无效腔（死腔）小，无论是无活瓣或低阻力活瓣，其阻力要低，回路内部的气体容量要小，应尽可能减少二氧化碳重复吸入，呼吸做功宜小，以免呼吸肌疲劳；回路中形成的湍流要小；容易湿化吸入气和排出废气，适合自主、辅助或控制呼吸。

一、循环式回路

近年来低流量和紧闭循环式麻醉在小儿麻醉中的应用越来越普遍。成人使用的循环式回路经过改良（减小螺纹管内径，使用小呼吸气囊）可以在小儿麻醉中安全使用。

（一）优点

（1）减少手术室污染。

（2）减少患儿水分和热量的丢失。

（3）减少麻醉气体的浪费，使紧闭循环低流量麻醉成为可能。

（4）与成人一样标准化的麻醉设备，使麻醉科医师均能熟练使用。

（二）呼吸阻力

循环式回路中，管道和呼吸器产生的阻力约为回路总阻力的1/3，活瓣占2/3，而气管导管所产生的阻力在婴幼儿至少是回路的10倍，所以目前的资料认为小儿完全可以接受回路所产生的阻力。

性能好的麻醉机活瓣阻力小，一般1岁以上小儿不论在控制呼吸还是自主呼吸时，呼吸肌均有足够的力量开启活瓣。而在新生儿或婴儿，控制呼吸时的力量足以打开活瓣；但在自主呼吸时，可能其呼吸肌力量不足以开启呼吸活瓣。因此，新生儿或婴儿自主呼吸时，尤其在麻醉清醒拔管期自主呼吸恢复时，可换用无呼吸阻力或低阻力的"T"形管系列回路。

（三）无效腔量

1. **绝对无效腔** "Y"形接头至气管导管的上段或面罩或喉罩的空腔为绝对无效腔，该无效腔的容积在成人可能微不足道，而在小儿尤其新生儿和婴儿，该无效腔量甚至超过了患儿的潮气量，因此应尽可能地降低该无效腔量，如避免选用过大的面罩，剪短外露的气管导管，去除直角形的弯接头等。

2. 回路压缩容积与膨胀容积　压缩容积为充气压力下容积与常压下容积之差，膨胀容积相当于加压时回路容积的增加值，膨胀容积与压缩容积之和，等于开始压入气体时容积与常压时回路容积之差。压缩容积和膨胀容积均使无效腔增加，这与回路管壁的顺应性相关，亦即取决于构成环路所用的材料，橡胶的顺应性较塑料大。在新生儿和小婴儿，这种无效腔的增加可能会超过潮气量，因此，小儿呼吸回路的材料应选用顺应性小的材料，螺纹管不宜过长，管径应比成人的细，通常为15mm，应选用小的贮气囊（500～1 000ml），这些措施均可以减少压缩容积和膨胀容积所带来的无效腔。

二、麻醉机和呼吸机

目前绝大多数麻醉机都可以用于小儿，即使是新生儿也可以使用循环式回路施行麻醉，但必须了解其压力和容积特点来改变临床上对通气的估计。

（一）麻醉机的功能

除现代麻醉应有的安全装置外，小儿麻醉机还应该具有如下功能：①能用压缩空气来稀释吸入麻醉药浓度；②能连接特殊的小儿麻醉回路（如Mapleson回路），这是小儿麻醉的重要特点；③有精确给予小潮气量、高呼吸频率和压力控制模式的呼吸机；④用于小婴儿的麻醉机，最好具有补偿压缩容积的功能。

（二）呼吸机主要工作参数的调节

1. 潮气量和通气量　一般为潮气量10～15ml/kg、分钟通气量100～200ml/kg。但应注意在小儿机械通气中需补偿麻醉环路中的气体压缩容积和环路膨胀容积带来的无效腔量。因此，风箱所给的潮气量远大于患儿实际潮气量，故风箱所示参数是无意义的。判断通气是否适当应以听诊呼吸音、观察胸廓起伏幅度，以及结合 $P_{et}CO_2$ 或 $PaCO_2$ 来确定。

2. 吸气压力　吸气峰压一般维持在12～20cmH_2O，最大不得超过30cmH_2O。

3. 呼吸频率和吸呼时间比值　呼吸频率一般调整至20～25次/min，吸呼时间比值为1:1.5，新生儿可调至1:1。

4. 吸入氧浓度（FiO_2）　根据患儿的病情调节，一般主张 FiO_2 为0.8～1.0时不超过6小时，FiO_2 为0.6～0.8不超过12～24小时。

5. 定容型呼吸机　一般用于体重15kg以上的小儿。使用时应特别注意气道压力变化，以免造成压力伤。应注意新鲜气流量改变对输出潮气量的影响，且小儿越小影响越大。因此，设定呼吸机或改变新鲜气流量时，应反复核定患儿胸廓起伏度、呼吸音、吸气峰。

6. 定压型呼吸机　是小儿呼吸机必需的通气模式，体重 10kg 以下的小儿常用定压型呼吸模式，尤其是气道阻力较高的患儿更适合选用此模式，可避免气压伤。但通气量常受气道顺应性改变的影响，因此，应注意通气是否不足或过度。定压型呼吸机的输出气量不会因新鲜气流量过大而增多，但当新鲜气流量过小，使风箱压缩器不能达到设定峰压时，潮气量就会不足。

（三）通气的监测

1. 潮气量和通气量　是最基本的监测指标，术中应随时注意其数值的变化，尤其在气道阻力发生变化时。

2. 气道压力　机械通气时，气道压力的监测是必备的指标，尤其在定容呼吸模式时，监测气道压力可避免气压伤。

3. 呼气末二氧化碳分压（$P_{et}CO_2$）　是实时反映通气是否良好的指标，应为小儿气管插管麻醉时常规的监测项目。新生儿和早产儿 $P_{et}CO_2$ 和 $PaCO_2$ 的差值较大，必要时应测定 $PaCO_2$。

4. 脉搏血氧饱和度（SpO_2）　反映机体的氧合情况，与吸入氧浓度密切相关，间接反映通气的情况。

第三节　小儿困难气道处理原则和方法

一、小儿困难气道常见的原因

1. 头面部及气道解剖畸形　脑脊膜膨出、小颌畸形、严重的先天性唇腭裂、先天性气管狭窄、食管气管瘘等。

2. 炎症　如会厌炎、颌下脓肿、扁桃体周围脓肿等。

3. 肿瘤　舌、鼻、口底、咽喉及气管的良性、恶性肿瘤，如喉乳头状瘤、颈部和胸部（纵隔）的肿瘤也可压迫气道。

4. 外伤或运动系统疾病　如颌面部外伤、烧伤后的瘢痕挛缩、强直性脊柱炎、颞下颌关节病变、颈部脊柱脱位或骨折等。

二、小儿困难气道的评估

（一）病史

（1）有无气管插管困难的经历、气道手术史。

（2）有无睡眠异常表现，如睡眠不安宁、出现颈伸长头后仰的睡姿；有无梦游或与气道阻塞相关的遗尿症状；有无打鼾或睡眠呼吸暂停综合征。

（3）有无小儿进食时间延长、吞咽时伴呛咳或恶心、呼吸困难或不能耐受运动的病史。

（二）体格检查

1. 一般检查　检查有无鼻腔堵塞、鼻中隔偏斜、门齿前突或松动，检查颏、舌骨、甲状软骨、气管位置是否居中。

2. 检查张口程度　尽力张口时，上下切牙的距离小于患儿两个手指的宽度可能会伴随困难气道。

3. 检查颈后仰程度　寰枕关节活动度缩小会导致喉镜检查时声门暴露不良。

4. 下颌骨和腭骨　形状大小，有无小下颌。

5. 检查口腔和舌　婴幼儿常不合作，故常难以完全看到咽峡部和悬雍垂，Mallampati 评分方法在小儿可能不适用，难以提示困难气管插管。

6. 喉镜检查　间接喉镜检查有助于评估舌基底大小、会厌移动度、喉部视野及后鼻孔情况。小儿直接喉镜在术前常难以实施。

三、建立气道的工具和方法

（一）非急症气道

处理非急症气道应是微创。

1. 常规直接喉镜　Macintosh 和 Miller 喉镜片。

2. Bullard 喉镜和 Upsher 纤维光导喉镜　可间接看到声门。

3. 可视喉镜　如 GlideScope 视频喉镜，可清晰显示声门影像。

4. 管芯类　①硬质管芯；②插管探条（Bougie）。

5. 光棒。

6. 可视硬质管芯类　如视可尼（Shikani）硬质纤维气管镜、Levitan 硬质纤维气管镜等。

7. 喉罩　经典喉罩（LMA-Classical，LMA-Unique）、双管喉罩（LMA-ProSeal，LMA-Supreme）、插管型喉罩（LMA-Fastrach）。

8. 纤维支气管镜。

9. 逆行插管　此方法主要是通过环甲膜穿刺插入导引线，通过声门由口腔引出，然后气管导管经导引线进入气管内。

（二）急症气道

处理急症气道的目的是挽救生命。

1. 面罩正压通气　置入口咽或鼻咽通气道，必要时两人操作完成通气。

2. 喉罩　既可用于非急症气道，也可用于急症气道，紧急情况下，应选择操作者最熟悉置入的喉罩。

3. 食管气管联合导管（ET-Combitube）。

4. 环甲膜穿刺置管　是声门下开放气道的一种方法，可用于声门上途径无法建立气道的紧急情况。在既不能通气又无法插管时，环甲膜穿刺或气管切开置管是唯一挽救生命的方法，要果断、迅速实施。

四、小儿困难气道处理

（一）气道处理工具准备

麻醉前准备好气道处理的工具，检查麻醉机、呼吸回路、面罩、通气道及喉镜、气管导管、插管探条、喉罩、口咽通气道等，确保其随手可得。准备一辆专门处理困难气道的小推车或箱子，内装上述气道处理器具。

（二）术前用药

术前应用抗胆碱药减少口咽分泌物和喉痉挛；不宜使患儿过度镇静，必要时在监测下使用小剂量的抗焦虑药；如急诊没有禁食，术前应给予 H_2 受体阻滞剂和甲氧氯普胺（胃复安）。

（三）麻醉处理

与成人不同，小儿一般不合作，几乎均需全身麻醉，不宜在其清醒状态下气管插管。常采用吸入麻醉诱导，首选七氟烷，慎用静脉麻醉药，禁用肌松药，保持自主呼吸。达一定的麻醉深度后进行喉镜检查和尝试插管。也可选用氯胺酮、咪达唑仑等作适当镇静，并做好表面麻醉和 / 或局部阻滞。

（四）预估的困难气道

麻醉前判断患儿存在困难气道，选择适当的技术，确定气管插管首选方案和备选方案。尽量采用本人熟悉的技术和器具，首选微创方法。

先充分面罩吸氧，置管过程中要确保氧合，当 SpO_2 降至 90% 时要及时面罩辅助给氧通气，积极寻找机会提供辅助供氧。

尽量保留自主呼吸，防止预估的困难气道变成急症气道。

喉镜如能看到声门，可以直接插管或快速诱导插管；如显露困难可采用插管探条或光棒技术、纤维气管镜辅助，也可采用视频喉镜或试用插管喉罩。

反复 3 次以上未能成功插管时，为确保患儿安全，推迟或放弃麻醉和手术也是必要的处理方法，待总结经验并充分准备后再次处理。如果不能插管必须保证通气。

（五）意外的困难气道

在给予主要的全身麻醉诱导药物和肌松药之前，应常规行通气试验，测试是否能够实施控制性通气，不能控制通气者，不要盲目给予肌松药和后续的全身麻醉药物，防止发生急症气道。

对能通气但显露和气管插管困难的患者，选择上述非急症气道的工具。在充分通气和达到最佳氧合时才能气管插管，插管时间原则上不大于 1 分钟，或脉搏血氧饱和度不低于 92%，不成功时要再次通气达到最佳氧合，分析原因，调整方法或人员后再次插管。

对于全身麻醉诱导后遇到的通气困难，应立即寻求帮助，通过上级或下级医师协助。

同时努力在最短的时间内解决通气问题，如面罩正压通气（使用口咽或鼻咽通气道）、置入喉罩并通气。改善通气后考虑等待患儿自主呼吸恢复并清醒。

采用上述急症气道的工具和方法，确保患儿通气。

考虑唤醒患儿和取消手术，以保证其生命安全，充分讨论后再决定麻醉方法。

（六）注意事项

（1）选择自己最熟悉和有经验的技术。

（2）当气管插管失败后，要避免同一个人采用同一种方法反复操作，应及时分析，更换思路和方法或更换人员和手法，反复数次失败后要适当选择放弃。患儿只会死于通气失败，而不会死于插管失败！

（3）通气和氧合是最主要的目的，同时要有微创意识。

（刘华程）

推荐阅读资料

[1] 邓小明，姚尚龙，于布为，等 . 现代麻醉学 . 5 版 . 北京：人民卫生出版社，2021.

[2] 郭曲练，姚尚龙 . 临床麻醉学 . 4 版 . 北京：人民卫生出版社，2016.

[3] 罗纳德·米勒，尼尔·科恩，拉斯·埃里克森，等 . 米勒麻醉学 . 9 版 . 邓小明，黄宇光，李文志，译 . 北京：北京大学医学出版社，2021.

[4] 王英伟，连庆泉 . 小儿麻醉学进展 . 上海：世界图书出版社，2011.

小儿麻醉前评估和准备

　　小儿的术前评估和准备与成人基本相似，但婴幼儿心理准备却与成人有许多不同，在术前访视中与患儿的交流方式也要适应其年龄特征。全面地麻醉前评估工作应包括以下几个方面：①充分了解手术患儿的健康状况和特殊病情；②明确全身状况和器官功能的不足，麻醉前需做的准备；③明确器官疾病和特殊病情，术中可能发生的并发症，需采取的防治措施；④估计手术患儿接受麻醉和手术的耐受力，选定与之相适应的麻醉药、麻醉方法和麻醉前用药，制订具体的麻醉实施方案。充分地麻醉前评估和准备有助于提高手术患儿的安全性、减少并发症并加速康复。

第一节　小儿手术麻醉前访视与检查

一、病史采集

麻醉前访视时，先向患儿、患儿家属、陪同人员作自我介绍。与患儿、患儿家属、陪同人员交流时态度和蔼、友善并有耐心，介绍手术拟采取的麻醉方法。术前访视应详细了解病史、目前治疗措施、既往麻醉史、药物过敏史及家族史，尤其是神经肌肉疾病和遗传疾病。通过详细的病史回顾，可以对患儿病情有较全面的了解。在许多情况下，是通过父母的描述来了解病史，但对大龄儿童来说，可以由其自己述说。

在病史采集中，要重点关注以下几个方面。

（1）疾病所累及的相应器官系统。

（2）与目前疾病有关的用药史。

（3）与目前疾病有关的手术史和住院史。

（4）与目前疾病不相关的其他疾病史，如患儿是否存在早产史或呼吸暂停史，对术后监护有很大帮助。

（5）与疾病或损伤相关的最后一次进食时间、最后一次排尿时间、呕吐及腹泻时间。

（6）回顾所有其他系统，特别强调近期是否有上呼吸道感染、哮喘、过敏反应、出血倾向（淤血）、发热、贫血、癫痫、腹泻及呕吐。

（7）与麻醉有关并发症的家族史，尤其是围手术期任何死亡或高热史（恶性高热）或神经肌肉阻滞延长史（胆碱酯酶缺乏）等。

母亲妊娠和生产过程中出现的任何问题都会影响新生儿，因此对于新生儿期急诊手术，这段病史尤为重要。详细询问母亲妊娠期间和新生儿出生阶段的病史有助于麻醉医师应对在麻醉过程中可能出现的危险。

对于患儿，如果以前有麻醉史和手术史，麻醉医师可以通过对先前记录的查询来获得一些信息，如患儿对术前用药的反应、是否存在开放静脉通路问题，以及有无药物过敏等情况，并根据这些信息制订相应的麻醉计划。如果患儿有哮喘史，要考虑到插管可能会引起哮喘发作。

儿科患者可能存在许多特殊的综合征，常累及多个系统，对麻醉管理影响很大。如果存在一种先天畸形，其他器官也可能伴有明显畸形。例如，有气管食管瘘的患儿患先天性心脏病的概率增加，桡骨发育异常可伴有血小板减少症或房间隔缺损。表 5-1-1 列举了不同系统病史与麻醉的关系。

表 5-1-1　对麻醉有意义的病史和体征

系统	病史	麻醉中可能遇到的问题
中枢神经及神经肌肉系统	癫痫发作	药物:药物的协同作用;不适当的抗惊厥治疗;药物性肝病
	头部创伤	增加颅内压;贫血
	脑积水	增加颅内压
	中枢神经系统肿瘤	增加颅内压;与化疗药物的相互作用;类固醇用药史
	发育迟缓	延髓功能障碍;误吸
	神经肌肉疾病	对肌松药反应改变
	肌肉疾病	恶性高热
心血管系统	心脏杂音	中心静脉气泡产生右→左栓塞危险;亚急性细菌性心内膜炎
	发绀型心脏病	右向左分流;中心静脉气泡引发栓塞危险;血液浓缩;亚急性细菌性心内膜炎
	蹲踞史	法洛四联症
	进食或哭吵时多汗	充血性心力衰竭
	高血压	主动脉缩窄;肾脏疾病;嗜铬细胞瘤
呼吸系统	早产	增加术后呼吸暂停危险
	支气管肺发育不良	下呼吸道梗阻
		反应性气道疾病
		声门下狭窄
		肺动脉高压
	呼吸道感染;咳嗽	反应性气道疾病及支气管痉挛
	喉炎	声门下狭窄或畸形
	打鼾	梗阻性睡眠呼吸暂停;围手术期气道梗阻
	哮喘	β 受体激动剂或茶碱治疗;类固醇用药史
	囊性纤维化	药物相互作用;肺功能失调;通气/血流比值失调;反应性气道疾病
消化系统	呕吐;腹泻	电解质紊乱;脱水;误吸
	生长落后	糖原储备低/低血糖危险;贫血
	胃食管反流	误吸;反应性气道疾病;贫血

系统	病史	麻醉中可能遇到的问题
消化系统	黄疸	药物代谢改变;低血糖危险
	肝移植接受者	药物代谢改变;免疫抑制剂
肾脏系统	多尿;夜尿	隐性糖尿病;电解质紊乱;脓尿血症
	肾衰竭/透析	电解质紊乱;高血容量或低血容量;贫血;用药史
	肾移植接受者	免疫抑制剂
内分泌系统	糖尿病	胰岛素依赖;术中高血糖或低血糖
	激素治疗	肾上腺皮质激素抑制
生殖系统	妊娠	致畸作用;自然流产发生率增加
血液系统	贫血	需要输血;隐性镰状细胞病
	淤青;出血史;镰状细胞病	凝血病;贫血;镰状细胞病——需要进行液体治疗、禁止使用肢体止血带
	人类免疫缺陷病毒感染	易感染;对医护人员有传染性
牙齿	牙齿松动	脱落牙齿的误吸

另外还要询问家族史,包括:①与麻醉有关的肌麻痹时间延长(胆碱酯酶缺乏);②非预期死亡(婴儿猝死综合征、恶性高热);③遗传缺陷;④家族性疾病,如肌营养不良、囊性纤维化、镰状细胞病、出血倾向(血友病、类血友病);⑤过敏反应;⑥药物反应(药物戒断、人类免疫缺陷病毒携带者)。

二、用药检查

了解患儿目前的药物治疗情况及与麻醉药物的相互作用。围手术期支气管扩张药、肿瘤化疗药或抗胆碱酯酶药都可以对麻醉产生明显影响。长期使用类固醇皮质激素治疗或过去曾使用类固醇激素治疗的患儿,需要给予类固醇皮质激素。某些中草药的使用也可能引起围手术期潜在的不良反应。抗癫痫药应继续使用至手术当日。许多抗癫痫药可降低肝脏微粒体酶系功能,因此,可引起围手术期所用药物的药代动力学改变。

三、体格检查

麻醉医师应针对与麻醉实施有关的系统进行体格检查,着重检查重要脏器,尤其呼吸系统是否有解剖畸形,扁桃体有无肿大,是否存在上呼吸道感染合并哮喘,心血管系统听诊是否有心脏杂音。检查要根据具体情况,从不

第五章 小儿麻醉前评估和准备

会引起患儿疼痛的部位开始，对可能引起患儿疼痛区域的检查放在最后。

麻醉医师术前对患儿体格检查重点要关注以下内容。

（1）有无发热。

（2）牙齿松动或缺失（可能在喉镜检查时损伤或脱落）。

（3）下颌过小（困难插管）。

（4）鼻音或经口呼吸（腺样体或扁桃体肥大、诱导困难、鼻胃管或经鼻气管插管的潜在出血、睡眠呼吸暂停、肺动脉高压）。

（5）心脏杂音（注意避免气泡进入中心静脉，通过超声心动图确定杂音的原因）。

（6）腹部膨胀（饱胃、阻塞性呼吸）。

（7）神经系统状态（颅内压增高、呕吐反射消失、气道及呼吸控制、癫痫）。

（8）水肿（充血性心力衰竭、肾病综合征、低蛋白血症、肾衰竭）。

四、一般实验室检查

（一）全血检查

非必须检查。个体化指征包括合并血液系统疾病、既往或当前出血、肾病、放化疗患者、激素或抗凝剂治疗者、大手术等。6个月或以下的婴儿，可能出现不同程度的生理性贫血，需要测定血红蛋白以了解其基础值。有早产史的婴儿尤其需要测定血红蛋白，因为贫血与呼吸暂停的高发生率有明显的关系。

（二）凝血功能检查

非必须检查。个体化指征包括出血史、肝肾疾病、血液病、营养不良、应用影响凝血功能药物及拟采用椎管内麻醉等。

（三）胸部X线片

非必须检查。个体化指征包括肺部啰音、肺水肿、肺炎、气胸、心脏扩大、肺动脉高压、胸主动脉瘤、右位心及胸腔或纵隔占位等。

五、特殊实验室检查

1. 肝功能检查　指征包括各种肝炎和肝硬化、门静脉高压、胆道疾病、肿瘤、免疫损伤及出血性疾病、长期应用肝脏毒性药物等。

2. 肾功能检查　指征包括各型肾脏疾病、高血压、糖尿病、恶心呕吐、脱水、血尿、多尿或少尿，以及心、肝、肾损害和既往肾移植病史等。

3. 电解质及血糖的测定。

4. 血气分析及肺功能检查。

5. 超声心动图。

6. CT 或 MRI。

7. 药物水平检测　如癫痫药物水平、地高辛水平等。

对拟施行复杂大手术，或常规检查有明显异常，或并存各种内科疾病的患儿，需做相应的综合性实验室检查，包括胸部 X 线检查、肺功能测定、心电图、心功能测定、凝血功能试验、动脉血气分析、肝功能试验、肾功能试验、基础代谢率测定及内分泌功能检查等，必要时请专科医师会诊，协助诊断与衡量有关器官功能状态，商讨术前进一步准备措施。有的医疗中心已建立麻醉科医师术前会诊制度，由麻醉科医师提出麻醉安全问题，通过会诊方式有助于防止择期手术患者临时暂停和推迟手术时机的问题。

第二节　小儿手术麻醉前评估（系统回顾与评估）

一、美国麻醉医师协会分级

美国麻醉医师协会（American Society of Anesthesiologists，ASA）于麻醉前根据患儿体质状况和对手术危险性进行分类，共将患者分为六级。ASA 分级标准是：Ⅰ级，身体健康，发育、营养良好，各器官功能正常。围手术期死亡率 0.06%～0.08%。Ⅱ级，除外科疾病外，并存疾病轻，功能代偿健全。围手术期死亡率 0.27%～0.40%。Ⅲ级，并存疾病严重，体力活动受限，但尚能应付日常活动；包括早产儿产后 < 60 周。围手术期死亡率 1.82%～4.30%。Ⅳ级，并存疾病严重，丧失日常活动能力，经常面临生命威胁。围手术期死亡率 7.80%～23.0%。Ⅴ级，无论手术与否，生命难以维持 24 小时的濒死患儿。围手术期死亡率 9.40%～50.7%。Ⅵ级，证实为脑死亡，其器官拟用于器官移植手术。

一般来讲，ASA Ⅰ级或Ⅱ级患儿对麻醉和手术的耐受力均良好，麻醉经过平稳；Ⅲ级患儿对接受麻醉存在一定危险，麻醉前需尽可能做好充分准备，对麻醉中和麻醉后可能发生的并发症要采取有效措施，积极预防；Ⅳ级、Ⅴ级患儿的麻醉风险极大，需要充分细致的麻醉前准备。ASA 分级法沿用至今已数十年，对临床工作有一定的指导意义和实际应用价值。

二、麻醉危险因素

小儿不是缩小版的成人，年龄越小，在解剖、生理、药理方面与成人的差别越大。大多数麻醉医师缺乏小儿麻醉的专业培训，从事小儿麻醉的例数不多，经验不足，遇到突发事件时手足无措。小儿麻醉的风险相对成人更大，心搏骤停发生的比例比成人高 3 倍。

小儿麻醉风险因素包括患儿因素、手术因素、麻醉因素等。

（一）患儿因素

患儿因素包括小儿的解剖及生理特点；早产儿、低出生体重儿；低体温；严重贫血；电解质紊乱；合并其他严重疾病，如上呼吸道感染（upper respiratory infection，URI）、先天性心脏病、休克等。

（二）手术因素

手术因素包括手术危险性，如急诊手术、心血管手术、胸腹腔手术；手术时机；外科医师操作技术水平。

（三）麻醉因素

麻醉因素包括三个方面：①与麻醉方法和药物直接相关的风险，任何方法和药物都不是绝对安全的，需要根据患儿的状况、手术部位和类型及麻醉者的经验进行最佳选择；②与麻醉实施者相关的风险，麻醉者的性格特点、操作技术和经验可能会影响患儿的风险；③与术后监护相关的风险，术后监护质量对围手术期死亡率也有显著的影响。

一项对 869 463 例手术的研究显示，可降低 24 小时内患者死亡或昏迷相关风险的独立因素有：①使用清单检查麻醉设备；②在麻醉实施阶段可以随时找到麻醉医师；③在同一例麻醉中不更换麻醉医师；④在麻醉维持阶段有全职而非兼职的麻醉护士；⑤在紧急状况下两人而非一人在场处理；⑥拮抗肌肉松弛药的作用；⑦拮抗阿片类药的作用。

三、围手术期不能纠正的危险因素

围手术期危险因素主要分为不可变与可变两大类。不可变的危险因素包括患儿的年龄、手术类型、手术急慢程度、既往麻醉意外史和医疗单位的经验、技术、设备条件等。可变的危险因素主要指术前患儿的生理病理状况，即病理性危险因素，术前能否调整到最佳状态是其关键。医师的技术经验需要累积，这是一个暂时性的不可变的因素，单位设备条件是另一个暂时性不可变的因素。对复杂大手术，专科麻醉科医师与手术组成员的队伍应该尽可能保持基本不变，这样有利于逐步积累更扎实的技术经验。此外，对特殊重大手术，还存在着经验与意外频率相互依存的规律，对手术预后有明显的影响。

围手术期危险因素中对预后影响较大有：①手术类型与性质，属于不可变因素，表浅性手术如肢体骨折修复，其围手术期不良预后要比胸腔、腹腔或颅内手术者低得多；②手术急慢程度，属于不可变因素，同类手术在施行急症或择期手术时，两者的内涵性质是不同的，急诊手术的不良预后可比择期手术者增高 3 ～ 6 倍。

四、病理性危险因素

（一）上呼吸道感染

有上呼吸道感染（URI）史或目前存在 URI 的患儿应引起足够重视，已证实在 URI 患儿的围手术期，其呼吸道不良事件的发生率明显高于非 URI 患儿。因此过去我们总是简单的延期或取消手术。但最近研究认为：在大多数情况下，这些呼吸道不良事件可以预见、识别及有效处理。URI 并不是小儿麻醉的绝对禁忌证。麻醉医师在访视 URI 患儿时，应正确全面地评估麻醉风险，根据实际情况决定麻醉方案，并向家属告知风险。一旦决定为 URI 患儿施行手术，需选择合适的麻醉方法和药物，尽量减少气道分泌物和避免对气道产生刺激；术中严密监测，一旦出现问题及时处理，以期取得相对最为安全的麻醉管理。

（二）气道高反应性疾病

许多行择期手术的患儿可能有支气管哮喘等气道高反应性疾病史，但在择期手术前不应有明显的哮鸣音。

（三）镰状细胞病

镰状细胞病患者血液含氧量低并且发生血管堵塞，可导致慢性和急性疼痛综合征、重度细菌感染和坏疽。此类患儿的红细胞只能存活 10～20 日，因而造成慢性贫血。患儿围手术期出现多器官血管闭塞的风险增加。

（四）贫血

贫血患儿的择期手术时机需要慎重。如果预计失血严重且手术是选择性的，且患儿有未诊断的贫血，应先行相应的检查治疗，在贫血得到纠正，血细胞比容恢复至正常后再进行手术。

（五）有早产史的婴儿

早产儿机体各器官尚未发育成熟，常可见声门下狭窄，给气管插管带来困难。围手术期易发生呼吸系统并发症，以术后呼吸暂停为主。

（六）支气管肺发育不良

此类患儿常伴有低氧血症、高碳酸血症、气道发育异常、气管软化、对低氧的通气反应异常，容易发生肺炎和肺不张，肺血管阻力增加，胸廓异常。多数患儿有充血性心力衰竭，肺间质水肿，需要长期利尿治疗。部分患儿合并神经发育异常和癫痫。肺功能异常包括残气量低、第 1 秒时间肺活量下降、气道梗阻、肺弥散能力降低和运动耐力下降，这些改变可以持续到学龄期。

（七）心脏手术后的患儿

通常假定这类患儿的心功能已恢复正常，但是即使循环表现正常，也不能完全肯定心功能正常，接受过心脏手术的患儿都可能由于心室切开造成心功能障碍，而由心房切开造成心功能障碍的可能性较低。即使某些创伤性较小的操作也可能会由于病理性心律失常而致患儿猝死。

（八）癫痫

此类患儿常存在严重的神经功能障碍，因此，应仔细了解癫痫病史、类型、目前药物治疗情况，并将治疗药物持续到手术当日，确保手术时体内的血药浓度。并告知患儿父母癫痫可能会发作。

（九）发热

如果患儿仅有 0.5 ~ 1℃ 的体温增高而无其他症状，不是禁忌证。但若发热与近期开始的鼻炎、咽炎、中耳炎、脱水或其他疾病相关，需考虑手术延期。

（十）饱胃

饱胃增加患儿反流误吸的风险。反流误吸主要发生在麻醉诱导期及苏醒期，即气道失去保护但患儿的生理保护性反射尚未完全恢复时。麻醉期间的反流误吸是小儿麻醉期间死亡的重要原因之一。

（十一）恶心呕吐

术前存在恶心呕吐的患儿，应详细追询其原因。该现象提示围手术期发生呕吐、反流误吸的风险高，需要在麻醉方法选择、麻醉诱导和麻醉恢复期采取预防措施。同时，恶心呕吐也是术后最常见的并发症之一，给患儿带来严重不适，延长离院时间并增加医疗费用。剧烈呕吐有误吸的风险，还可能导致伤口裂开、血肿形成。小婴儿在清醒状态下呕吐也可能导致窒息。

（十二）身体或精神残疾的儿童

1. 脑损伤　严重的低氧性或外伤性脑损伤及感染后脑病不属于手术禁忌证。术前评估包括确定原发神经损害的类型和程度，以及目前的神经状况。

2. 脑性瘫痪　评估智力水平；有发育迟缓、精神呆滞或痉挛性脑性瘫痪的患儿对麻醉性镇痛药的反应是不可预知的，对此类患儿很难清理口腔分泌物，常伴有胃食管反流，患儿发生误吸风险增加。其在生长发育阶段常出现限制性肺部疾病。

3. 精神发育迟缓和心理障碍　精神发育迟缓包括三十多种不同类型，常见的有单纯家族性发育迟缓、唐氏综合征、孤独症、苯丙酮尿症。唐氏综合征常伴有先天性心脏病及其他类型的先天性疾病，也可伴有第二颈椎感觉减弱合并韧带松弛综合征，导致头颈屈曲时寰枕关节半脱位或脱位，造成脊柱损伤。

4. 活动过度和缺乏合作。

（十三）早产儿视网膜病

早产儿视网膜病与许多因素有关，包括念珠菌脓毒症、输血、二氧化碳水平波动、氧过多、低氧及其他原因。

小儿手术麻醉前访视和评估的简要流程见图 5-2-1。

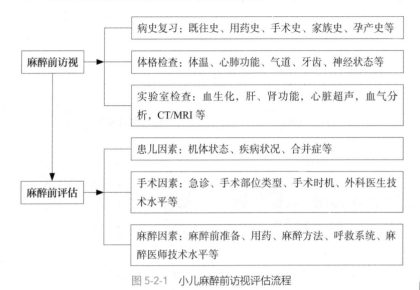

图 5-2-1　小儿麻醉前访视评估流程

第三节　小儿手术麻醉前准备

一、麻醉前一般准备

（一）禁饮禁食

需要根据患儿的年龄、全身情况及手术安排决定术前禁食时间。

清饮料种类很多，主要包括清水、糖水、碳酸饮料、清茶、黑咖啡（不加奶）及各种无渣果汁，但均不能含有酒精。除对饮料种类有限制以外，对饮料摄入的量也有要求，麻醉前 2 小时可饮用的清饮料量应 ≤ 5ml/kg（或总量 ≤ 300ml）。

目前推荐的小儿禁饮禁食时间见表 5-3-1。

（二）制订麻醉计划

麻醉医师在获取患儿既往史、体格检查、医疗记录和既往麻醉史，尤其是目前治疗和存在的疾病后，根据不同情况，制订相应的麻醉计划。麻醉医师需要向家属强调麻醉计划是根据患儿目前存在的疾病和将要进行的手术制订的。在确定术前和术中不同的麻醉用药后，告诉家长麻醉药物的选择是根据患儿的需求、健康状况和手术类型而决定的，同时告诉家长麻醉所要面临的风险，麻醉风险通常与患儿的健康状况相关，如果患儿存在心、肺、肾、血液或其他疾病（如先天畸形），与相同年龄的健康儿童相比，麻醉风险增加。总之，麻醉计划需要综合患儿病史、体格检查、用药和实验室检查，并且结合患儿的心理需求及麻醉医师对患儿安全的考虑，为手术创造最佳条件。

表 5-3-1　小儿术前禁饮禁食时间

单位：h

食物种类	禁食时间
清饮料	2
母乳	4
牛奶和配方奶	6
淀粉类固体食物	6
脂肪类固体食物	8

（三）麻醉前用药

目的是术前镇静和消除不安，抑制呼吸道分泌物，阻断迷走神经反射及减少全身麻醉药需要量。阿托品在小儿麻醉前用药中占重要地位，剂量为 $0.01 \sim 0.02mg/kg$，肌内或静脉注射，副作用是引起热潴留，对已有高热或脱水的患儿不适用。

小儿术前用药现推荐改用口服法给药，常用咪达唑仑（$0.25 \sim 0.5mg/kg$）加适量糖浆或含糖饮料口服，$10 \sim 15$ 分钟即产生镇静作用，$20 \sim 30$ 分钟作用达峰值，口服咪达唑仑后不影响术后苏醒时间，故小手术也可应用。有研究曾比较小儿口服咪达唑仑不同剂量（$0.25mg/kg$、$0.5mg/kg$、$1.0mg/kg$）术前用药效果，发现三组镇静及抗焦虑效果相同，但 $0.5mg/kg$ 及 $1.0mg/kg$ 组起效较快。口服氯胺酮 $4 \sim 6mg/kg$ 及阿托品 $0.02 \sim 0.04mg/kg$，$10 \sim 15$ 分钟可使小儿保持安静。氯胺酮大剂量（$8 \sim 10mg/kg$）口服，镇静效果好，但不良反应如呕吐发生率也增高，不宜应用。而氯胺酮（$4 \sim 6mg/kg$）与咪达唑仑（$0.25 \sim 0.5mg/kg$）混合使用，镇静深度可增加。应用氯胺酮时必须合用阿托品（$0.02mg/kg$），以减少由于分泌物增多引起喉痉挛的潜在危险。

口腔黏膜血管丰富，药物可迅速吸收。舌下及鼻腔内滴入也可作为小儿术前用药途径，但鼻腔内滴入的药物吸收不如舌下途径快，且小儿常感不适，故鼻腔内滴药应用不广。

咪达唑仑（0.05～0.1mg/kg）、氯胺酮（4～8mg/kg）、硫喷妥钠（20mg/kg）也可直肠内灌注给药，但直肠内灌注操作较烦琐，且镇静效果不一致，有些患儿呈睡眠状态，有些则仍清醒甚至哭闹，主要与肠道内是否有粪便及灌注药物是否被患儿排出肛门外有关，目前应用较少。

对某些年龄较大儿童或急诊手术，术前用药可以采用静脉注射途径，常用咪达唑仑（0.05mg/kg）或氯胺酮（0.5～1.0mg/kg）静脉注射，可达到镇静效果。

儿童常用的术前用药指导见表 5-3-2。

表 5-3-2　儿童常用的术前用药指导

药物	给药途径			
	口服	静脉	滴鼻	直肠
咪达唑仑 /(mg·kg^{-1})	0.25～1.0	0.1	0.2～0.3	
吗啡 /(mg·kg^{-1})		0.05～0.1		
芬太尼 /(μg·kg^{-1})	10～15	0.5～1.0		
美索比妥 /(mg·kg^{-1})				20～30
氯胺酮 /(mg·kg^{-1})	5～10	1		5～10

二、特殊病情的准备

（一）呼吸系统疾病

手术麻醉患儿合并呼吸道疾病较为多见。麻醉前必须做好以下准备：①避免继续吸入刺激性气体；②彻底控制急慢性肺感染，术前 3～5 日应用有效的抗生素；③雾化吸入治疗；④经常发作哮喘者，可应用肾上腺皮质激素，以减轻支气管黏膜水肿。此外，必须重点加强手术后近期的监测和处理。

（二）中枢神经系统疾病

中枢神经系统疾病多涉及生命重要部位的功能状态，因此，必须针对原发疾病、病情和变化程度，做好麻醉前准备工作。

1. **重症肌无力**　麻醉前应对患儿保持呼吸道通畅的能力、咽喉肌和呼吸肌麻痹的程度进行测试，如施行导呕反射（gag reflex）观察其吐出的能力及咳嗽力量。了解抗胆碱酯酶药如溴吡斯的明治疗剂量及疗效、有无加用激素治疗。免疫治疗适用于重度重症肌无力或对激素治疗反应不佳的患儿，如病情仍难以控制，可采用血浆置换（plasmapheresis）治疗。重症肌无力的常见并发症有甲状腺病、风湿性关节炎、全身性红斑狼疮和恶性贫血，应仔细检查治疗。麻醉性镇痛药和地西泮类药可影响呼吸和神经肌肉接头功能，术前应避免使用。抗胆碱酯酶药需要持续用至手术前。应用激素者，围手术期应继续激素治疗。

2. 癫痫　对正在接受抗癫痫药治疗的抽搐患儿，应明确其抽搐的类型、发作的频率、治疗药物的血药浓度。如果抽搐已被很好控制，即可手术，围手术期不必改变抗抽搐药使用方案。如果抽搐频率增加或常出现全身强直痉挛性抽搐，应查明抽搐加剧的潜在原因。常见的原因有药物不匹配、酒精和患有其他疾病，需做电解质、肌酐、血浆蛋白、血细胞计数及分类和尿液分析，同时测定抗抽搐药血药浓度，如果低于治疗水平，应适当追加药量，手术应推迟直至抽搐被有效控制。患儿在术中仍可能发生抽搐，仅是被全身麻醉对神经肌肉接头的作用及肌松药的作用所掩盖，故仍不能忽视有关抽搐的治疗。术后频繁抽搐可导致手术伤口裂开、呼吸道不通畅、呼吸和循环衰竭。

（三）困难气道

术前应详细了解不同年龄段小儿气道解剖和功能的区别。小儿困难气道原因分为 4 类：①先天畸形造成气道不同程度的慢性阻塞，如喉软化、声门网状物、血管瘤、血管环及下颌骨发育不良，这种情况常在出生后不久或婴儿期出现；②气道感染，如会厌炎、白喉，表现为气道进行性阻塞，常持续时间相对较短；③患儿气道突然阻塞，如异物吸入或外伤；④先天性或获得性气道畸形，有意料不到的明显插管困难的患儿。

要确认是否有困难气道，就必须立即对患儿气道阻塞程度和功能损伤程度进行评估。阻塞的程度和位置及困难气道处理的预案等都会影响处理方式。麻醉医师应在术前做好应对困难气道的思想准备和物品准备，包括纤维支气管镜、喉罩、各种口和鼻气管导管、专用刀片、管芯针和探条、硬支气管镜及喷射通气设备等。

1. 阻塞性睡眠呼吸暂停综合征　常见于肥胖患儿。此类患儿在睡眠中很难保持呼吸道通畅。长期呼吸道不通畅，可致肺容量减少，对 $PaCO_2$ 增高的通气增强反射显著迟钝。术后容易产生肺部并发症。围手术期应用镇痛药和肌松药，以及悬雍垂腭咽成型术后的呼吸道水肿，都可加重肺部并发症的危险程度。

2. 过度肥胖　体重超过标准体重 10% ~ 15% 即为肥胖；超过 15% ~ 20% 为明显肥胖；超过 20% ~ 30% 则为过度肥胖。肥胖一般可分三类。

（1）单纯性肥胖：因营养过度引起。

（2）继发性肥胖：因内分泌功能失调引起，如下丘脑病变、库欣综合征等。

（3）家族性肥胖：因遗传引起。不论病因如何，肥胖本身可引起呼吸、循环等一系列病理生理改变，易出现通气/血流比例失调，低 PaO_2、高 $PaCO_2$ 和氧饱和度下降；麻醉后较易并发肺部感染和肺不张。

麻醉前准备：首先对肥胖的类型、病因及其程度作出评估，重点注意呼吸、循环和内分泌系统等改变。

三、麻醉诱导前即刻期的准备

麻醉诱导前即刻期是指诱导前 10～15 分钟，是麻醉全过程中非常重要的环节。在此期间要做好全面的准备工作，包括复习麻醉方案、手术方案并核实麻醉器械等的准备情况，应完成的项目见表 5-3-3，对急症或门诊手术患儿尤其重要。

表 5-3-3　麻醉前即刻期应考虑的项目

项目	内容
患儿方面	健康情况,精神状态,特殊病情
麻醉方面	麻醉实施方案,静脉输液途径,中心静脉压监测途径等
麻醉器械	氧源,N_2O 源,麻醉机,监护仪,气管插管用具,一般器械用具
药品	麻醉药品,辅助药品,肌松药,急救药品
手术方面	手术方案,手术部位与切口,手术需时,手术对麻醉特殊要求,手术体位,预防手术体位损伤的措施,术后止痛要求等
术中处理	预计可能的意外并发症,应急措施与处理方案,手术风险评估

（一）患儿方面

麻醉诱导前即刻期对患儿应考虑两个方面：①此刻患儿还存在哪些特殊问题；②还需要做好哪些安全措施。

1. 常规工作　患儿由于住院，离开家庭及父母，可产生严重的心理创伤，麻醉医师术前必须对患儿进行访视，与患儿建立感情，并取得其信任。应对麻醉操作及手术的必要性进行解释，减少其恐惧心理。术前放映录像或利用含图片的小册子介绍手术室设备、麻醉机、面罩等使患儿熟悉手术室环境，可消除其恐惧不安心理，减少精神创伤，从而避免术后产生抑郁、焦虑、夜梦及其他行为改变，使患儿感到安全、有依靠。

诱导前患儿的焦虑程度各异，对接受手术的心情也不同，应特别针对处理。对紧张不能自控的患儿，可经静脉补注少量镇静药。明确有无松动牙齿，做好记录。复习最近一次病程记录（或麻醉科门诊记录），包括：①体温、脉搏；②术前用药的种类、剂量、用药时间及效果；③最后一次进食、进饮的时间，饮食内容和数量；④已静脉输入的液体种类、数量；⑤最近一次实验室检查结果；⑥手术及麻醉协议书的签署意见；⑦患儿提出的专门要求的具体项目（如拒用库存血、要求术后刀口不痛等）；⑧如为门诊手术，落实手术后离院的计划。

2. **保证术中静脉输注通畅**　需注意：①准备口径合适的静脉穿刺针，或外套管穿刺针；②按手术部位选定穿刺径路，如腹腔、盆腔手术应取上肢径路输注；③估计手术出血量，决定是否同时开放上肢及下肢静脉，或选定中心静脉置管并测定中心静脉压。

（二）器械设备方面

麻醉诱导前应对已备妥的器械、用具和药品等再做一次全面检查与核对，重点项目包括如下。

1. **氧源与 N_2O 源**　检查氧、N_2O 与麻醉机氧、N_2O 进气口的连接是否正确无误。检查气源压力是否达到使用要求。

（1）如为中心供氧，氧压表必须始终恒定在 $3.5kg/cm^2$；开启氧源阀后，氧浓度分析仪应显示 100%。符合上述标准后，方可使用。如果压力不足，或压力不稳定，或气流不畅，不宜贸然使用，应改用压缩氧源。

（2）压缩氧筒满筒时压力应为 $150kg/cm^2$（$\cong$ 2 200PSI $\cong$ 15MPa），含氧量约为 625L。

（3）如为中心供 N_2O，气压表必须始终恒定在 $52kg/cm^2$，不足此值时，表示供气即将中断，不能再用，应换用压缩 N_2O 源。

（4）压缩 N_2O 筒满筒时应为 $52kg/cm^2$（$\cong$ 745PSI $\cong$ 5.2MPa），含 N_2O 量约为 215L，在使用中其筒压应保持不变。

2. **麻醉机准备（检测、调试、钠石灰、回路、贮气囊）**

（1）流量表及流量控制钮：必须严格检查后再使用。检查内容：①开启控制钮后，浮子的升降灵活、位置恒定，表示流量表及控制钮的工作基本正常；②控制钮为易损部件，若出现浮子升降过度灵敏，或呈飘忽不能恒定状态，提示流量表的输出口已磨损，或针栓阀损坏，出现输出口关闭不全现象，应更换后再使用。

（2）快速充气阀：在堵住呼吸螺纹管的三叉接口的状态下，按压快速充气阀，如果贮气囊能迅速膨胀，表明快速充气能输出高流量氧，其功能良好，否则应更换。

（3）麻醉机的密闭程度与漏气：①压缩气筒与流量表之间的漏气检验，先关闭流量控制钮，再开启氧气筒阀，随即关闭，观察气筒压力表指针，如果指针保持原位不动，表示无漏气；如果指针几分钟内即降到零位，提示气筒与流量表之间存在明显的漏气，应检修好后再用。同法检验 N_2O 筒与 N_2O 流量表之间的漏气情况。②麻醉机本身的漏气检验，开启流量表使浮子上升，待贮气囊胀大后，在挤压气囊时保持不瘪，同时流量表浮子呈轻度压低，提示机器本身无漏气；如挤压时贮气囊被压瘪，同时流量表浮子位无变化，说明机器本身存在明显的漏气，需检修好后再用。

检验麻醉机漏气的另一种方法是：先关闭逸气活瓣，并堵住呼吸管三叉接口，按快速充气阀直至气道压力表值升到 $30\sim40cmH_2O$ 后停止充气，观察压力表指针，如保持原位不动，提示机器无漏气；反之，如果指针逐渐下移，提示机器有漏气，此时再快速启动流量控制钮使指针保持在上述压力值不变，这时的流量表所示的氧流量读数，即为机器每分钟的漏气量数。

（4）吸气与呼气导向活瓣：间断轻压贮气囊，同时观察两个活瓣的活动，正常时应呈一闭一启相反的动作。

（5）氧浓度分析仪：在麻醉机不通入氧的情况下，分析仪应显示 21%（大气氧浓度）；通入氧后应示 30%～100%（纯氧浓度）。如果不符合上述数值，提示探头失效或干电池耗竭，需更换。

（6）呼吸器的检查与参数预置：开启电源，预置潮气量 10～15ml/kg、呼吸频率 10～14 次/min、吸呼比 1∶1.5，然后开启氧源，观察折叠囊的运行情况，同时选定报警限值，证实运行无误后方可使用。

（7）麻醉机、呼吸器及监测仪的电源：检查线路、电压及接地装置。

3. 监测仪（探头、报警系统、脉搏带）　包括血压计（或自动测血压装置）、心电图示波仪、脉搏血氧饱和度仪、呼气末二氧化碳分析仪、测温仪、通气量计等的检查。其他还包括有创压力监测仪及其压力传感器、脑功能监测仪、麻醉气体分析监测仪等。上述各种监测仪应在平时做好全面检查和校验，于麻醉诱导前即刻期再快速检查一次，确定其功能完好无损后再使用。

4. 气管插管用具及其他器械用具　包括喉镜、气管导管、加压面罩、吸引装置、湿化装置、通气道、神经刺激器、快速输液装置、血液加温装置等检查。

（三）药品方面（标签、浓度）

准备好所有的麻醉药品、辅助药品、肌松药、急救药品。核对所准备的药品名、剂量，并且在注射器上标识清楚。

小儿手术麻醉前准备的简要流程见图 5-3-1。

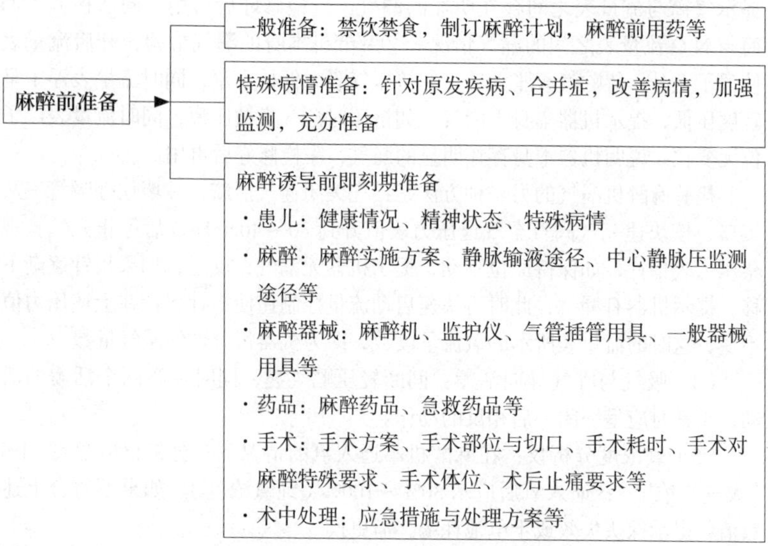

麻醉前准备	一般准备：禁饮禁食，制订麻醉计划，麻醉前用药等
	特殊病情准备：针对原发疾病、合并症，改善病情，加强监测，充分准备
	麻醉诱导前即刻期准备 ·患儿：健康情况、精神状态、特殊病情 ·麻醉：麻醉实施方案、静脉输液途径、中心静脉压监测途径等 ·麻醉器械：麻醉机、监护仪、气管插管用具、一般器械用具等 ·药品：麻醉药品、急救药品等 ·手术：手术方案、手术部位与切口、手术耗时、手术对麻醉特殊要求、手术体位、术后止痛要求等 ·术中处理：应急措施与处理方案等

图 5-3-1　小儿麻醉前准备流程图

（上官王宁　唐　媛）

推荐阅读资料

[1]　陈煜，连庆泉 . 当代小儿麻醉学 . 北京：人民卫生出版社，2011.

[2]　邓小明，姚尚龙，于布为，等 . 现代麻醉学 .5 版 . 北京：人民卫生出版社，2021.

[3]　上官王宁，汤红 . 手术麻醉谈话技巧 . 上海：世界图书出版社，2014.

[4]　王英伟，连庆泉 . 小儿麻醉学进展 . 上海：世界图书出版社，2011.

[5]　FIADJOE J E, NISHISAKI A, JAGANNATHAN N, et al. Airway management complications in children with difficult tracheal intubation from the Pediatric Difficult Intubation (PeDI) registry: a prospective cohort analysis. Lancet Respir Med, 2016, 4(1): 37-48.

[6]　GOLDSCHNEIDER K R, CRAVERO J P, ANDERSON C, et al. The pediatrician's role in the evaluation and preparation of pediatric patients undergoing anesthesia. Pediatrics, 2014, 134(3): 634-641.

[7]　JAGANNATHAN N, SEQUERA-RAMOS L, SOHN L, et al. Elective use of supraglottic airway devices for primary airway management in children with difficult airways. Br J Anaesth. 2014, 112(4): 742-748.

[8] NISHINA K, MAEKAWA N. Preanesthetic evaluation of pediatric patients. Masui, 2010, 59(9): 1128-1132.

[9] RUSSO S G, BECKE K. Expected difficult airway in children. Curr Opin Anaesthesiol, 2015, 28(3): 321-326.

[10] SERAFINI G, INGELMO P M, ASTUTO M, et al. Preoperative evaluation in infants and children: recommendations of the Italian Society of Pediatric and Neonatal Anesthesia and Intensive Care (SARNePI). Minerva Anestesiol, 2014, 80(4): 461-469.

[11] TOBIAS J D. Preoperative anesthesia evaluation. Semin Pediatr Surg, 2018, 27(2): 67-74.

第六章

小儿全身麻醉

小儿年龄、生理、心理发育跨度非常大，与成人有很大区别。而且不同年龄段的小儿对麻醉配合程度差异明显，因此实施麻醉方案个体化特征突出。全身麻醉药进入人体内途径不同，临床麻醉诱导方法总体分为吸入麻醉（inhalation anesthesia）和静脉麻醉（intravenous anesthesia）两大类，必要时可利用肌内注射、口服或经直肠灌注全身麻醉镇静药辅助麻醉诱导。麻醉维持则常采用单纯吸入麻醉、静脉麻醉或两者联合应用，另外还可根据手术部位和麻醉医师的技术水平进行复合神经阻滞术。

第一节　小儿全身麻醉诱导

一、诱导前准备

小儿入手术室前应进行适当准备，尤其是婴幼儿，包括合适的室温，保证各种保温装置（如加热灯、电热毯、暖风机等）处于良好的功能状态。麻醉诱导前应充分准备各种尺寸面罩、口咽通气道、喉镜片、气管导管（除预选导管外还应各准备大一号和小一号的气管导管 1 根）、喉罩及吸引装置等。麻醉机和监测仪器应处于工作状态并保持整洁有序，以避免紧急情况出现，其中最重要的是听诊器。

小儿从病房或居所来到手术室的陌生环境中，人员不熟，难免会产生紧张甚至恐惧的情绪，严重的可使患儿精神受到创伤，出现抑郁、焦虑和行为改变等。麻醉医师应营造温馨的手术室环境，有条件的医院最好建立小儿麻醉诱导室。可将诱导室装饰成儿童游玩室，如悬挂一些小动物的卡通图片和小玩具等，使患儿感到温暖、亲切，如条件允许可让家长陪伴或由家长抱着患儿共同完成麻醉诱导。诱导时应保持室内安静、温馨。一旦患儿进入手术室，应尽快实施麻醉诱导，缩短麻醉前在手术室等待的时间。

小儿全身麻醉诱导方法应根据患儿当时状况采取个体化方案，具体可根据患儿年龄、理解力和合作能力、既往医疗经历、有否有父母相伴、疾病和外科状况及麻醉医师的工作条件和能力等灵活采取相应的诱导方法。

二、吸入诱导

吸入麻醉诱导是小儿麻醉中最常用的方法，具有起效快、无痛苦且易于接受等优点。吸入麻醉药物包括七氟烷、异氟烷、安氟烷、氧化亚氮（N_2O）等，主要通过面罩吸入。目前最适用于小儿吸入诱导的药物是七氟烷和氧化亚氮。麻醉医师应根据患儿的一般状态、年龄、镇静程度、合作程度等情况灵活采取措施进行吸入诱导。

（一）常用吸入麻醉诱导方法

1. "偷偷诱导"法　患儿已经处于睡眠状态，可采用此法。尽可能避免触碰患儿以防醒来，先予以吸入 N_2O 和 O_2，面罩慢慢接近患儿口鼻处，轻轻地扣上面罩，吸 N_2O 1～2 分钟后开始复合吸入七氟烷等，渐升至合适浓度，诱导过程中应进行适当监测（最常用的是氧饱和度）。此法关键在于进入诱导室过程中应避免患儿突然清醒，以防手术室的陌生环境引起患儿挣扎并造成心理伤害。

2. "吹气球"法　如患儿进手术室后不肯平卧，可令其坐在手术台、麻醉医师或父母的膝盖上，靠在麻醉医师或父母的胸部进行吸入诱导。可指向气囊诱使患儿"吹气球"或用玩具分散其注意力，此时助手应协助保证患儿安全。麻醉机、活瓣调节阀、蒸发罐均应在麻醉医师的可控范围。

3. "亲子"法 如条件允许可让亲人陪伴患儿进入手术室，由亲人抱着患儿行面罩吸入诱导。患儿坐于家长膝盖上，家长抱住其双臂（这样可避免患儿抓面罩），令患儿面部朝前以便扣上面罩，此时应告知家长患儿随着意识消失身体会变软，应注意安全。待患儿意识消失后，麻醉医师应协助家长一起将患儿平放于手术台。

4. "无面罩"法 有些患儿拒绝接受面罩或不愿面罩接近脸部，可能是因为患儿对面罩有恐惧或曾经有吸入高浓度七氟烷等其他吸入麻醉药的不良记忆。解决这些问题的办法就是不用面罩而代之以手握住环路中的弯接头，手握成杯子形状靠在患儿下巴，开始吸入 N_2O 和 O_2（N_2O 比重高于空气）。随着 N_2O 的作用，将手渐渐靠近患儿口、鼻直至完全盖住，待 N_2O 完全起作用后应立即开始吸入高浓度七氟烷。婴幼儿如拒绝面罩，可让其吸吮人工奶嘴，再用面罩渐渐靠近其口鼻处进行吸入诱导。

5. 催眠诱导法 催眠法能减轻由医疗活动造成的焦虑和疼痛，同时也减轻术前的紧张等。有研究表明，术前 30 分钟使用咪达唑仑，能显著减轻患儿由于面罩带来的焦虑及术后的行为紊乱。催眠法在麻醉过程中的应用能使患儿放松并很好地接受并参与麻醉医疗活动。

催眠法是为了引导患儿形成一种精力高度集中、注意力处于集中状态的神志清醒状态（与经典催眠不同，催眠诱导麻醉是利用语言引导患儿的精力、注意力，使其慢慢投入到语言的虚拟环境中，从而使患儿在愉快的心情中进入麻醉状态）。催眠效果是令患儿全神贯注从而降低对医疗活动和医疗操作的注意。小儿相对成人更容易着迷于自然的、有趣的现象，麻醉医师虽然没受过正规的催眠疗法培训，但可以利用患儿的这种特性，创造出一些适合相应年龄患儿的虚拟语言场景，如逛动物园、小朋友聚会、体育活动比赛现场、电子游戏等，从而使患儿淡忘医疗活动。语言描述要慢而有节律、温柔且有诱惑力，并要不断重复。催眠法还应诱导患儿把面罩的塑料气味想象成动物身上气味、食物味、某些挥发性物品的气味等，从而使患儿在愉快的心情中进入麻醉状态。

6. 改良单次最大深呼吸吸入诱导法 此法比较适用于特别希望在面罩吸入麻醉状态下尽快入睡的能合作的患儿（5～10 岁）。当然，如果患儿可以配合，年龄更小者也能施行。麻醉实施前麻醉医师应指导患儿学会最大深吸气和最大深呼气，然后再锻炼患儿在面罩（不连接螺纹管）下学会最大深吸气和最大深呼气。麻醉诱导前应在呼吸环路内充满含 70% N_2O + O_2 + 高浓度七氟烷的混合气体（紧闭环路以防污染手术室）备用，然后指导患儿最大深吸气后于最大深呼气后屏气，此时麻醉医师立即扣上连接呼吸环路（含高浓度麻醉药物的混合新鲜气体）的面罩嘱患儿作最大深吸气后屏气，然后改为正常呼吸。此诱导法患儿一般在 30 ~ 45 秒入睡，类似静脉麻醉药物的作用时间。

（二）七氟烷的吸入诱导

经典的面罩吸入麻醉诱导均是面罩轻扣在患儿口鼻处，吸入 $N_2O + O_2$（2:1）1 ~ 2 分钟直至 N_2O 完全起作用。可用泡泡糖味或草莓味香水涂抹在面罩内层以消除面罩固有的塑料气味，让患儿选择自己喜欢的含香味的面罩或"睡眠气体"。七氟烷可从高浓度开始吸入，大于 6 个月的患儿一般很少引起明显心动过缓或低血压征象。完成七氟烷麻醉诱导后其浓度应维持在最大可承受范围（目的在于最大程度减少诱导过程中的苏醒）直到完成静脉穿刺。但如已控制呼吸，则应降低七氟烷的吸入浓度以防吸入过量。

有临床资料显示，将七氟烷用于 3 岁以上小儿（不用术前用药）麻醉诱导，很少出现心率增快，但能在一定程度上降低心率（80 ~ 100 次/min）。七氟烷吸入诱导的三种方法分别为逐渐升高七氟烷浓度（2%、4%、6%、8%）+ O_2、高浓度七氟烷（7%）+ O_2、高浓度七氟烷（7%）+ O_2（50%）+ N_2O（50%），三者在临床研究中区别不大。第三种方法的睫毛反射消失时间短、诱导期兴奋发生率低，但诱导早期可发生兴奋、轻度肌僵直和不自主四肢活动等，而采取高浓度法可消除或减少此类现象。

三、静脉麻醉诱导

静脉麻醉诱导通常用于年龄稍大能够配合、诱导前已预置静脉套管针、有心血管功能不全风险、因饱胃需进行快速诱导等的患儿。静脉诱导药物有多种选择，目前常用的有丙泊酚、依托咪酯、氯胺酮、右美托咪定等。在静脉诱导前必须吸入纯氧，如患儿拒绝接受面罩，麻醉医师可直接用手握呼吸环路的 Y 接头进行给氧。

（一）丙泊酚

丙泊酚是最常用的小儿静脉麻醉药，诱导剂量随年龄不同而不同，过去推荐该药用于 3 岁以上的小儿，后来这一年龄限制已被打破。对于婴幼儿，丙泊酚诱导剂量因年龄的变化而变化，年龄越小，需要量越多。最初的分布半衰期约 2 分钟，消除半衰期约 30 分钟，清除率非常高（1.7 ~ 2.9L/min），超过肝血流量。小儿丙泊酚全身麻醉诱导剂量 2.5 ~ 3.5mg/kg，婴幼儿丙泊酚全身麻醉诱导剂量 2.5 ~ 5mg/kg，静脉滴注维持剂量推荐为 6 ~ 18mg/kg，如合并使用阿片类药物，维持剂量可减少 25%。

应用丙泊酚诱导的优点是起效快、气道并发症（如喉痉挛等）发生率低、恶心呕吐发生率低。最大缺点是注射痛，尤其在周围小静脉。最好的解决方法是在丙泊酚注射前 30 ~ 60 秒预先静脉注射利多卡因（0.5 ~ 1mg/kg）。其他方法还有：①将利多卡因（0.5 ~ 1mg/kg）与丙泊酚混合并在 60 秒内应用于诱导；②使用冷藏的丙泊酚；③预先注射阿片类药物或氯胺酮；④稀释丙泊酚至 0.5% 浓度等。另外，丙泊酚还经常用于小儿放射性检查、胃肠镜检查、腰椎穿刺、骨髓穿刺等操作过程中的麻醉。

（二）依托咪酯

依托咪酯是一种能够维持循环功能稳定的麻醉药，尤其适用于有心肌疾病或创伤性低血容量等循环功能不良患儿的麻醉。依据心血管功能状态，其诱导剂量推荐 0.2 ~ 0.3mg/kg。该药有诱发肌阵挛、抑制肾上腺皮质功能（故小儿应用不多），以及注射痛等不良反应。

（三）氯胺酮

氯胺酮非常适用于循环功能不稳定的患儿，尤其是低血容量、不能承受外周血管阻力下降的患儿。如患有主动脉瓣狭窄或某些先天性心脏病（如右向左分流型），可利用氯胺酮来维持肺循环和体循环血流阻力的稳定性。但如果对体内儿茶酚胺处于极度代偿状态者使用氯胺酮，会存在抑制心肌、降低循环阻力的风险。氯胺酮常用剂量是 2mg/kg，严重低血容量者减低剂量，小剂量（0.25 ~ 0.5mg/kg）可用于医疗操作时的镇静。氯胺酮会产生分泌物增多、精神状态紊乱（年龄越大发生率越高）、术后恶心呕吐等不良反应，必要时可用抗胆碱药、咪达唑仑等减轻其副作用。

（四）右美托咪定

右美托咪定是高度选择性的 α_2 受体激动剂，右美托咪定通过激动中枢神经系统蓝斑核（负责调控睡眠和觉醒），产生剂量依赖性镇静与催眠作用，其镇静机制与其他作用于 γ- 氨基丁酸（GABA）系统的镇静药不同。相对其他镇静药物，右美托咪定突出的优点是可产生类似自然睡眠的状态，可被外来刺激和语言唤醒，是全身麻醉实施术中唤醒的理想选择。在临床治疗剂量范围内右美托咪定对呼吸功能影响较小，镇静安全性高。另外，右美托咪定通过激动中枢与外周的肾上腺素 α_2 受体，促使细胞发生超极化，减少疼痛信号向大脑的传导，抑制 P 物质及其他伤害性肽类的释放，从而产生一定镇痛作用。右美托咪定通过抑制交感神经活性，从而抑制应激反应，此外，还具有止涎、减少寒战发生及利尿等作用。

右美托咪定作为围手术期辅助用药可缓解术后疼痛、躁动和寒战，还可减少体内儿茶酚胺的分泌，降低应激反应，减少气管插管、手术刺激和术后拔管所致的血流动力学波动。右美托咪定与其他镇静、镇痛药物协同作用，可有效降低两者的使用剂量，并减少相应药物的副作用，是适合广泛应用的麻醉辅助用药。

小儿临床常用静脉负荷剂量为 0.5 ~ 1μg/kg（输注 10 分钟以上），静脉维持输注剂量 0.2 ~ 1μg/（kg·h），患儿可进入类似自然睡眠的状态，且不会出现明显呼吸抑制等缺氧现象。右美托咪定经鼻给药也是安全、可靠的方法，滴鼻理想剂量为 2μg/kg，起效时间为 25 分钟，维持镇静的平均时间为85 分钟。

四、辅助麻醉诱导法

如无法进行常规诱导（吸入、静脉、滴鼻、口服）或外周静脉穿刺困难时可采用肌内注射诱导。氯胺酮具有意识消失快、镇痛作用强、对呼吸系统影响小、不抑制咽喉反射的特点，在儿科短小手术的麻醉中应用较为广泛。肌内注射剂量为 5 ~ 8mg/kg，3 ~ 5 分钟后起效，持续时间 30 ~ 50 分钟。

直肠给药比较适合于对注射有极度恐惧的小患儿，该法对患儿刺激较小。可用于直肠诱导给药的药物较多，如咪达唑仑（0.2 ~ 0.3mg/kg）、氯胺酮（3 ~ 5mg/kg）。目前常将两药混合使用，根据具体麻醉要求采取相应的剂量。水合氯醛经直肠给药也是儿科常用的镇静方法，常用 10% 水合氯醛按 0.5ml/kg 的剂量给药，约 5 分钟后入睡，镇静维持 1 小时左右。

临床上还可采用口服或滴鼻途径给予麻醉镇静药物，将咪达唑仑和氯胺酮制作成糖浆口服液易被患儿接受；咪达唑仑或右美托咪定可用于滴鼻，因对鼻黏膜有一定刺激，不易被患儿接受。这两种方法起效较慢，并需在麻醉医师观察下进行，达到一定镇静作用即可，主要是作为其他诱导方法的补充或辅助。

第二节　小儿全身麻醉的维持

一、麻醉维持的要求

（1）良好的镇静、镇痛、肌松（必要时）。
（2）循环稳定，通气良好，氧合正常，无二氧化碳蓄积。
（3）管理好输液、输血通路。
（4）尽量不用长效的麻醉药、肌松药，苏醒快速。

二、静脉麻醉药和 / 或挥发性麻醉药复合氧化亚氮

静脉麻醉药常选用丙泊酚，挥发性麻醉药常选用七氟烷等，与氧化亚氮

（N_2O）复合均能提供良好的麻醉状态。对于短小手术麻醉，丙泊酚和挥发性麻醉药无明显的区别，丙泊酚特点是术中气道并发症少、术后苏醒相对彻底、恶心呕吐发生率低；缺点是麻醉深度不足，易发生体动及注射痛等。挥发性麻醉药具有患儿接受性高、麻醉较易实施、可控性良好等优点。上述两种方法的选择取决于外科情况、麻醉医师的偏好、药物特点、费用、工作条件等。

此法不会产生明显术后疼痛，最常用于小儿短小手术或操作，如各种内镜检查、牙齿整复、放射性诊断或治疗等；另外还广泛应用于各种已具有良好术后镇痛（神经阻滞或局部浸润）的术中麻醉维持。

肌松药的应用决定于气道和外科情况。

三、平衡麻醉

平衡麻醉是指复合麻醉性镇痛药、镇静遗忘药（静脉或吸入麻醉药），必要时复合肌松药。其目的在于复合多种麻醉药物达到抑制意识、遗忘、镇痛、肌松、降低应激反应、内环境稳定等良好临床麻醉状态，充分发挥各种药物的特点，降低不良反应。

小儿平衡麻醉中麻醉性镇痛药常采用单次静脉注射或使用微量注射泵持续注射，由于外科刺激强度不同，所以对麻醉性镇痛药和镇静遗忘药的剂量需求变化较大，通常可参考心血管反应指标（±20% 的基础值）来调整。一般短小手术可采用单次静脉注射，时间较长的手术可通过静脉泵注。麻醉性镇痛药的常用剂量见表 6-2-1。

表 6-2-1　平衡麻醉中麻醉性镇痛药的建议剂量

麻醉镇痛药	小手术 / ($\mu g \cdot kg^{-1}$)	中等手术 / ($\mu g \cdot kg^{-1}$)	静脉泵注 / ($\mu g \cdot kg^{-1} \cdot min^{-1}$)	心脏外科 / ($\mu g \cdot kg^{-1}$)
阿芬太尼	10 ~ 30	50 ~ 100	1 ~ 5	200 ~ 500
芬太尼	1 ~ 3	5 ~ 10	0.1 ~ 0.2	50 ~ 100
吗啡	50 ~ 100	100 ~ 200	—	2 000 ~ 3 000
瑞芬太尼			0.1 ~ 0.5	
舒芬太尼	0.2 ~ 0.3	0.5 ~ 1.0	0.01 ~ 0.05	5 ~ 10

四、全身麻醉复合神经阻滞

神经阻滞广泛应用于小儿麻醉，有利于术中、术后镇痛及减少全身麻醉药的用量，具有非常高的临床应用价值。神经阻滞的实施常需在镇静或全身麻醉实施后进行，术中全身麻醉维持可采用吸入氧化亚氮复合低浓度吸入性麻醉药或静脉泵注丙泊酚 [50 ~ 200μg/（kg·min）] 的方法。神经阻滞方法和应用详见第七章、第八章相关内容。总体来讲，神经阻滞的应用取决于外科手术的平面要求、术后镇痛范围、麻醉医师的技术水平等因素。

五、全凭静脉麻醉

20 世纪 90 年代末，以丙泊酚为主的全凭静脉麻醉（total intravenous anesthesia，TIVA）应用逐渐广泛。在小儿麻醉中随着对丙泊酚小儿药代动力学的研究深入，展现了其良好的应用前景。

（一）丙泊酚

根据 Roberts 的简便计算法，要使丙泊酚在健康成人达到血浆浓度为 3μg/ml，可采用负荷量 1mg/kg，然后以恒定速度输注 10mg/（kg·h）10 分钟，继以 8mg/（kg·h）10 分钟，最后以 6mg/（kg·h）速度维持。根据 "Paedfusor" 的药代动力学研究资料，小儿丙泊酚的输注剂量约为成人的 2 倍。在 1 ~ 11 岁小儿，由于其分布容积（约为成人 2 倍：9 700：4 700）和清除率（53：28）比成人高得多，所以负荷量应增加 50%（1.5mg/kg），维持速度提高到 19mg/（kg·h）、15mg/（kg·h）、12mg/（kg·h）各 10 分钟后以 12mg/（kg·h）速度维持，约输注 15 分钟后效应室浓度大概达到 3μg/kg。当然在临床应用时应根据患儿呼吸状态、操作要求及全身情况，在 1 ~ 5mg/kg（负荷量）范围内适度调整，维持剂量应按临床麻醉标准（无体动、心血管状态稳定等）在 3 ~ 30mg/（kg·h）范围内调节。如复合 N_2O、麻醉性镇痛药、肌松药等，丙泊酚剂量也应作相应调整。

（二）氯胺酮

常用于导管检查术、烧伤患儿换药、放射性诊疗等的麻醉。诱导剂量为 1 ~ 2mg/kg，维持剂量可根据镇痛、镇静及麻醉不同的要求在 1 ~ 2.5mg/（kg·h）内调节。氯胺酮能较好地保留自主呼吸，但有苏醒延迟和伴发精神症状的缺点，为此临床上一般不用于维持，常与咪达唑仑 [20μg/（kg·h）] 或丙泊酚 [（10±4）mg/（kg·h）] 复合。两组的血流动力学变化类似，丙泊酚组较咪达唑仑组苏醒快。

（三）麻醉性镇痛药

麻醉性镇痛药如芬太尼、阿芬太尼、瑞芬太尼和舒芬太尼等可采用简单的恒定速度输注，见表 6-2-2。对于某些操作如心导管检查术，麻醉性镇痛药可单独为麻醉药应用。输注停止前必须注意术后疼痛，可在停用前进行局部麻醉或应用长效镇痛药，尤其停用阿芬太尼和瑞芬太尼时可先应用舒芬太尼（作用时间长）。

（四）咪达唑仑

咪达唑仑可产生镇静作用，负荷量以 0.1mg/kg 缓慢输注，然后以 0.1mg/（kg·h）速度维持可产生基本的镇静状态。应用过程应密切观察，尤其应用于衰弱的患儿或新生儿时应注意发生低血压和镇静过度的可能（表 6-2-2）。目前临床中很少用于麻醉维持。

表 6-2-2　静脉麻醉药的输注计划

药物	负荷量	维持量	备注
丙泊酚（成人）	1mg/kg	10mg/(kg·h)10min,8mg/(kg·h)10min,6mg/(kg·h)	成人血浆浓度可达 3μg/ml,小儿低至 2μg/ml
丙泊酚（小儿）	1.5mg/kg	13mg/(kg·h)10min,11mg/(kg·h)10min,9mg/(kg·h)	常复合使用阿芬太尼
阿芬太尼	10 ~ 50μg/kg	1 ~ 5μg/(kg·min)	血浆浓度达 50 ~ 200ng/ml
瑞芬太尼	0.5μg/(kg·min)(3min)	0.25μg/(kg·min)	血浆浓度达 6 ~ 9ng/ml
瑞芬太尼	0.5 ~ 1.0μg/kg(1min 以上)	0.1 ~ 0.5μg/(kg·min)	血浆浓度达 5 ~ 10ng/ml
舒芬太尼	0.1 ~ 0.5μg/kg	0.005 ~ 0.01μg/(kg·min)	血浆浓度达 0.2ng/ml,镇静和镇痛
舒芬太尼	1 ~ 5μg/kg	0.01 ~ 0.05μg/(kg·min)	血浆浓度达 0.6 ~ 3.0ng/ml 的麻醉状态
芬太尼	1 ~ 10μg/kg	0.1 ~ 0.2μg/(kg·min)	
氯胺酮	1 ~ 2mg/kg	1 ~ 2.5mg/(kg·h)	低剂量产生镇静和镇痛,高剂量产生麻醉状态
咪达唑仑	0.05 ~ 0.1mg/kg	0.1 ~ 0.3mg/(kg·h)	

注：1μg/L = 1ng/ml。

六、靶控输注麻醉

根据药代动力学、患儿生理指标（如年龄、体重等）等参数，主要使用电子输液泵自动达到并维持相应麻醉药的血浆或效应器部位浓度，达到临床麻醉状态，其基本模式见图 6-2-1。在临床实际应用中，靶控输注（target-controlled infusion，TCI）泵所设定的偏离度（MPE）应为 10%～20%，精确度误差（MAPE）[（实际浓度－预设浓度）/ 预设浓度 ×100%] 应为 20%～30%。尤其在婴幼儿，许多计算机软件的应用受到限制，目前适用于小儿的有 PaMo 和 Stanpump 两类软件样板。

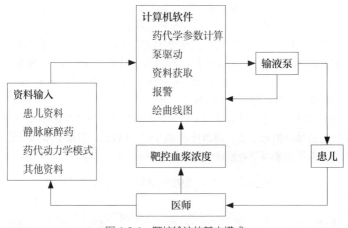

图 6-2-1　靶控输注的基本模式

（一）丙泊酚靶控输注麻醉

Marsh 等利用成人丙泊酚 TCI 模式，将靶控浓度设定为 14μg/ml，发现小儿的中央分布容积和清除率分别比成人高 50% 和 25%，MPE 为 2.8%，MAPE 为 16%，所以 Marsh 等认为在小儿丙泊酚 TCI 麻醉中相对成人诱导和维持剂量应分别增加 50% 和 25%。Short 等将 Marsh 小儿模式应用于中国儿童，发现低估了丙泊酚的血浆浓度，中央室分布容积比估算大 25%，其 MPE 为－0.1%，MAPE 为 21.5%。国内学者得出了国人小儿丙泊酚药代动力学参数，并用 Stanpump 软件设计了一套小儿丙泊酚 TCI 系统，其 MPE 和 MAPE 分别为 7% 和 27%。TCI 麻醉中丙泊酚初始靶控浓度（血浆）通常高达 12～14μg/ml，此浓度的维持量为 400～500μg/（kg·min）。临床实际工作中应根据麻醉深度和外科状况等作出相应调整，并且丙泊酚在不同年龄小儿的药代动力学和药效学也存在较大差异。

（二）麻醉性镇痛药靶控输注麻醉

1. 芬太尼静脉靶控输注复合 60% 氧化亚氮　切皮时芬太尼靶控浓度设定在 3～7ng/ml（1μg/L = 1ng/ml），如显示麻醉深度不够则调高靶浓度，反之在输注 15 分钟后调低靶浓度 0.5～1.0ng/ml，切皮和麻醉维持的芬太尼平均浓度分别为 10.2ng/ml 和 6ng/ml，如复合吸入 0.5% 异氟烷则芬太尼浓度可下调 30%～40%。此模式的 MAPE 和 MPE 分别是 17.4% 和 -1.1%。

2. 舒芬太尼复合咪达唑仑靶控输注　此靶控输注模式常应用于小儿心内直视手术，舒芬太尼和咪达唑仑的负荷量（血浆浓度）分别设定为 0.5～3ng/ml 和 25～100ng/ml。此模式应用于体外循环手术时，舒芬太尼和咪达唑仑的 MAPE 分别高达 49% 和 44%，体外循环后 MAPE 均为 32%，所以体外循环对靶控模式的影响较大，应作出相应调整。

3. 阿芬太尼靶控输注　应用于心内直视手术麻醉可采用以下模式：初始血浆浓度为 500ng/ml，锯胸骨时为 1 000ng/ml，体外循环前设为 1 500ng/ml，如有必要可再调高 250～500ng/ml，术后镇痛和镇静设定为 500ng/ml，此模式的 MAPE 和 MPE 分别是 18.4% 和 -3%。

目前 TCI 应用于小儿麻醉越来越多，但须注意，不同患儿对同样刺激需要不同的静脉麻醉药浓度，麻醉中应参考 Cp50 数据，根据手术刺激强度及每个患儿的需要来调节静脉麻醉药输注（表 6-2-3）。

表 6-2-3　不同情况麻醉维持的血药浓度

单位：µg/ml

药物	大手术	小手术	镇静	苏醒
丙泊酚	4～6	2～4	1～2	1～1.5
咪达唑仑	0.1～0.2	0.05～0.2	0.04～0.1	0.05～0.15
氯胺酮	1～4	0.6～2	0.1～1	—
依托咪酯	0.5～1	0.3～0.6	0.1～0.3	0.2～0.35

七、低流量循环式吸入麻醉

（一）预测吸入性麻醉药的浓度

实施低流量麻醉时应认识到患儿吸入的麻醉药浓度和蒸发罐输送出的浓度有明显区别，否则会有麻醉药物吸入浓度过低的风险。新鲜气流中麻醉药物浓度及其吸呼浓度差与该药的血溶解度成反比，所以在低流量麻醉中使用低溶解度的麻醉药如七氟烷、地氟烷时较易预测麻醉深度，如使用气体监测仪则能精确控制吸入浓度。中溶解度的麻醉药如安氟烷、异氟烷和氟烷等在机体的摄取过程中，需注意其被血液摄取之前有一段较长时间的功能残气量（functional residual capacity，FRC）洗出过程（5～10 分钟），吸入初期的呼出/吸入浓度比增高仅反映了 FRC 的洗出，机体在完成了 FRC 洗出之后才大量摄取麻醉药，据此在实施低流量之前，需有一段长时间的高流量阶段（15~20 分钟），转为低流量时应增高蒸气罐的刻度（60%~130%）。

（二）低流量麻醉期间的氧浓度

低流量麻醉期间，由于使用混合气体，为了预防吸入氧浓度过低，在设定新鲜气流量时必须计算出患儿的耗氧量，具体公式如下：① VO_2（ml/min）$= 10 \times Wt^{3/4}$；② $VFO_2 = VO_2 + （VF - VO_2）\times F_iO_2$；③ $VFN_2O = VF - VFO_2$。以上公式中 VO_2 为耗氧量，Wt 为体重（kg），VFO_2 为氧流量，VF 为总新鲜气流量，FiO_2 为设定吸入氧浓度，VFN_2O 为 N_2O 流量）。

在某些情况下（如婴幼儿不能耐受 N_2O 的负心肌效应及肠扩张作用），常需压缩空气作为 O_2 载体，其计算公式为：空气流量（VFair）$=（VF - VO_2）\times（1 - FiO_2）/0.79\%$。总之，为了更安全，当流量 < 1L/min 时，需要持续监测 FiO_2 和 SpO_2。

（三）监测

低流量麻醉中须建立起有效的监测，包括吸入麻醉气体、吸入氧浓度、氧饱和度、呼气末二氧化碳浓度等。

八、麻醉期的通气模式

小儿在全身麻醉过程中容易发生呼吸抑制，麻醉医师可根据具体情况采取各种气道处理和通气方式。常用的气道处理包括面罩吸入、放置喉罩、气管插管等。

（一）自主呼吸

对于短小手术（< 30 分钟、对呼吸和循环系统不产生明显影响的外科操作），麻醉过程中可保留自主呼吸。婴儿和儿童在面罩吸入麻醉中前者潮气量明显下降，分钟通气量无明显变化，而后者均无明显影响。麻醉中气道处理尽量采用面罩吸入，因其气道并发症发生率最低。但对婴幼儿尤其是新生儿不主张应用，可采取控制或辅助呼吸。

（二）控制呼吸

术中使用肌松药、外科操作复杂、时间长（> 30 分钟）、对呼吸和循环系统产生明显影响等情况均应采取控制呼吸通气，通气方式可根据具体情况采用间歇正压通气（intermittent positive pressure ven-tilation，IPPV）、压力控制通气（pressure control ventilation，PCV）、同步间歇指令通气（synchronized intermittent mandatory ventilation，SIMV）、呼气末正压（positive end-expiratory pressure，PEEP）等。

第三节 麻醉苏醒期处理

一、小儿拔除气管导管的标准

小儿拔除气管导管的标准有三条：①出现规则的呼吸节律；②肌力恢复足够，以保证拔管后呼吸道开放；③意识恢复，呼吸道保护机制出现。前两条可在停用麻醉药或使用拮抗剂后迅速恢复，而第三条出现最晚。

（一）规则的呼吸节律

停用全身麻醉药并使用拮抗剂后，患儿很快出现自主呼吸。刚开始可能呼吸是规则的，但随着意识的恢复，会出现不规则的呼吸抑制和气管导管刺激产生的咳嗽。此时应快频率手控呼吸（＞30 次 /min）并使用高吸气压力可保证胸廓起伏运动。只有当患儿呼吸规则、维持正常血氧饱和度后，麻醉医师才可继续评估拔管的下面两条标准。

（二）足够的肌力

手术结束时肌力的恢复取决于停用麻醉药的时间、最后一次应用肌松药的时间及拮抗剂的使用。所有非去极化肌松药（除米库氯铵）都应使用抗胆碱酯酶药来拮抗其残余肌松作用，给药时间距离使用最后一次肌松药15 ~ 20 分钟。大多数患儿在使用拮抗剂后迅速恢复肌力，一般将观测到四个成串刺激并监测有反应作为肌力充分恢复的指标。临床上也常采用"抬腿征"来反映患儿能够在拔管后达到充分的肌力以保持呼吸道通畅和维持足够通气。最大吸气负压低于 − 25cmH$_2$O 和潮气量 ＞ 15ml/kg 也同样反映患儿肌力恢复足够。健康的小儿通常不需要四个成串刺激监测肌力恢复。

（三）意识恢复

意识恢复通常在全身麻醉苏醒阶段出现最晚。只有患儿意识恢复才能保证有规则的呼吸节律和正常的气道保护性反射。在小儿，通过观察自发睁眼、揉眼或哭闹等来判断是否清醒，而不应将无意识的反射（如试图拔管）当作苏醒的指标。总的来说，留置气管导管太久不会造成伤害，而拔管过早会造成伤害。所以留置气管导管期间尽可能减少伤害性刺激，任其自然清醒后吸净气道内分泌物即予以拔除气管导管。

拔管后若出现呼吸抑制，不推荐使用正压通气，而应抬下颏和托下颌以保持气道通畅。大多数情况下，患儿能够在 1 分钟内恢复自主呼吸而不发生缺氧，少数患儿需正压通气，喉痉挛时应立即使用小剂量丙泊酚（1mg/kg）或氯化琥珀胆碱（0.2 ~ 0.3mg/kg），必要时再行气管插管。

二、拔管时机

在拔除气管插管前须具备：①维持足够的通气量，不出现反常呼吸；②产生足够的吸气负压以防气道闭合；③能持续产生强直收缩；④患儿大腿抬高能保持 10 秒并能维持髋关节的屈曲；⑤抬头和 / 或有力咳嗽。

患儿清醒后可进行下列动作：①会挤眉弄眼和 / 或扮鬼脸；②自主睁眼；③完成有目的的动作，如试图拔除气管插管。

在恢复足够的神经肌肉功能及具备拔管的条件时，麻醉医师必须作出最后的判断。拔管时机应该是以仔细的临床观察为基础，而不是单纯依靠神经刺激器或其他监测。

较大的婴儿及儿童在一定麻醉深度下拔除气管插管称为深麻醉拔管，通常在呼吸交换量足够，但患儿反射和意识尚未恢复时实施。这种技术（深拔管）可用于一般情况较好，手术时间较短，体内麻醉药物蓄积不多，无气道管理困难，手术部位不在口腔及咽喉部的患儿。但在考虑使用这种方法之前，麻醉医师应明确患儿的呼吸道能否通过面罩较好地维持通气。当使用七氟烷或地氟烷维持麻醉时，可以安全地进行深麻醉下拔管，通常拔管后患儿会很快清醒。

三、转送至麻醉后监护室

当通气满意后，患儿就可以转送至麻醉后监护室（post anesthesia care unit，PACU）。将患儿侧卧位，给予面罩吸氧，清理分泌物保持气道通畅及防止误吸。当转送患儿时，要拉起护栏，确保系紧约束带以防发生意外。如果在转送过程中患儿出现躁动，要加以简单地约束以防发生严重的损伤。需用暖毯覆盖患儿以减少热量的丢失。转送过程中，对清醒及活动的患儿要观察其胸廓的运动、气体交换、口唇、甲床和皮肤的颜色，而对于嗜睡状态的患儿要监测心率、呼吸音和氧饱和度。

麻醉恢复期是小儿麻醉的高危期，小儿比成人更容易发生呼吸道问题。国外文献报道，因呼吸问题导致围手术期心搏骤停病例约 50% 发生在麻醉恢复期。患儿到达 PACU 后，麻醉医师需要确认患儿呼吸道通畅，通气量足够，并测量血压、心率、呼吸频率等生命体征，向 PACU 护士交班。如需特殊护理，麻醉医师应开具明确医嘱。待患儿各方面情况稳定后，麻醉医师才可离开 PACU。

（陈小玲）

[1] COHEN I T, MOTOYAMA E K. Pediatric intraoperative and postoperative management//MOTOYAMA E K, DAVIS P J. Smith's Anesthesia for Infants and Children. 7th ed. Philadelphia: Elsevier, 2006.

[2] COTE C, LERMAN J, ANDERSON B. A practice of anesthesia for infants and children. 6th ed. Philadelphia: Elsevier, 2018.

[3] LERMAN J, STEWARD D, COTÉ C J, et al. Manual of pediatric anesthesia. 6th ed. New York: Churchill Livingstone, 2009.

[4] MASON K P, LERMAN J. Dexmedetomidine in children: current knowledge and future applications. Anesth Analg, 2011, 113(5): 1129-1142.

[5] TOBIAS J D. Dexmedetomidine: applications in pediatric critical care and pediatric anesthesiology. Pediatr Crit Care Med, 2007, 8(2): 115-131.

第七章

小儿椎管内麻醉

因为小儿的解剖结构有别于成人，小儿所处的生长发育期各不相同，故小儿椎管内麻醉难度一般较大，对麻醉技术要求更高。但小儿椎管内麻醉技术也有着无可比拟的优点，如复合全身麻醉可以降低药物用量，患儿苏醒更快，术后恶心呕吐更少。与单纯全身麻醉相比，还能减少手术引起的神经内分泌反应，减少术后并发症及住院时间。

因此，小儿椎管内阻滞技术也是麻醉医师必须掌握的一项能力，这对操作者提出了很高的要求，需要麻醉医师必须熟悉麻醉药及辅助药物在儿童体内的药代动力学及药效学特点，熟悉不同年龄小儿的解剖及不同椎管内阻滞的适应证及禁忌证。

椎管内麻醉可为小儿腹部、盆腔、会阴区及下肢手术提供满意的麻醉效果和充分的术后镇痛。绝大多数小儿需在无意识的状态（复合全身麻醉或轻度镇静）下实施椎管内麻醉，部分较大小儿偶尔可以在清醒状况下配合实施操作。

第一节　概述

小儿蛛网膜下腔阻滞的成功是小儿椎管内麻醉方面向前迈出的第一步。越来越多的麻醉医师开始尝试椎管内麻醉在小儿麻醉的应用。近些年随着各类辅助设备，如神经刺激器及超声等的临床应用，当代小儿椎管内麻醉技术趋于成熟。

一、小儿椎管内麻醉的优点

（1）椎管内麻醉可以充分镇痛和肌松，从而可减少全身麻醉药的使用，减轻此类药物对神经发育的毒性作用。

（2）交感神经阻滞后，心率减慢，心脏负荷减轻，血压轻度下降，改善心肌氧供需平衡。

（3）术后镇痛的效果确切，且全身不良反应较轻。

二、基础麻醉的选择

小儿椎管内麻醉大多需要在基础麻醉后实施，需辅助使用镇静、镇痛药物并严密监测患儿生命体征，最好建立高级气道，可进行气管插管或喉罩置入后再行穿刺操作。

1. 氯胺酮　起效快，镇痛确切，单次静脉注射 2～3mg/kg，肌内注射需 5～7mg/kg。

2. 丙泊酚　起效快，作用时间短，单次静脉注射 2～3mg/kg，清除半衰期不随剂量增加而延长，适用于麻醉诱导和维持，作为镇静药，常需复合其他镇痛药物。

3. 咪达唑仑　镇静遗忘作用强，起效快，作用时间短，无注射痛，有明显顺应性遗忘作用，推荐剂量 0.05～0.1mg/kg。

4. 芬太尼　镇痛作用强，可以小剂量使用，1～2μg/kg。

5. 七氟烷　6%～8% 七氟烷吸入诱导 2～3 分钟后改为 2%～3% 浓度吸入维持。

上述各种基础麻醉方法复合使用可有效降低静脉麻醉药物用量，但不建议芬太尼与氯胺酮复合使用，此二者在临床上复合应用会延长患儿的苏醒时间。

第二节　小儿硬膜外麻醉

一、小儿硬膜外局部解剖

（一）硬膜外间隙大体解剖

硬膜外间隙位于脊柱椎管内的椎管骨膜与硬脊膜之间，从枕骨大孔延续至骶管裂孔。椎管骨膜与硬脊膜在枕骨大孔水平融合成硬脑膜的骨内层和脑膜层，因而颅内没有硬膜外间隙。

小儿硬膜外间隙直接与椎旁间隙相连，其主要边界有：①前方为由后纵韧带覆盖的椎体和椎间盘后表面；②后方为骨膜覆盖着的椎板前表面、脊突根及关节突，而黄韧带则在后方将椎体各层间的空隙封闭；③侧方为椎弓根和椎间孔，硬脊膜包绕着脊神经根随脊神经穿出椎间孔，因而硬膜外间隙与椎旁间隙连通；④内侧依次为硬膜、蛛网膜、脑脊液、软脑膜及脊髓（出生时 $L_{3\sim4}$ 水平，1 岁时才达到成人的 L_1 水平）或马尾与终丝（$L_{1\sim3}$ 以下）。

在脊神经节附近的根袖或硬膜根袖处，蛛网膜形成的颗粒状凸起进入硬膜外间隙，并在此处与硬膜外静脉接触。硬膜包绕脊神经出椎间孔后移行为神经外膜。在年龄小的患儿，硬膜外间隙可伴随外周神经延伸较大距离。硬膜外间隙充满了疏松带细小间隙的组织、脂肪、血管和淋巴管。硬膜外脂肪在婴儿时呈液态，7～8 岁时开始固化。以上各点可能会影响局部麻醉药在硬膜外间隙的扩散。硬膜外静脉丛没有静脉瓣且直接与颅内静脉相通，因而任何药物、空气或其他误注入硬膜外静脉的物质可在数秒内到达脑组织。

（二）小儿硬膜外解剖特点

小儿硬脊膜和黄韧带之间的间距相对较大，在腰椎水平平均为 0.25～0.3cm（成人为 0.4～0.6cm）。

皮肤至硬膜外腔的距离很近，新生儿至 1 岁为 0.5～1.4cm；2～8 岁为1.6～2.2cm；9 岁以上为 2.2～3cm，因此进针深度应严格控制，避免意外损伤。

小儿的脊柱较为平直，硬膜外脂肪疏松有利于药物的扩散，给予局部麻醉药容易达到预期阻滞效果。

小儿硬膜外腔负压有时不明显，所以在判断针尖刺入硬膜外腔的主要依据为阻力骤减感和进针深度的变化。

（三）体表标志

小儿硬膜外麻醉常用的体表定位标志见表 7-2-1。

表 7-2-1　小儿硬膜外麻醉常用的体表定位标志

脊髓节段	体表定位标志
C_6	对齐环状软骨环线投影的棘突
C_7	颈部屈曲时尾侧皮沟对应的棘突，即隆起最高棘突
T_3	两肩胛冈连线对应的棘突
T_7	两肩胛下角连线对应的棘突
L_1	第 12 肋骨的椎骨附着处下方的棘突
$L_{4\sim5}(L_5\sim S_1)$	> 1 岁的小儿两侧髂嵴连线对应的棘突（< 1 岁）

二、小儿硬膜外麻醉技术

硬膜外间隙需通过选择好的棘突间隙穿刺进入。正中穿刺是最常采用的途径，因棘间韧带和黄韧带在正中较厚，穿刺手感较好；且此处硬膜外动静脉较少，间隙较宽。婴幼儿的黄韧带很薄且松软，使得硬膜外穿刺针突破感不明显。

小儿中腰段棘突几乎呈水平位置，且棘间韧带宽厚，解剖标志明显，硬膜外穿刺选择棘突间隙正中水平进针容易成功。中胸段棘突倾斜角明显呈叠瓦状，此处椎间隙正中穿刺法可以将穿刺针朝上倾斜穿刺。如正中穿刺困难可改用旁正中法（旁正中法穿刺避开了棘上韧带和棘间韧带，穿破硬膜的风险增加）。从上胸段至颈段，棘突走向再次趋于水平且棘间韧带变宽，选择正中穿刺更容易成功。

黄韧带是确定硬膜外间隙的重要标志之一。它由纵向弹性纤维构成，从枕骨大孔至骶管裂孔逐渐增厚。骶尾筋膜是其在骶部的膨大部分。穿刺针在穿破黄韧带时有较为明显的落空感。

1. 硬膜外穿刺针及导管的选择　选择 Touhy 型斜面穿刺针（为成人硬膜外麻醉普遍采用），针尖呈勺状，不宜穿透硬膜。一般 7 岁以下小儿可使用 5cm 长穿刺针，超过 7 岁可使用 10cm 长穿刺针。穿刺针型号及硬膜外导管型号选择见表 7-2-2。

表 7-2-2　硬膜外穿刺针及导管型号的选择

年龄	穿刺针型号	导管型号
< 7 岁	$20^{\#}(5cm)$	$20^{\#}$
≥ 7 ~ 10 岁	$19^{\#}(8cm)$	$19^{\#}$
≥ 10 岁	$18^{\#}(10cm)$	$18^{\#}$

2. **硬膜外阻滞穿刺体位** 患儿侧卧位（一般左侧卧位），屈髋、双膝屈曲尽量置于胸前，双手伸出交叉抱于膝前，耳侧垫一小枕，头部下屈。如患儿已行全身麻醉，可由另一医护人员帮助摆放体位，头后仰，保持呼吸道通畅，尽可能使棘突连线呈水平位，且尽量外展使棘突间隙显露清晰。

3. **正中穿刺法** 用 1% 碘附消毒（碘附至少在皮肤表面停留 2 分钟），消毒范围为穿刺点周边至少 15cm，铺无菌巾。已行全身麻醉患儿无须局部麻醉。对清醒患儿在穿刺棘突间隙正中点时以 0.5% ~ 1% 利多卡因局部麻醉，先使用 4.5# 针头，皮内注射局部麻醉药，使穿刺部位皮肤呈橘皮状，在为棘上韧带、棘间韧带、黄韧带局部麻醉时，穿刺针不可过深，以防形成蛛网膜下腔阻滞。局部麻醉可减少患儿穿刺时活动，有利于患儿肌肉放松，便于穿刺成功。

之后将导针在局部麻醉注射点周围扩皮，将硬膜外穿刺针斜面朝上正中进针（在进针过程中使针尖尽量纵向分离棘上韧带、棘间韧带及黄韧带，减少对上述韧带的横向切割），针轴与患儿腰背平面垂直。穿刺针应缓慢依次经过皮肤、皮下组织、棘上韧带、棘间韧带和黄韧带后进入硬膜外间隙。当穿刺针针尖前行遇到明显阻力时表明已进入棘间韧带，此时很难给注射器内的空气或液体加压，穿破黄韧带后会有明显的落空感，此时连接于穿刺针尾端的玻璃注射器（内有空气或生理盐水 2 ~ 3ml）内芯会因硬膜外腔负压而向前移动，用手轻推注射器内芯阻力感消失，表明穿刺针尖已进入硬膜外间隙，此时可将穿刺针逆时针旋转 90°，即可向头端置入硬膜外导管。

新生儿和婴儿的黄韧带薄而且疏松，如继续进针，针尖会将硬膜顶向蛛网膜，硬膜的牵拉使两侧硬膜绷紧，硬膜外腔压力增加，表现为注射器内芯后退。因而穿刺过程中在有落空感后，如注射器内芯后退，表明穿刺针已经顶于硬膜，此时应轻柔置入硬膜外导管，硬膜外导管紧贴硬膜，可产生更为满意的麻醉效果，但初学者使用此方法可能会增加刺穿硬膜的概率。

新生儿腰部从皮肤到硬膜外间隙的平均距离约 1cm，且随年龄和体重的增长而不断增加，可以用以下两个公式估计：①距离（cm）= 1 + 0.15 × 年龄（岁）；②距离（cm）= 0.8 + 0.05 × 体重（kg）。

4. **旁正中法** 在正中法穿刺点旁开 0.5 ~ 1cm 处进针，穿刺针以与正中垂直线成 15° ~ 30° 进针，根据棘突的倾斜角度适当向尾端倾斜，穿刺针尖指向模拟正中穿刺法获得成功时针尖可能到达的位置。穿刺针避开棘上韧带和棘间韧带，直接刺破黄韧带后进入硬膜外间隙，其后操作步骤同正中穿刺法。

三、小儿硬膜外麻醉常用局部麻醉药

小儿硬膜外麻醉常用局部麻醉药浓度和剂量见表 7-2-3。

表 7-2-3　小儿硬膜外麻醉常用局部麻醉药

局部麻醉药	常用浓度 /%	最大剂量 / (mg · kg^{-1})	起效时间 /min	持续时间 /h
酰胺类				
利多卡因	0.5 ~ 2	10	10	1 ~ 2
布比卡因	0.25 ~ 0.5	4	25	3 ~ 6
酯类				
普鲁卡因	0.5 ~ 2	12	10	0.5 ~ 1
丁卡因	0.5 ~ 1	8	7	3 ~ 6
氯普鲁卡因	1 ~ 3	15	7	0.5 ~ 1.5

四、小儿硬膜外麻醉适应证和禁忌证

（一）适应证

（1）适用于下肢、会阴区，以及绝大多数躯干部的手术麻醉或术后镇痛。

（2）将麻醉平面控制在 T$_4$ 平面以下，患儿的自主呼吸抑制不明显，可应用于饱胃患儿的急诊手术。

（3）择期手术，患儿对全身麻醉存在禁忌（患儿有恶性高热史或家长拒绝）。

（4）合并重症肌无力、肌萎缩等疾病。

（5）麻醉医师希望在较浅的全身麻醉下给患儿完成手术，可以在全身麻醉的基础上联合硬膜外麻醉。

（二）禁忌证

（1）局部麻醉药过敏。

（2）凝血功能异常或服用抗凝药物。

（3）严重全身感染症状（脓毒败血症、脑膜炎）。

（4）神经系统疾病，如神经退行性变、脊柱脊髓畸形、脊髓损伤、肿瘤和脊髓栓系综合征，有高颅压、脑积水、严重惊厥、不稳定癫痫或颅内顺应性降低等病史。

（5）穿刺部位感染或急性炎症。

（6）低血容量性休克。

（7）穿刺部位脊柱（髓）手术术后。

五、小儿硬膜外麻醉的并发症及处理

（一）局部麻醉药过敏及毒性反应

常见的毒性反应是由局部麻醉药误入血管所致，据文献报道发生率为0.2%～2.8%。如果血药浓度非常高，可能出现心血管毒性反应。局部麻醉药可直接抑制心肌的传导和收缩，对血管运动中枢及血管床的作用，可能导致严重的血管扩张，表现为低血压、心率减慢，最后可能导致心搏骤停。应该强调的是，心血管毒性作用往往出现在局部麻醉药血药浓度快速升高时，而血药浓度缓慢升高时，有可能因首先出现神经系统毒性而停止使用麻醉药，心血管毒性作用就不会发生。

轻微的局部麻醉药毒性反应可以静脉给予咪达唑仑0.1～0.2mg/kg，或丙泊酚2mg/kg。出现严重并发症者，应进行呼吸及循环支持：立即气管插管、机械通气；使用升压药，心搏骤停者则需立即复苏；同时静脉滴注20%脂肪乳2～4ml/kg，最大剂量不超过8ml/kg。

（二）误入蛛网膜下腔

如果局部麻醉药误入蛛网膜下腔，可能导致阻滞平面异常升高或全脊麻，平均发生率为0.24%（0.12%～0.57%）。全脊麻可表现为神志消失、呼吸停止、血压测不到，甚至出现心搏骤停。处理原则是维持患儿循环及呼吸功能。如患儿神志消失，应行气管插管人工通气，加速输液及滴注血管收缩药升高血压。

（三）导管折断

常见的原因是穿刺针割断、导管质地不良、拔出困难，传统的原则是体内存留异物应尽可能取出，但遗留的导管残端不易定位，即使采用不透X线的材料制管，在X线平片上也很难与骨质分辨，导致手术失败。而残留导管一般不会引起并发症，无活性的聚四乙烯导管取出时，会造成较大创伤，所以没有必要进行椎板切除手术以寻找导管。大量临床经验证明即使进行此类手术也很难找到折断的导管。最好的办法是向患儿家属讲明，同时应继续观察。如果术毕即发生导管折断，且导管断端在皮下，可在局部麻醉下作小切口取出。

（四）硬膜穿破和头痛

硬膜穿破是硬膜外阻滞最常见的意外和并发症，发生率高达1%。硬膜穿破除会引起阻滞平面过高及全脊麻外，最常见的还是头痛。由于硬膜外穿刺针孔较大，穿刺后头痛的发生率较高。患儿应严格卧床休息，加大静脉输液量。

（五）神经损伤

硬膜外麻醉造成的神经损伤是严重的并发症，危险因素包括神经缺血

（如使用血管收缩药等）、穿刺或置管的机械性损伤、药物的化学性损伤等。患儿可能出现截瘫，或伴有慢性疼痛、感觉异常或缺失。

（六）炎症和感染

硬膜外穿刺时，无菌操作不严格、穿刺用品意外受污染、患儿自身存在严重感染所致的菌血症、术后硬膜外导管留置时间过长等原因能导致患儿术后出现硬膜外腔感染、脓肿、脑膜炎或脊柱炎等并发症，因此要尽量避免上述因素。

第三节　小儿蛛网膜下腔阻滞麻醉

一、小儿蛛网膜下腔局部解剖

1. 蛛网膜下腔　小儿蛛网膜下腔的局部解剖大致同本章第二节"小儿硬膜外局部解剖"所述，在脊髓的蛛网膜和软脊膜之间有一宽大的间隙为蛛网膜下腔，腰部最大，内含脑脊液，腰椎穿刺术一般在第 $L_{4\sim5}$ 或 $L_5\sim S_1$ 椎间隙进行，此处不会伤及脊髓，长的马尾神经根游动于脑脊液内，也不易刺伤，是腰椎穿刺的安全部位。

蛛网膜下腔下缘是蛛网膜下隙的下部，自脊髓下端马尾神经根至 S_2 水平扩大的马尾神经周围的蛛网膜下隙，称终池，内容物含马尾。

2. 蛛网膜下腔穿刺路经　具体路径为皮肤—皮下组织—棘上韧带—棘间韧带—黄韧带—硬膜外腔—硬脊膜—蛛网膜—蛛网膜下腔。

二、小儿蛛网膜下腔阻滞技术

1. 穿刺技术要点　基本同硬膜外穿刺，目的是向蛛网膜下腔注入小剂量的高比重、低比重或等比重局部麻醉药。

2. 体位　蛛网膜下腔穿刺体位，一般可取侧卧位或坐位，前者最常用。推荐使用左侧卧位。要注意患儿的头颈位置，以防止气道梗阻。穿刺前连接好心电监护、血压计袖带及脉搏氧饱和度仪。

3. 操作步骤　操作步骤与正中入路的硬膜外穿刺方法基本相同。蛛网膜下腔穿刺常选用 $L_{4\sim5}$ 棘突间隙，此处的蛛网膜下腔最宽，脊髓于此处已形成终丝。确定穿刺点的方法是：取两侧髂嵴的最高点作连线，与脊柱相交处，即为 $L_{4\sim5}$ 或 $L_5\sim S_1$ 棘突间隙。如果该间隙较窄，可下移一个间隙作穿刺点。穿刺前须严格消毒皮肤，消毒范围应上至肩胛下角，下至尾椎，两侧至腋后线。消毒后穿刺点处需铺孔巾或无菌单。

穿刺点用 0.5%～1% 利多卡因作皮内、皮下和棘间韧带逐层浸润。小儿穿刺一般选择直入法即正中入路法。用左手拇指和食指固定穿刺点皮肤，以棘突间隙中点为穿刺点，穿刺针与背部垂直，针尖稍向头侧缓慢刺入，此时仔细体会针尖处的阻力变化。当针穿过黄韧带时，有阻力消失的落空感，再进针数毫米，回抽有脑脊液，提示已穿破硬膜与蛛网膜而进入蛛网膜下腔。需要注意的是在小儿穿破黄韧带和硬膜的落空感常不明显，如果进针较快，常将黄韧带和硬膜一并刺穿，因此应异常小心。

针尖进入蛛网膜下腔后，拔出针芯即有脑脊液流出，如未见流出可旋转针干180°或用注射器缓慢抽吸，或将手术床置于头高（30°）足低位，如经上述处理仍无脑脊液流出，则应重新穿刺。穿刺时如遇骨质，应改变进针方向，避免损伤骨质。经2~3次穿刺而仍未能成功者，应改换其他麻醉方式。

三、小儿蛛网膜下腔麻醉常用局部麻醉药

蛛网膜下腔阻滞较常用的局部麻醉药有丁卡因、布比卡因和罗哌卡因（表7-3-1、表7-3-2）。

表 7-3-1　新生儿（< 5kg）蛛网膜下腔阻滞局部麻醉药的常用剂量

药物	浓度 /%	剂量 /（mg·kg^{-1}）	作用时间 /min
丁卡因	1	0.4 ~ 1.0	60 ~ 75
布比卡因	0.5	0.5 ~ 1.0	65 ~ 75
左旋布比卡因	0.5	1.0	75 ~ 88
罗哌卡因	0.5	1.08	51 ~ 68

表 7-3-2　小儿与青少年蛛网膜下腔阻滞局部麻醉药的常用剂量

药物	浓度 /%	体重 /kg	剂量 /（mg·kg^{-1}）
丁卡因	0.5	5 ~ 15	0.4
		> 15	0.3
布比卡因	0.5	5 ~ 15	0.4
		> 15	0.3
左旋布比卡因	0.5	5 ~ 15	0.4
		15 ~ 40	0.3
		> 40	0.25
罗哌卡因	0.5		0.5（最大 20mg）

四、小儿蛛网膜下腔麻醉的适应证与禁忌证

（一）适应证

（1）需要提供足够的麻醉平面的手术。

（2）需要避免气管插管和辅助呼吸。

（3）手术过程需要保持清醒的年长患儿。

（二）禁忌证

（1）严重的全身疾病（凝血障碍、脓毒血症、脑膜炎、低血容量性休克等）。

（2）穿刺部位有感染和异常。

（3）中枢神经系统疾病，疑有高颅压。

（4）局部麻醉药过敏。

五、小儿蛛网膜下腔麻醉的并发症及处理

在硬膜外麻醉中出现的所有并发症在蛛网膜下腔麻醉中均可出现。此外，还包括如下并发症。

1. 低血压　常见的术中并发症。麻醉平面过高导致交感神经广泛阻滞，血管扩张，回心血量减少，可引起患儿严重低血压。穿刺前开放静脉快速输液可预防，必要时使用血管收缩药。

2. 恶心呕吐　麻醉平面较高，引起血压下降、肋间肌部分麻痹而出现呼吸抑制，一过性脑部缺血缺氧，都可引起患儿恶心呕吐。应加快输液，面罩吸氧，使用止吐药。

3. 尿潴留。

第四节　小儿骶管麻醉

骶管麻醉是经骶管裂孔穿刺，将局部麻醉药注射于骶管腔以阻滞骶脊神经，是硬膜外麻醉的一种方法，适用于直肠、肛门、会阴部手术，也可用于婴幼儿及学龄前儿童的腹部手术。

一、小儿骶管局部解剖

骶管裂孔和骶角是骶管穿刺点的重要解剖标志，其定位方法是：先确定尾骨尖，沿中线向头触及一个有弹性的凹陷，即为骶管裂孔，在孔的两旁可触到的骨质隆起即为骶角。两骶角连线的中点即为穿刺点。髂后上棘连线在 S_2

平面，是硬脊膜囊的终止部位，骶管穿刺针如果越过此连线，即有误穿蛛网膜下腔而发生全脊麻的危险。

二、小儿骶管阻滞技术

骶管穿刺术：可取侧卧位或俯卧位。侧卧位时，腰背应尽量向后弓曲，双膝屈向腹部。俯卧位时，髋部需垫厚枕以抬高骨盆，暴露骶部。于骶管裂孔中心处作皮内小丘，将穿刺针垂直刺进肤后，将针干向尾侧方向倾倒，与皮肤呈 $30° \sim 45°$，顺势推进 $1 \sim 2cm$。当刺到骶尾韧带时有弹韧感觉并且针较为固定，进入骶管腔有阻力消失感。接注射器，抽吸无脑脊液，注射生理盐水和空气全无阻力，也无皮肤隆起，证实针尖在骶管腔内，即可注入试验剂量麻醉药，观察无蛛网膜下腔阻滞现象后，可分次注入局部麻醉药。

为了更好地排除针尖进入血管，建议在注射局部麻醉药前推注配置成 $5μg/ml$ 的肾上腺素 $1ml$，如果心率明显增快（增加超过 10 次/min），应高度怀疑针尖进入血管，必须退针重新穿刺。

骶管穿刺成功的关键在于掌握好穿刺针的方向。如果针与皮肤角度过小，即针体过度放平，针尖可在骶管的后壁受阻；若角度过大，针尖常可触及骶管前壁。穿刺如遇骨质，不宜用暴力，应退针少许，调整针体倾斜度后再进针，以免引起剧痛和损伤骶管静脉丛。

近年来对骶骨进行解剖学研究，发现自 $S_{4 \sim 2}$ 均可裂开，故可采用较容易的穿刺方法，与腰部硬膜外麻醉法相同，在 S_2 平面以下先确定骶管裂孔，穿刺针自中线垂直进针，易进入骶管裂孔。改进的穿刺方法失败率降低，并发症发生率也降低。

三、小儿骶管麻醉常用局部麻醉药

局部麻醉药用于小儿时药物清除率低、血浆蛋白结合率低，安全界限较窄，且婴儿更为敏感。围手术期应尽可能使用低浓度局部麻醉药，然后逐步增加用药剂量，避免一次过量使用而造成严重的不良反应，或在用药早期使用毒性反应较低的药物，如罗哌卡因、左旋布比卡因。常用剂量为 $1ml/kg$，以最高不超过 $25ml$ 为佳，可以满足体重 $25kg$ 以下患儿的绝大多数脐部以下手术需要。

（一）罗哌卡因

$0.2\% \sim 0.25\%$ 的罗哌卡因，容量 $1ml/kg$（封顶剂量为 $20ml$），可获得满意的阻滞效果，利用对比剂发现其平面可达 $L_1 \sim T_8$，平均为 T_{12}，0.1% 的罗哌卡因对于全身麻醉药、吗啡的需要量明显增加。研究认为对于小儿罗哌卡因的 50% 有效镇痛浓度为 0.11%，更高浓度为 0.375%，剂量为 $1ml/kg$ 时，镇痛时间与布比卡因相近，约 5 小时；浓度达 0.5% 后在提高镇痛质量和延长作用时间的同时增加术后运动阻滞程度，可以用于术后镇痛。1 岁以内的婴儿，0.175% 和 0.2% 的罗哌卡因术后镇痛效果、镇痛时间近似，优于 0.1%、0.125% 的罗哌卡因，但不良反应相近。

（二）左旋布比卡因

左旋布比卡因是布比卡因的异构体，无论心血管毒性还是中枢神经系统毒性远远低于后者，单次法骶管阻滞作用时间有限，术后甚至术中即需要追加镇痛药。左旋布比卡因与罗哌卡因在浓度为 0.2% ~ 0.25% 时的效能相当。

为延长骶管镇痛时间，一方面开展了置管的可能性、安全性的研究，另一方面开展了新型局部麻醉药、复合用药的研究，目标为延长镇痛时间的同时不增加、甚至减少药物毒性。目前的研究表明：曲马多、肾上腺素、可乐定和右美托咪定、氯胺酮、阿片类药物用于骶管麻醉均可以不同程度提高骶管阻滞的效果和作用时间，但目前不推荐在临床广泛使用。

四、小儿骶管麻醉的适应证与禁忌证

（一）适应证

（1）大多数下腹部、会阴部及下肢手术，如睾丸固定术、脐部手术、嵌顿疝、包皮环切、尿道下裂和下肢的骨折外伤手术等。

（2）患儿家属不愿实施全身麻醉。

（3）需要加强全身麻醉效果或利于术后镇痛的手术。

（二）禁忌证

（1）严重的系统性疾病，如凝血功能障碍、脓毒血症、感染性休克。

（2）局部异常情况，如穿刺部位感染、外伤等。

（3）局部解剖异常或反复穿刺失败。

五、小儿骶管麻醉的并发症及处理

（一）穿刺操作不当

1. 误入皮下组织，即穿刺失败　一般不会有严重后果，可以重新穿刺。

2. 穿破硬膜　是穿刺针进入过深或骶管裂孔变异所致，此时可以考虑改用其他麻醉方式。

3. 穿破静脉　是由于骶管静脉丛丰富，该并发症比较常见，只要尚未注射局部麻醉药就不会有严重问题，可以重新穿刺，回抽无血再考虑给药，如果反复出现则考虑放弃。

（二）低血压

低血压在小儿骶管阻滞中发生概率很小，即使少量局部麻醉药误入血管或鞘内，患儿也不常发生血流动力学紊乱。一般情况下不需要特殊处理，这与小儿交感神经未完全发育有关。

（三）局部麻醉药中毒

1. 局部麻醉药误入血管　包括血流动力学紊乱、呼吸衰竭、惊厥等，预防措施为注药之前一定给予试验量。

2. 局部麻醉药误入蛛网膜下腔　由于骶管穿刺的特殊性，这种并发症十分少见。

（四）其他并发症

其他并发症包括尿潴留、感染、术后恶心呕吐、神经损伤等，均少见。相比而言，骶管麻醉在小儿是相对安全和有效的一种麻醉方法。

（孙志鹏　汪婷婷　冯　春）

推荐阅读资料

[1] 罗伯塔·海因斯，罗纳德·斯利特曼. 小儿麻醉学. 姚尚龙，于布为，译. 北京：人民卫生出版社，2006.

[2] 罗纳德·米勒，尼尔·科恩，拉斯·埃里克森，等. 米勒麻醉学. 9 版. 邓小明，黄宇光，李文志，译. 北京：北京大学医学出版社，2021.

[3] 约翰·F. 巴特沃思，戴维·麦克基，约翰·D. 华斯尼克. 摩根临床麻醉学. 5 版. 王天龙，刘进，熊利泽，译. 北京：人民卫生出版社，2015.

[4] COTE C, LERMAN J, ANDERSON B. A practice of anesthesia for infants and children. 6th ed. Philadelphia: Elsevier, 2019.

[5] ECOFFEY C. Safety in pediatric regional anesthesia. Paediatr Anaesth, 2012, 22(1): 25-30.

[6] YASTER M, MAXWELL L G. Pediatric regional anesthesia. Anesthesiology, 1989, 70(2): 324-338.

[7] GUAY J, SURESH S, KOPP S. The use of ultrasound guidance for perioperative neuraxial and peripheral nerve blocks in children: a Cochrane review. Anesth Analg, 2017, 124(3): 948-958.

[8] GOLDMAN L J. Complications in regional anaesthesia. Paediatr Anaesth, 1995, 5(1): 3-9.

第八章

小儿外周神经阻滞

小儿外周神经阻滞具有许多优点：①降低术中全身麻醉药的剂量和浓度，减少或不使用阿片类药物；②苏醒迅速，减少术后全身麻醉相关的并发症，缩短住院时间；③可提供有效的术后镇痛；④抑制手术的应激反应；⑤用于治疗相关疾病引起的血管性疾病，例如，腰交感阻滞和星状神经节阻滞用于治疗婴幼儿继发于动、静脉透析的肢体缺血等。

各年龄段小儿的解剖结构差别较大，与成人相比，实施小儿外周神经阻滞的难度更大、技术要求更高。另外，年龄越小局部麻醉药中毒的风险越大。因此，小儿麻醉医师必须熟悉局部麻醉药及辅助药物的小儿药代学和药效学特点，熟悉不同年龄段小儿的解剖特点及各种外周神经阻滞技术，并严格掌握其适应证和并发症，才能安全地、有效地实施小儿外周神经阻滞。

第一节 概述

一、小儿外周神经阻滞的特点

1. 在全身麻醉或镇静下实施外周神经阻滞 小儿外周神经阻滞与成人最大的区别在于，小儿患者多数需要在全身麻醉或深度镇静下实施。通常认为外周神经阻滞应该在清醒下完成，以减少神经损伤，尽早发现局部麻醉药中毒。但随着神经刺激器和超声定位技术的应用，目前多数国内外麻醉学者认为全身麻醉或深度镇静下实施小儿外周神经阻滞是安全、可行的。没有完善的镇静而强行实施外周神经阻滞是很危险的。

2. 与年龄相关的神经毒性 动物实验显示所有的局部麻醉药都有潜在的神经毒性，而且与其麻醉效能相关。影响神经毒性的因素包括局部麻醉药的浓度、神经与局部麻醉药的接触时间等。对于神经系统尚未发育成熟的新生儿更重要，常规浓度的局部麻醉药可能对新生儿造成直接的神经损伤，因此不主张将高浓度局部麻醉药用于新生儿。

3. 消毒及无菌操作 小儿的皮肤皱褶较多，尤其在颈部、腋窝区或腹股沟区。为了减少感染的风险，应该注意对皱褶区的消毒。但婴幼儿皮肤娇嫩，容易被碘消毒液损伤，应注意用酒精脱碘，避免碘对皮肤的灼伤。对于年幼小儿更推荐用氯己定（洗必泰）等温和的消毒液进行消毒。外周神经留置导管术更应严格无菌操作。采用超声引导技术时，应该注意超声探头的无菌操作技术，可用医用手术薄膜或专用超声探头套件进行隔离。

二、小儿外周神经阻滞常用局部麻醉药和浓度

临床常用的局部麻醉药主要有两大类：酯类和酰胺类。常用于小儿（特别是婴幼儿）的酰胺类局部麻醉药包括利多卡因、布比卡因、左旋布比卡因和罗哌卡因，依替卡因、甲哌卡因及吡咯卡因则较少用于小儿。局部麻醉药在小儿应用的药理学及药代动力学上有一定的特点，主要与下列因素有关：①不同年龄段的体液所占体重的百分比；②脏器血液灌注和分布；③肝、肾功能状况；④药物与蛋白结合情况、代谢及排泄有关。新生儿白蛋白浓度较低，可导致局部麻醉药蛋白结合较低，6个月以下婴儿尤其明显。就布比卡因而言，蛋白结合率低可导致游离局部麻醉药浓度明显升高。不同年龄酰胺类局部麻醉药药代动力学参数见表 8-1-1。体液的分布随年龄而改变，早产儿含水量为体重的 80%，新生儿为 75%，婴儿为 65%，年长儿和成人为60%。细胞内液从早产儿的 20% 增加到青少年的 30%，而细胞外液从出生到成年减少了 50%，这些改变对局部麻醉药的药代动力学影响非常显著。幼

年期所有药物的分布容积均高。单次注射一定剂量局部麻醉药后，婴儿的血药峰值浓度较成人的低，降低了此类药物的毒性。另外，新生儿血脑屏障不完善，可允许较高浓度的未结合药物进入中枢神经系统，引起神经毒性。

表 8-1-1 不同年龄酰胺类局部麻醉药药代动力学参数

药物	蛋白结合率 /%	稳态分布容积 / （L·kg^{-1}）	清除率 / (ml·kg^{-1}·min^{-1})	清除半衰期 /h
利多卡因				
新生儿	25	1.4 ~ 4.9	5 ~ 19	2.9 ~ 3.3
成人	55 ~ 66	0.2 ~ 1.0	11 ~ 15	1.0 ~ 2.2
甲哌卡因				
新生儿	36	1.2 ~ 2.8	1.6 ~ 3	5.3 ~ 11.3
成人	75 ~ 80	0.6 ~ 1.5	10 ~ 13	1.7 ~ 6.9
布比卡因				
新生儿	50 ~ 70	3.9(± 2.01)	7.1(± 3.2)	6.0 ~ 22.0
成人	95	0.8 ~ 1.6	7 ~ 9	1.2 ~ 2.9
左旋布比卡因				
新生儿	50 ~ 70	2.7	13.8	4
成人	95	0.7 ~ 1.4	28 ~ 39	1.27 ± 0.37
罗哌卡因				
新生儿	94	2.4	6.5	3.9
成人	94	1.1 ± 0.25	4 ~ 6	1.15 ± 0.41

（一）酯类局部麻醉药

酯类局部麻醉药主要通过血浆酯酶水解，于肝外性代谢，因而其代谢能力与年龄相关性小。新生儿及 6 个月以内的婴儿血浆假性胆碱酯酶活性约为成人的 1/2。普鲁卡因和氯普鲁卡因的清除率较低。基于这一点，Singler 提出氯普鲁卡因的最大剂量为 7mg/kg，普鲁卡因的最大剂量为 5mg/kg。

（二）酰胺类局部麻醉药

酰胺类局部麻醉药在体内首先被血浆蛋白结合，主要是 α1 酸性糖蛋白（对局部麻醉药有较高亲和力）和白蛋白（量大但亲和力较小），超过 90% 被血浆蛋白结合，只有游离的局部麻醉药具有生理活性，可作用于心血管及中枢神经系统引起毒性反应。小于 6 个月的婴儿血浆蛋白总量较低，因此游离的局部麻醉药较多，更易发生毒性反应。新生儿黄疸可进一步降低白蛋白的作用。当年龄满 1 岁时，其血浆蛋白结合量与成人接近。酰胺类局部麻醉药主要在肝脏降解，其代谢通过肝的细胞色素 P450 系统，细胞色素 P450 系统成熟约在 1 周岁左右。因此对新生儿及婴儿实施外周神经阻滞应减量。

在新生儿或 3 个月以内的婴儿，肝脏代谢及转化药物的酶活性有限，清除及排泄能力相对较弱，药物半衰期较长，多次给药后易出现药物蓄积。到出生后第 2 年，药物清除率逐渐上升并高于成人，小儿可以耐受相当于成人中毒量的局部麻醉药。但这并不意味着可以使用超量的局部麻醉药。

三、小儿外周神经阻滞进展（从神经刺激器引导到超声引导）

早在 20 世纪初，麻醉医师就开始研究婴幼儿蛛网膜下腔阻滞，之后相继出现小儿骶管阻滞、硬膜外阻滞及臂丛神经阻滞等外周神经阻滞的报道。20 世纪 40 年代以后，由于全身麻醉的迅速发展，国外对小儿区域麻醉的兴趣随之渐渐减退。但近 20 年随着神经刺激器神经定位与近 10 年来超声引导技术的应用，外周神经阻滞的成功率提高。神经阻滞可产生完善的镇痛及肌松作用，复合全身麻醉或镇静，既能满足某些手术要求，又大大减轻了全身麻醉可能带来的不良反应，患儿苏醒迅速，术后镇痛良好，是一种良好的麻醉方式。现代的小儿外周神经阻滞技术逐步成熟，小儿外周神经阻滞常用的定位技术从出现的时间顺序依次为解剖定位、异感定位、神经刺激器定位、超声定位及实时引导。

解剖定位通过神经的解剖分布，确定穿刺点。由于小儿发育尚未完善，解剖标记不明显，难以准确定位。随后在成人常用的异感定位用于清醒患儿，但探寻神经引起的异感、疼痛和不适使多数患儿常难以接受。神经刺激器通过电刺激神经，引发相应肌群运动反应，进行神经定位，可在充分镇静下对患儿实施操作，舒适度高，尤其适用于无法配合的患儿。通过体表神经刺激探头，诱发肌肉收缩，可以较准确地找出小儿神经分布，并标记穿刺进针点，可摆脱解剖标记定位的局限。小儿外周神经较成人表浅，因此该方法较成人更适用于小儿。

神经刺激器定位提高了小儿外周神经阻滞的可行性和成功率，但仍无法避免神经周围的重要组织器官的损伤，如血管穿刺、注射、损伤胸膜腔，以及对神经本身的机械损伤。近 10 年，超声成像技术已能清晰地分辨神经、血管及周围组织。在超声图像的实时引导下进行神经定位、穿刺，观察局部麻醉药的扩散情况，可显著提高神经阻滞的准确性、成功率、缩短起效时间、减少局部麻醉药用量，并有效避免血管、神经损伤。小儿外周神经较成人相对表浅，因此更易成像。由于超声定位不需要刺激神经诱发肌肉收缩，患儿的舒适度较高，因而也适用于需保持清醒的饱胃患儿。对于有解剖变异的患儿，超声定位技术的优势就更明显了。

四、外周神经单次阻滞与置管连续阻滞

外周神经单次阻滞可解决一般手术的术中镇痛和术后的早期镇痛，但不能解决手术时间特别长的手术镇痛如复杂的断指（肢）再植、血管皮瓣移植等，以及术后较长时间的疼痛或功能恢复锻炼时的镇痛。因此，置管连续外周神经阻滞技术逐渐成为小儿临床麻醉和术后镇痛的一种新方法。该方法对患儿生理干扰轻微，镇痛效果确切，可明显减少阿片类药物的使用量，相关的不良反应显著降低。

早在 20 世纪 50 年代脊髓灰质炎流行期间，哈佛大学就通过经皮进行膈神经刺激为延髓脊髓灰质炎患者进行人工呼吸，后来该装置逐渐发展为神经刺激器。20 世纪 90 年代，外周神经置管连续阻滞技术逐步成为急性术后疼痛重要的治疗手段。虽然该技术能提供安全、有效、持久的镇痛，减少阿片类药物用量及其并发症，缩短住院时间，促进患儿早日康复并进行功能锻炼，减少疼痛对心理造成的伤害等，但应特别注意，外周神经置管连续阻滞技术很可能掩盖小儿患者创伤后的骨筋膜室综合征。所以必须对每个患儿进行风险评估后，再决定是否采用该技术。

目前，临床常用的外周神经置管连续阻滞方法包括神经刺激器技术、超声引导技术或双重引导技术；根据导管的功能不同可分为无电刺激功能的导管技术和有电刺激功能的导管技术。一般来讲，其定位和穿刺的方法、过程与单次阻滞类似。当确认穿刺针到达神经周围时，可通过刺激针置入单孔或多孔导管，置管深度在小儿一般超出刺激针 1 ~ 3cm 即可，置管过深容易使导管穿出神经鞘或远离神经，导致阻滞不全或失败。若使用有电刺激功能的导管（有导电金属丝置于导管的管壁，导管前端有金属珠可持续释放电流），通过穿刺针置入该导管后，仍可观察到效应器肌肉收缩。刺激电流的阈值可间接反映导管与神经的距离，如果没有肌肉颤搐，可通过调整穿刺针的角度和深度，改变导管的位置，直到获得满意的位置。

有电刺激功能的导管理论上可能提高阻滞的效果，但仍未经过大量临床研究证明。对于小儿患者，置管后的固定很重要。由于小儿患者的神经分布较为浅表，局部麻醉药常通过导管和周围组织的间隙漏出，引起导管脱出，推荐采用医用黏合剂封堵穿刺点，避免渗液，也可采用皮下隧道等方法。总之，妥善的固定是小儿外周神经置管连续阻滞成功的关键。

五、常见并发症及处理

（一）局部麻醉药中毒

由于小儿心排血量相对较大，局部麻醉药的吸收较快，故小儿局部麻醉药中毒的风险较高。另外，低龄小儿血脑屏障发育不全，也增加了脑内的局部麻醉药浓度，直接增加了药物对中枢神经系统的毒性。例如，利多卡因血浆浓度为 $5\mu g/ml$ 时，成人可出现神经毒性症状，而当利多卡因浓度为 $2.5\mu g/ml$ 时，新生儿即可发生明显的神经毒性症状，其出现毒性的血浆浓度明显低于成人。在清醒状态下，神经毒性症状如头痛、嗜睡、眩晕、口唇发麻等，患儿都可描述。但是对于婴儿或麻醉状态下的患儿，以上症状及寒战、震颤或急性发作的抽搐都不能及时发现。在全身麻醉下，发现局部麻醉药中毒必须依靠间接征象，如肌肉僵直、排除其他原因的低氧血症、无法解释的低血压、心律失常或循环衰竭。

全身麻醉可以掩盖神经症状但不能掩盖心脏毒性反应，因此更应加强对心血管系统的监测。小儿布比卡因的血浆浓度达 $2\mu g/ml$ 时，就可能出现心脏及神经系统毒性反应。

心脏毒性主要表现为对心脏电生理和血流动力学的影响：①心律失常，包括严重的窦性心动过缓、高度的房室传导阻滞，室性心动过速和心室颤动等；②心肌收缩力抑制，使心脏指数下降，左心室舒张末期压力上升，血压下降，直至循环虚脱。局部麻醉药的心脏毒性与效能呈正相关，对心脏的毒性由高到低分别为布比卡因/依替卡因、罗哌卡因/左旋布比卡因、利多卡因。

布比卡因引起心脏毒性及中枢神经系统毒性的剂量之比为 4，明显低于利多卡因的比值 7，所以布比卡因在出现中枢神经系统毒性的同时或之前就可出现心脏毒性，而利多卡因一般不会。临床上使用的布比卡因是两种立体异构体的混合物，左旋和右旋布比卡因的麻醉效能大致相等，但右旋布比卡因的心脏毒性明显大于左旋布比卡因。因此，推荐小儿使用毒性较小的左旋布比卡因。

为了预防出现严重的局部麻醉药中毒，在实施小儿外周神经阻滞时应采取以下措施：①控制药物总量；②注意注射位置，相同剂量的局部麻醉药注射到血管较多的区域相对于血管少的区域会导致较高的血药浓度。成人不同部位注射相同局部麻醉药后的血浆浓度从高到低为肋间神经阻滞、骶管阻滞、硬膜外阻滞、臂丛神经、股神经和坐骨神经阻滞。目前，儿童相关方面的研究尚少见。局部麻醉药加肾上腺素可降低前者的吸收速度，肾上腺素浓度一般不能超过 1：100 000，通常使用 1：200 000 或更小的浓度。末梢神经阻滞（如手指和阴茎根部阻滞）禁用肾上腺素，因动脉收缩可能会导致组织坏死。

使用中枢神经系统镇静剂如地西泮或咪达唑仑可改变中枢神经系统毒性的阈值，不仅可以减少患儿的焦虑，也可提高局部麻醉药过量导致中枢神经系统中毒的阈值。但是必须注意，虽然苯二氮䓬类可减少局部麻醉药中枢神经系统毒性表现，但是不能减少局部麻醉药的心血管毒性。因此，术前给予苯二氮䓬类药物时，即使没有中枢神经系统中毒症状，也可能会出现心血管中毒症状。

另外，应该注意其他影响局部麻醉药中毒的因素，如低体温、低氧血症、高碳酸血症、酸中毒、低镁血症、低钠血症或高钾血症，可通过不同的机制加重此类药物的毒性反应。因此，有上述情况时，应适当减少药物剂量。临床上常联合用药，两种药物的毒性是可以相加的。当一种局部麻醉药达到最大允许剂量时，就不应该再联用另一种。在联合应用两种局部麻醉药时，须详细计算最大允许剂量，且应该减少单个药物的相对百分比。

严重局部麻醉药中毒表现为突然意识丧失、伴有或不伴有强直阵挛性抽搐；心血管虚脱，包括窦性心动过缓、传导阻滞、心搏骤停、快速性室性心律失常；以上异常可能同时发生。出现严重局部麻醉药中毒时，首先应立即停止注射，维持气道通畅，必要时行气管插管，给予 100% 氧气，保证足够的通气量；控制抽搐发作，可使用苯二氮䓬类药物，一般不主张用异丙酚；如果心搏骤停，则立刻开始心肺复苏，避免使用利多卡因处理心律失常；考虑 20% 脂肪乳剂治疗：初始剂量为 1ml/kg，注射时间 > 1 分钟；随后按 0.25ml/（kg·min）持续输注，如果 5 分钟后仍未恢复循环稳定，可以每隔 5 分钟重复注射初始剂量（1ml/kg，> 1 分钟），持续输注速度可以升至 0.5ml/（kg·min），持续输注脂肪乳，直至循环稳定，最大剂量可达 12ml/kg；注意异丙酚不能作为脂肪乳的替代品。

（二）周围神经损伤

外周神经损伤是外周神经阻滞的罕见并发症，多数神经损伤是一过性的，仅少数出现亚临床症状或表现出轻微的单一神经病变，这种短暂的神经功能障碍发生率在成人可高达 8%～10%，而较严重的并发症如永久性神经损伤发生率仅为 1.5/10 000。神经刺激器和超声引导技术的临床应用使外周神经阻滞的成功率明显提升，但这些技术是否可减少神经损伤的发生率尚不明确。

预防措施：①避免神经内注射药物和高压注射药物，一般推荐采用 10ml 或 5ml 的注射器用于小儿患者的神经阻滞，有利于注药时敏锐地感觉到注射压力的变化。②推荐用 45° 短斜面针用作神经阻滞针，避免用普通的穿刺针。动物研究认为，斜面方向与神经纵轴垂直者损伤更大，因此推荐穿刺时斜面与神经纵轴平行。③对于术前有外周神经疾病的患儿，应避免神经阻滞。

（三）导管脱出或残留

连续神经阻滞有时会出现导管脱出现象。局部缝合固定可降低导管的脱出率。采用皮肤黏合剂封堵穿刺点，避免药液渗出，也可减少导管脱出的发生率。与硬膜外导管残端留置硬膜外腔一样，外周神经留置导管的残端一般也不建议手术取出，除非有严重的并发症如感染或神经系统症状。

（四）外周神经置管后感染

外周神经置管后局部感染发生率为 0～13.7%。导管感染率和无菌技术相关，皮下隧道可降低置管区感染率，预防抗生素可明显降低导管感染率。总之，外周神经置管操作时，应该严格无菌操作。

（五）血管损伤和血肿形成

外周神经穿刺或置管时会损伤邻近血管引起血肿，穿刺过程中和置管过程中应该注意避开血管，超声引导可降低血管损伤的发生率。

第二节　小儿下肢神经阻滞

过去，小儿下肢手术常在骶管麻醉下完成。然而，超声和刺激器定位技术推动了小儿下肢神经阻滞的快速发展。许多研究证明，小儿下肢神经阻滞的风险低于骶管麻醉。小儿下肢神经阻滞也可根据情况，行单次阻滞或留置导管连续阻滞用于术后镇痛。小儿与成人相关的解剖差异主要是神经干更细，局部麻醉药沿筋膜和神经鞘扩散的范围更广。

一、下肢神经支配

下肢皮肤的神经支配较上肢复杂，主要由腰神经丛和骶神经丛发出的神经分支支配。另外，T_{12} 和 L_1 脊神经的部分分支也会支配下肢近端的部分神经。以下是主要神经分支皮肤的支配区。

1. 髂腹下神经和髂腹股沟神经　来自 T_{12} 及腰丛，主要分布于腹股沟区的皮肤，髂腹股沟神经还分布于男性阴囊（或女性大阴唇）的皮肤。

2. 闭孔神经　来自腰丛，经闭孔出盆腔，分布于股内侧肌群、股内侧面皮肤及髋关节。

3. 股神经　来自腰丛，经腹股沟韧带深面的中点稍外，于股动脉外侧进入大腿前面股三角。肌支支配大腿肌前群，皮支分布于股前部皮肤，还有一长终末支称为隐神经，向下与大隐静脉伴行至足的内侧缘，分布于小腿内侧面及足内侧缘的皮肤。

4. 臀上神经　来自骶丛，经梨状肌上孔向后出骨盆，支配臀中肌、臀小肌和部分髋关节。

5. 臀下神经　自骶丛发出后，经梨状肌下孔向后出骨盆，支配臀大肌和髋关节。

6. 阴部神经　自骶丛发出后，经梨状肌下孔出骨盆，分布于会阴部、外生殖器和肛门的肌肉和皮肤。

7. 坐骨神经　为全身最粗大、最长的神经。自骶丛发出后，经梨状肌下孔出骨盆，在臀大肌深面下行，经坐骨结节与股骨大转子之间下行至大腿后面，在股二头肌深面下降达腘窝上方分为胫神经和腓总神经。坐骨神经干分布于髋关节和股后群肌。

8. 胫神经　为坐骨神经干的直接延续，沿腘窝正中垂直下降，在小腿比目鱼肌深面伴胫后动脉下行，经内踝后方入足底，分为足底内侧神经和足底外侧神经。胫神经的肌支支配小腿肌后群及足底肌，皮支分布于小腿后面和足底皮肤。

9. 腓总神经　沿腘窝外侧缘下降，绕腓骨颈外侧向前下，分为腓浅神经和腓深神经。腓浅神经在腓骨长、短肌之间下行，分支支配小腿外侧肌群，皮支分布于小腿外侧、足背及第 2~5 趾背的皮肤。腓深神经穿经小腿肌前群至足背，分支分布于小腿肌前群、足背肌、小腿前面及第 1、2 趾相对缘的皮肤。

二、腰丛神经阻滞

腰丛神经阻滞能全面地阻滞腰丛的三大分支，即股神经、股外侧皮神经、闭孔神经，以及髂腹下神经、髂腹股沟神经和生殖股神经。

（一）传统解剖定位或神经刺激器定位方法

患儿可取侧卧位，患侧向上，髋关节和膝关节自然弯曲。于髂嵴最高点画垂线，髂后上棘，平行于 $L_{4~5}$ 棘突连线画线。两线交点为穿刺点。垂直于皮肤进针略向后寻找 L_4 横突，然后将穿刺针（21 号，5~10cm）略向头侧或尾侧倾斜，避开横突进针少许，可有落空感，然后注药，但小儿不如成人明显，故盲穿的阻滞效果不确定，一般不推荐这种方法。如果接神经刺激器，可引出股四头肌收缩（刺激股神经）。调整穿刺针的位置，下调电流至0.5mA，仍能引出股四头肌收缩，回抽无血后，即可缓缓注入局部麻醉药。一般建议刺激电流阈值不低于 0.5mA，因为该区域的神经外膜相对较厚，若刺激电流阈值低于 0.5mA 仍有肌肉颤动，穿刺针刺破神经外膜的概率将明显增加。

（二）超声引导法

高频线阵探头用于体型较小的患儿，低频弧形探头适用于体型较肥胖或较大的患儿。将探头平行脊柱放置，缓慢向外侧平移，超声图像上可很容易观察到两个高回声的横突及其深面黑色的声影（L_3、L_4），继续向外平移探头直到横突的超声影像消失，然后稍向内平移探头，就可获得 L_3、L_4 横突外侧缘的超声图像。位于 L_3、L_4 横突声影之间的由浅入深分别为腰方肌、腰丛和腰大肌（图 8-2-1）。

采用这种方法进针时，由于受横突的阻挡，进针角度往往比较垂直，针尖的显影相对困难。探头垂直于脊柱，置于 L_4 横突的位置，可见到内侧高回声的横突及其深面黑色的声影，其外侧浅表的腰方肌和深面的腰大肌之间为腰大肌间隙，腰丛一般位于其中，部分位于腰大肌内。也可适当向腹侧移探头，获取目前较流行的"三叶草"图像，可显示腰大肌在横突前，竖脊肌在横突后，腰方肌在横突上方的标准的横切面超声解剖图，即典型的"三叶草"图像（图 8-2-2）。

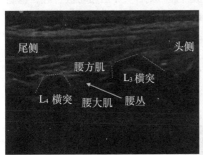

图 8-2-1　腰丛的超声影像

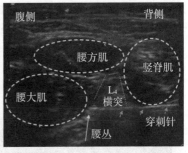

图 8-2-2　腰丛的"三叶草"超声影像

（三）注意事项

倘若进针较深，可进入后腹膜，可能损伤大血管或后腹膜的脏器。回抽见血，提示可能穿刺到血管，有可能造成后腹膜血肿。还有误穿重要脏器，如肾脏的可能，可用超声显示肾脏。较大剂量的局部麻醉药有可能扩散到硬膜外腔或蛛网膜下腔，故在注药时应严密观察患儿心率和血压。

三、股神经阻滞

实施简单，可以用或不用神经刺激器定位。但对于清醒的股骨骨折患儿，一般不用神经刺激器，否则会造成患儿明显疼痛。

（一）传统解剖定位或神经刺激器定位方法

患儿平卧，在腹股沟韧带下扪及股动脉，穿刺点位于腹股沟韧带下 1cm，股动脉外侧 0.5～1cm（根据小儿的年龄和体型适当调整）。穿刺针向头端倾斜刺入皮肤。当针尖突破阔筋膜时，有突破感。使用神经刺激器时，可见股四头肌收缩，典型的可见髌骨的活动。若出现缝匠肌收缩，应将针尖适当向外调整。确定针尖位置后注入局部麻醉药。过去曾经提出"三合一"神经阻滞法，即股神经阻滞时增加局部麻醉药用量，使药物通过股鞘向头端腰丛扩散，同时阻滞股外侧皮神经及闭孔神经。但采用"三合一"阻滞时，闭孔神经和股外侧皮神经阻滞不全的发生率较高。

（二）超声引导法

可将高频探头置于腹股沟韧带远端股神经位置。超声图像上，股动脉很容易被发现，股神经表现为相对较高的回声，位于股动脉外侧，婴幼儿股神经的回声与周围组织相近，辨别较青少年和成人困难（图 8-2-3）。平面内或平面外技术均适用于股神经阻滞，关键是穿刺针要刚好穿透髂筋膜，即针尖在髂筋膜和髂腰肌之间，如果能确定股神经，则针尖不必接触股神经，也能获得完善的阻滞效果。对于股神经难以辨别的病例，神经刺激器有助于辨别股神经。超声联合神经刺激器可提高穿刺成功率。

（三）注意事项

穿刺时有时可能误穿入股动脉，但少见。一旦误穿入股动脉，应在穿刺点局部压迫至少 5 分钟，以避免形成巨大血肿。

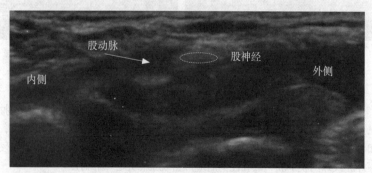

图 8-2-3　1 岁小儿股神经的超声影像

四、坐骨神经阻滞

坐骨神经阻滞可完成足部手术及腿、足创伤后镇痛。当复合腰丛或股神经阻滞时，可满足大部分下肢手术的麻醉及术后镇痛。小儿坐骨神经阻滞有多种径路，包括后路、前路及侧路。根据阻滞部位不同，又分为骶旁、坐骨旁、臀肌下、腘窝等区域的坐骨神经阻滞。后路坐骨神经阻滞成功率高、阻滞完善、并发症少，是小儿坐骨神经阻滞最常用的方法。但是，由于一些患儿体位不能变动，故侧路坐骨神经阻滞也有一定的优势，但此径路不能完全阻滞股后皮神经。前路坐骨神经阻滞对于低年龄段或体型较小的患儿，可获得较清楚的超声图像，所以也有一定的临床应用价值。

坐骨神经阻滞可采用神经刺激器或超声定位，这两种方法均可降低神经内穿刺注射的风险。一般不推荐用盲穿法，因为没有适合的解剖定位和穿刺过程中的落空感。小部分患儿坐骨神经在梨状肌下孔水平就已分为胫神经和腓总神经，超声定位可分别阻滞这两根神经，减少阻滞失败率。

（一）传统解剖定位或神经刺激器定位方法

1. **后路坐骨神经阻滞**　患儿侧卧位，患侧朝上，屈髋屈膝，一般取股骨大转子与尾骨顶端连线中点为穿刺点。穿刺深度按年龄不同而不同，一般为 16 ~ 60mm。以神经刺激器定位，穿刺针垂直于皮肤进针，方向朝坐骨粗隆的外侧面，向内、向上缓慢推进，直至引出肌肉抽搐，足跖屈或背伸。将电流降至 0.5mA 还能引出足部运动，此时可注入局部麻醉药。

2. **侧路坐骨神经阻滞**　患儿平卧位，患侧臀部下垫薄枕，标记股骨大转子。穿刺点位于大腿外侧，根据年龄不同位于大转子下 1 ~ 2cm。穿刺针与神经刺激器连接，垂直于皮肤与股骨长轴缓慢进针，直至引出足趾活动。

（二）超声引导技术

可用于后路和侧路坐骨神经阻滞，但上述两处坐骨神经的解剖位置相对较深，超声引导技术优势不明显，有时需要用低频超声探头。超声引导技术还可用于以下解剖入路。

1. **臀肌下入路**　是超声引导坐骨神经阻滞最常用的阻滞方法之一。患儿可取俯卧位或侧卧位，可将高频探头置于臀皱褶处，坐骨神经位于臀大肌和股方肌之间，下行于股二头肌和股方肌或半腱半膜肌之间。坐骨神经在这个区域相对表浅，一般表现为高回声（图 8-2-4）。针尖接触坐骨神经，注药可形成围绕坐骨神经的局部麻醉药池，获得完善的阻滞效果。

2. **前路坐骨神经阻滞**　在儿童比成人容易实施。患儿可取仰卧位、蛙腿位，可将高频线阵探头或弧型探头置于腹股沟韧带下 3 ~ 5cm。蛙腿位可使股骨后方的坐骨神经位于股骨内侧深面。高回声的股骨小转子的内侧前方是股动脉，坐骨神经常位于它们之间的深部（图 8-2-5）。

3. **股骨中段坐骨神经阻滞**　在儿童比成人容易实施。患儿取仰卧位，可将弧型探头或线阵探头置于大腿后方中段，在股外侧肌群和股二头外侧肌之间找到坐骨神经，此处坐骨神经位于股骨的下方（图 8-2-6）。

4. 腘窝阻滞　将探头横向置于膝后折痕处，可看到腘动脉、静脉和股骨。胫神经成像为高回声椭圆形影，位于腘静脉表面（图8-2-7）。将探头向头侧移动直至胫神经与腓神经汇合处。此点通常在膝后折痕上方几厘米。一旦确定这两条神经的汇合点，即可采用平面内技术穿刺阻滞。

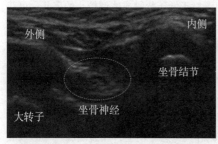

图 8-2-4　臀肌下坐骨神经的超声影像　　　图 8-2-5　前路坐骨神经的超声影像

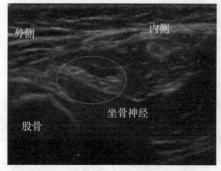
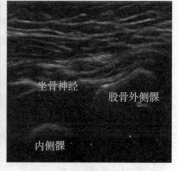

图 8-2-6　股骨中段坐骨神经的超声影像　　　图 8-2-7　腘窝区的超声影像

（三）注意事项

坐骨神经阻滞并发症很少，但应注意避免神经内注射引起神经损伤。

五、踝阻滞

足部主要由隐神经、胫神经、腓肠神经、腓深神经等神经的末端及腓浅神经支配，均为股神经及坐骨神经的终末分支。在踝部阻滞上述神经分支，能达到较满意的足部麻醉效果，或可减轻患者术后的疼痛，因此将上述神经阻滞统称为踝阻滞。踝阻滞范围较局限，不影响小腿和大腿的肌力，可缩短住院时间。

患儿取仰卧位，踝关节下垫一小枕，常规消毒，分别阻滞上述神经。

1. 胫后神经（支配足底部）　穿刺点内踝后约一横指处，在胫后动脉外侧与皮肤垂直进针，触及骨质后，稍退针注药。

2. 腓肠神经（支配足外侧）　穿刺点位于外踝和跟腱之间，进行深的皮下扇形浸润。

3. 腓深神经（支配足趾的短伸肌及踇趾外侧和第二趾内侧皮肤）　穿刺点位于胫前肌与伸长肌的肌腱之间，当针尖触及胫骨时退针 1～2mm注药。

4. 腓浅神经和隐神经（支配足背皮肤的浅感觉）　在足背内踝和外踝平面进行半环状皮下浸润。

超声引导踝阻滞采用取高频探头，探头长轴垂直于下肢长轴，沿踝关节水平扫查，在内踝前方，可发现与大隐静脉伴行的隐神经；在内踝胫动静脉的后方为胫神经；在外踝后方，比目鱼肌与跟腱之间为腓肠神经；在距骨前方，与足背动脉伴行的为腓深神经；其前方的神经为足背内侧皮神经。可在超声引导下行平面内或平面外技术对上述神经分别阻滞（图 8-2-8）。

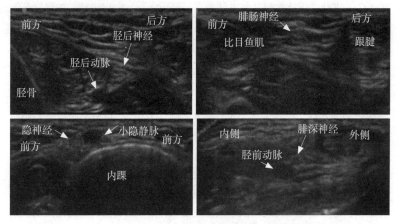

图 8-2-8　踝阻滞各分支神经的超声影像

第三节　小儿上肢神经阻滞

上肢的神经支配来源于 $C_5～T_1$ 脊神经根形成的臂丛神经。$C_5～T_1$ 脊神经根腹侧支首先汇合成上干（$C_{5～6}$），中干（C_7）和下干（$C_8～T_1$），走行在前中斜角肌肌间沟内，浅面为椎前筋膜，后方为颈后三角。在锁骨附近神经干分别发出三支前束分支及三支后束分支，并且重新汇合成外侧束、内侧束及后束（根据与腋动脉的位置关系命名），包裹在腋鞘中，并随后发出终末支神经：外侧束发出肌皮神经及正中神经的外侧束；内侧束发出正中神经的内侧束及尺神经；后束走行为腋神经和桡神经。

一、肌间沟臂丛神经阻滞

肌间沟臂丛神经阻滞主要是对位于椎前筋膜深部的臂丛神经干的阻滞，主要应用于肩部、上臂及肘关节手术。对于手部的手术不建议使用肌间沟臂丛神经阻滞，因为传统方法的肌间沟神经阻滞很可能对来自 C_8 和 T_1 神经的臂丛下干神经阻滞不全。在小儿通常在神经刺激器引导下或超声引导下进行操作。

（一）神经刺激器引导

在应用神经刺激器进行肌间沟臂丛神经阻滞前需要明确几个体表标志，分别为环状软骨、胸锁乳突肌的外侧缘、前中斜角肌构成的肌间沟。穿刺时患儿处于仰卧位，头转向健侧。手指轻轻压在肌间沟的位置，在环状软骨水平（C_6）进针，保持穿刺针与皮肤垂直，轻微向下、向后进针。如果穿刺针碰触到骨性结构，则将穿刺针向外侧调整。当使用 0.5～0.6mA 的电流刺激，出现三角肌收缩、肱三头肌收缩、肱二头肌及前臂或手部的肌肉收缩，则提示穿刺针位置正确。回抽无血后分次推注局部麻醉药。

由于进行肌间沟臂丛神经阻滞时，可能会同时阻滞到周围的一些神经而出现一些相应的临床表现，如喉返神经阻滞导致声音嘶哑，交感神经链阻滞导致霍纳综合征（同侧上睑下垂、瞳孔缩小、鼻塞），膈神经阻滞导致膈肌麻痹。因此，对于有呼吸功能障碍或对膈肌活动依赖较大的小婴儿尽量避免选用肌间沟臂丛神经阻滞。

（二）超声引导

通过超声技术可以直接看到位于前中斜角肌肌间沟位置的 C_5、C_6 和 C_7 神经根。超声引导与传统的依靠感觉或使用神经刺激器进行阻滞的区别：通过超声可以清楚地看到局部麻醉药在臂丛神经干周围的扩散；通过多点注射，可以减少局麻醉药的用量；如果阻滞不全，可以在超声引导下进行重复阻滞。

超声解剖：在超声图像上可以在颈内动脉的外侧，前中斜角肌之间看到串珠状的臂丛神经干的结构，神经鞘膜超声显示为高回声。臂丛神经干的浅层为椎前筋膜、颈浅丛及胸锁乳突肌。

患儿仰卧位，头转向健侧。穿刺区域消毒后，超声探头在环状软骨平面扫查，在识别颈内动脉后，探头稍微向外侧移动。在超声图像上，可以看到位于前中斜角肌之间的高回声的神经结构，分别是 C_5、C_6 和 C_7 的神经根。神经根的浅层是椎前筋膜、颈浅丛及胸锁乳突肌。上下移动探头直到超声图像上看到两个或更多的臂丛神经根，显示为高亮串珠状的结构（图 8-3-1）。通常采用平面内的方法，穿刺针从外侧向内侧进针，引导穿刺针达到前中斜角肌之间的区域，注射局部麻醉药，超声可显示局部麻醉药在臂丛神经干周围的扩散。如果药物扩散不均匀，可以选择多点注射。根据穿刺针位置及药物在目标神经周围的扩散情况决定局部麻醉药的用量，一般为 0.3 ~ 0.5ml/kg。如在注药的过程中阻力过高，应调整穿刺针的位置，避免神经鞘内注射，造成神经损伤。

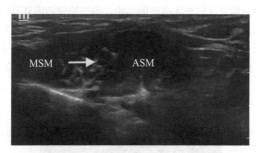

图 8-3-1　肌间沟臂丛神经超声影像

MSM—中斜角肌；ASM—前斜角肌。

二、锁骨上入路臂丛神经阻滞

锁骨上入路臂丛神经阻滞注药应用于上肢，包括上臂、肘关节、前臂、手腕及手部手术。与其他臂丛神经阻滞比较，锁骨上入路的臂丛神经阻滞起效快，成功率高且阻滞完善。但是由于该部位毗邻胸膜及锁骨下动脉，因此传统上并不作为首选的穿刺入路，特别是在儿童。随着超声技术的应用，可以在超声图像上清楚地看到臂丛神经及与之毗邻的重要血管或组织结构，在穿刺时可以引导穿刺针避开重要的解剖结构，大大降低了并发症的发生率，提高了阻滞的安全性。

（一）神经刺激器引导

采用神经刺激器引导的方法进行锁骨上入路臂丛神经阻滞之前需要明确锁骨、胸锁乳突肌锁骨头的体表定位标志。由于胸膜位于第一肋骨内侧，而第一肋骨经过锁骨中内 1/3 的交界处，而此处正好是胸锁乳突肌锁骨头的终止点。因此，可以以胸锁乳突肌锁骨头为标志，避免穿刺针进针时超过胸锁乳突肌锁骨头所在的矢状面，可防止穿刺过程中穿破胸膜。

在胸锁乳突肌锁骨头外侧缘一横指的位置几乎与皮肤保持垂直进针，将神经刺激器电流调整为 0.8 ~ 1.0mA，频率 1Hz，当出现肩部肌肉收缩，提示穿刺针已经靠近臂丛神经上干，这时候稍微向下、向后调整穿刺针走行，直到出现指屈或指伸的运动反应，提示穿刺针已到达臂丛神经下干。当刺激器电流减小到 0.5mA 时仍有手指运动，在回抽无血后缓慢推注局部麻醉药。

（二）超声引导

超声引导下可以清楚地看到臂丛、第一肋骨、胸膜及锁骨下动脉，并可以引导穿刺针准确地到达正确的位置。

超声解剖：超声可以很清晰地显示搏动的锁骨下动脉。在锁骨下动脉的外侧及深部可以看到第一肋骨和胸膜。因为肋骨是骨性结构，超声波不能穿透，因此在第一肋骨深面为无回声的结构。第一肋骨的内侧及外侧可以看到高回声的胸膜，可以通过"胸膜滑动征"来判断胸膜所在的位置。臂丛神经则位于锁骨下动脉的外侧和浅面。在超声下臂丛神经显示为一堆"葡萄样"的低回声的圆形或扁状结构，通常被一层筋膜所包裹（图 8-3-2）。

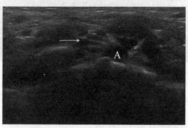

图 8-3-2 锁骨上入路臂丛神经超声影像

A—锁骨下动脉。

患儿仰卧位，头转向健侧，助手可以将患儿患肢稍微向下牵拉，使锁骨向下移动，增加锁骨上的空间，便于超声探头的放置和扫查。穿刺区域消毒后，将探头水平置于锁骨中点上方，向尾端倾斜探头，以便获得锁骨下动脉的横断面（环形结构），臂丛神经则位于锁骨下动脉的外侧及浅层。锁骨上入路臂丛神经阻滞通常选择平面内的方法，从外侧向内侧穿刺进针。在超声引导下可以首先将穿刺针刺入锁骨下动脉和第一肋骨的交界区，注射局部麻醉药（通常局部麻醉药剂量为 0.3～0.5ml/kg），将臂丛神经"浮"起来，退针后再在臂丛神经的浅层进针、注药。

该方法的目的是为了更好地阻滞臂丛神经的下干。但是采用该方法不能很好地显示穿刺针针尖的位置，可能造成胸膜的损伤。为避免胸膜损伤，也可以选择在臂丛神经周围多点注射。同时，锁骨上区域是血管较丰富的区域，包括颈内静脉、下颈内动脉、锁骨下动脉及肩胛背动脉，因此在穿刺过程中应避免对血管的损伤或血管内注射，可以利用超声多普勒技术帮助避免穿刺针对血管的损伤。

三、锁骨下入路臂丛神经阻滞

锁骨下入路臂丛神经阻滞适用于手部、手腕、肘关节及上臂远端的手术，可以为上臂止血带提供很好的镇痛作用。该入路与锁骨上入路功能相似，可以根据患者解剖的具体情况选择。在锁骨下，臂丛神经已经走行为神经束，位于锁骨下方，喙突内侧，胸大肌、胸小肌的深面，与腋动脉、腋静脉共同包裹在结缔组织鞘中。根据与腋动脉的位置关系，分别命名为外侧束、内侧束及后束。锁骨下入路较肌间沟及锁骨上入路更适合置管持续阻滞。

（一）神经刺激器引导

采用神经刺激器引导的锁骨下臂丛神经阻滞首先需要找到喙突和锁骨的内侧头及两点连线的中点的体表标志。在中点作垂直延长线 2～3cm，并以该点作为穿刺点。患儿仰卧位，头转向健侧。患肢外展并弯曲肘关节，可以帮助保持锁骨下结构的稳定。穿刺针与皮肤表面呈 45°，并与喙突和锁骨内侧头连线平行，并由内侧向喙突方向进针。以 1.0mA 的电量刺激，首先可以看到胸大肌的收缩，当胸大肌的收缩消失以后，缓慢进针直到出现手部或手指的诱发运动，提示穿刺针已经到达臂丛神经，调整电流，当电流在 0.2～0.5mA 时仍有肌肉收缩，则回抽排除血管内注药后，缓慢注射局部麻醉药。如果进针到一定深度都无胸大肌的收缩，提示穿刺点可能太靠近头端（靠近锁骨）。如果在穿刺过程中出现肱二头肌或三角肌的收缩，也需要调整穿刺针的位置，因为 50% 人群的肌皮神经、腋神经在到达喙突前已经离开臂丛神经。

（二）超声引导

通过超声引导可以很容易地看到在胸大肌、胸小肌深面的腋动脉，以及分布在腋动脉周围的臂丛神经的外侧束、内侧束及后束。腋静脉通常在腋动脉的下方。由于该入路臂丛神经的位置较深，穿刺角度较大，有时对穿刺针及相关解剖的显示会相对较困难。

超声解剖：在超声下可以看到搏动的腋动脉及腋动脉下方的腋静脉。而三束臂丛神经的分支分别位于腋动脉的外侧、后方及内侧，呈高回声。

患儿仰卧位，头部转向健侧。患肢外展 90°，这样可以减小皮肤到神经丛的距离，从而更好地显示臂丛神经的分支和对穿刺针的显示。将探头头端朝向足侧，平行于矢状面，在锁骨下方进行扫查。通过调整超声机的深度显示胸大肌、胸小肌及腋动脉。如果在超声下看到下方的胸膜，提示探头偏内侧，需要向外侧滑动探头。通过腋动脉找到臂丛神经的三束。采用平面内的方法，从头端向尾端进针，首先将穿刺针引导到腋动脉的后方回抽无血后进行局部麻醉药的注射（局部麻醉药总量控制于 0.5 ~ 1.0ml/kg）。通常可以看到局部麻醉药围绕腋动脉扩散成"U"字形后退针（图 8-3-3），在外侧束的位置再次注药。如果药液无法在腋动脉后方很好地扩散，则需要多点注射，保证局部麻醉药在臂丛神经周围的均匀扩散。

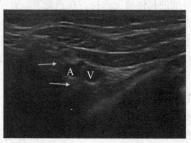

图 8-3-3　锁骨下入路臂丛神经超声影像

A—锁骨下动脉；V—锁骨下静脉；箭头—臂丛神经。

四、腋路臂丛神经阻滞

腋路臂丛神经阻滞主要是对终末臂丛神经支的阻滞。适用于肘关节、前臂及手部的手术麻醉。由于其定位准确且并发症较少，因此也是临床应用最为广泛的臂丛神经阻滞入路。

（一）神经刺激器引导

采用神经刺激器引导进行腋路臂丛神经阻滞需要先找到腋动脉、喙肱肌及胸大肌的体表定位标志。患儿取仰卧位，患肢外展且肘关节屈曲 90°。在腋窝的顶端扪及腋动脉的搏动，用食指与中指固定腋动脉及表面的皮肤。以电流 0.5 ~ 1.0mA，与皮肤呈 45°向头端穿刺。当穿刺针突破皮肤以后，向动脉搏动的下方进针，直到出现手腕或手指的背屈（桡神经），回抽无血后注射 1/4 的局部麻醉药。回退穿刺针到皮下后调整穿刺针的方向，沿着腋动脉的上方继续进针直到出现手指的屈曲运动（正中神经），回抽无血后注射 1/4 的局部麻醉药，继续进针直到出现无名指和小指的屈曲运动，回抽无血后注射 1/4 的局部麻醉药。最后退针到喙肱肌注射最后 1/4 的局部麻醉药，阻滞肌皮神经。

穿刺过程中如果回抽到血液，则采用穿透血管法进行腋路臂丛神经阻滞。此时，继续进针直到无法回抽到血液，也就是在动脉的后方注射 2/3 的局部麻醉药，然后缓慢退针，此时又可以回抽到血液，继续退针直到回抽无血，将剩余 1/3 的局部麻醉药注射在腋动脉的浅层。

（二）超声引导

超声引导下可以清楚地看到搏动的腋动脉，以及围绕在腋动脉周围的臂丛神经的分支，分别为正中神经、尺神经、桡神经和肌皮神经。由于该部位臂丛神经较为表浅，因此，对神经的显示及穿刺都较其他入路的臂丛神经阻滞更加容易。

超声解剖：超声可显示搏动且不能被压闭的腋动脉。腋静脉位于腋动脉的内侧，并且可以压缩。在动脉的周围分布着四支主要的臂丛神经终末支，分别为正中神经（腋动脉的浅层和外侧）、尺神经（腋动脉的浅层和内侧）、桡神经（腋动脉的后方，外侧或内侧）和肌皮神经（肱二头肌以喙肱肌之间）。前三支神经在超声下显示为圆形高回声的结构，而肌皮神经则为内部低回声、边缘强回声的卵圆形或扁圆形结构。在超声下同时还可以看到神经血管鞘周围的肌肉结构，分别为肱二头肌（外侧、浅面）、楔形的喙肱肌（外侧、后方）、肱三头肌（内侧、后方）（图 8-3-4）。

患儿仰卧位，将患肢外展以充分暴露腋窝。找到胸大肌在肱骨上的终止点，并将探头置于该终止点的远端并垂直于上臂的轴线。在腋窝滑动探头，显示腋动脉及臂丛神经。穿刺区域消毒后，超声探头取短轴位，选择平面内的进针方法，从外侧向内侧进针。引导穿刺针达到肌皮神经的周围注射局部麻醉药。然后继续向腋动脉的后方进针，在桡神经的周围注药。退针到皮下并调整进针位置到动脉的浅层分别阻滞正中神经和尺神经。如果不能很清晰地分辨出神经具体的位置，将局部麻醉药注射在腋动脉的周围，可以起到相同的阻滞效果（通常局部麻醉药总量控制于 0.5 ~ 1.0ml/kg）。

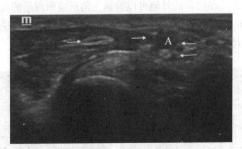

图 8-3-4 腋路臂丛神经超声影像

A—腋动脉；箭头—臂丛神经。

五、腕管阻滞

腕管阻滞是在手腕的水平对正中神经、尺神经及桡神经的终末支进行阻滞。腕管阻滞实则为浸润阻滞麻醉，相对容易操作且并发症少，适用于腕管、手掌或手指的手术麻醉。

（一）体表定位腕管阻滞

1. 尺神经　穿刺针在尺骨茎状突的近端穿刺到尺侧腕屈肌的深面，回抽无血后注射局部麻醉药，当穿刺针回退到皮下后再在尺侧腕屈肌的浅面对尺神经皮支进行阻滞。

2. 正中神经　在桡侧腕屈肌和掌长屈肌之间进针，穿透深筋膜后或直接将穿刺针抵到骨性结构后回退 2～3mm 后注射局部麻醉药，完成对正中神经的阻滞。

3. 桡神经　桡神经阻滞实为区域阻滞。在桡骨茎状突的近端分别向内侧和外侧进行皮下浸润阻滞完成对桡神经的阻滞。

（二）超声引导下腕管阻滞

通过超声引导可以清楚地显示穿刺针及目标神经，避免了穿刺针造成的神经损伤，同时由于在超声引导下可以将局部麻醉药精确地注射到神经周围，相对于盲穿法，使用的局部麻醉药量更少。

1. 正中神经　在手腕部，正中神经相对比较表浅，位于腕管屈肌腱的深面，与指深屈肌腱、指浅屈肌腱及拇长屈肌腱并行。将线阵探头水平置于腕部，可以看到数个高回声卵圆形的结构（图 8-3-5）。此时将探头向近端移动，以区别正中神经和肌腱。随着向近心端移动探头，肌腱逐渐消失转而成为肌腹，而正中神经表现为卵圆形蜂窝状的结构。因此，在前臂中段更容易完成对正中神经的阻滞。

2. 尺神经　采用线阵探头在手腕水平扫查，可以发现高回声的尺骨及尺骨后方的声影。在尺骨的外侧可以看到三角形或卵圆形的高回声结构为尺神经（图 8-3-6），而尺神经的外侧则为搏动的尺动脉。可以选择平面内或平面外的方法对尺神经进行阻滞。

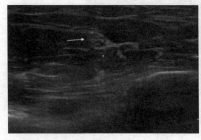

图 8-3-5　前臂正中神经超声影像

箭头—前臂正中神经。

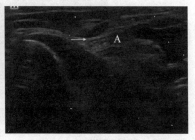

图 8-3-6　前臂尺神经超声影像

A—腋动脉；箭头—前臂尺神经。

3. 桡神经　桡神经浅支在手腕已经分离成终末支，在超声下很难识别。因此，通常需将探头向近心端移动。在肘关节的下方，也就是肱肌和肱桡肌之间高回声的卵圆形或三角形结构为桡神经。可以选择平面内或平面外的方法进行阻滞。

第四节　小儿胸腹躯干神经阻滞

一、胸腹部神经支配

（一）胸壁神经支配

肋间神经起源于 $T_{1~11}$ 的脊神经腹侧支。每支肋神经（除第一肋神经）与相应的肋间动静脉组成神经血管鞘走行在肋骨的下缘，提供相应节段的感觉和运动支配。每支肋神经在腋中线的位置向外穿过覆盖的肌肉，发出外侧皮支，该皮神经进而分成前支和后支，支配附近皮肤的感觉。$T_{2~6}$ 脊神经发出的肋神经在到达前胸壁后穿过浅层的筋膜在胸骨外侧缘分为内侧皮神经和外侧皮神经。T_1 脊神经的腹侧支大部分参与臂丛神经的组成，而只有一少部分参与到第一肋神经的组成，并且只支配第一肋间隙的肌肉，并不覆盖表面的皮肤。$T_{7~11}$ 脊神经发出的肋间神经在肋缘下离开肋间隙转而支配腹壁的结构。

（二）前腹壁神经支配

$T_{7~12}$ 脊神经及 L_1 脊神经支配前腹部，即前腹壁的皮肤、肌肉及壁腹膜。$T_{7~11}$ 脊神经发出的肋间神经在肋缘离开肋间沟进入腹壁，并走行在腹横肌和腹内斜肌之间的筋膜间隙。$T_{7~8}$ 脊神经发出的肋间神经斜向上沿肋缘走行，T_9 脊神经水平向走行，而 $T_{10~11}$ 脊神经发出的肋神经则斜向下扇形走行。在腹壁前份，神经分支处腹前侧皮神经穿过腹直肌及腹直肌前鞘，支配相应的区域。T_{12} 脊神经发出的肋间神经沿第 12 肋走行，穿行后腹壁沿着侧腹壁走行。$T_{7~12}$ 脊神经走行过程中发出外侧皮神经，该皮神经进而分支为前侧支及后侧支。前侧支支配腹直肌外缘的前腹壁皮肤，而后侧支则支配背阔肌所覆盖的皮肤。下腹壁的神经支配来源于 L_1 所分出的髂腹下神经和髂腹股沟神经。

髂腹下神经走行于髂嵴，并分为外侧皮神经支及前侧皮神经支，分别支配臀部侧方和耻骨上的皮肤区域。髂腹股沟神经在髂嵴的上方穿过腹内斜肌后继续走行在腹内斜肌和腹外斜肌之间，通过腹股沟管，在腹股沟浅环处发出皮神经支配大腿根部内侧区域。

二、椎旁神经阻滞

椎旁神经阻滞可以作为胸部及腹部皮区的麻醉与镇痛。传统的方法通过解剖体表标志进行穿刺，但是不能准确确定穿刺针是否达到椎旁间隙，同时还可能对周围的重要脏器或血管造成损伤。目前，通过超声技术可以实时引导穿刺针准确到达椎旁间隙。通常在一个节段的椎旁间隙进行单次注药，可以发现局部麻醉药同时向上和向下扩散。椎旁神经阻滞适用于胸部及腹部手术的麻醉与镇痛，可以选择单侧或双侧椎旁神经阻滞。当患者有硬膜外麻醉禁忌证时，可以考虑作为替代的麻醉和镇痛方法。

（一）解剖

椎旁间隙是胸部脊神经穿出椎间孔外侧的一个三角形的区域。椎旁间隙的内侧为椎体，前侧为壁层胸膜，外侧为肋间肌与胸膜构成的三角形的顶点，而后方则为横突及肋横突上韧带。

（二）穿刺技术（平面内）

通常选用高频线阵探头（10～15MHz），选用平面内穿刺方法进行椎旁神经阻滞。首先确定准确的节段定位，可以选择肋骨或 C_7 棘突作为定位的标志。当确定好需要阻滞的脊髓平面以后，将探头水平置于棘突上，逐渐向外侧缓慢移动，可以在超声下看到棘突、椎板、横突的结构，肋横突上韧带、胸膜，从而确定椎旁间隙的位置。当获得清楚的椎旁间隙的图像后，穿刺针从外侧向内侧沿肋间隙进针（图 8-4-1），当突破肋横突上韧带以后，穿刺针到达椎旁间隙，回抽无血后缓慢分次注射局部麻醉药（单侧单点注射局部麻醉药控制于 0.3～0.5ml/kg），超声下可以看到药液在椎旁间隙中的扩散。根据手术的范围选择单点或多点、单侧或双侧穿刺阻滞。

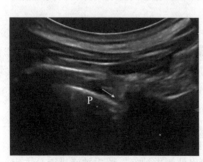

图 8-4-1　胸段椎旁超声影像
P—胸膜；箭头—椎旁间隙。

三、肋间神经阻滞

肋间神经阻滞是作为胸壁或腹壁手术麻醉与镇痛的一种基本阻滞。传统的盲穿有穿破胸膜的可能，通过超声引导技术，大大提高了这种阻滞的安全性。临床可以选择单节段或多节段肋间神经阻滞，作为胸部及上腹部手术的镇痛。

（一）解剖

胸部及上腹部的感觉神经支配来源于脊神经腹侧支。肋间神经沿相应的肋间隙走行在肋下神经沟内。神经走行在最内肋间肌和肋间内侧肌之间，并在靠近腋前线的位置发出外侧皮神经支。

（二）穿刺技术（平面内）

患儿侧卧位或俯卧位。确定需要阻滞的肋间隙。在腋中线的位置进行穿刺。选用高频线阵探头（10～15MHz），且与矢状线平行。在超声下可以看到高亮的肋骨及其后方的声影。在肋骨之间可以看到肋间肌及其深面的胸膜。穿刺针在距离探头1～2cm的位置从尾端向头端穿刺进针。穿刺针针尖在肋骨下方，于肋间内侧肌及最内肋间肌之间回抽无血后分次注射局部麻醉药，在超声下可以看到药液在两层肌肉间的扩散。

四、腹横平面阻滞

腹横平面阻滞主要用于腹壁手术及腹部手术后切口的镇痛，可以作为硬膜外麻醉的替代麻醉方法。通过超声引导可以清楚地分辨腹部的不同肌肉层次，因此通过超声可以精准地将局部麻醉药注射于神经走行的平面，从而达到阻滞的效果，同时也提高了该阻滞的成功率和安全性。但需要明确一点：腹横平面阻滞只是对腹壁神经的阻滞，并不能缓解手术造成的内脏神经疼痛。

（一）解剖

腹壁的神经支配来自T_6～L_1脊神经的腹侧支。神经走行在腹横肌和腹内斜肌之间。在腹部内侧，神经穿过腹直肌后鞘和腹直肌，形成前侧皮支。在神经的走行过程中还分出了一支外侧皮神经，支配前方及侧方腹壁感觉。因此在行腹横平面阻滞的时候需要尽量将局部麻醉药注射到腹横平面的外侧，避免遗漏对外侧皮神经的阻滞，从而影响阻滞效果。

（二）穿刺技术（平面内）

患儿仰卧位。腹壁局部消毒后，在腋前线，肋缘下和髂嵴连线的中点水平放置高频线阵探头（10～15MHz）。在超声下可以看到腹壁的重要结构，从内到外分别为腹膜、腹横肌、腹内斜肌、腹外斜肌及皮下脂肪和皮肤。局部麻醉药则需要注射到腹横肌和腹内斜肌之间的筋膜间隙。穿刺针与探头距离1cm，从内向外进针穿刺（图8-4-2）。

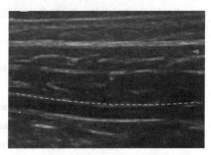

图8-4-2　腹横平面超声影像

当突破腹内斜肌筋膜回抽无血后注射局部麻醉药（单侧局部麻醉药总量控制于 0.4 ~ 0.5ml/kg），可以看到局部麻醉药在腹内斜肌和腹横肌之间的扩散，形成梭状的空间。此时继续向外侧进针，边进针边回抽注药。

五、髂腹股沟和髂腹下神经阻滞

临床上髂腹股沟和髂腹下神经阻滞用于腹股沟疝修补手术。传统盲法穿刺技术通过感受穿刺针穿透过筋膜的落空感来确定位置，因此成功率较低。随着超声技术的应用，可以在超声下看到这两支神经或神经所在的间隙，从而大大提高了穿刺的成功率。

（一）解剖

髂腹股沟神经（L_1）和髂腹下神经（T_{12}、L_1）是来自腰丛的神经，向前走行于腹横肌和腹内斜肌的筋膜之间。

（二）穿刺技术

患儿平卧位。穿刺部位消毒后，选择高频线阵探头，将探头一端放于髂前上棘，另一端指向肚脐。探头上下扫查，保持髂前上棘在超声图像中。在超声下确定腹壁的几层结构，从外到内分别为皮肤和皮下脂肪、腹外斜肌、腹内斜肌和腹横肌。髂腹股沟及髂腹下神经则走行在腹横肌和腹内斜肌之间的筋膜中。可以由内向外进针穿刺或由外向内穿刺，穿刺针突破腹内斜肌筋膜到达腹内斜肌和腹横肌之间的筋膜间隙，回抽无血后推注局部麻醉药。

（李 挺 杜 彬）

推荐阅读资料

[1] 李师阳，肖全胜，郑清民，等. 周围神经刺激器用于小儿臂丛神经阻滞的观察. 临床麻醉学杂志，2001，17(6): 302.

[2] 王燮，谭玲，姚玉笙，等. 罗哌卡因行经腹横平面腹壁神经阻滞在儿童腹腔镜手术镇痛效果的观察. 中华妇幼临床医学杂志 (电子版)，2014，10(2): 213-217.

[3] 薛杭，丁萌萌，孙楠，等. 超声引导下腹横肌平面阻滞与髂腹股沟及髂腹下神经阻滞在小儿腹股沟区手术应用的比较. 国际麻醉学与复苏杂志，2016，37(8): 705-709，713.

[4] 左云霞，刘进，朱涛，等. 床旁超声在麻醉和危急重医学中的应用. 中国继续医学教育，2011，3(10):46-50.

[5] QI J, DU B, GURNANEY H, et al. A prospective randomized observer-blinded study to assess postoperative analgesia provided by an ultrasound-guided bilateral thoracic paravertebral block for children undergoing the Nuss procedure. Reg Anesth Pain Med, 2014, 39(3): 208-213.

[6] FREDRICKSON M J, KILFOYLE D H. Neurological complication analysis of 1000 ultrasound guided peripheral nerve blocks for elective orthopaedic surgery: a prospective study. Anaesthesia, 2009, 64(8): 836-844.

[7] LEWIS S R, PRICE A, WALKER K J, et al. Ultrasound guidance for upper and lower limb blocks. Cochrane Database Syst Rev, 2015, 2015(9): CD006459.

[8] LAM D K M, CORRY G N, TSUI B C H. Evidence for the use of ultrasound imaging in pediatric regional anesthesia: a systematic review. Reg Anesth Pain Med, 2016, 41(2): 229-241.

[9] HADZIC A. Hadzic's peripheral nerve blocks and anatomy for ultrasound-guided regional anesthesia. New York: McGraw-Hill Education, 2012.

[10] GUAY J, SURESH S, KOPP S, et al. The use of ultrasound guidance for perioperative neuraxial and peripheral nerve blocks in children (review). Anesth Analg, 2017, 124(3): 948-958.

[11] HEWSON D W, BEDFORTH N M, HARDMAN J G. Peripheral nerve injury arising in anaesthesia practice. Anaesthesia, 2018, 73(Suppl 1): 51-60.

[12] TRAN D Q, BRAVO D, LEURCHARUSMEE P, et al. Transversus abdominis plane block a narrative review. Anesthesiology, 2019, 131(5): 1166-1190.

第九章

小儿麻醉术中监测

随着技术发展，小儿麻醉中的监测项目增加了不少，设备也有较大改进，但监测手段和设备都存在其固有的局限性，麻醉医师不能一味依赖于监测仪器对麻醉中的情况作出判断。通过直接的视、触、扣、听手段密切观察患儿，严密观察患儿胸廓运动、面色和呼吸气囊的运动等，仍然是最基本的监测方法。小儿胸壁较薄，心音和呼吸音一般很清晰，所以听诊器在小儿麻醉中的作用很大。麻醉医师应根据手术和患儿情况，合理选择监测方案，完善麻醉管理。麻醉后必须对患儿的氧合状态、心电、通气和循环进行持续监测，因此麻醉后至少应连续监测心电图、无创血压和脉搏氧饱和度（SpO₂）三个项目。此外，还包括对麻醉气体、呼气末二氧化碳分压、体温、肌松状态、麻醉深度等监测。

第一节　通气与氧合状态监测

呼吸监测中最重要的方法是通过胸壁听诊呼吸音。全身麻醉插管后，可直接看到气管导管进入声门，监测到正常呼气末二氧化碳分压波形，并通过听诊，才能确认气管导管位置是否正确。控制呼吸的过程中，必须反复观察患儿胸廓活动、呼吸气囊运动，应用麻醉机监测分钟通气量和潮气量。值得强调的是，全身麻醉过程中必须监测吸入氧浓度（FiO_2），麻醉机必须能够对发生低 FiO_2、呼吸停止、呼吸回路脱落和低通气量等情况作出报警并发出报警声。

一、二氧化碳和麻醉气体浓度监测

全身麻醉后通常需持续监测呼吸气体中的二氧化碳分压，以评估通气的质量。大多数二氧化碳监测的原理是通过采集呼吸回路的气体，以红外光吸收法测量其中的二氧化碳。采样方法可分为主流型和旁流型两种。主流型分析仪需将采样装置接入呼吸回路，优点是测量延迟短，缺点是接在气管导管上后，容易引起较细的导管位置变动或折叠，且增加呼吸回路的无效腔。改进后的主流型分析仪能将这部分无效腔量减少至 2ml 以下。旁流型分析仪通过细长的采样管抽吸出回路中的气体再进行分析，克服了主流型分析仪的缺点，产生的问题是采样管易被堵塞、气体可被稀释和测量延迟。

二氧化碳监测可用于确认气管导管是否进入气管，了解通气是否足够，还可提供呼吸频率、呼吸模式、气管导管是否通畅等信息。绝大多情况下，呼气末二氧化碳分压（$P_{et}CO_2$）过高代表通气不足，恶性高热 $P_{et}CO_2$ 升高的原因是二氧化碳产生过多。除了通气过度外，$P_{et}CO_2$ 过低的原因还有无效腔增大或肺血流减少。二氧化碳波形图突然消失则提示呼吸回路脱开。如出现吸气相二氧化碳数值，提示呼吸活瓣失灵、二氧化碳吸附剂无效或半开放回路新鲜气体流量不足。

小婴儿的二氧化碳波形特征为缺乏明显的平台期。原因为呼吸频率较快，呼气量小而采样量相对过大，采样被吸入气稀释，呼吸回路无效腔相对过大，以及气管导管周围可能漏气。小婴儿尤其是新生儿，$P_{et}CO_2$ 与动脉血二氧化碳分压之间的差值较大，临床使用二氧化碳监测仪应注意与血气分析进行比较。

监测呼吸回路二氧化碳浓度的同时，通常也需监测麻醉气体浓度（常用麻醉药为七氟烷、地氟烷或氧化亚氮）和氧浓度。

二、脉搏氧饱和度监测

脉搏氧饱和度监测是一种持续监测血红蛋白氧饱和度的无创方法，能迅速反映氧饱和度的变化，在婴幼儿的监测中非常重要。脉搏氧饱和度监测依赖于血管搏动产生的血流，在低血容量、低心排出量或使用缩血管药物情况下，血管阻力升高，血流减少，测量的准确性可能受到影响。在败血症高排低阻、血管扩张状态下，数值可能偏低。低温时外周循环灌注不足 SpO_2 也会受到影响。

新生儿和婴儿监测 SpO_2 有特殊性。胎儿娩出之后的一段时间内存在一定程度的低氧血症，尤其是存在动脉导管、右向左分流的婴儿，甚至存在持续肺动脉高压。这些情况下，脉搏氧饱和度探头应置于患儿右手而不是下肢，以免监测到因动脉导管分流所致的低氧饱和度，干扰临床判断。也可于右上肢和下肢各放一个探头分别监测其 SpO_2。在一般情况下，胎儿血红蛋白（HbF）并不会影响氧饱和度仪的监测值，但在低氧饱和度时，高浓度的 HbF 可能导致氧饱和度值被低估。

第二节　循环监测

在借助仪器之前，首先需要掌握的是通过对患儿的观察和听诊来判断病情。心血管抑制的时候，可以通过听诊发现心音的减弱。婴儿低血容量的早期，其血压能够通过较好的代偿而不发生改变，因此需要根据一系列临床征象来判断，如毛细血管的充盈程度、皮肤的皱褶、外周温度和脉搏等。低氧、迷走神经兴奋及新斯的明等药物，均可使婴儿发生心动过缓，而他们的心排血量是依赖于心率的。小儿年龄与心率的关系见表 9-2-1。

表 9-2-1　小儿年龄与心率的关系

单位：次 /min

年龄	心率
早产儿	120 ~ 170
0 ~ 3 个月	100 ~ 150
3 ~ 6 个月	90 ~ 120
6 ~ 12 个月	80 ~ 120
1 ~ 3 岁	70 ~ 110

年龄	心率
3 ~ 6 岁	65 ~ 110
6 ~ 12 岁	60 ~ 95
12 岁以上	55 ~ 85

目前还没有一个实用的方法用来测量术中血容量。婴儿总的血容量较小，因此需要精确计算丢失的液体量、出血量，准确记录输入的血量和液体量。低血容量时心率增快是早期表现之一，但婴儿血容量不足时心率仍可能在正常范围内。血容量下降 10%，血压并不下降。在血压下降之前先存在外周循环灌注不足，表现为皮肤苍白、外周体温下降，按压甲床可发现毛细血管充盈度较差。尿量不足有助于判断血容量不足，但在血容量丢失迅速时则失去判断意义。中心静脉压（central venous pressure，CVP）的持续监测很重要。小儿血容量大幅下降时，CVP 可出现迅速降低。

一、心电图监测

对患儿心电图监测主要用以测定心率和发现心律失常。新生儿和婴儿常因为低氧而发生心动过缓，早期发现和干预很重要。小儿术中出现心律失常并不少见，通过心电监测能够早期发现。患儿围手术期发生心肌缺血的情况较成人少，心电图 ST 段压低的意义也较成人小。一方面是因为小儿冠状动脉疾病少见，另一方面是婴幼儿 QRS 波、R 波及 T 波形状不同于成人。新生儿心电图表现为右心室优势型；婴幼儿的 T 波较高，往往与 QRS 波同时出现，监护仪上显示的心搏次数加倍。

二、血压监测

术中血压监测必不可少，最常用的方法是无创血压（non-invasive blood pressure，NIBP）（表 9-2-2）监测。对小儿进行 NIBP 监测，应选择尺寸合适的袖带，袖带宽度应为上臂（或其他所测部位）总长度的 2/3（表 9-2-3）。尺寸过小会导致读数偏高，反之偏低。一般使用袖带测量上臂血压，也可测量大腿血压，但读数偏高。当需要连续监测时，可选择有创血压监测。动脉压监测通常选择外周动脉而不是大动脉，大部分情况是桡动脉，新生儿也可穿刺胫后动脉或足背动脉。值得注意的是，在新生儿持续监测动脉压的时候，通过桡动脉输入的肝素液会增加额外输入的液体量。

通过有创动脉压监测，可以获得收缩压变异度（systolic pressure variation，SPV）、脉压变异度（pulse pressure variability，PPV）这些间接反映容量状

态的数值。正压通气时，吸气相胸膜腔内压升高而右心室前负荷下降、后负荷增加，左心室后负荷降低，使收缩压下降，而呼气相则相反。在此呼吸周期内，最高收缩压减去最低收缩压再除以两者平均值，结果以百分位数表示，则为 SPV。PPV 的算法与此类似。容量状态可影响 SPV 和 PPV，低血容量时两者数值有可能增加。

表 9-2-2　小儿年龄与血压的关系

单位：mmHg

年龄	正常血压（收缩压 / 舒张压）
早产儿	55 ~ 75/35 ~ 45
0 ~ 3 个月	65 ~ 85/45 ~ 55
3 ~ 6 个月	70 ~ 90/50 ~ 65
6 ~ 12 个月	80 ~ 100/55 ~ 65
1 ~ 3 岁	90 ~ 105/55 ~ 70
3 ~ 6 岁	95 ~ 110/60 ~ 75
6 ~ 12 岁	100 ~ 120/60 ~ 75
12 岁以上	110 ~ 135/65 ~ 85

表 9-2-3　测量血压的袖带型号

单位：cm

袖带型号	袖带长	袖带宽
新生儿 1 号	6.7	2.5
新生儿 2 号	7.5	2.8
新生儿 3 号	10	3.5
新生儿 4 号	12	4.6
新生儿 5 号	13	5.4
婴儿	13	6
儿童	16	8
青少年	19	10
成人	25	14

三、中心静脉压监测

通过置入中心静脉导管，可测得中心静脉压。儿童中心静脉压正常值与成人相似，平均为 2 ~ 6mmHg。

儿童中心静脉置管并发症发生率相对较高，可通过超声引导实施操作，以减少风险。通常有颈内静脉、锁骨下静脉和股静脉入路。置入中心静脉导管常采用 Seldinger 技术：小针穿刺血管后置入金属软导丝，在破皮、扩张静脉后，经导丝置入导管。新生儿和婴儿可以先用外周静脉套管针穿刺血管，其针芯的尖端更细小、锋利，穿刺时对血管前壁推移较轻微，因此容易穿入血管，应将注射器连接在穿刺针后方以方便操作，减少失血和避免自主呼吸时空气进入静脉造成气栓。导丝进入所选静脉后，再行静脉扩张并置入导管。导管末端的最佳位置应是腔静脉与心房的连接处。

四、尿量监测

尿量通常可反映血管内容量状态和心排血量，0.5 ~ 1ml/（kg·h）的尿量表示肾脏灌注和功能良好。但 1 周以内新生儿肾脏对血管内容量过多或过少的调节功能较差，尿量不能反映心排血量或血管内容量变化。

五、混合静脉血氧饱和度监测

混合静脉血氧饱和度（SvO_2）指肺动脉内静脉血的氧饱和度，正常范围为 65% ~ 75%，是手术期间和监护病房内用于评估整体组织氧供与氧需平衡的一个指标。SvO_2 降低的原因为氧耗增加（应激、疼痛、高热、寒战）或氧输送减少（贫血、心排血量低、低氧）。SvO_2 升高的原因为氧耗减少（低温、麻醉）或氧输送增加（血红蛋白增多、心排血量高、高氧）。由于通常无法采集到肺动脉血，临床上常用中心静脉血氧饱和度或右心房血氧饱和度来代替 SvO_2。

六、组织氧监测

近红外光谱仪（near infrared spectrum instrument，NIRS）监测组织氧合状况，可以判断氧供和氧需平衡状况。其中目前使用和研究最多的是脑氧饱和度仪，可对小儿先天性心脏病体外循环期间的脑部氧合状态进行监测。脑氧饱和度的基础值约为 68%。目前的共识是：当脑氧饱和度低于基础值 20% 或绝对值低于 50%，应怀疑脑部低氧损害并进行干预。除此之外，还有将 NIRS 应用于肾脏和其他组织的氧合监测，但临床意义尚不十分确定。

七、肺动脉导管和测压

经中心静脉置入漂浮导管至肺动脉，可用于测量 SvO_2、心排血量和肺动脉压，但这项技术很少在小儿诊疗方面开展。小儿开胸心脏手术中，如需测量肺动脉压力，可由心外科医师经胸直接置管进行肺动脉测压，用于管理围手术期肺动脉高压。

八、经食管超声心动图

近年来，成人手术期间经食管超声心动图（transesophageal echocardiography，TEE）的应用越来越广泛，用于监测心脏或其他脏器功能。小儿围手术期 TEE 应用最多的是协助先天性心脏病手术的诊断和管理。当某些大手术如脊柱融合、肝移植、肿瘤切除等术中出现心血管系统不稳定，TEE 也有助于循环管理。另外，TEE 还可帮助诊断围手术期气栓。

术中使用 TEE 的注意事项是可能损伤口腔、食管或胃，导致出血或破裂，操作需轻柔；可压迫主动脉或气道导致循环和通气问题，尤其是小婴儿，探头置入前后需密切观察；有时可能会出现拖动气管导管，使其误入支气管或意外脱落；也可导致心律失常。

第三节　体温监测

术中的体温监测相当重要，不仅可发现低体温，还能及时发现少见的恶性高热。围手术期低体温与心血管系统不稳定、苏醒延迟、术后感染、凝血功能障碍等并发症存在关联。对于恶性高热这一罕见的麻醉并发症，监测核心温度还可能有助于降低死亡率。腹部、胸腔或颅脑大手术中应监测核心温度，最好是体温较为稳定，受外部环境的影响较小的部位。根据手术的类型选择核心温度测量的部位。通常将探头置入直肠或食管测温，但肠道或食管附近手术时，应选择其他部位测温。也可置入鼻咽部测温。肺动脉、膀胱或鼓膜测温很少应用。

短小手术也可测量外周皮肤温度。最常测量的部位是腋窝，但往往比核心温度低 1℃，且需要数分钟时间达到稳定。大手术中同时监测核心温度和足底外周体温，还有助于判断热量丢失或外周血管收缩情况。在体温稳定且外周灌注足够的情况下，足底温度应不低于核心温度 5℃。

第四节　脑电图和脑电双频指数监测

脑电图（electroencephalogram，EEG）用于监测麻醉中大脑状态，可有助于确保无意识和防止意外知晓。但对于 2 岁以下小儿特别是婴儿的可靠性不高。

脑电双频指数（bispectral index，BIS）是一种基于脑电图的麻醉深度监测手段。BIS 以 0～100 的数值代表意识状态，0 代表无脑电活动，100 代表完全清醒，一般认为 BIS 处于 40～60 为合适的麻醉深度。

BIS 是根据成人脑电形成算法，婴幼儿脑电图与成人有明显不同，故 BIS 用于儿童麻醉深度监测存在一定争议。有研究证实，七氟烷麻醉下 1 岁以内婴儿 BIS 与呼气末七氟烷浓度没有相关性。而在 5～11 岁儿童中，七氟烷麻醉下 BIS 随着七氟烷浓度从 0 上升到 4% 继而下降，但达到 4%～5% 却开始上升，此时增高的 BIS 并不代表麻醉深度变浅，而是与 EEG 的高频波段变化有关。尽管 BIS 对丙泊酚诱导的镇静深度有高度的预测性，但随着丙泊酚血浆浓度从 2μg/ml 增加到 6μg/ml，脑电波频率变慢，BIS 下降。BIS 还受到低频肌电、电极阻抗、电刀信号、低体温和脑低灌注等因素的影响，因而仅凭 BIS 的变化并不能准确判断儿童的麻醉深度。

第五节　神经肌肉阻滞监测

尽管神经肌肉监测不是常规监测项目，然而在小儿麻醉尤其是新生儿使用非去极化肌松药后，建议进行肌松监测。最普遍使用的刺激方式是四个成串刺激（TOF，频率 2Hz，持续 2 秒，间隔 10～20 秒）。TOF 模式下观察到仅存在一个颤搐是外科手术合适的肌松程度。一般通过刺激腕部尺神经，记录拇内收肌的加速度，计算肌松阻滞程度。麻醉恢复期使用肌松监测有重要的临床价值。小儿（10 岁以内）使用肌松药后呼吸恢复的时间较成人要短，但并不意味着肌松作用已经完全消失，只有 TOF 恢复到 0.9 以上时，保护性反射方能完全恢复。因此，麻醉恢复期应尽量在肌松监测下，常规给予拮抗。

第六节　神经生理监测

对某些可能发生神经损伤的特殊手术，需要术中神经生理监测（intraoperative neurophysiological monitoring，IOM）。监测环节包括肌肉、外周神经、脑干、皮层下和皮层。监测模式有脑电图（EEG）、体感诱发电位（spinal somatosensory evoked potential，SSEP）、运动诱发电位（motor evoked potential，MEP）、脑干听觉诱发电位（brainstem auditory evoked potential，BAEP）、视觉诱发电位（visual evoked potential，VEP）、肌电图（electromyography，EMG）和复合神经动作电位（compound nerve action potential，CNAP）。麻醉药物可能影响 IOM，因此麻醉医师与监测人员应注意沟通。一般而言，SSEP 需在 1MAC 以下的吸入麻醉药浓度下测得，而肌松药并不影响 SSEP。但小儿通常需要将吸入麻醉药浓度减少至 0.5MAC 以下甚至更低，才能测得良好的 SSEP。而 MEP 监测最好在全凭静脉麻醉（TIVA）下实施，同时不能使用肌松药。丙泊酚和阿片类药物对诱发电位的影响较弱，是 SSEP 和 MEP 监测时理想的静脉麻醉药物。非去极化肌松药减弱肌电信号，对 SSEP 监测有益，但不能用于 MEP 或 EMG 监测。

（周志坚）

推荐阅读资料

[1]　American Society of Anesthesiologists. Standards for basic anesthetic monitoring. [2020-06-10]. https://www.asahq.org/standards-and-guidelines/standards-for-basic-anesthetic-monitoring.

[2]　ANDROPOULOS D B, BENT S T, SKJONSBY B, et al. The optimal length of insertion of central venous catheters for pediatric patients. Anesth Analg, 2001, 93(4): 883-886.

[3]　BERNAL N P, HOFFMAN G M, GHANAYEM N S, et al. Cerebral and somatic near-infrared spectroscopy in normal newborns. J Pediatr Surg, 2010, 45(6): 1306-1310.

[4]　BRULL S J, MURPHY G S. Residual neuromuscular block: lessons unlearned. Part Ⅱ: Methods to reduce the risk of residual weakness. Anesth Analg, 2010, 111(1): 129-140.

[5]　BUSSO V O, MCAULIFFE J J. Intraoperative neurophysiological monitoring in pediatric neurosurgery. Paediatr Anaesth, 2014, 24(7): 690-697.

[6]　COTÉ C J, SUI J, ANDERSON T A, et al. Continuous noninvasive cardiac output in children: is this the next generation of operating room monitors? Initial experience in 402 pediatric patients. Ped Anesth, 2015, 25(2): 150-159.

[7]　ESCALLIER K E, NADELSON M R, ZHOU D, et al. Monitoring the brain: processed electroencephalogram and peri-operative outcomes. Anaesthesia, 2014, 69(8): 899-910.

[8]　HISCOCK R, KUMAR D, SIMMONS S W. Systematic review and meta-analysis of method comparison studies of Masimo pulse co-oximeters (Radical-7 ™ or Pronto-7 ™) and HemoCue® absorption spectrometers (B-Hemoglobin or 201+) with laboratory haemoglobin estimation. Anaesth Intensive Care, 2015, 43(3): 341-350.

[9] LARACH M G, BRANDOM B W, ALLEN G C, et al. Malignant hyperthermia deaths related to inadequate temperature monitoring, 2007—2012: a report from the North American Malignant Hyperthermia Registry of the Malignant Hyperthermia Association of the United States. Anesth Analg, 2014, 119(6): 1359-1366.

[10] LEE J, LIM H, SON K, et al. Optimal nasopharyngeal temperature probe placement. Anesth Analg, 2014, 119(4): 875-879.

[11] REEVES S T, FINLEY A C, SKUBAS N J, et al. Basic perioperative transesophageal echocardiography examination: a consensus statement of the American Society of Echocardiography and the Society of Cardiovascular Anesthesiologists. J Am Soc Echocardiogr, 2013, 26(5): 443-456.

[12] ROSS P A, NEWTH C J, KHEMANI R G. Accuracy of pulse oximetry in children. Pediatrics, 2014, 133(1): 22-29.

第十章

小儿围手术期
液体治疗和输血

　　小儿围手术期液体管理是小儿麻醉管理的重要组成部分，相较于成人，有很明显的独特性。小儿新陈代谢旺盛，体液占体重比例较大，各系统器官的调节功能相对较差，麻醉手术期间较易发生水、电解质及酸碱平衡紊乱。要实现小儿围手术期液体的正确管理，就必须了解小儿的生理特点，以及伴随其生长发育所发生的变化。本章从不同年龄段小儿的体液组成和代谢特点、小儿围手术期输液种类、输液量和输液速度，以及小儿围手术期血液管理、输血时机、输血方式和自体血回输技术的使用等方面，较为详细地进行阐述，以期对小儿围手术期液体和输血管理有一定的临床指导价值。

第一节　小儿体液的生理特点

一、体液的总量和分布

人体大部分由体液组成，在从胎儿期到儿童期的生长发育过程中，体液的组成发生着巨大的变化。年龄越小体液总量相对越多，孕 10 周胎儿体内水分含量占体重的 94%，足月新生儿为 75% ~ 80%，1 周岁婴儿为 65% ~ 70%，已接近成人 55% ~ 60% 的水平。总体液（total body fluid）可分为细胞外液（extra cellular fluid）和细胞内液（intra cellular fluid）两部分。细胞外液和细胞内液的比例随年龄增长和体液分布的转移而发生变化。小儿细胞外液包括血浆和组织间液（包括淋巴液），占体重的比例较成人大，其中血浆占体重的 5%，相对固定，主要是组织间液的比例相对较高。小儿细胞内液的比例与成人相近，占体重的 40% 左右（表 10-1-1）。血浆和组织间液共同构成了功能性细胞外液量（functional extra cellular fluid volume，FEFV）。

表 10-1-1　体液在不同年龄的分布

单位：%

体液分布	新生儿	1 岁	2 ~ 14 岁	成人
体液总量	80	70	65	55 ~ 65
细胞内液	35	40	40	40 ~ 45
细胞外液	45	30	25	15 ~ 20
间质液	40	25	20	10 ~ 15
血浆	5	5	5	5

二、体液的成分

小儿体液成分（表 10-1-2）与成人相似，仅新生儿在生后数日内血钾、氯、磷和乳酸偏高，血钠、钙和碳酸氢盐偏低。

表 10-1-2　小儿体液的成分

成分	细胞外液	细胞内液
阳离子 /(mmol·L^{-1})	155	155
Na$^+$	138 ~ 142	10
K$^+$	4.0 ~ 4.5	110
Ca^{2+}	2.3 ~ 2.5	
Mg^{2+}	1.5	20

成分	细胞外液	细胞内液
阴离子 /(mmol·L^{-1})	155	155
Cl$^-$	103	
HCO$_3^-$	27	10
SO$_4^{2-}$		55
PO$_4^{2-}$	1.5	
有机酸(mmol·L^{-1})	6	
蛋白质 /(mEq·L^{-1})	16	40
渗透压 /(mOsm·L^{-1})	290 ~ 310	290 ~ 310

三、不同年龄段输液的特殊性

从新生儿到儿童的不同年龄段有不同的生理特点，新生儿和婴幼儿的特点尤其突出。

（一）新生儿

刚出生后的几日内，新生儿的体重可因水与电解质的丢失而下降 5% ~ 15%。出生第 1 日的液体需要量相对较低，数日后需求量逐渐增加。新生儿的体液总量、细胞外液和血容量与体重之比均大于成人，年龄越小含水量越多，每日水转换率（100ml/kg）亦明显高于成人（35ml/kg），新生儿细胞外液相对较多，易发生液体丧失和低血容量，导致低血压和外周循环不良，严重低血压可使肺血流灌注减少，引起低氧血症和酸中毒，导致动脉导管开放并可能恢复胎儿循环。新生儿心脏的储备能力有限，心血管系统的反应性较差。肺和心血管系统对水失衡的代偿极其有限，容易出现心力衰竭。新生儿毛细血管内皮细胞的功能不够完善，轻微的炎症反应就可导致毛细血管的通透性增高，发生毛细血管渗漏综合征，故新生儿及时补充胶体（白蛋白）、减少炎性介质的刺激，具有重要的临床意义。

新生儿细胞外液高于成人，但肾功能发育尚未完善，肾小球滤过率仅为成人的 15% ~ 30%，肾小管也未充分发育。新生儿在短时间内接受中等量的液体时能使尿量增加，但对过量液体的排泄能力很差，体内一旦液体稍多，则容易发生水中毒。但是，由于肾脏的尿液浓缩功能不及稀释功能，容量减少比容量过多可能会带来更严重的问题。

此外，新生儿尤其是早产儿肾脏排钠能力低，易于潴钠，若摄入钠盐过多，易发生高钠血症，但早产儿保钠（回吸收钠）能力亦低，尿的基础排钠量（失钠）较多，如输注液体中完全不含钠，又易于失钠而发生低钠血症。尿量在新生儿期相对较多，但肾的浓缩功能不足，不能按照成人

1ml/（kg·h）的最低标准，在出生后第1周尿量甚至可达到13～20ml/（kg·h）。

足月新生儿的糖原储备约占体重的5%，出生后的24～48小时内胎儿期已有的糖原储备大部分被分解和消耗，此时会通过糖原异生的方式以约4mg/（kg·min）的速度产生葡萄糖。出生前胎儿血糖为母体水平的60%～70%。在出生后第1小时血糖水平即明显下降，但仍需维持在2.5mmol/L以上的水平，以避免神经系统的损害。由于新生儿体内糖原和脂肪的储备均较少，对术前禁食及液体限制的耐受性较差，术中宜适量输注含葡萄糖的液体，并定时检查血糖和调整输注速度，应避免单次静脉推注高渗葡萄糖，以免血糖过高。建议使用含糖电解质液。

（二）婴幼儿

婴儿对容量过多的耐受能力仍然较差，虽然发生全心衰竭的概率比新生儿小，但在容量过多时，仍容易发生心力衰竭。

婴儿肾脏的尿液浓缩功能和电解质的调节功能比新生儿有较大的改善，对容量和电解质的过多和不足有部分调节能力，但仍显不足。婴儿肾脏只能使尿液被浓缩到700mOsm/L（比重1.020），而成人可使尿液浓缩到1 400mOsm/L（比重1.035）。因此，婴儿排泄同等量溶质所需液体量较成人多，尿量也因而相对较多。正常情况下，肾功育成熟要到9～12岁，所以，当婴幼儿在体内液体摄入量不足或失水量增加时，可能会超过肾脏浓缩能力的限度，发生电解质和代谢产物在体内的蓄积，引起代谢性酸中毒和高渗血症。

（三）少儿期

少儿的各个器官，尤其是心脏、阻力调节系统、容量储备系统及肾脏对尿液的浓缩和肾小球的滤过率均迅速接近成人，到12岁时，除了骨骼、肌肉系统尚未达到成人水平外，其余脏器的功能已基本达到成人水平，这时对于容量的管理、判断及处理可以与成人相类比。

第二节　围手术期输液

术中液体治疗的内容：①补充术前欠缺量；②补充不显性失水量及维持必要的尿量；③提供体内化学反应及酸碱平衡必需的电解质；④提供能量；⑤补充丢失的蛋白质，维持胶体渗透压正常；⑥补充体外丢失量及体内转移量；⑦补充因麻醉引起的液体丢失。

一、输液量的确定

在确定手术期间的输液量时应包括：①术前禁食、呕吐等所致的失液量；②维持生理需要量；③麻醉引起的失液量；④手术所致的失液量；⑤术中液体转移量。同时，小儿的液体管理中必须了解"相对量"与"绝对量"的基本观念，例如，足月新生儿超量输入100ml液体，相当于成人超量输入1 000～2 000ml；同样，在1 000g的早产儿，如失血45ml，已相当于其损失了循环血量的50%。

（一）术前失水状况的评估

婴幼儿可通过观察结膜、眼球张力和前囟饱满度对失水程度进行粗略评估。临床体征往往只能提供液体缺乏的近似值：①轻度脱水，常表现为进行性加重的口渴和黏膜干燥；②中度脱水，气促、发冷、末梢苍白毛细血管充盈时间延长；③重度脱水，易激惹、嗜睡、呼吸深而慢及囟门凹陷。重度脱水晚期还可能出现酸中毒和低血压。进一步的生化检查将有助于确定脱水是低渗性（血浆渗透压＜270mOsm/L，血钠＜130mmol/L）、等渗性（血浆渗透压270～300mOsm/L，血钠130～150mmol/L）或高渗性（血浆渗透压＞310mOsm/L，血钠＞150mmol/L）。在紧急情况下，患儿体重的减少是判断脱水的良好指征。

无论是儿童还是成人，术前2小时饮用清饮料并不会改变麻醉诱导时胃内容物的pH和容量。减少禁水时间可以让患儿更舒适并使机体不缺水，这对于婴幼儿更为重要。严重创伤、肠梗阻、伴有胸腔积液和腹水的患儿可能存在进行性的体液及血容量的丢失。术前有发热、呕吐和腹泻等临床情况者可伴有不同程度的脱水。手术期间，如出现血流动力学不稳定的症状，如尿量减少、心动过速、轻度低血压或末梢灌注不良等，应首先考虑扩容治疗。

（二）维持性输液

补偿生理需要量，包括补偿隐性失水（呼吸道、皮肤）、尿及粪便排出的液体量，可根据体重、热量消耗和体表面积来计算。简单的可参考1957年Holliday和Segar提出的根据患儿体重按小时计算液体需要量（表10-2-1）。该需要量随体重增加而减少，自10kg以下的4ml/（kg·h）降至50kg儿童的1ml/（kg·h）。

表10-2-1 小儿生理需要量

体重/kg	每小时液体需要量
0～10	4ml/kg
10～20	40＋2ml/kg[①]
＞20	60＋1ml/kg[②]

注：①体重－10后每千克增加量。
　　②体重－20后每千克增加量。

儿童出现液体维持需要量增加的情况包括发热、多汗、呼吸急促、代谢亢进（如烧伤）、处于暖箱中或光照治疗中的儿童，失水量将明显增加，在计算需求量时应加以注意。

（三）补充性输液

补偿不正常的失水，包括禁食、消化道丢失液（腹泻、呕吐、胃肠引流等）、手术创伤导致的局部液体丢失或失血。

1. 补充因术前禁食引起的失水量　术前禁食、禁水引起的失水量可以按禁水时间的倍数来计算，即正常维持量 × 体重（kg）× 禁食时间。计算得出的液体丢失量，在手术第 1 小时补充半量，其余的液量在随后的 2 小时内输完。例如，体重 10kg 的小儿术前禁食、禁饮 6 小时，失液量为 4ml ×10 × 6 = 240ml，手术第 1 小时应输给每小时维持量 + 1/2 禁食失液量 =40ml + 120ml = 160ml，第 2、3 小时再各补充维持量 + 1/4 禁食失液量 =40ml + 60ml = 100ml。进手术间前已经进行静脉输液的患儿，术中补液可以不考虑禁食所致的失液量。

2. 补充麻醉引起的失水量　由麻醉引起的失水量与麻醉方法及每分通气量有关，循环紧闭麻醉环路系统失液量为每升通气量 1～2.5ml/h。

3. 补充手术过程中，因不同手术创伤引起的液体丢失及体腔开放、浆膜下液体积聚引起的液体丢失　对于多数浅表手术，体液丢失的量为 1～3ml/（kg·h）；开胸手术为 3～5ml/（kg·h）；剖腹手术为 5～7ml/（kg·h）；而大面积的组织创伤、大面积创面暴露及内脏手术可增至 7～10ml/（kg·h），甚至可达 15ml/（kg·h），超过了维持生理需要量。

二、液体的选择

围手术期可供选择的液体包括晶体溶液和胶体溶液，应根据患儿的需要，并考虑液体的渗透压及含糖量等进行选择（表 10-2-2）。

表 10-2-2　人体血浆及儿童常用静脉输液的成分

成分	输液种类						
	人体血浆	生理盐水	乳酸林格液	醋酸林格液	5% 葡萄糖	5% 白蛋白	羟乙基淀粉液
Na^+/(mmol·L^{-1})	142	154	130	140	–	130～160	154
K^+/(mmol·L^{-1})	4.2	–	2	3	–	< 2.5	–
Cl^-/(mmol·L^{-1})	103	154	109	98	–	100	154
Ca^{2+}/(mmol·L^{-1})	5	–	3	–	–	–	–

成分	输液种类						
	人体血浆	生理盐水	乳酸林格液	醋酸林格液	5%葡萄糖	5%白蛋白	羟乙基淀粉液
Mg^{2+}/(mmol·L⁻¹)	3	–	–	3	–	–	–
醋酸盐/(mmol·L⁻¹)	–	–	–	27	–	–	–
乳酸盐/(mmol·L⁻¹)	1.2	–	28	–	–	–	–
葡萄糖/%	–	–	–	–	5	–	–
pH	7.4	5.0	6.5	7.4	–	–	4.5~5.5
渗透压/(mOsm·L⁻¹)	290	308	274	295	252	330	310

（一）晶体溶液的应用

1. 维持性液体　术前禁食、禁饮及术中进行性丢失的容量多数是等张性的，如渗血、间质液渗出或麻醉而致的血管扩张。如果只输入低张溶液会使血浆渗透压降低，造成电解质不稳定及不必要的液体转移，细胞水肿。所以，补充这部分以含低糖电解质液为好。

2. 补充性液体　多用于补充机体丢失的细胞外液或因体腔开放、浆膜下液体积聚引起的液体丢失。因此，补充性液体采用近似细胞外液的等张含钠液，如生理盐水、林格液、乳酸林格液等，以维持功能性细胞外液的稳定。但目前大量临床研究发现，输注醋酸盐液体可以减少酸中毒的发生。

3. 治疗性液体　对于水、电解质及酸碱平衡异常的患儿，临床上可有针对性地选用成分各异的晶体溶液，如4.2%碳酸氢钠液，每2ml相当于1mmol碳酸氢钠，用于严重酸中毒患儿的纠正酸中毒、抗休克治疗；氯化钾用于低钾血症患儿的治疗等。另外，还可能在需要配合其他药物治疗时（如利尿药、胰岛素等）给予适量的液体。有关输注葡萄糖的问题，新生儿代谢快和糖原储备有限，术中容易发生低血糖，故术中需输注含葡萄糖电解质液体。

（二）胶体溶液的应用

胶体溶液为颗粒悬液，溶质分子量大，不能穿过毛细血管壁而保留在血管内，因而能有效地扩充血浆容量。小儿常用的胶体溶液有白蛋白、合成的血浆代用液和明胶溶液。

1. 白蛋白　是天然的血浆制品，分子大小均匀，平均分子量69 000Da，不容易经肾小球滤过，在循环中的消除半衰期约18~20日，每克白蛋白可结合18ml水。5%白蛋白的胶体渗透压峰值可达20mmHg。

2. 右旋糖酐　又称葡聚糖，是多糖类高分子聚合物，在体内不被分解，易贮留在血管内，已少用。

3. 羟乙基淀粉（hydroxyethyl starch，HES）　含 6% 羟乙基淀粉和 0.9% 氯化钠。羟乙基淀粉（130/0.4）可安全用于 1 岁以上小儿。

4. 明胶　是哺乳类动物如牛的大分子蛋白，可长期储存，不易降解。新一代明胶的分子量和胶冻熔点温度低，是较理想的胶体溶液。

晶体溶液和胶体溶液都有优点和缺点（表 10-2-3），输液种类的选择应根据患儿情况和各种液体的特性合理选用，并进行必要的监测，以保证输液治疗的效果，保障患儿安全。

表 10-2-3　晶体溶液和胶体溶液的优点与缺点

液体种类	优点	缺点
晶体溶液	不良反应少	作用时间短
	成本低	可能引起水肿
	容易获得	重量和体积大
胶体溶液	作用时间长	没有证据说明临床效果更好
	补充血容量时需要输入量较少	成本高
	重量和体积较小	可能引起循环超负荷
		可能对凝血产生干扰
		过敏反应

三、电解质及酸碱平衡

围手术期除需要给患儿输注维持液体量和生理需要的电解质外，还需要对明显的电解质紊乱和酸碱失衡进行纠治，以保障患儿的安全。

（一）电解质紊乱及纠正

1. 低钠血症　血钠 < 130mmol/L 时称为低钠血症。可由多种原因引起，尤其是在输注低张溶液时。也可见于长期摄入过度稀释乳制品的新生儿及小婴儿，因体内 Na^+ 缺失（Na^+ 从体内丢失或较长时间摄入 Na^+ 不足）或因肾脏的储 Na^+ 功能较差、体内水分过多（摄入水超过肾排水能力）引起体内 Na^+ 缺乏而导致低钠血症。

低钠血症有特异性的早期症状，初发时常表现为抽搐或呼吸停止。因伴有脑神经水肿，患儿可出现烦躁不安、嗜睡、昏迷。头痛也是低钠血症的早期体征之一，但低龄儿可能无法主诉头痛。低钠血症患儿的抽搐对于抗惊厥药的反应较差，应尽快提高患儿的血钠水平直至患儿恢复意识或血钠 > 125mmol/L，尤其对于因不合理输入低渗溶液引起的急性低钠血症患儿，提

升血 Na^+ 的时限仅为 1 小时，否则将不可避免地产生不良反应。可给予 3% NaCl 溶液治疗，使用 3% NaCl 溶液 1ml/kg 能提高血 Na^+ 1mmol/L。按上述计算：钠需要量（mmol）=（130 - 血钠值）×0.6× 体重（kg）。低钠血症应纠正到何种程度最为适宜尚无一致意见，通常一旦抽搐停止，则可减慢纠正速度。无症状的低钠血症患儿不必以 3% NaCl 溶液纠正血钠。容量正常或容量增加但无症状的低钠血症患儿，可口服补液，但应限量。

2. 高钠血症 常因大量失水、限制饮水或口渴感丧失等原因所致，婴儿人工喂养不当也可能引起高钠血症。由于失水的比例大于失钠，导致血钠 > 150mmol/L，多见于早产儿、新生儿、昏迷及发热等情况。高钠血症进展迅速或血钠 > 165mmol/L 时症状较为严重，可出现神经症状。高钠时，细胞外液渗透压增高，细胞内水渗透至细胞外，结果造成细胞内脱水，可引发持久性神经损害。急性高钠血症死亡率 > 40%，慢性高钠血症死亡率约 10%。患儿临床表现为烦躁及昏迷，治疗开始后也常出现癫痫发作。慢性高钠血症患儿，由于大脑的代偿机制可能变得较易耐受，无明显症状出现。与体内的其他组织不同，脑组织中钠的平衡较慢，需 6 ~ 8 小时。

治疗高钠血症时可给予 0.9% NaCl 溶液 20ml/kg 以恢复正常血容量。纠正过程中，需重复测定血钠及渗透压，缓慢纠正至少持续 48 小时，以免出现脑水肿、抽搐和脑损伤等不良反应。患儿可能伴发低血糖，应监测血糖水平，必要时输注含糖液，如给予 0.45% NaCl 或 0.9% 糖盐水纠正血钠，纠正速率不超过 12mmol/（kg·d）。但对严重高钠血症，尤其是慢性高钠血症的患儿，如迅速静脉输入葡萄糖或张力较低的含钠溶液，会使细胞外液的渗透压浓度快速下降，细胞外液水分进入细胞内，有时反而会引起脑水肿，应予以注意。如伴有高钠性脱水可给予维持补液以纠正脱水。患儿可以排尿后才能在补液中加入钾。也有建议使用胶体溶液，可用较少的液体负荷就可获得较长时间的循环支持效果，而生理盐水输入后迅速达到重新平衡且需反复输注。

3. 低钾血症 血钾 < 3.5mmol/L 为低钾血症，常见于肥厚性幽门狭窄、持续腹泻、呕吐、长期利尿剂治疗等情况。围手术期低钾血症也可见于糖尿病、醛固酮增多症、饥饿、肾小管疾病、长期应用激素或应用 β 受体激动剂等情况。低钾血症的临床症状包括肌无力和发作性软瘫、心律失常、心肌收缩力降低和麻痹性肠梗阻等。严重低钾血症时的心电图改变包括 QT 间期延长、T 波低平和 U 波出现。血钾水平不能反映体内总钾的稳定情况。低血钾时可以伴或不伴全身钾量的减少，但血钾低于 2.5mmol/L 时应予以纠治，否则容易导致心律失常。

术前低钾血症可给予口服补钾 3 ~ 5mmol/（kg·d）治疗。缺钾的纠正一般需要 8～12 小时以上，补钾速度不宜过快，应 ≤ 1mmol/（kg·h），并需密切监测心电图和尿量，如尿量少于 0.5ml/（kg·h）或心电图 T 波高耸，应停止输注含钾溶液。补钾浓度应控制在 < 40mmol/L 或 0.3%。由于含钾溶液常引起静脉炎，需经大口径或中心静脉导管输注。若需快速纠正，应将患儿置于儿科重症监护室。

4. **高钾血症** 当血钾 > 5.5mmol/L 时为高钾血症，可引起骨骼肌无力，血钾 > 7mmol/L 时常伴有心电图改变，T 波高尖、PR 间期延长、QRS 波增宽，最后 P 波消失，QRS 波与 T 波融合产生正弦波。高钾血症常见于急性肾功能不足、大量组织损伤、严重酸中毒、肾上腺皮质增生症、醛固酮增多症及医源性输钾过多等情况。围手术期高钾血症可见于肌营养不良患儿误用氯化琥珀胆碱、快速输注全血或浓缩红细胞和恶性高热等情况。

当血钾超过 6mmol/L 时应立即积极纠治，以纠正高血钾对心脏的影响。高血钾紧急治疗时可给予 10% 葡萄糖酸钙 100μg/kg（即 10% 溶液，0.5ml/kg）或氯化钙（5mg/kg）缓慢推注 3～5 分钟，有利于减轻高血钾状态对心脏的影响，有些患儿甚至要超过 50mg/kg 的氯化钙才能终止高血钾所致的室性心动过速。也可予以碳酸氢钠（1～2mmol/kg）并进行过度通气，促进钾离子向细胞内转移；同时可输注葡萄糖 0.3～0.5g/（kg·h），每 5g 葡萄糖加 1IU 胰岛素，可进一步加速钾离子向细胞内转移。此外，聚苯乙烯磺酸钙 125～250mg/kg 口服或直肠用药、静脉注射呋塞米 1mg/kg，以及施行腹膜或血液透析等方法，均可促进钾离子从体内排出，对治疗严重高钾血症有良好的疗效。

5. **低钙血症** 总钙浓度 < 2mmol/L 或新生儿钙浓度 < 1.5mmol/L 可诊断为低钙血症，此时可能引发抽搐、咬肌和手足痉挛、口周和指/趾尖麻痹、QT 间期延长，以及心肌收缩力降低等临床征象。新生儿由于白蛋白水平较低，故血钙水平常可能偏下，出生后第 1 日出现正常的血钙浓度生理性降低，第 2 日后升高。新生儿低钙血症的原因有新生儿脑病、伴有肾衰竭的 DiGeorge 综合征、母体代谢紊乱或母体为糖尿病等。

血清中离子钙 < 1.0mmol/L 时需治疗，且比测定总钙水平更有意义。紧急治疗时可将 10% 葡萄糖酸钙 0.5ml/kg 稀释至 20ml，在 10 分钟内缓慢静脉推注。但须警惕药物外渗可造成的组织损伤，建议经中心静脉通路注射钙剂，注射时应连续监测心电图（ECG）。

（二）酸碱失衡及纠治

1. **代谢性酸中毒** 是临床最常见的酸碱失衡。主要原因：① HCO_3^- 丢失过多，如腹泻、肠瘘、胃肠道引流和大面积烧伤；②体液内源性或外源性固定酸增加，如缺氧、休克、心搏骤停或严重肝脏疾病；③肾功能不全而致排酸能力降低等。

小儿围手术期输液不当，术前伴有腹泻、呕吐、脱水或饥饿等情况，术中发生低血压，均可引起细胞外液中酸多余及碳酸盐丢失而引起代谢性酸中毒。治疗的关键在于纠正引起代谢性酸中毒的原发病，而不能单纯依靠供给碱性溶液。补碱纠酸的原则：轻度代谢性酸中毒不必急于纠正，机体有能力予以代偿；当 pH < 7.2 或碱缺失超过 10mmol/L 时，才考虑应用碱性溶液，可每次 1～2mmol/kg 碳酸氢钠静脉滴注，然后根据血气分析监测指标再决定是否需要追加。

2. **代谢性碱中毒**　多因细胞外液中 HCO_3^- 原发性增高所致。主要原因：①呕吐或胃液抽吸、幽门梗阻或利尿引起 H^+ 丢失增加；②摄入或输注碳酸氢盐和乳酸盐过多使 HCO_3^- 负荷；③ H^+ 向细胞内移动等。在小儿外科中最常见的病因是肥厚性幽门狭窄，术前频繁呕吐可导致低氯低钾性代谢性碱中毒。虽然治疗原发病是治疗的根本，但仍需纠正碱中毒。一般情况下，只需输注生理盐水纠正脱水，即可纠正代谢性碱中毒。如伴有血钾降低，需同时补充钾盐。盐酸、氯化铵或盐酸精氨酸等酸性药物，仅适用于重症代谢性碱中毒需快速纠正或伴有心力衰竭及肾衰竭的患儿。必要时可考虑施行透析治疗。

第三节　围手术期输血

一、术前估计

择期手术患儿要求血红蛋白含量 > 100g/L（新生儿 140g/L），如低于此标准，则麻醉危险性增加。贫血患儿可在纠正贫血或治疗后进行择期手术，但某些贫血患儿需进行较紧急手术时，术前可输注浓缩红细胞。输注 4ml/kg 的浓缩红细胞可增高血红蛋白含量 10g/L；输注 1ml/kg 浓缩红细胞可使血细胞比容（hematocrit，Hct）增加 1%～1.5%（血红蛋白含量：库血为 120g/L，浓缩红细胞为 240g/L，去除白细胞的洗涤红细胞为 280g/L）。预计手术出血达血容量 10% 或以上时，术前应配血并充分备血。对低血容量或术中可能需要大量输血者，可预先放置中心静脉导管。

二、血容量和失血量的估计

（一）估计血容量

按体重计算的血容量随年龄增长而相对减少（表 10-3-1），术前了解血容量范围及血容量的丢失情况在小儿尤为重要，在估计小儿血容量时还需考虑患儿的个体差异。

表 10-3-1　与年龄相关的血容量及血红蛋白含量

年龄	血容量/体重/(ml·kg^{-1})	血红蛋白/(g·L^{-1})
早产儿	90 ~ 100	130 ~ 200
足月新生儿	80 ~ 90	150 ~ 230
< 1 岁	75 ~ 80	110 ~ 180
1 ~ 6 岁	70 ~ 75	120 ~ 140
> 6 岁和成人	65 ~ 70	120 ~ 160

（二）估计失血量

小儿术中应尽量精确估计失血量，临床常用的方法如下。

1. 称量法　预先称得每块干纱布的重量，称得血纱布重量减去原纱布重量后按 1g ≈ 1ml 计算，即测得失血量。该法测得的数据较精确，能用于各种手术，但在实际操作中，对盐水纱布上的血量测定会有误差。

2. 估计法　预先测得"湿透"（指纱布吸满液体，但提起纱布不见液体滴下）时每一块纱布所含液量，术中按实际"湿"纱布数予以估计。该法操作方便，但估计误差也较大。

3. 血红蛋白比色法　术中将血纱布放在含有规定容量生理盐水的容器中清洗，抽取该容器中的液体并置于试管中，经盐酸酸化处理后，将其与预先制备的标准管比色，比色相同者即表示容器中含有相应量的血液。该方法以血红蛋白来反映失血状况，操作较简单，但受制备标准管的血液所含血红蛋白量经酸化后呈现的棕色深浅度的影响，比色结果也会存在差异。

上述方法仅在一定程度上反映了部分失血量，根据不同的手术性质，可在测定值上增加 10% ~ 30%（包括吸引瓶中的血液、无菌巾、敷料上的血液）才是估计失血总量。在儿科手术中应使用小型吸引瓶，以便于精确计量。

当患儿失血量达循环血量的 25% 时仍能维持正常的血压，术中可使用简易的方法监测血细胞比容和血红蛋白含量。心动过速、组织灌注（毛细血管再充盈时间）和中心 - 外周温差是较可靠的参考体征。在对失血量估计时，相对量比绝对量更为重要，同样容量的失血对小儿的影响将明显高于成人，如 1 000g 的早产儿，失血 45ml 已相当于其循环血量的 50%。

三、术中输血

手术期间应根据患儿年龄、术前血红蛋白含量、手术出血量及患儿的心血管反应等决定是否输血。输血时，既要考虑血容量，又应考虑血液携氧能力。手术期间合理输血应依据患儿年龄、疾病、可接受的血细胞比容（Hct）及出血量而定。

（一）输血量的确定

1. 可接受的血细胞比容　只要能很好维持循环血量，身体情况较好的患儿就能较好地耐受 25%～30% 的 Hct，通常将 30% 作为可接受的 Hct 下限，但 Hct 随小儿的病理情况和年龄会有变化（表 10-3-2）。

表 10-3-2　小儿正常血细胞比容和可接受的血细胞比容

单位：%

年龄	正常血细胞比容		可接受的血细胞比容
	均值	范围	
早产儿	45	40～45	35
新生儿	54	45～65	30～35
3 个月	36	30～42	25
1 岁	38	34～42	20～25
6 岁	38	35～43	20～25

2. 最大允许失血量（maximal acceptable blood loss，MABL）　MABL（ml）＝ EBV ×（患儿 Hct－30）/ 患儿 Hct。以体重 10kg 的小儿为例，如果该患儿术前 Hct 为 42%，估计其 MABL：MABL ＝ 70（估计小儿血容量 ml/kg）×10 ×（42－30）/42 ＝ 200ml。

如果失血量小于 MABL 的 1/3 时，可输注晶体溶液（2～3 倍失血量）；如失血量大于 MABL 的 1/3，可输注胶体溶液（如羟乙基淀粉或 5% 白蛋白），没有证据表明使用人血白蛋白补充失血量比使用人工胶体溶液更好；当失血量大于 MABL 时，应输注浓缩红细胞，同时应用晶体溶液作为维持液。

近年来关于输血的观点认为：①失血量 < 20% 血容量，Hct > 30% 时，原则上可不输血，但应输注晶体溶液或胶体溶液补充血容量；②失血量达全身血容量的 20%～30% 时，可在输注晶体溶液或应用胶体溶液补充血容量的基础上，再适量输注浓缩红细胞，以提高血液的携氧能力；③失血量大于全身血容量的 30% 时，在总蛋白不低于 52g/L 的情况下，除输入以上各种成分外，还应输全血或部分全血；④出血量达血容量 50%，需加用浓缩白蛋白（红细胞）；⑤失血量超过全身血容量 80% 者，除补充以上成分外，还需增加凝血因子的输注，如新鲜冰冻血浆（fresh frozen plasma，FFP）和浓缩血小板等，以改善凝血机制。

临床输血时需注意：心功能正常的患儿可通过增加心排血量来代偿急性

贫血，而原先已有贫血或对于接受大手术的患儿目标 Hct 可以定得较高一些；发绀型先天性心脏病患儿，需要保持较高的 Hct 以维持充分氧合；严重失血时，必须根据患儿的 Hct 决定输血与否。

（二）输血途径

1. **静脉输血** 选用外周静脉输血是输血的主要途径，输血前先用生理盐水预灌充盈输血管道，避免采用含钙的林格液或葡萄糖液预充管道。如需快速或大量输血，可经颈外静脉、颈内静脉或股静脉穿刺置管后输入，并同时监测中心静脉压。

2. **动脉输血** 动脉输血是抢救急性大出血时的有效措施之一，可直接迅速地补足血容量，并能通过压力感受器迅速恢复血管张力，产生较为明显的升压效果，但因其可能伴发严重并发症（肢体远端坏死），目前已很少应用动脉输血。

（三）输血并发症

输血并发症可以发生在输血过程中或输血结束后不久，也可在几个月或几年后发生，严重的并发症甚至可能危及患儿生命。常见的输血并发症：①输血反应；②传染疾病（肝炎、艾滋病等）；③凝血功能障碍；④枸橼酸中毒；⑤高钾血症；⑥酸碱平衡失调；⑦体温下降。

1. **急性溶血反应** 是最严重的输血并发症。发生溶血反应的患儿临床表现有较大差异，与所输的不合血型种类、输入速度和数量及所发生的溶血程度有关。以输入 ABO 血型不合者的症状最重（10～15ml 即可出现症状）；而 Rh 血型不合者则可在输血后数小时乃至数日后才出现症状。典型症状为输入十几毫升血后，立即出现沿输血静脉的红肿及疼痛、呼吸困难、腰背酸痛、心前区压迫感。在麻醉状态时很难早期发现急性溶血反应，因而输血期间，全身麻醉患儿出现原因不明的手术野渗血和低血压，血中游离血红蛋白含量超过 1.5g/L，并出现血红蛋白尿，尿液呈酱油色时，应高度怀疑是溶血引起的弥散性血管内凝血（disseminated intravascular coagulation，DIC）。一旦发生溶血反应，临床症状严重、预后较差且易引起肾衰竭和 DIC，有较高的死亡率。

处理原则：①立即停止输血；②抗休克治疗，输入血浆、胶体溶液和白蛋白等，纠正低血容量性休克；③保护肾功能，静脉滴注 5% 碳酸氢钠，促使血红蛋白结晶溶解，以防肾小管堵塞。当基本可以维持血容量，尿量恢复正常时，应使用甘露醇等药物利尿以加速游离血红蛋白的排出；④若有无尿、氮质血症、高钾血症时，应考虑行血液透析治疗；⑤糖皮质激素；⑥血浆交换治疗等。

2. **过敏反应** 主要原因：①过敏性体质患儿对血中蛋白类物质过敏或

发生抗原抗体反应所致，此类反应的抗体常为 IgE 型；②患儿因多次输注血液制品，受血者抗体和供血者抗原相结合，体内产生多种抗血清免疫球蛋白抗体。临床表现：输血过程中出现皮肤潮红、出汗、脉搏增快、血压降低等。全身麻醉时，输血患儿出现局限性或全身性荨麻疹可能是过敏反应的唯一体征，严重者可出现支气管痉挛，甚至过敏性休克。

治疗措施：首先应停止输血，静脉注射地塞米松、异丙嗪等抗过敏药物，严重低血压者可静脉滴注肾上腺素 $1 \sim 4\mu g/(kg \cdot min)$。

3. 循环超负荷 由于输血速度过快、过量可导致急性心力衰竭和肺水肿，表现为心率加快、发绀、颈静脉怒张等，肺内可闻及大量湿啰音。应立即停止输血并进行利尿等处理。

4. 疾病传播 输入被感染的血引起的各种并发症是输血的非免疫性并发症，即包括各种传染病，如血清性肝炎（以丙型肝炎为主）、艾滋病、人 T 细胞白血病病毒 I 型、梅毒及疟疾等。

5. 大量输血的不良反应

（1）大量输血的概念：一次输血量达到或超过患儿总血量的 $1 \sim 1.5$ 倍，4 小时内用库存血细胞置换患儿全部血容量或在 1 小时内输血量相当于患儿总血量的 1/2 或在 20 分钟内输血速度超过 1.5ml/(kg·min)，均属于大量输血。常见于心血管损伤致大出血的患儿、心胸外科手术、恶性肿瘤根治术及心、肺、肝移植的患儿。

（2）大量输血对生理的干扰：①低体温；②枸橼酸盐中毒和暂时性低钙血症，枸橼酸盐在体内积聚，并与血中的游离钙结合，使血清钙浓度降低，导致心肌收缩力降低，心排血量降低，最终导致血压降低。小儿钙储备能力低，在肝病患儿中更易发生枸橼酸盐中毒和低钙血症。特征性表现是肌肉震颤和心电图 QT 间期延长；③高血钾，由于红细胞在库存血中的不断溶血，导致库存血中血钾含量高于正常，大量输血后血钾高于 8mmol/L 的报道较多，严重者可导致心搏骤停；④凝血功能障碍，大量输入库血可出现明显的出血倾向，手术创面渗血，引起凝血功能障碍的主要因素是凝血因子及血小板的数目急剧减少。

（3）大量输血后不良反应的防治：①输血前为血制品适当加温，尤其用于早产儿、新生儿时应加温库存血；②一旦出现枸橼酸中毒，应减慢输血速度或暂停输血。快速输血及大量输血时静脉注射葡萄糖酸钙（10mg/kg）或氯化钙（3mg/kg）可有效防治枸橼酸中毒；③大量输血后发生出血倾向时，应首先排除溶血反应，然后可输注新鲜血、新鲜冰冻血浆或浓缩血小板等；④大量输血时，应密切观察，持续监测患儿的生命体征，定期进行血气分析和测定电解质浓度，用以指导治疗。

四、贫血患儿围手术期处理

贫血患儿围手术期处理的指导原则如下。

（1）患儿 > 3 个月，血红蛋白含量 ≥ 80g/L，可以接受手术。

（2）患儿 < 2 个月（或早产儿），血红蛋白水平在 95 ~ 100g/L，可能是最低限。

（3）出生 1 周，体重低于 1 500g，伴有心、肺疾病，术前血红蛋白含量 ≥ 120g/L，可以进行手术。

（4）如果血红蛋白低于上述建议水平，并且是择期手术，手术应延期 1 个月或更长（如果延期术风险小）。

（5）如果不能延迟手术，应用麻醉药物要相当谨慎，因为患儿的氧储备功能低下。

（6）决定术中是否需要输血应考虑很多因素，包括临床判断，如血容量评估，术前血红蛋白含量和血细胞比容，既往输血史（包括早产儿的替换HbF）；贫血持续时间；患儿全身情况；保证充足的组织供氧能力（肺功能和心排血量）；手术的大小；大量失血的可能性和输血风险与收益比。

五、围手术期血液保护措施

近年来，人们对输血不良反应和输血相关性疾病的认识在不断提高，节约用血，保护血液资源，防止血源性疾病传播已成为医疗工作中的重要课题。小儿围手术期的血液保护也越来越引起人们的关注，为减少围手术期异体库血的输入，降低医疗费用和减少血源性传播疾病，可用多种方法进行围手术期血液保护（blood conservation）。本部分主要介绍小儿围手术期血液保护、减少出血的基本方法。

（一）减少手术出血

1. 麻醉技术　维持适当的麻醉深度、加强围手术期通气及循环功能的监测、及时纠正血流动力学的不稳定和高碳酸血症等，是围手术期血液保护的重要一步。

2. 手术体位　因手术需要，患儿可能会在不同的体位下接受手术操作。研究发现，平卧位时身体不同部位的动脉（静脉）血压相似。

任何原因引起的腹压增高（肌张力增高、腹腔外压力增高、胃扩张、咳嗽、痉挛、气道阻塞、气道压力增高）都可增加下腔静脉压力，引起血液分流到脊椎静脉丛，导致手术野渗液增加。膈肌和腹肌完全松弛可以降低腹压和下腔静脉压力，进而减少出血。如果是俯卧位手术（如脊柱侧弯），应小心摆放体位，防止下腔静脉受压，以免产生任何不良反应。因为当下腔静脉部分或完全被阻断时，脊椎静脉系统将成为血液从机体下部回流心脏的主要通道。在进行脊柱侧凸矫正手术时，有条件者可使用专门手术操作架以有效减少失血。当患儿被置于该操作架时，腹部无压力，下腔静脉压力降低。

3. **血管收缩药** 临床常用的减少出血的方法是利用含有血管收缩药物（如肾上腺素）的溶液局部浸润皮肤和皮下组织。肾上腺素有引起心律不齐的不良反应，但儿童对肾上腺素引起心律不齐的阈值似乎高于成人。Karl 等研究发现，在儿童不同类型手术过程中，给予皮下注射浸润 1∶100 000 的肾上腺素（2~15µg/kg），即使吸入高浓度的氟烷也不会发生心律不齐，因而得出结论：皮下注射肾上腺素 10µg/kg 以下可安全用于 $PaCO_2$ 正常的儿童，但应密切监测心电图，避免发生心律失常。如果肾上腺素用量较大，如脊柱侧弯矫正术时，肾上腺素溶液的浓度以 1∶500 000 较为合适。

4. **止血带** 在上、下肢驱血后使用空气止血带可以减少出血并且使术野无血。止血带可根据手术部位放置于上臂、大腿或小腿部，应预先包裹棉垫以防局部压疮。

5. **预防低体温** 体温过低时会产生血小板功能异常、凝血异常及纤溶亢进。Valeri 等研究发现，局部皮肤温度过低会延长出血时间，并使出血部位的血栓素 B_2 明显减少。如无明显的外科原因出血，在低温情况下发生的凝血异常，复温后可迅速得以纠正。

6. **控制性降压** 现代麻醉可使用多种药物和技术实现控制性降压，其主要作用：①减少出血；②方便血管外科手术操作；③减小心脏前、后负荷以改善心功能。控制性降压常在患儿行气管插管、确保气道通畅且处于相对稳定的麻醉状态时实施。降压前必须开放静脉，严密监测患儿的生命体征，尤其是要确保血压监测的准确性。

（二）自体输血

1. **术前自体血储备** 最大优点是可以避免通过输血传播的疾病，同时可以避免同种免疫反应，有利于以后的输血需求。术前自体血储备适用于 4 岁以上的小儿，儿童可以耐受的每次储血量相当于估计血容量的 10%。术前自体血储备的缺点包括操作不方便、手术延期、价格昂贵和不良反应。其禁忌证为菌血症、低心排血量综合征、严重贫血、低氧血症和婴幼儿。

进行自体血储备的患儿应满足的条件：①能耐受选择性手术；②术中或术后输血的可能性极大；③至少有 2 周的准备期；④血红蛋白含量在 110g/L 以上，血细胞比容 > 33%。

同时可采取某些措施以增加患儿术前的自体血储备量：①铁剂治疗；②人重组红细胞生成素治疗，可以增快内源性红细胞的生成。

（1）铁剂治疗：进行治疗后，骨髓的造血功能可以增加 2~3 倍，即使在反复抽血储备的情况下仍可保持这样的功能长达几周。首选口服铁剂，可以避免胃肠道外给药带来的不良反应。推荐剂量为5mg/kg，2次/d或3次/d，饭时服用。一般在第1次采自体血之前1个月时就开始铁剂治疗，并持续治疗至最后1次采血后几个月。

（2）人重组红细胞生成素的治疗：有研究者推荐在每次采血时静脉注射600IU/kg（每周2次）；也可在术前4周就开始使用人重组红细胞生成素，400IU/kg皮下注射，每周1次。为使机体的代偿能力最大化，需同时口服铁剂。2次静脉抽血进行储血的时间间隔至少不少于4日，最后一次储血最晚应在术前3日，这样可以使机体有时间产生足够的蛋白和恢复正常的血浆容量。通常使用的方案为每周进行1次储血，这样可以在术前进行4次的储血，并以低温（1～6℃）储存。

2. 术中自体血回输　优点：①无异体输血反应，并发症少；②能避免异体输血引起的疾病，尤其是常见传染病（如艾滋病、血清性肝炎、疟疾、黑热病、梅毒等）；③不产生对血细胞、蛋白抗原等血液成分的免疫反应；④无须检验血型和交叉配血，无配错血型之忧；⑤解决特殊血型（如Rh阴性）病例的供血问题。术中自体血回输避免了术前自体血储备的所有缺点，已常用于除新生儿之外的各年龄段小儿，但应注意选用小儿储血罐。

3. 血液稀释　急性等容量血液稀释（acute normovolemic hemodilution，ANH）是术前根据患儿的血容量估计放血量，同时短时间内快速输入一定量的晶体溶液或胶体类血浆代用品，使血管内容量接近正常容量的方法。目前认为，ANH以将血细胞比容稀释至25%～35%为宜，应避免低于20%的深度或极度血液稀释。ANH已被应用于儿科心脏手术、脊柱侧弯矫形手术和恶性肿瘤切除手术（如神经母细胞瘤、畸胎瘤、腹膜后神经节瘤、肝脏肿瘤、胰腺肿瘤等）。实际上，对于术中估计出血量超过总血容量1/3的患儿，均可考虑进行ANH。术前必须对患儿的心血管系统、呼吸系统和其他系统作准确评估，术前1～2周停用水杨酸盐类药物和环氧合酶抑制剂。如果术前存在凝血功能紊乱，必须采取措施纠正。

ANH的禁忌证：①伴有心、脑疾病等影响组织氧供者；②血红蛋白含量＜110g/L者；③肺部疾病影响氧供者；④肾脏疾病者。

（王　涛　姜丽华）

推荐阅读资料

[1]　陈煜，连庆泉．当代小儿麻醉学．北京：人民卫生出版社，2011．

[2] 罗纳德·米勒，尼尔·科恩，拉斯·埃里克森，等. 米勒麻醉学. 9 版. 邓小明，黄宇光，李文志，译. 北京：北京大学医学出版社，2021.

[3] HOLLIDAY M A , SEGAR W E. The maintenance need for water in parenteral fluid therapy. Pediatrics, 1957,19(5):823-832.

[4] LIVINGSTON M H, SINGH S, MERRITT N H, et al. Massive transfusion in paediatric and adolescent trauma patients: incidence, patient profile, and outcomes prior to a massive transfusion protocol. Injury, 2014, 45(9):1301-1306.

[5] NAKAYAMA Y, NAKAJIMA Y, TANAKA K A, et al. Thromboelastometry-guided intraoperative haemostatic management reduces bleeding and red cell transfusion after paediatric cardiac surgery. Br J Anaesth, 2015,114(1):91-102.

[6] RESAR L M, WICK E C, ALMASRI T N, et al. Bloodless medicine: current strategies and emerging treatment paradigms. Transfusion, 2016,56(10):2637-2647.

第十一章

小儿体温调节与维护

　　儿童尤其是婴幼儿体温调节机制尚未发育完善，体温调节能力较差，加之存在术前禁食、禁水、营养不良、消毒和手术操作等情况，容易受环境温度的影响出现围手术期低体温。新生儿由于体表面积相对较大，皮下脂肪薄，血管丰富，容易散热致体温偏低，当术中环境温度低，保暖措施不够时，极易引起皮肤硬肿症和呼吸抑制等并发症。同时，全身麻醉也会干扰正常的体温调节机制，抑制寒战反应和呼吸肌做功产热等，导致围手术期体温骤降。微创外科手术中，由于大量低于体温的二氧化碳气体注入体腔，或大量冲洗液的使用，可能进一步导致热量散失。上述因素均易导致围手术期低体温的发生，增加手术失血量、导致术后苏醒延迟、术后寒战甚至心脏不良事件等，影响患儿的术后恢复及预后。因此，必须重视小儿围手术期体温的监测与维护。

第一节　小儿体温的调节机制与特点

人属于恒温动物，需要一个相对恒定的体温。正常的体温是机体不断地进行新陈代谢的结果。同时，体温又是机体功能活动正常进行的重要条件。在健康状态时，人的体温一般比较恒定，保持在37℃上下，并不因外界环境温度的改变而变化。人体正常体温并不是指某一具体温度，而是一个温度范围。

对大多数正常人来说，口腔温度范围36.7～37.7℃（37℃仅是一个平均值），腋窝温度范围36.0～37.4℃，直肠温度范围36.9～37.9℃。人的体温虽然比较恒定，但个体之间的体温有一定的差异，少数人的标准体温可低于36.2℃，也可高于37.3℃。即使同一人体温在一日内也不是完全相同，清晨2～4时体温最低，午后4～6时最高，昼夜间体温的波动可达1℃左右。剧烈的肌肉运动、精神紧张或情绪刺激也可使体温升高1～2℃。在酷热或严寒环境中暴露数小时，体温可上升或下降1～2℃。

新生儿的体温略高于成人，老年人则稍低于成人。婴儿的体温调节机制尚未完善，可受环境温度、活动情况或疾病的影响而有较大的波动。

位于人体下丘脑的体温调节中枢担负着维持人体产热与散热平衡的任务。若产热多于散热，则体温升高；若散热多于产热，则体温降低。当环境温度下降和寒冷刺激时，肌肉收缩，产热增加；肝脏等内脏器官代谢增强时，产热亦增加。散热主要依靠对流、传导、辐射和蒸发4种方式。因皮肤表面积大，故人体主要通过皮肤散热。

一、正常体温的调节机制

与体内其他许多生理调节一样，温度调节也通过大脑的正负反馈来进行，几乎是所有组织参与的多种信号为基础的过程。体温调节的高级中枢位于下丘脑，下丘脑前部受损时散热机制失控，失去在热环境中调节体温的功能；如下丘脑后部同时受损，则产热、散热的反应都将丧失，体温将类似变温动物。

体温调节过程可以分为3个阶段，包括传入信号、中枢调节、传出反应。正常情况下，当环境温度改变时，皮肤温觉感知受体或冷觉感知受体将冲动传入到下丘脑体温调节中枢，下丘脑整合来自皮肤表面、神经轴和深部组织等温度传入信号，与阈值温度进行比较，激活效应器，引起反射性应答。平均体温是机体整合来自各种组织包括脑、皮肤、脊髓和深部温度传入的结果。体温调节的上限为出汗阈值，下限为血管收缩阈值，上限和下限阈值之差只有 0.2℃。核心温度高于阈值时通过神经、体液的调节，化学产热被抑制，皮肤血管舒张，末梢血循环增加，散热增加；反之当温度低于寒冷反应的阈值时，可产生血管收缩、非寒战性产热和寒战，使产热增加，见图 11-1-1、图 11-1-2。

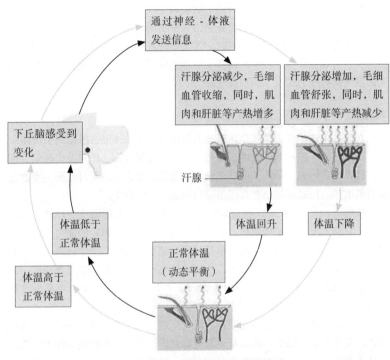

图 11-1-1　自主性体温调节机制

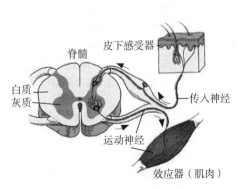

图 11-1-2　中枢性体温调节机制

代谢热主要从皮肤表面通过对流与辐射的方式丢失，而血管收缩可以减少这种热量丢失。非寒战性产热的方式在成人只是产热轻度增加，而在婴儿则可使产热量增加1倍。寒战的产热方式效率比较低下，特别是新生儿不会发生寒战，可能要到几岁后才能完善。

出汗是一种主动过程，由神经节后胆碱能纤维介导，可以被阿托品或神经阻滞剂抑制。而主动性血管扩张是由一种不明物质所介导，当核心温度明显高于引起最大出汗强度的温度时，才会出现皮肤血管的最大扩张。值得注意的是，有观点认为，较早产的婴儿中枢温度调节能力已很完善，而在老年人的温度调控能力则有不同程度受损。

二、小儿体温调节的特点

在母体内，胎儿无须产生热量来调节体温，胎儿体温一般稍高于母体。

早产儿体表面积与体重的比值较高，皮下脂肪较薄，产热能力较弱，因此容易发生低体温。早产儿的散热机制以蒸发散热为主，足月儿则主要通过辐射来散热。因此增加早产儿保温箱内的湿度非常重要。

从婴儿出生到满28日称为新生儿期。此时新生儿逐渐适应环境，各系统、器官功能发生快速的变化。新生儿虽具有保持体温恒定的能力，但调节温度的有效范围较成人及年长儿窄且易受环境温度影响。出生后新生儿需要自身产热来维持体温。但刚出生几小时内体温调节机制尚不足以维持这一需求，新生儿温度调节的低温下限为22℃，在相同环境温度下，更易发生低体温，故这时的保温非常重要。

新生儿的体温调节能力受限主要因其生理、解剖方面的特殊性：体温调节机制发育不全，调节功能弱且更易受麻醉的干扰；体表面积与体重比值高于成人及年长儿，皮肤及皮下脂肪层菲薄，绝缘性差，周围血管舒缩控制作用差，每分通气量与体重的比值较高，因而在相同的环境温度下体热散失比成人及年长儿多；新生儿尤其是早产儿棕色脂肪及糖原储备少，于冷应激时易于耗竭，因其冷应激时无寒战反应以增加产热，仅依靠棕色脂肪代谢；当环境温度处于某个最适当的范围时，小儿体温调节仅通过自己身体非蒸发方式进行，并且其（产热）代谢处于最低状态，这种环境温度定义为中性温度环境。中性温度环境仅限于婴儿。

一般在寒冷环境中，人体为维持核心温度就会增加耗氧量，出现酸中毒。足月婴儿的耗氧量增加并不与直肠温度相关，却与皮肤表面与环境温度的差相关。皮肤表面与环境温度差为2～4℃时，耗氧量最小，即当环境温度为32～34℃，新生儿静息状态腹部皮温为36℃时，其耗氧量最小，这就是所谓中性温度环境。所以，直肠温度并不能反映耗氧量增加或减少。

新生儿出汗反应较差，但不显性蒸发性散热可增加 2～3 倍。寒冷时，代谢、肺通气量及心搏出量均增加，提高产热，同时末梢血管收缩，散热减少。新生儿皮肤血管收缩的反应强，但因皮下脂肪少（早产儿更明显），体表面积相对大，容易散热，故总的保温能力差，出生后可因环境温度低而体温明显下降，可降至 34～35℃，12 小时后才回升至 36℃。当温度降低至 35℃以下，婴儿躁动及啼哭时，可因肌肉运动促进代谢性产热。

在化学产热过程中需要葡萄糖的参与，并增加耗氧量，所以饥饿及缺氧均不利于新生儿保持体温和体温调节。体温下降时易导致过深的全身麻醉，引起呼吸和循环抑制，苏醒延迟，术后肺部并发症增多，而且容易并发硬肿症。因此，新生儿麻醉时的保温尤为重要。

6 个月以上小儿麻醉期间体温有时会升高，与术前脱水、应用胆碱能抑制药、术中覆盖过多手术单及呼吸道阻塞等有一定关系。小儿时期中枢神经系统调节功能较差，体表面积相对大，皮肤汗腺发育不全，所以体温调节功能不稳定，产热和散热容易发生不平衡，所以体温容易波动。一般来说，小儿体温升高较成人明显，体温波动范围亦较成人大。小儿时期的发热可以是生理反应，也可以是病理征象。

第二节　小儿麻醉与体温

一、全身麻醉对体温的影响

人体的温度调节系统通常使体核温度维持在正常值（37℃）上下 0.2℃。该范围上限为出汗阈值，下限为血管收缩阈值，在该范围内能量消耗与营养素均得以保存而不需要过多的自主神经控制。麻醉药可抑制温度调节系统，加之患儿暴露于手术室低温环境下，可使大多数未采取保暖措施的患儿出现低体温。近年来大多数研究结果显示，即使是浅低温（体温降低 1～2℃）亦可使心脏不良事件的发生率和手术切口感染率增加 3 倍，延长 20% 住院时间，且明显增加手术出血量和异体血输血的需求。因此，了解麻醉对体温的影响机制有助于预防和处理上述问题及其他与温度相关的并发症。

分布于背根神经节中的热敏感神经元的神经末梢分布于皮肤的表皮层和真皮层之间，用于感受周围的环境温度。此外，皮肤上普通的神经末梢亦可通过专门的热敏感瞬时受体离子通道直接感受环境温度。环境温度的信息传递给视前 / 前脑干的下丘脑区域。此区域是人类的一个高度集中的体温调控系统，其作用是将体温维持在一个相对小的波动范围。正常人在低温环境中可以通过血管收缩反应和寒战产热等方式将体温维持在正常水平。

而在麻醉状态下，由于意识消失和肌松药的应用，体温中枢无法产生行为调节（如寒战），且全身麻醉药物可以削弱机体的体温调节能力，表现为温度觉反应的阈值升高，而由寒冷引起的冷反应（如缩血管反应）阈值则显著降低。因此，体温调节的阈值范围由正常状态下的 0.2℃ 扩大至 2～4℃。麻醉导致血管扩张或动脉分流（arterial shunt），允许较温暖的血液从躯干自由流向肢端并与较冷的血液混合，随着血液循环，血液温度不断下降直至回到心脏，这样会导致体核温度的下降。

在全身麻醉或局部麻醉状态下，患者对寒冷的自然行为及自主反应均受损，恢复正常体温的时间可能超过麻醉停止后 4 小时。常规全身麻醉剂量下罕见寒战，这与寒战阈值比血管收缩阈值低约 1℃ 相符。血管收缩则会防止体温进一步降低，因此即使未保温的患者也罕见直接出现寒战，但若主动的充分降温即可诱发寒战。成人在麻醉状态下并不发生非寒战性产热，因为这种反应即使在非麻醉成人也不是特别重要。与成人不同，非寒战产热在婴儿则是一种重要的温度调节反应。挥发性麻醉药可抑制动物非寒战性产热。

传统上，围手术期低体温一直作为减少心、脑组织缺血性损害的保护性策略，但目前的围手术期证据表明，在任何手术中维持体温的稳定有助于改善外科手术的预后，其中也包括心脏手术。一般来说，全身麻醉联合椎管内麻醉产生围手术期低体温的发生率最高。

许多前瞻性和对照性的临床研究结果均强调采取措施防止体温过低的必要性，而术前预加热是维持正常体温的一个重要环节。整个围手术期体温保护措施包括术前使用区域性强制热风系统，术中使用压力或流体交换形式的加热器。其他策略包括维护环境手术室温度大约为 23℃，体表覆盖尽可能多的手术单，并积极治疗术后颤抖。适当的预防措施可以减少并发症的发生风险和不良结果，并消除患儿不必要的痛苦。

二、区域麻醉对体温的影响

区域麻醉可同步降低血管收缩和寒战的阈值，可能与脊髓麻醉后热传入障碍有关，具有与全身麻醉相似的低温过程。此外，区域麻醉下中枢和外周温度调节功能受损：神经阻滞术抑制正常反应并阻碍神经传导；由于阻滞区温度感受器的异常，患者经常感觉较热；区域麻醉下的低体温常未被检测出；通常患者未特别表述热不适感。受区域麻醉或全身麻醉的影响及术中不适宜的暴露，在冰冷的手术环境中，通常可导致围手术期低体温。据报道，除非制订特别的体温保护措施，否则术中低体温的发生率为 50%～90%。即使是手术持续时间仅 1～1.5 小时，低体温的发生率也很高。

三、体温异常的影响

（一）低体温的不良影响

低体温的定义是核心温度低于 36℃。围手术期体温下降可分为 3 个阶段（图 11-2-1）：第一阶段是核心温度快速下降，是由于麻醉诱导后血管扩张导致热量由中心向外周再分布。第二阶段体温呈线性缓慢下降。第三阶段为体温平台期，核心温度达到一个稳定的水平。该体温平台的出现可能与患者在显著低温下被动或重新复苏的体温调控有关。

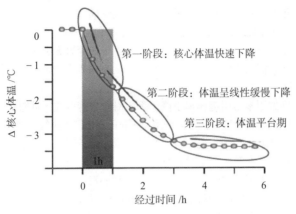

图 11-2-1　围手术期体温下降趋势

（二）围手术期低体温的原因

热量以 4 种形式从患者传递到周围环境，包括辐射、传导、对流、蒸发，其中辐射和对流是围手术期最主要的热丢失机制。辐射的热传递量与两物体表面绝对温差的四次方成正比。对于大多数患者来说，辐射可能是热量丢失的最主要形式。通常患者只接触手术床上的泡沫垫（一种极佳的绝热体），因此传导性热丢失在手术中可忽略不计。层流手术室的空气循环流速仅 20cm/s，与静态空气相比仅轻度增加热量丢失。出汗可显著增加皮肤的蒸发热量，但麻醉期间常是无汗状态，成人皮肤表现为热蒸发丢失的热量仅占代谢产热的 10% 以下，而婴儿经菲薄的皮肤水分蒸发的代谢产热丢失比例较高，在早产儿该问题则更为严重。其他的热丢失途径还包括经呼吸系统及手术切口蒸发。

围手术期影响小儿发生低体温的原因复杂多样，主要有以下因素。

（1）小儿体温调节中枢发育尚不完善，体温容易受外界温度变化的影响。新生儿皮下脂肪薄，头部与身体的比例较成人大，体表面积相对较大，散热率是成人的4倍。若室温较低，则更容易发生低体温。

（2）术前的常规禁食及术后不能立即进食补充热量，可影响围手术期自体产热，导致体温下降。

（3）手术中的热量散失。手术前的暴露消毒及消毒液的挥发散热可带走大量热量，使患儿体表温度迅速下降。术中的体腔暴露，通过对流、蒸发、传导等方式丢失热量，可使患儿体温进一步下降。术中使用未加温的生理盐水冲洗亦可导致体温下降。

（4）术中使用未加温的液体扩容补液可产生"冷稀释"作用，且在大量输液的患儿该表现将更明显。同时，气管插管机械通气下，大量未加温、加湿的气体进入肺部，可带走热量，导致体温下降。

（5）手术室室温的影响。因为注意力集中或穿着无菌手术衣等原因，手术医师通常需要室温低于22℃，但过低的室温则会增加患儿的散热，使其体温下降。

（6）麻醉因素可引起体温下降。手术时全身麻醉或区域阻滞可通过某些特定的机制降低体温调节功能。吸入麻醉药直接扩张血管，抑制缩血管调节功能，肌肉松弛剂使肌肉丧失产热功能导致体温下降。全身麻醉下核心温度向四周传递，在第1个小时核心温度可下降0.5～1℃，称为再分配性低温，3～4小时后代谢产热和散热相平衡，核心温度达到稳态。椎管内阻滞麻醉降低了血管收缩和寒战的阈值，因而可降低寒战的最大反应程度，同时可阻滞外周温度感受器尤其是冷感受器的信号传递。

术中发生低体温可对机体产生不良的影响，如术后的寒战，增加心脏事件发生率，影响麻醉药物的代谢，影响呼吸功能及凝血系统，甚至影响手术切口愈合影响预后。

1. 术后寒战　正常人的寒战阈值为（35.7±0.4）℃，椎管内阻滞者阈值可出现轻度下降。机体的核心温度下降1℃就会引起寒战。寒战除可引起患者不适外，还会大量增加机体耗氧量，具有潜在的风险。麻醉恢复过程中未进行有效加温的患儿，寒战发生率约40%。寒战引起肌肉收缩，可使耗氧量增加48.6%。术后寒战除增高眼内压和颅内压外，还会增加患儿恐惧及引发伤口疼痛。尽管如此，心肌缺血与寒战似乎并没有良好的相关性，提示代谢率的增加并非心肌缺血的主要原因。

研究证实，术后寒战有两种类型，一种为紧张型，其类似于正常寒战，呈典型的每分钟4～8个周期性增强-减弱形式；另一种为5～7Hz局部暴发，类似于阵挛型。紧张型是对术中低体温的温度调节反应。相反，阵挛型似乎为挥发性吸入麻醉药恢复过程中的特异反应。可能与麻醉药引起脊髓反射的正常下行控制去抑制有关。皮肤表面加温能够预防麻醉后寒战，但只占中枢性寒战控制的 20%，而且现有皮肤加温设备只能使皮肤温度增加数度，因而只能代偿少部分低核心温度，且一般对核心温度低于 35℃的绝大多数患儿无效。术后寒战可用各种药物治疗，包括可乐定、曲马多、毒扁豆碱和硫酸镁等。

2. 对心脏系统的影响　低温可引起交感神经兴奋，心肌收缩力增强，心率增快，同时使外周血管收缩，血管阻力及血液黏滞度增加，增加心脏做功，诱发心肌缺血和心律失常。

3. 对代谢的影响　低温可降低机体代谢率，体温每降低 1℃，机体代谢率就降低 8%。体温 28℃时，代谢率为正常的 50%。体温为 32～35℃时，即可出现各器官血液重分布。细胞外钾离子在低温下向细胞内转移，导致低血钾。同时麻醉药在体内代谢减慢，核心温度降低 2℃后，肌松药的作用时间可延长 1 倍。低温还可能改变挥发性麻醉药的药代动力学特征，其组织溶解度在低温时是增加的，因而可增加肌松药的作用时间，均可使清醒和拔管时间相对延长。温度每下降 1℃，中性水 pH 增加 0.017；动脉系统内血液的 pH 随温度的改变类似。低温可导致血红蛋白对氧的亲合力增加，温度每下降 1℃，亲合力增加 7.5%。但低体温每降低 1℃，代谢降低 8%，可抵消上述两者亲合力的变化。

4. 对呼吸系统的影响　轻度低温初期，呼吸加速，但随着体温的进一步降低，机体对氧的通气反应变得迟钝，呼吸频率和潮气量成比例地降低，肺血流量也随总血流量的减少而下降，最终可能出现呼吸停止。低温可抑制低氧性肺血管收缩，致肺内分流增加并增加肺血管阻力。同时低温时延髓的呼吸中枢也受抑制，气道保护性反射减弱，增加了误吸和术后肺炎的风险。

5. 对血液系统的影响　低体温可直接抑制凝血级联反应中的酶反应速度，亦可使血小板功能减弱，降低凝血因子和凝血酶活性，导致出血时间延长，增加出血量。低温使血液淤积，长时间容易引起深静脉血栓。一项随机双盲研究的荟萃分析表明，即使体温轻度下降，出血量明显增加约 16%，而输血比例增加约 22%。

6. 对预后的影响　体温降低可直接影响机体的免疫功能，减少皮肤血氧供应，并且蛋白质和骨胶质合成减少，以上均导致患者伤口感染率增加，影响伤口愈合，住院时间延长。一项随机对照试验表明，核心温度平均下降 2℃，手术伤口感染的概率可增加 3 倍。

综上所述，低温程度越重、持续时间越长，对机体的损害越大，患者预后也越差。32℃通常被认为是创伤患者的危险临界温度，而低体温、酸中毒、凝血异常形成的恶性循环则被视为死亡三联征。

（三）围手术期体温升高的不良影响

相对于低体温来说，围手术期体温过高的发生率较低，但大量出汗亦可影响血流动力学的稳定。体温过高可简单地理解为核心温度高于正常值。而发热是人体被自主调节系统有目标的调高了核心温度。围手术期体温过高的原因有多种，常需要进行干预。

1. **术前感染、发热、脱水、全身炎症反应综合征等病因导致的术中发热**　发热是由内源性致热源使温度调节的目标值升高所致。目前已知的致热原有白介素 -1、肿瘤坏死因子、α- 干扰素和巨噬细胞炎性蛋白 -1 等。这些因子通过激活免疫系统，影响迷走神经传入及直接作用于下丘脑体温调节中枢等复杂的形式干扰体温调定。而阿片类药物和吸入麻醉药本身可抑制发热反应。

2. **恶性高热**　是指由某些麻醉药物激发的全身骨骼肌剧烈收缩并发体温急剧上升及进行性循环障碍的代谢亢进危象，一般认为是由于肌肉细胞存在遗传性的生理缺陷所致，是一种罕见的常染色体显性遗传性疾病。临床表现为体温突然升高、咀嚼肌强直、全身肌肉强直、心动过速、心律失常，以及严重的呼吸性酸中毒和代谢性酸中毒。恶性高热期间的体温升高是由于内脏器官和骨骼肌代谢产生大量的热量所致。中枢温度调节在急性危象期间可能仍保持完整，但此时循环血中儿茶酚胺浓度可升高达正常的 20 倍，引起外周血管强烈收缩，从而影响散热机制。

3. **药物的影响**　对于患儿，麻醉医师常使用抗胆碱药抑制腺体分泌，减少呼吸道分泌物，但这同时会使机体散热减少，体温上升。

4. **环境因素**　术中被动性体温升高是由于室内温度过高及过度覆盖影响散热所致，常见于婴儿和儿童，多见于使用了有效的主动加温措施而未进行体温监测者。处理相对简单，仅需停止加温，并撤去多余的绝热物即可。

5. **输血、输液反应**　输液配伍禁忌或输血不相容，以及内毒素、细胞碎屑等均可成为致热原引起发热。

6. **二氧化碳潴留**　呼吸系统梗阻或插管过深等原因导致二氧化碳潴留，产热增加使得体温上升。

麻醉状态下体温升高表现为皮肤潮红、血管扩张及出汗，以增加皮肤的蒸发散热。围手术期体温过高的不良影响如下。

（1）因蒸发散热丢失大量水分，可造成脱水，引发血容量不足及电解质紊乱，影响血流动力学的稳定。

（2）增加机体的代谢及耗氧量，并可伴有高碳酸血症、代谢性酸中毒、高钾血症。

（3）导致机体散热增加，加重心脏和肺的负担。

（4）体温过高（42℃以上）时，可直接产生细胞毒性，细胞膜的完整性、酶的活性及线粒体活性均受到不同程度的破坏。如持续高热，产生的细胞毒性可引起器官功能障碍、脑组织水肿，严重者可致昏迷甚至危及患者生命。

第三节　围手术期小儿体温的维护

一、围手术期体温的监测

　　临床麻醉中多数患者并未进行体温监测，因为一般的手术时间并不长，出血量、输液量等也不是很大，术中体温变化不大，患者可以耐受。但在小儿，特别是新生儿或早产儿手术，体温异常对机体的影响很大，轻者苏醒延迟、并发症增多，重者可能危及生命。因此，围手术期小儿体温的监测显得尤为重要。对于麻醉时间估计超过1小时的全身麻醉及椎管内麻醉患儿，尤其是大手术及危重患儿，应将体温列入常规的监测项目。

　　人体各部位温度并不一致，体表不同部位的皮肤温度也有较大的差别，因此测得的各部位体温的临床意义也不相同。临床上按不同部位所测得的体温大致可分为核心温度和体表温度。核心温度即机体内部的温度，较少受外界环境的影响，最能反映体内真实温度的变化。体表温度因易受环境温度、皮下血管舒缩，以及皮肤辐射、传导、对流及出汗等因素的影响，变化较大，可用于反映温度变化的趋势。

　　一般情况下手、足部的体表温度低，躯干次之，头部温度最高。核心温度由于测量较困难，可通过鼓膜、食管、直肠、鼻咽部、膀胱等进行测量，用于监测术中低体温，或发现体温过高。

　　利用口腔温度、腋窝温度、直肠温度、膀胱温度也能估计核心温度，但在温度变化较快时会"反应迟钝"，易造成判断失误。食管温度易受通气温度及胃内冲洗液温度的影响，探头置于食管下1/3处所测结果较为准确。食管温度能迅速反映心脏及大血管内血液温度的变化。鼓膜温度最能反映脑内温度，因而是测定体内温度比食管更好的部位，但应注意避免鼓膜及外耳道的损伤。直肠测温患儿最易耐受，但体内温度变化迅速时，直肠测温反应较慢，还受探头置入的深度及直肠内粪便的影响，还须注意可能发生直肠穿孔。鼻咽温度受呼吸气流的影响，且探头易被移动。深部鼻腔温度是将温度探头置于鼻腔顶部，能敏感地反映体内温度的变化，其结果亦较准确。膀胱温度在上腹部大手术及开胸手术时能较好地反映核心温度，患儿也较易耐受，但在下腹部手术时因受外界因素影响而意义较小。此外，当膀胱内尿液较少时，测得的结果接近直肠温度。腋动脉处亦可测温，所得数据低于核心温度约 0.5℃。

术中测温多用电子测温仪,可以连续测温、准确性高,患儿易于耐受。常用的可以持续监测体温的有通用型温度探头、皮肤温度探头、鼓室温度探头、带温度探头的导尿管、食管温度探头等。

二、围手术期体温维护方法

围手术期经常发生体温下降,主要是由于手术室的温度、手术切口消毒等的热量丢失、静脉输液、麻醉等因素,很难防止麻醉最初 1 小时内核心温度下降 0.5~1.5℃,因为此时大量的热量从中心向外周传递再分布。但积极进行皮肤表面预加温至少 30 分钟可增加体热容量,减少热量再分布。

皮肤是热量丢失的主要部位,所以手术室温度是影响术中热丢失的最重要因素。婴儿一般要求手术室温度在 26℃左右,新生儿则需要 28~30℃,但实际情况是手术人员一般难以忍受这种温度,所以其他的维护体温的措施变得非常重要。从病房到手术室应尽量为患儿覆盖温暖的被单、棉被等,等候区的温度应尽量考虑患儿的需求。到手术间后应尽量缩短暴露时间,尽早镇静。患儿进手术室前应使手术室温度保持在患儿需要的相应程度,等消毒铺巾后再适当调低手术室温度。

手术期间患儿血管扩张时进行加温是维持其体温最有效的方法。维持术中患儿正常体温要比术后复温更容易。术中输液可使用液体加温器,有条件的应使用温毯机、循环水外套衣,至少应有变温水毯。应用电热毯有可能导致烧伤。术中呼吸机控制呼吸时呼吸道会损失热量,最好使用呼吸道加温、加湿装置。腹腔内灌洗时应使用温水,术中使用温纱布以减少热量损失。早产儿及新生儿转运最好选用温箱,具体温度参考表 11-3-1。

表 11-3-1　不同出生体重早产儿对应温箱的温度

出生体重 /g	35℃	34℃	33℃	32℃
1 000	出生 10 日内	10 日后	3 周内	5 周后
1 500		出生 10 日内	10 日后	4 周后
2 000		出生 2 日内	2 日后	3 周后
2 500			出生 2 日内	2 日后

目前有很多对皮肤表面进行主动或被动加热的设备,如循环热水毯、红外辐射加热器、流动热气被。流动热气被或温毯机采用的是一种对流加热方式是通过流动加热气通入(纸质)被套,使患儿四周的温度升高,是一种最有效的加温方式。婴幼儿从头部丢失的热量很大,麻醉中给婴幼儿带上帽子对减少散

热非常有用。隔绝保温是常用的防止体表散热的方法，任何隔热包裹物都可降低至少30%的热量丢失。此外，最重要的是尽可能多地覆盖患儿的体表。

对于较长时间手术，液体加温器是必须的。输液加温装置种类繁多，但原理基本相同。关键在于加温器与患儿之间的管道应尽量缩短，以减少热量丢失。

研究认为，循环水加温覆盖在患儿身上要比垫于背部更安全、有效，垫于背部即使水温并未超过40℃也可能发生热坏死的可能。循环水外套衣可通过增加加温面积或使用促进热传导的材料而传递更大的热量。电热毯采用电阻加热的方式，虽然与空气温毯机一样有效，但烧伤的可能性较大。现临床多采用变温水毯。

术前、术后转运患儿时应覆盖温毛巾，被单对减少体热继续散失有一定作用。值得一提的是应注重对患儿头部的保温。被动绝热的效果取决于皮肤总面积。当然，对于可使用温箱的患儿，温箱是比较理想的转运工具。

小儿气道加温与湿化的效果优于成人，但婴儿与儿童的皮肤加温更加有效，其传递的热量比气道加温与湿化高10倍以上。人工鼻可使大量的热量保留在呼吸道内。因此，有条件者应使用呼吸道加温、加湿装置。

总之，整个围手术期各个细节均应重视对患儿温度的维护。小儿体温的维护应采取综合措施，才能取得理想的效果。

（姚伟瑜　连建烽　李师阳）

推荐阅读资料

[1] RAJAGOPALAN S, MASCHA E, NA J, et al. The effects of mild perioperative hypothermia on blood loss and transfusion requirement. Anesthesiology, 2008,108(1):71-77.

[2] SESSLER D I. Temperature monitoring and perioperative thermoregulation. Anesthesiology, 2008, 109(2): 318-338.

[3] WINKLER M, AKÇA O, BIRKENBERG B, et al. Aggressive warming reduces blood loss during hip arthroplasty. Anest Analg, 2000, 91(4): 978-984.

[4] WONG P F, KUMAR S, BOHRA A, et al. Randomized clinical trial of perioperative systemic warming in major elective abdominal surgery. Br J Surg, 2007, 94(4):421-426.

[5] YOUNG V L, WATSON M E. Prevention of perioperative hypothermia in plastic surgery. Aesthet Surg J, 2006, 26(5): 551-571.

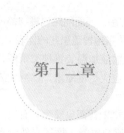

第十二章

小儿普外科手术的麻醉

多数情况下，小儿普外科手术的麻醉基本原则与接受相同手术的成年患者相似。许多小儿普外科手术为急诊手术，存在误吸风险高、体液和电解质失衡及潜在的血流动力学不稳定等特点，因此对患儿进行充分的术前评估至关重要。随着外科微创技术的发展，腹腔镜下小儿普外科手术的数量明显增多。本章将总结小儿腹部外科手术的麻醉关注要点及各种常见小儿腹部手术的麻醉处理要点。

第一节　预防返流误吸

一、"饱胃"

患儿在麻醉诱导期有呕吐或反流的风险，尤其是上腹或下腹部梗阻的患儿。许多腹部外科手术多为急诊手术，所以此类患儿在麻醉诱导期反流误吸胃内容物的风险很高，即使术前禁食时间足够，急腹症患儿胃内仍可能有大量的残留内容物。此类存在胃肠道疾病的患儿不能单纯以常规禁食标准来判断胃是否已经排空，且推迟外科手术时间也不能确保胃排空。

虽然目前尚无关于术前放置胃管指征的指南，但若病史提示有误吸可能，如肠梗阻、绞窄性肠梗阻、幽门梗阻等，术前应置入胃管。术前患儿对插胃管会非常抗拒，但胃管插入可使胃内容物排空，显著减少其主动呕吐的发生率。若能择期手术，可以待麻醉诱导后气管插管前置入胃管。

防止呕吐误吸的方法：①术前放置胃管；②麻醉诱导前或插管前须将胃内容物吸净；③快速静脉诱导插管（使用氯化琥珀胆碱或罗库溴铵）或清醒插管；④头高位诱导；⑤插入带套囊气管导管。

二、液体平衡

患儿围手术期体液失衡继发于第三间隙液体丢失或术前肠道准备导致的脱水和低血容量。

许多急腹症患儿都会出现明显的体液失衡，主要表现为脱水、电解质丢失、第三间隙液体的转移及低血容量。由于肠管绞窄或缺血易引起血流动力学不稳定和代谢性酸中毒，麻醉和手术前应力求纠正这些液体失衡。若已怀疑肠道缺血和/或坏死，麻醉和手术更为紧迫，若不能及时手术，患儿会有术后发生短肠综合征的风险，故应积极开始手术，并在手术麻醉期间纠正已经存在的液体失衡。

三、脓毒症和感染性休克

急腹症患儿常存在肠道细菌移位和继发脓毒血症。缺血肠道可释放各种炎性介质，导致严重的血流动力学不稳定。麻醉医师需要准备适当的正性肌力药和血管活性药物，并予以容量支持。血流动力学不稳定可在术中恶化，常发生在肠道再灌注及腹腔打开时，影响静脉血液回流心脏。如果怀疑或确实存在脓毒血症，麻醉和手术过程中应积极给予抗生素。同时患儿可能存在急性肺损伤，术中难以通气，应采用能够提供先进通气模式的麻醉机予以呼吸支持。

四、脏器受损

脏器受损继发于腹腔间隔室综合征，会引起腹内器官功能尤其是肾脏和肝脏功能受损。

若腹内压增加超过腹内脏器毛细血管灌注压，可发生类似于肌筋膜室综合征的腹腔间隔室综合征。腹腔内脏器灌注不足，可导致缺血甚至坏死，最常见的受损器官是肠道、肝脏和肾脏。

总体而言，儿童腹腔间隔室综合征的发生率低于成人，可能发生该综合征的情况包括烧伤、腹部外伤、体外膜肺氧合、腹裂、PICU 的危重患儿、坏死性小肠结肠炎、肠穿孔、膈疝及肾母细胞瘤等。腹压增加可减少肝血流量，影响肝功能，主要表现为无法代谢乳酸，延迟药物代谢，甚至凝血因子合成障碍。腹内压也传导至腹膜后间隙，使肾功能受到影响，导致少尿或无尿。膈肌上抬，使通气功能也受到影响。

如果怀疑是急性腹腔间隔室综合征，可通过胃管或 Foley 尿管来测量腹腔内压力（临界阈值为 25mmHg）。腹腔间隔室综合征具有三联征：①腹部膨隆明显；②肠道压力及吸气性峰压明显增高；③存在肾和 / 或心脏功能障碍的证据。急性腹腔间隔室综合征的患儿术中血流动力学非常不稳定。虽然通过开腹手术减压可使腹内压恢复正常，但缺血组织再灌注时可释放大量炎性介质，导致严重低血压，也可能引起急性肾功能衰竭。因此，在脓毒血症时，部分患儿可能需要延迟关腹，所以麻醉医师应先备好血液制品，在麻醉诱导前备好升压药物。

第二节　腹部外科手术的麻醉

一、小儿腹股沟斜疝

1. 概念　是小儿常见的腹部外科手术，男性多见。右侧疝占 60%，左侧疝占 30%，双侧疝占 10%。

2. 发病因素　引起疝的高危因素包括早产儿、慢性呼吸系统疾病和腹腔液体过多（如脑室腹腔引流、脓肿及腹膜透析）。

3. 手术方式及注意事项　腹股沟斜疝修补术常为择期手术，多采用静脉或吸入诱导、椎管内阻滞或外周神经阻滞技术，若存在嵌顿和肠梗阻，可采取快速诱导气管插管。在精索处操作时，需要足够的麻醉深度，以防止发生喉痉挛或心动过缓。

4. 麻醉方式　骶管阻滞、腹横肌平面阻滞或髂腹股沟及髂腹下神经阻滞非常有效，还可以减少术中麻醉药物的用量，提供良好的术后镇痛。

二、急性肠套叠

1. 概念　肠套叠是部分肠管及其肠系膜套入邻近肠腔所致的急腹症，是婴幼儿时期常见的急腹症之一，80% 患儿在 2 岁以内发病，以春季和秋季多见，常伴发于中耳炎、胃肠炎和上呼吸道感染。

2. 症状　患儿早期一般情况尚好，体温正常，无全身中毒症状。随着病程延长、病情加重，出现并发肠坏死或腹膜炎，全身情况恶化，出现严重脱水、高热、嗜睡、昏迷及休克中毒症状。肠套叠是一种危及生命的急症，一旦确诊需立即处理。

3. 处理方法　包括非手术复位方法和手术方法。非手术复位方法包括水压、气压和钡剂灌肠，临床以空气灌肠为主。手术方法多采用手法复位，手法复位困难或复位肠管存在缺血坏死时，采用肠切除肠吻合的术式。

4. 不适合空气灌肠的情况　包括病程超过 48 小时、虽时间不长但病情严重、疑有肠坏死或穿孔、小肠套叠，以及患儿同时合并严重呼吸、循环系统疾病。

5. 空气灌肠复位注意事项　空气灌肠复位常在放射科进行，但麻醉条件和抢救条件不及手术室。当空气灌肠的压力不断增加时，患儿的呼吸和心率会增加，要严密关注患儿的呼吸方式，将患儿头偏向一侧，防止误吸。复位成功后，要继续观察患儿的生命体征，情况绝对稳定后才可离开放射科。

6. 补液　对于术前存在脱水的患儿，麻醉前积极补液是术中麻醉平稳的关键。采用气管插管静脉 - 吸入复合麻醉，术中输液原则为先快后慢，晶体溶液和胶体溶液同时输注，根据血气分析结果补充电解质和评估是否输血。

三、急性阑尾炎

1. 概念　是小儿腹部外科常见的急腹症，6 ~ 12 岁为发病高峰，常见临床表现为高热、呕吐及腹痛。

2. 术前准备　术前患儿可能存在脱水、酸中毒等。术前准备包括降温、充分补液、纠正酸中毒及胃肠减压，围手术期做好防止呕吐、误吸的准备。

3. 麻醉方式　小儿阑尾切除术以往多采用基础加硬膜外阻滞或基础加蛛网膜下腔阻滞的麻醉方式，该类椎管内阻滞操作及麻醉管理相对简单，对患儿生理环境干扰小，曾是阑尾切除术的主要麻醉方式，但其应用受到阻滞不完善、术后腰背不适感、需要辅助基础麻醉等限制。由于腹腔镜手术的广泛开展，目前多采用气管插管全身麻醉。麻醉医师要了解二氧化碳气腹引起的低氧血症、高碳酸血症、酸中毒、高血压和心动过速等，术中及时处理相应并发症。

四、肠梗阻

1. 概念　小儿外科常见的急腹症之一，肠梗阻分为两大类：①机械性肠梗阻，多由于肠腔闭锁、肠管粘连压迫等原因所致；②功能性肠梗阻，多由于炎症、功能紊乱等原因引起的肠麻痹所致。部分患儿通过胃肠减压、抗炎、补液、促进肠蠕动等保守治疗可好转。保守治疗效果不明显时，需要行手术治疗。

2. 绞窄性肠梗阻　是机械性肠梗阻最危险的一类，常伴有肠管的缺血坏死，随着病情的进展，全身中毒症状明显，可导致感染中毒性休克。只有切除坏死肠管根除毒素来源，休克才能彻底纠正。患儿存在中毒性休克症状，如心率快、血压低、发热、意识淡漠等，术前应积极外科抗炎、补液、纠正酸碱和电解质紊乱。积极抗休克治疗是患儿围手术期安全的保障。待患儿中毒性休克症状有所减轻，应立即行急诊手术治疗。

3. 麻醉方式　麻醉不宜行硬膜外阻滞，避免硬膜外阻滞对循环功能的影响。应选择静脉 - 吸入复合气管插管全身麻醉，同时所用的全身麻醉药物应适当减量。

4. 手术注意事项　严重肠梗阻患儿，开腹时腹压急剧下降，使静脉回流减少，心脏前负荷减小，会出现血压下降，故开腹前应快速补液扩容，开腹后根据血压变化加快输液速度，必要时使用小剂量多巴胺辅助升高血压。切开腹膜的操作速度要减慢，防止腹腔内压的明显变化，必要时提醒外科医师腹部加压。

五、肠旋转不良

1. 概念　先天性肠旋转不良是一种胚胎发育过程中肠管旋转和固定的解剖异常，可引起上消化道梗阻和肠扭转、肠坏死等，主要见于新生儿时期，也有少数发生在婴儿或较大儿童。

2. 症状　新生儿肠旋转不良一般在出生后 3~5 日开始出现呕吐，呕吐物含有大量胆汁。婴儿或儿童肠旋转不良曾有呕吐史，间歇性反复发作的中上腹疼痛，发作时可有恶心、呕吐，同时伴有不同程度的营养不良和生长发育障碍。肠旋转不良在发生肠扭转后可出现肠梗阻和肠坏死。

3. 术前准备　一旦诊断需尽早实施手术。术前准备包括检查水、电解质和酸碱平衡状况、血常规和凝血功能检查、交叉配血等。积极补液纠正水、电解质和酸碱平衡紊乱，术前常规胃肠减压。若存在严重肠梗阻，处理方法参照上文肠梗阻。

4. 麻醉方式　应选择气管插管静脉 - 吸入复合全身麻醉，若无肠坏死，手术时间一般不长。

六、先天性腹裂及脐膨出

1. 先天性腹裂　是新生儿由于脐旁部分腹壁全层缺损而致内脏脱出的畸形，不同于脐膨出，腹裂患儿的腹壁缺损多位于脐旁右侧腹壁，缺损较小，通常仅 2 ~ 3cm。突出体外的脏器以小肠、结肠多见，严重者整个小肠、结肠、胃甚至直肠一起突出体外。突出肠管若没有及时、正确地处理，肠管外露时间过长可因体液丢失而导致水、电解质紊乱，体温不升，可出现败血症、粘连性肠梗阻、胃肠道穿孔和坏死等并发症。处理原则为尽早手术，外露肠管的多少、腹腔发育程度是决定缺损一期修补或延期、分期手术的关键。手术方式包括一期肠管回纳法和分期修补法。

2. 脐膨出　是一种先天性腹壁发育不全的畸形，部分腹腔脏器通过脐带基部的脐环缺损突向体外，表面覆一层透明囊膜。由于有囊膜包裹，患儿体液丢失、热量丧失和体温低下的情况较腹裂患儿少，但仍应尽早处理，以增加一期关闭的机会。

3. 治疗与麻醉方式　腹裂或脐膨出的患儿术前评估要充分，包括腹裂或脐膨出的大小、合并其他畸形的情况、有无低体温和水、电解质紊乱。若腹裂或脐膨出不大，手术过程比较简单，且患儿一般情况正常，肠管还纳后腹部压力不高，麻醉过程一般无特殊，可考虑拔管后送回监护条件好的病房；若脐膨出较大，有回肠和肝脏膨出，还纳有困难，且患儿合并不同程度的脱水或低体温时，围手术期的麻醉管理会有较大难度，尤其是围手术期呼吸管理；当膨出巨大，疝出腹腔内容物较多，腹壁发育不良时，术后需带管转入 ICU，行呼吸机支持治疗。

七、先天性肥厚性幽门梗阻

1. 症状　患儿以呕吐为主要症状，由于频繁呕吐，大部分患儿存在不同程度的脱水和电解质紊乱（包括低钠、低钾、低氯，可有碱中毒）。0.9% 氯化钠 2ml/kg 输入可提高氯浓度 1mmol/L；补钾的速度不应超过 3mmol/（kg·24h）。

2. 注意事项　通常不需急诊手术，术前应积极补液，尽量纠正脱水和电解质紊乱。麻醉前应放置胃肠减压管，防止胃内容物反流误吸。频繁呕吐可导致患儿出现吸入性肺炎，术中发生支气管痉挛的概率明显高于其他患儿，围手术期要密切关注呼吸变化情况。

3. 治疗及麻醉方式　幽门梗阻的外科治疗有两种方法，分别为开腹幽门环肌切开术和腹腔镜幽门环肌切开术。对于腹腔镜手术，麻醉医师应特别关注气腹给新生儿带来的缺氧和高碳酸血症的变化。为了降低静脉全身麻醉药物导致的呼吸抑制。腹腔镜麻醉维持以吸入麻醉为主，复合减量的静脉麻醉药，保障患儿术后能尽早清醒拔管。

第三节　肛直肠手术的麻醉

一、先天性无肛

肛直肠畸形是较常见的消化道畸形，该畸形的发生率为 1/5 000，男性多见。根据在耻骨直肠吊带头部或尾部出现部位的不同，分为高位无肛和低位无肛，高位无肛常伴有瘘管。泄殖腔是最复杂的肛门闭锁类型，直肠同时与阴道和膀胱相通，形成泌尿生殖器窦道；泄殖腔外翻是一种更为复杂的畸形，除了肛门闭锁外，同时还伴有脐膨出、膀胱外翻，以及从盲肠以下的结肠都下垂到盆腔。

肛门直肠畸形可伴发脊柱、四肢骨骼、心脏及大血管畸形（以法洛四联征和巨大室间隔缺损最常见），还可合并各种消化道畸形，14%~90% 的患儿同时合并泌尿生殖器畸形，24% 以上的患儿合并脊髓栓系。

典型手术体位是截石位或俯卧位，开腹手术也可选择仰卧位。对于最复杂的肛门直肠修补术，如泄殖腔外翻，术中需要多次调整体位，手术开始时取俯卧位，然后取仰卧位，最后取截石位，也可以选择开腹手术或腹腔镜下手术。低位肛门直肠畸形可经会阴行肛门成形术；高位肛门直肠畸形可第一期行结肠造口术，在患儿近 1 岁时做后期的修补手术。

先天性无肛手术患儿的年龄较小（生后数小时至数日），其心、肺、肝、肾、中枢神经系统等重要器官系统的功能均未发育成熟，麻醉中要特别注意维持患儿呼吸、循环功能的稳定，应用静脉药物时尽量避免加重肝、肾代谢的负担。

麻醉方法通常首选气管插管，但手术时间短的新生儿手术（如低位无肛行肛门后切术）可以选择充分镇静联合骶管阻滞，保留患儿的生理保护性反射和自主呼吸。

新生儿手术时，术中体温维持尤为重要，围手术期应提高手术室内的环境温度，并予以温毯、棉垫包绕四肢等方法维持患儿的正常体温。

由于胎便不能排出或排出困难，患儿术前均存在不同程度的腹胀，欲行肠造瘘的患儿术前应常规留置胃管进行持续胃肠减压；麻醉诱导前应先将吸

178

引器与胃管连接，尽可能排空胃内容物，以减小诱导期误吸的发生概率。灌肠会导致血管内液体严重丢失，造成血容量降低，麻醉诱导前需积极纠正。若患儿就诊时，存在水、电解质及酸碱平衡紊乱，还可能合并吸入性肺炎，应积极补液，抗感染，待患儿全身情况好转后再行手术。若就诊时已出现肠穿孔甚至全身感染中毒表现，则需在尽量纠正上述情况的同时急诊手术治疗。

术后第 1 个 24 小时内进行监测是必须的，术后呼吸暂停是早产儿最常见的麻醉相关并发症，发生率约 20%。呼吸暂停的原因可能与麻醉药物作用时间延长，二氧化碳反应曲线偏移、呼吸系统发育不成熟或呼吸肌疲劳有关。

二、肛周脓肿

常见于小婴儿，尤其是满月前后的新生儿，绝大多数为男性，女性罕见。病原菌以金黄色葡萄球菌为主。

小婴儿肛周皮肤和直肠黏膜娇嫩，局部防御能力薄弱是引起肛周脓肿的主要因素。此外，一过性的雄性激素分泌增高，导致肛门腺分泌增多，若腺管阻塞，易出现感染。

肛周脓肿可继发于肛裂、痔及直肠炎症。临床初始表现为肛周红肿、硬结，触摸病变部位和排便时患儿哭闹，随后病变中央变软，颜色暗红，出现波动，破溃后有脓液排出。

肛周脓肿诊断并不困难，脓肿形成期，一旦局部有明显波动或穿刺有脓液，应尽早切开引流，做放射状切口，大小与脓肿一致，放置引流条并保持引流通畅。麻醉方式可以采用吸入麻醉或骶管阻滞。

第四节　肝脏及胆道手术的麻醉

一、先天性胆总管囊肿（先天性胆管扩张症）

先天性胆总管囊肿是以胆总管囊状或梭状扩张，伴或不伴肝内胆管扩张为特点的胆道畸形。本病多在婴儿和儿童期发现，女性发病比男性高。

先天性胆总管囊肿主要临床表现为腹痛、黄疸和腹部肿块，若合并急性胆道感染，可出现发热和呕吐，囊肿穿孔是最严重的并发症。

先天性胆总管囊肿一经确诊，应及时手术，延迟治疗不但增加患儿的痛苦，还可因反复胆道感染、阻塞性黄疸引起化脓性胆管炎、胰腺炎、囊肿破裂穿孔和肝硬化等严重并发症，进而危及生命。

常用手术方法分为 3 大类：①扩张胆总管切除、肝总管 - 肠管吻合的胰胆分流、胆道重建术，此类术式是目前治疗本病首选的根治性手术。随着腹腔镜技术的发展，腹腔镜下囊肿切除、胆道重建术已成为常规手术，该手术方法具有微创、出血少、恢复快等优点。②扩张胆总管外引流术。③扩张胆总管与肠管吻合的内引流术。后两种手术方式均为姑息手术。

麻醉应选择气管插管静脉-吸入复合全身麻醉，术中常规行颈内静脉穿刺置管，保持静脉输液通畅。

二、先天性胆道闭锁

先天性胆道闭锁是新生儿期一种严重黄疸性疾病，是肝内外胆管出现阻塞并可导致淤胆性肝硬化而最终发生肝功能衰竭的疾病，患儿出生后呈现进行性加重。

胆道闭锁可分为肝内型和肝外型。肝内型者可见小肝管排列不整齐、狭窄或闭锁。肝外型者为任何部位肝管或胆总管狭窄或完全缺如。

对于胆道闭锁的足月儿，黄疸一般在生后 2～3 周逐渐出现，粪便变为棕黄、淡黄米色，以后成为无胆汁的陶土样灰白色。肝脏显著增大，并逐渐硬化，晚期可出现腹水。由于肝功能受损，患儿可出现低蛋白血症、凝血功能障碍等，一旦确诊，应及时手术，重建胆道，最好在出生后 6～8 周进行手术，一般超过生后 3 个月就可能形成胆汁淤积性肝硬化，影响术后恢复。

术前准备主要是改善患儿全身情况、纠正凝血障碍、预防感染和防止术中发生低氧血症和低血压。术前 3 日应肌内注射维生素 K，补充葡萄糖和维生素 B、维生素 C、维生素 D。如有贫血，应及时输血。为预防术后感染，术前半小时予以抗生素治疗。

麻醉药物及麻醉方法的选择以不加重肝脏负担为原则。麻醉方法可选用全身麻醉或椎管内阻滞复合全身麻醉。经验丰富的麻醉医师可选用快诱导气管插管法。大多数先天性胆道闭锁患儿月龄小、体质差且存在肝功能障碍，对缺氧的耐受差，宜采用保留自主呼吸的慢诱导气管插管法。七氟烷是已知吸入麻醉药中对肝功能障碍患儿较为理想的麻醉用药。肝功能障碍患儿易发生药物蓄积，应尽量减少静脉麻醉药物用量。术中保持液路通畅，术前常规行桡动脉及颈内静脉穿刺置管，行有创血压及中心静脉压监测。先天性胆道闭锁的患儿手术时间长，术中应注意患儿保温，低温会降低药物代谢率。术后苏醒延迟的患儿，要除外高碳酸血症。

三、肝移植手术的麻醉

1. 儿童肝移植受体的常见病因　①胆道闭锁（Alagille 综合征、肝外胆道发育不良）；②代谢性疾病（酪氨酸血症、糖原贮积病、Ⅰ型和Ⅱ型抗胰蛋白酶缺乏症、Wilson病、含铁血黄素沉着症、囊性纤维化）；③胆汁淤积和非胆汁淤积性肝硬化、良恶性肝肿瘤、急性重型肝炎；④其他，如巴德-基亚里综合征（布-加综合征）、新生儿肝炎、先天性肝纤维化。

2. 肝移植术中临床监测项目　心电监测、有创血压监测和脉氧饱和度、连续中心静脉压、体温（鼻咽温和肛温）、尿量、吸入麻醉药浓度和肌松监测，以及动脉血气分析及血糖、呼气末二氧化碳分压、凝血功能监测（血栓弹力图或Sonoclot监测）。

3. 肝移植手术　共分3个阶段，每个阶段注意的主要问题如下。

（1）病肝分离期（无肝前期）：包括粘连松解、下腔静脉解剖，最终肝切除术。病肝分离期主要注意麻醉深度处理及手术出血的问题。切皮及腹腔探查阶段疼痛刺激最剧烈，需要足够的麻醉深度。对于合并大量腹水患儿开腹放腹水后会出现循环不稳定状况，需要及时有针对性地处理。在放腹水前或初始阶段，主要依靠使用血管活性药物如多巴胺 2～5μg/（kg·min）。放腹水期间可将血管活性药物多巴胺逐渐加量，或间断使用去甲肾上腺素。

在放腹水期间应慎重补充血容量，初始扩容速度缓慢或维持均速，并密切监测中心静脉压（CVP）变化，并应维持原麻醉深度；放腹水后期腹压明显减轻后，严密监测CVP变化，当CVP较明显下降时，增加补液量和补液速度。扩容以胶体溶液为主，采用的胶体是 5% 白蛋白 1.0～2.0g/kg 或人工代血浆，如羟乙基淀粉、明胶等。

总体要求是腹水初始阶段主要依靠血管活性药物维持循环稳定，然后逐渐减量；放腹水后期阶段主要依靠扩容治疗，根据CVP监测结果，逐步增加和增快，直至血管活性药物减量时也能维持循环稳定；CVP由放腹水前和放腹水初始阶段的高水平逐渐下降并维持在正常范围。放腹水前、后的循环血压应维持平稳，尿量维持或恢复正常。

病肝分离期会导致一定程度的出血，应通过输血使血红蛋白维持在80～100g/L，有明确应用指征时才可使用冷沉淀或血小板。减少出血量主要依靠术者对手术操作技术的改进，对麻醉而言，采用适当血压水平和低CVP的技术，可增加肝静脉回流，减轻肝脏淤血，减少术中分离肝门和肝上、下腔静脉时的出血量。

病肝分离期 CVP 控制在 3～4cmH₂O 或降低原有 CVP 的 60%～70%。肝移植围手术期尤其在病肝分离期采用低 CVP 处理技术时一定要具备快速扩容条件，以便于在突发大出血情况下能及时、有效地维持有效血容量。

（2）无肝期：包括切除肝脏和植入肝脏。无肝期的主要变化是循环波动。无肝期为减少或钳夹静脉易引起的内脏储血和循环紊乱。当下腔静脉阻断后患儿心排出量明显降低，部分患儿甚至超过 50%，此时可快速输入

500～1 000ml胶体溶液，并间断使用血管活性药物，如去甲肾上腺素0.01～0.1μg/（kg·min），多巴胺5～8μg/（kg·min），经上述处理后，血压、心率可以维持稳定。无肝期时间越短对患儿机体各器官影响越小。无肝期常规使用质子泵抑制剂（如奥美拉唑）保护胃肠黏膜。

（3）新肝期（再灌注期）：包括几个吻合操作、止血及缝合伤口。当供肝下腔静脉和门静脉吻合完毕后即可恢复供肝血流进入新肝期。进入新肝期后最初5分钟内会出现短暂低血压，即再灌注综合征，发生率为8%～30%。

引起再灌注综合征的原因：①全身血液再分布；②酸中毒；③低钙血症；④心脏低温。主要是因为新肝血流恢复，经过低温处理的供肝血液在短时间内进入心脏，导致心脏温度快速下降，心肌收缩力明显减弱，心排出量减少而出现低血压。

再灌注前的准备：维持动脉血气在正常范围，纠正水、电解质紊乱，体温升至35.5～36℃，关闭吸入麻醉气体，准备急救药物，准备输血。

预防再灌注综合征的方法：①进入新肝期前，纠正低钙血症，适当提高平均动脉压；②供肝恢复血流前，通过肝下腔静脉放出一定量供肝和门静脉内的血液；③尽量减少无肝期时间；④出现明显低血压者应首先考虑使用强心药物如静脉注射肾上腺素。静脉注射0.25～0.5g/kg葡萄糖及0.2IU/kg可溶性胰岛素可以快速降低血浆钾离子的浓度。新肝期初始阶段常出现PCO_2明显增高，应及时调整麻醉机的呼吸参数。

4. 凝血功能维持　凝血功能异常见于肝移植手术各期，新肝期血流开放后尤为突出，导致出血量增加。凝血功能异常导致术中及术后难以控制的出血和大量输血，是肝移植的难题之一。应重视维持术中正常体温范围，因为低温会诱发并加重血小板功能异常，降低酶的活性，延长凝血时间。如果低温导致寒战则增加耗氧量，酸性代谢产物增多，即使在术中补充了相对足够的凝血物质，也会导致凝血功能减弱。

5. 围手术期液体管理　围手术期液体管理可分为两方面：每日生理需要量；围手术期失血和血管扩张。目前，多数学者认为肝移植围手术期血红蛋白应维持在80g/L以上，重危患儿应维持在100g/L或血细胞比容（Hct）30%以上。

6. 肝移植术后早期可能出现的并发症　包括血管吻合失败或漏血、门静脉或肝动脉血栓形成、凝血功能异常、急性肾功能衰竭、肺部感染、中枢神经系统损伤、胆道并发症、急性排斥反应及术中大量输血所致的并发症。

四、腹腔镜

儿科普及腹腔镜手术仅10～15年。腹腔镜手术的优点包括疼痛轻、伤口美观、住院时间短、恢复快、出血少且肺部及伤口感染率低等。

各年龄阶段儿童（包括新生儿）的普外科或泌尿外科手术，如睾丸探查和疝修补术、肿瘤活检术、急性阑尾切除术、胆囊手术切除，或梅克尔憩室切除术和一些更为复杂的手术，包括 Nissen 手术、结肠切除术、肾盂成形术，肾脏和脾脏切除等均可采用腹腔镜或机器人完成。

腹腔镜手术造成的病理生理改变主要与二氧化碳气腹有关。有学者推荐气腹压的范围为 6~8mmHg，但大部分推荐范围为 10~12mmHg。气腹压越大，对心肺功能的影响也越明显。

（1）气腹对呼吸系统的影响：腹内压增加，膈肌向头侧移位，肺和胸壁顺应性降低，肺活量、功能残气量及无效腔量降低。小儿的功能残气量低，横膈的头侧移位会进一步压缩肺部，引起小气道塌陷，通气/灌注失调，呼气末二氧化碳分压和动脉血二氧化碳分压之间的差异（$PaCO_2$-$P_{et}CO_2$ 梯度）增大，$ETCO_2$ 不能可靠地反映 $PaCO_2$。麻醉中机械通气不能完全依据 $P_{et}CO_2$ 来调整呼吸参数，血气分析是调整呼吸参数最准确的参照依据。

（2）气腹对循环系统的影响：导致腹腔镜手术中血流动力学变化的 3 大因素为气腹压、体位 [头低足高位（trendelenburg）或反向 T 体位（又称反向 trendelenburg）]、体内二氧化碳水平。气腹压增高可导致心率、外周血管阻力和中心静脉压增高，而心排血量降低。反向 T 体位可减少静脉回心血量，直接降低心脏前负荷，最终导致心排血量减少。高碳酸血症可诱发心律失常、静脉空气栓塞、腔静脉受压、气胸和纵隔积气。腹腔镜手术中可能发生二氧化碳气体栓塞，导致突然的心血管衰竭，心前区多普勒超声监测有利于诊断气体栓塞。为减少腹腔镜手术中的心血管效应，必须在术中持续监测腹内压，避免腹内压过高。现有文献提示，腹腔压力 ≤ 12mmHg、头高足低位、维持足够的液体输入及避免心动过缓，可降低腹腔镜手术的心血管效应。若气腹压超过 15mmHg，则应考虑开腹手术，以消除其对心、肺和肾脏的不良影响。

（3）对颅内压的影响：高碳酸血症会增加脑血液回流，颅内压增高，头低位更明显。目前尚无脑室腹腔分流术的儿童行腹腔镜手术的策略。术前麻醉医师应仔细评估分流功能和详细咨询普外科医师及神经外科医师。

腹腔镜手术多采用全身麻醉，机械通气控制呼吸。急症手术要考虑胃内容物反流的危险。拟在腹腔镜下行腹部手术，必须行胃肠减压以增加上腹部的视野范围，同时术前需排空膀胱以增加下腹部的视野范围，因此，气管插管后应经鼻置入胃管，并保留至术后几日。腹内压增加和横膈的头侧移位会增加肺不张发生的可能，故建议使用带套囊气管导管，采用容量控制通气模式或压力控制通气容量保证模式，以及低水平的呼气末正压通气。术中常规监测包括心电图、脉搏血氧饱和度、听诊、平均动脉压、体温、呼气末二氧化碳分压及血气分析。

腹内压增加可导致肾血流量减少，影响肾功能（肌酐清除率与肾小球滤过率降低）和尿量减少。与常规开腹手术比较，腹腔镜的液体丢失量明显减少，主要是由于无感液体丢失和肠道操作有限，因此应避免术中的液体超负荷。尿量通常作为小儿腹部手术前负荷的指标。然而，气腹可明显减少术中尿量，88% 的婴儿和 33% 的儿童可表现为无尿或少尿，常持续到术后数小时。少尿可能与腹内压增加致灌注下降或心排血量减少有关，小儿腹腔镜术后短暂性少尿不应该被看作是肾功能障碍的先兆。

腹腔镜手术常见并发症包括二氧化碳皮下气肿、气胸、纵隔气肿、气栓、支气管插管（气腹过程中横膈头侧移位导致气管隆嵴的头侧移位）、误吸、心律失常及术后恶心呕吐（可高达 50%，预防性予以止吐药）。

腹腔镜手术后的疼痛来自多个方面，包括切口部位、腹部残留的气体、横膈的牵涉痛。

（叶 茂 徐 颖）

推荐阅读资料

[1] COTE C, LERMAN J, ANDERSON B. A practice of anesthesia for infants and children. 6th ed. Philadelphia: Elsevier, 2018.

[2] DAVIS P J, CLADIS F P. Smith's anesthesia for infants and children. 9th ed. Philadelphia: Elsevier, 2016.

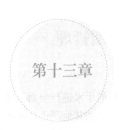

第十三章

小儿骨科手术麻醉

近年来，小儿骨科获得了飞速的发展，使以前许多不能开展的手术得以顺利进行，这都归功于目前小儿麻醉知识的不断拓展和技术水平的显著提高。骨科手术相对于其他专科手术有着显著的区别，这与患儿年龄跨度较大、手术种类多和麻醉管理复杂有关。骨科手术患儿从新生儿到年长儿，可能为健康儿童，也可能并存神经肌肉系统等全身疾病。小儿骨科手术部位广泛，种类多，可以是先天畸形矫正，也可能是创伤或肿瘤治疗；可能是择期手术，也可能是急诊创伤手术；可能是一期手术，也可能是需要分期治疗的复杂手术，有的手术创伤特别大如脊柱侧弯矫正手术。因此，小儿骨科麻醉与管理有显著特点，麻醉方法通常以全身麻醉为主，但根据手术类型多联合各种神经阻滞或椎管内麻醉。麻醉管理中应特别注意出血与输血、体温保护及术后疼痛相关问题。

第一节　麻醉与围手术期管理

一、麻醉前评估与准备

术前访视患儿时，麻醉医师应对患儿和拟施行的手术进行全面了解，尤其注意是否存在危及生命的紧急情况、先天发育异常和其他严重合并症，重点关注重要脏器的功能，估计手术实施区域麻醉阻滞和气管插管的困难程度等。另外，还要了解手术方式、体位及术中是否进行特殊操作，从而制订最有利于患儿的麻醉计划。

（一）麻醉前评估

1. 呼吸系统

（1）呼吸道解剖畸形：对于颈椎先天畸形、青少年类风湿性关节炎的患儿需检查脊柱活动的受限程度，有无颈强直、张口困难，颈椎骨折或结核的患儿有无咽后壁脓肿和颈部活动受限，判断有无气管插管困难。术前应确定麻醉诱导和气道管理方案，估计气管插管有困难时，应采取保留自主呼吸在表面麻醉下插管，必要时可使用纤维支气管镜引导插管。

（2）呼吸功能障碍：类风湿性关节炎、脊柱侧弯畸形、肌营养不良等疾病都可影响呼吸功能，使患儿肺活量下降，其降低程度取决于疾病严重程度。严重的胸廓活动受限可使胸式呼吸消失，此类患儿要避免肌间沟或锁骨上途径臂丛神经阻滞，否则一旦膈神经阻滞，自主呼吸将无法维持。脊髓前角灰质炎后遗症多见于下肢，偶尔可累及上肢，患儿常有肺活量下降和肺部感染。胸部 X 线或 CT 检查有重要意义，既可了解术前的肺部情况，还可做术后对照。有些患儿还需检查肺功能，以评估潜在的危险因素。

2. 循环系统　骨科手术的患儿可合并先天性心脏发育异常，许多肌病除了骨骼肌病变亦可累及心肌。当患儿心脏射血分数 < 50%，围手术期的死亡率会增加。术前应了解患儿的心功能、心脏病变的性质及严重程度，完善胸片、心电图、血气、心脏彩超的检查。严重肌营养不良性疾病常并存心脏传导障碍，表现为心电图的异常和心肌肥大，可通过胸片证实。术前需备好血管活性药或正性肌力药，以应对术中可能出现的血流动力学变化。

3. 其他　骨肿瘤的患儿化疗后，可出现肝功能损害，术前应积极地进行保肝治疗。术前应检查患儿血钙水平，骨髓瘤等可有血钙增高，脊柱结核、截瘫长期卧床可有低钙血症，术前均需纠正。对骨科患儿术前还需了解肾上腺皮质功能，脊柱结核可有肾上腺结核及肾上腺皮质功能不全。

（二）术前用药

患儿术前可能服用其他药物，应注意鉴别药物的副作用及交叉反应。类风湿、哮喘使用激素治疗的患儿，在术前需要继续用药，以防术中出现皮质功能不全。对于预防性使用抗血栓药物的患儿如计划实施椎管内阻滞，术前应合理安排最后一次给药时机。

二、术中监测及麻醉深度的判断

骨科手术术中基本监测包括血氧饱和度、呼气末二氧化碳分压、血压、心电图、尿量、核心温度等。

（一）心音和呼吸音

胸前听诊器或食管听诊器能清晰闻及，气管插管后可听诊双侧呼吸音是否对称并与麻醉前加以比较。手术变换体位时，能协助判断气管导管的位置。听诊器听诊心音还能为血流动力学的变化提供信息。

（二）血氧饱和度和呼气末二氧化碳分压

小儿骨科手术的某些体位（如侧卧位、俯卧位）不利于呼吸管理。有些手术术中需要变换体位，可能会影响患儿的心、肺功能，尤其是危重或出血量较多的患儿。对于气管插管的病例，除妥善固定气管导管外，术中要加强监测血氧饱和度、呼气末二氧化碳分压、呼吸波形及气道压，及时发现导管的滑脱、扭曲或移位。

（三）血压和中心静脉压

选择大小合适的小儿袖带。对于一般情况良好，且应用止血带行骨科手术的患儿监测无创血压即可。但是，对术中可能有大量出血或难以精确测量术中出血量或应用骨水泥可能导致低血压的患儿，通常需应用有创动脉血压监测。手术要求行控制性降压以减少术中失血的患儿也需进行有创动脉血压的监测。术中出血量大，需要大量输血、输液的患儿还需要中心静脉置管以快速补血、补液和监测中心静脉压。

（四）心电图

术中需常规监测心电图，能及时发现心律失常和心肌缺血，也有助于术中发现高血钾等电解质紊乱。

（五）尿量

对于手术时间长、术中失血量大或行硬膜外麻醉或镇痛的患儿应置入导尿管，监测尿量。尿量可反映循环和外周组织的灌注情况，观察有无血红蛋白尿，进而指导输血、输液。

（六）术中体温监测

防止术中体温过高或过低。骨科手术由于大量失血和输血使体温降低更加常见。预防低体温比治疗低体温更重要，术中需注意头部保暖，还可使用血液加温器或加温毯维持患儿的体温。

（七）血气分析

常规监测，以了解患儿术中血红蛋白、电解质、酸碱平衡、血糖等情况，用于指导治疗和观察治疗效果。

（八）出血量

骨科手术监测术中出血量非常重要，但有时评估出血量非常困难。冲洗液应通过有刻度的容器或输液袋引流，并准确记录用量。吸引器应标明刻度，并经常检查和记录。术中减少出血的方法包括肾上腺素术野浸润、控制性降压、血液回收和自体输血技术等。

（九）脑电双频指数

脑电双频指数（BIS）能获得准确的全身麻醉深度信息，对于手术时间长、出血量大、血流动力学波动大、部位麻醉辅助浅全身麻醉及术中需要唤醒的小儿骨科手术，术中监测 BIS 是非常必要的。

（十）术中止血带的应用

四肢手术可在术中选用充气止血带，以减少创面出血并保持手术野清晰。小儿术中使用止血带需注意：①止血带的宽度，应为相应肢体长度的 2/3 或大于相应肢体直径的 1/2，以防止神经和软组织损伤；②止血带的充气压力，上肢压力可为患儿收缩压的 1.5 倍，下肢压力为收缩压 2 倍；③止血带充气时间，单次持续充气时间以 1 小时为限，如有需要，可间隔 10 分钟后再次充气；④应用止血带的并发症，使用止血带时，应关注可能引起的止血带疼痛和对血流动力学，以及酸碱、电解质等内环境的影响。在松开止血带时应尽量减慢速度并适当加快输液。

三、麻醉方法的选择

小儿骨科手术麻醉方法的选择要综合考虑到手术、患儿和麻醉 3 方面的因素，选择合适的麻醉器械设备，采取相应的管理措施，才能确保患儿手术麻醉的安全。

（一）全身麻醉

依据患儿年龄及手术类型，可选择全凭静脉麻醉和气管插管静脉 - 吸入复合全身麻醉。

1. 全凭静脉麻醉 可用于短小的骨科手术，如内固定取出和多趾切除术等。

2. 气管插管静脉 - 吸入复合全身麻醉 更多情况下，对于时间长的小儿骨科手术，主要选择气管插管的全身麻醉，当然还可在全身麻醉气管插管下联合部位麻醉。而对于四肢矫形手术，可选择喉罩全身麻醉复合部位麻醉，术中可保证患儿气道通畅，还可保持自主呼吸，便于呼吸管理。

（二）部位麻醉

部位麻醉是小儿骨科手术中不可或缺的麻醉技术，包括椎管内阻滞和外周神经阻滞。在全身麻醉的基础上实施区域阻滞不仅可提供良好的术后镇痛，缩短术后的康复时间，并且能降低围手术期深静脉血栓的发生率。

1. 硬膜外或骶管麻醉　骨科手术主要选用的是骶管和腰部硬膜外阻滞。多与全身麻醉联合使用，便于术后疼痛的治疗（详见第七章第二节）。

2. 蛛网膜下腔阻滞麻醉　蛛网膜下腔阻滞镇痛效果确切、肌松良好，能满足下肢骨科手术的需求（详见第七章第三节）。

3. 外周神经阻滞　可作为全身麻醉的辅助技术，有利于术后镇痛。实施上肢手术可选用臂丛神经阻滞，下肢手术可选用股神经阻滞或腰丛神经阻滞等（详见第八章第一、二、三节）。

小儿臂丛神经阻滞多采用腋路法，因其操作简便，不良反应发生率低而被广泛地用于手和前臂的手术。操作步骤：患儿平卧，手臂外展90°，肘关节弯曲。使用带有延长管的23号或25号针在腋动脉的正上方平行进针，直至针干随动脉而搏动。可由神经刺激器定位或一开始就使用神经刺激器，目前多在超声引导下实施。突破感或阻力的消失在儿童中并不常见。常用药物为0.25%布比卡因（0.5ml/kg）。缺点为不适用于上臂和肩部手术，腋动脉也可能触摸困难。

四、骨科手术患儿的某些特殊问题

骨科手术的患儿常合并其他发育畸形，包括脑性瘫痪、成骨不全、软骨发育不良等，术前应仔细检查和评估，并做好相关的准备。

（一）脑性瘫痪

脑性瘫痪是大脑发育过程中发生缺陷或损伤引起的一组运动受损的综合征。

脑性瘫痪常影响语言、视力及智力，可合并癫痫。部分患儿还可能伴误吸、反复肺炎、营养不良、交流障碍及发育迟缓等。脑性瘫痪有多种类型，全身累及的患儿可有运动障碍、步态紊乱等。这些患儿手术的目的是维持并增强其行走能力，保持矫正后脊柱形态的坐位及减轻疼痛。

术前应全面评估脑性瘫痪患儿的生理缺陷及其功能不全，患儿的智力大多正常，所以应尽量获得患儿的合作。谨慎选用术前用药，尤其对于应用抗惊厥药物的患儿，该类患儿对非去极化肌松药抵抗可能与抗惊厥药物有关。患儿对氯化琥珀胆碱略敏感但无高钾血症。

患儿静脉开放相对困难，且骨质较脆，搬动及摆放体位时应十分小心，术后患儿可能会有抽搐发作。脑性瘫痪患儿选择硬膜外麻醉与术后镇痛是有益的。

（二）成骨不全

成骨不全表现为骨质疏松，易骨折，蓝巩膜，韧带松弛及青少年期传导性耳聋。常见畸形为下肢弯曲、膝外翻、平足，并在青少年期发生脊柱侧弯。

此类患儿多因骨折而需行手术，麻醉前应详细询问病史并作仔细的体检，包括长骨、脊柱和肋骨的畸形，颈椎的活动度及稳定性、张口度、牙齿及心、肺功能情况。

在面罩通气及置入喉镜时，应随时注意牙齿、下颌骨和颈椎的情况。当喉镜暴露困难时，应使用喉罩或纤维支气管镜插管。术中管理应包括严密的呼吸监护及适当的镇痛。

对患儿的转运、摆放体位都必须十分轻柔，放置肢体止血带和维持气管通畅的操作等都有可能会造成意外骨折。

非去极化肌松药均可选用。

（三）软骨发育不良

患儿的典型表现是短肢畸形，但颅骨相对正常，上颌退缩而下颌突出，常伴有脑积水、中耳炎等。

患儿喉部可能窄小，存在气管插管困难，应准备好多种型号的气管导管及困难插管抢救车。枕骨大孔狭窄很常见，插管时应注意避免头颈部过伸。

梗阻性睡眠呼吸暂停常见，还可能出现限制性通气障碍甚至肺动脉高压。

患儿背部发育可能是正常的，但硬膜外穿刺有时会比较困难，且硬膜外间隙常很窄，所需的局部麻醉药量会减少，故很难预料单次剂量脊椎麻醉（腰麻）所需的药量，可以采用连续脊椎麻醉或硬膜外置管术。

第二节　常见小儿骨科手术的麻醉及选择

一、小儿上肢手术

手、腕和肘部的手术麻醉相对容易操作，绝大多数可在外周神经阻滞或局部浸润辅助全身麻醉（可放置喉罩）下行日间手术。由于止血带的使用，手术出血量通常很小。

对于手部的手术，肌间沟神经阻滞效果欠佳，常发生尺侧甚至整个手部阻滞不全。锁骨上神经阻滞效果可靠，起效快，但有发生气胸的危险，超声引导下实施此类风险明显降低，为目前常用阻滞途径。腋路阻滞效果稍差，起效慢，常不能阻滞肌皮神经，桡神经亦可能不被阻滞。

局部麻醉药注入致密组织如手掌或腕管可导致剧烈疼痛。将局部麻醉药加热或通过细针缓慢注药可以减轻疼痛。行手指神经阻滞应避免在局部麻醉药中加入肾上腺素。

上臂的止血带几乎适用于所有的手、腕和肘部的手术。阻滞位于止血带附近上臂内侧皮下的肋间臂神经能够减轻疼痛，臂丛神经阻滞效果完善时，患儿通常能够耐受 60～90 分钟的肢体缺血。

二、小儿肩部手术

患儿通常取仰卧头高位、侧卧位或沙滩椅位。肩部软组织的手术常导致剧烈疼痛。术中适当的体位对减轻术后疼痛非常重要。术中失血量通常较小。

（一）围手术期

安置患儿体位时，头部常离麻醉医师较远，需要特别注意气道的安全。气管插管较常用（可用异形导管或加强导管），使用喉罩通常不安全。

静脉通路开放在对侧上肢、踝或足部。侧卧位时在对侧上臂或踝部测血压。

区域阻滞麻醉是小儿肩部手术麻醉的有效辅助措施，常选用肌间沟臂丛神经阻滞，但需注意膈神经麻痹导致的呼吸困难。若无法实施肌间沟阻滞，由术者局部浸润阻滞也可减轻患儿术中和术后的疼痛。

（二）术后

通常需要 1～2 日的术后镇痛。联合使用阿片类药物、非甾体消炎药或对乙酰氨基酚通常有效。

三、小儿下肢手术

（一）股骨截骨术

该疾病通常为独立的疾病，女童或有家族遗传史者多见。手术主要是通过股骨近端截骨以稳定先天性脱位的髋关节，手术时间约为 2 小时。患儿术中取仰卧位，可能有中到大量的出血。

1. 术中

（1）使用吸入或静脉诱导，行气管插管机械通气，手术时间较长，用喉罩安全性差。

（2）可选择骶管阻滞，因为有尿潴留的危险，应避免骶管内使用阿片类药物。还可以选择腰段硬膜外麻醉。

（3）采取保温措施。

（4）注意术中出血量，尤其是二次手术，失血可能会很多。

2. 术后

（1）在骶管阻滞基础上，联合使用非甾体消炎药或对乙酰氨基酚。

（2）髋部人字形绷带有支撑作用并可减轻疼痛，但可能会导致女性患儿尿潴留。

（二）先天性马蹄内翻足

该疾病在新生儿的发病率为 1/1 000，通常为独立的疾病，但有时会与一些肌病相关联，增加了恶性高热的危险性。手术时间为 1 小时左右。患儿术中取仰卧位，后部松解时有时采用俯卧位。手术失血量不大。

（1）使用吸入或静脉诱导放置喉罩，如术中俯卧位，则需气管插管行机械通气。

（2）可辅以骶管阻滞，0.2% ~ 0.25% 布比卡因或罗哌卡因 1ml/kg。

（3）术后第 1 日给予常用量的对乙酰氨基酚。

四、小儿脊柱手术

脊柱手术大概分为 4 类，包括脊髓神经减压术、椎体畸形固定和复位、椎体肿瘤切除术和创伤。手术患儿涉及各个年龄段，体质各异，部分患儿还合并其他畸形。手术有前路和侧路式，但大多数手术以俯卧位为主，有些手术术中还需变换体位。体位安置不当可能会影响呼吸和循环功能，需引起重视。术中还可能会出现大量出血等难以控制的紧急情况。围手术期的管理需注意以下几点。

（一）体位的摆放

患儿俯卧位时，腹部受压影响膈肌，使胸腔内压增加，从而导致肺顺应性降低。因此，需要更高的肺充盈压，尤其是肥胖患儿，否则可能会出现肺不张。腹内压增加还会压迫静脉，影响静脉回流，血压降低，手术部位静脉失血增加。

俯卧位时，患儿外周受压区域易受损伤，最好使用枕头和硅胶垫加以保护。确保眼睛、外生殖器等避免受压。长时间手术需要每小时移动头和肢体，以避免外周循环淤滞导致的压力性坏死。特别注意保护患儿的鼻、下颌、肘、膝和踝。双臂通常被置于高于头的位置，但可能导致臂丛受到牵拉或被压在床垫上，应确保安置好体位后腋窝没有张力。

患儿由俯卧位转仰卧位时，术者应在场，且需要多人合作整体旋转以防轴线方向受到扭力，这对于因骨折或退行性变导致颈椎不稳定的患儿尤为重要。

（二）麻醉方式的选择和术中监测

大多数患儿需肌肉松弛、机械通气下进行脊柱手术，如手术操作接近气道，宜使用加强型的气管导管以确保气道的控制和通畅。对于颈椎不稳定的患儿，可选择清醒纤维支气管镜辅助插管。口腔内放置填塞物可防止分泌物流于导管和枕头，应用胶带或贴膜固定。还应注意细节：使用软垫防止受压。

术中应注意以上的体位问题，因体位引起的气道问题，唯一的解决方法可能为将患儿翻转至仰卧位，所以手术开始之前，应检查通气是否足够，气道压力是否过高。变换体位后应检查导管的位置。

麻醉药物的选择可由麻醉医师个人的经验而定，大多数麻醉医师选择静脉诱导辅以肌松药和阿片类药物。全瘫或大面积肌肉脱神经支配时，应避免使用氯化琥珀胆碱。临床上，低流量挥发性麻醉和全凭静脉麻醉也应用广泛，但为了术后能快速地评价神经功能最好使用短效的药物。

术中出血量可能较多，且静脉渗血难以控制，故术前必须保证输液通路的通畅。如术中可能难以触及输液套管，最好应用具有三通的延长管或建立第二路静脉通路。对于使用许多器械的手术最好使用自体血回收技术。术前还需交叉配血，严密监测术中的液体平衡，选择适当的液体进行替代治疗。中度控制性降压可减少手术出血，但收缩压不应低于 50mmHg，否则会影响脊髓灌注。

对可能威胁脊髓完整性的手术有必要进行脊髓功能的监测。

（1）唤醒试验：在术前告知患儿术中被唤醒的事宜。在行唤醒试验前30分钟应逐渐减浅麻醉，不再追加肌松药，肌松监测有助于提示在唤醒试验中，患儿是否能活动肢体。在唤醒试验前，除镇痛药物外所有麻醉药应停用，一旦患儿苏醒，先让患儿握麻醉医师的手，再让患儿活动足。随后麻醉医师应给予小剂量的诱导药物及肌松药，使患儿回到唤醒前的状态。

（2）体感或运动诱发电位：进行体感和运动诱发电位监测要求消除肌松药、吸入麻醉药的影响，可能需要应用全凭静脉麻醉并加深麻醉。目前，脊髓功能的监测技术已逐步取代术中的"唤醒试验"。

术中的体温监测也很重要，手术时间长、切口创面大及环境温度低等因素均可造成患儿术中体温难以维持，术中需采取积极的措施防止热量的散失。可使用加压热空气毯，静脉补液和输血都应加热后给予，呼吸机循环紧闭或环路中可添加温湿化装置。

灌注不足的患儿如果发生大静脉损伤，则有潜在气体栓塞的危险。气体栓塞的征兆为突然出现心血管虚脱和呼气末二氧化碳分压波形的消失。

（三）术后进一步治疗

1. 根据手术大小选择相应的镇痛方式　小型手术在手术部位进行局部浸润麻醉后，单独使用非甾体消炎药即可。大多数手术需要阿片类药物，先予以充分的负荷剂量后，年长儿用患儿自控镇痛（PCA）可有效镇痛。不需要评价神经功能的手术提倡采用区域阻滞镇痛。大型手术中硬膜外或椎旁镇痛的应用也越来越普及，导管通常由术者术毕时放置，术后几日持续输注局部麻醉药或阿片类药物。对于胸椎手术，术后充分镇痛更加重要，镇痛不完善可能会影响患儿的呼吸功能，可考虑进行肺活量的测定和胸部理疗。

2. 呼吸系统并发症　术后最常见的并发症包括肺不张、血气胸、肺炎、胸膜渗出、肺水肿、上呼吸道梗阻等，还有患儿可合并胃扩张、抗利尿激素分泌失调综合征、低血容量、DIC 和麻痹性肠梗阻等，均需予以对症支持处理。

（四）先天性脊柱侧弯手术

脊柱渐进性地侧凸伴有旋转最常见的是脊柱侧弯和脊柱后凸，畸形越严重，重心偏离中心越多，越容易发生脊柱侧弯。脊柱侧弯多是特发的，但也可继发于其他疾病，如肌营养不良、脑性瘫痪、脊髓灰质炎等。脊柱侧弯可使患儿逐渐出现限制性通气障碍，导致低氧血症、高碳酸血症和肺动脉高压。

1. 术前

（1）对重症患儿（曲度 > 65°）必须进行规范的肺功能检查，包括呼吸空气时的通气和氧合功能。检查是否有肺动脉高压和右心衰竭的证据，有些肌营养不良的患儿有原发性心功能的异常，应行超声心动图检查。

（2）呼吸储备功能差的患儿术前应避免给予镇静药物。

2. 术中

（1）在全身麻醉的基础上如实施阻滞麻醉，可以减少术后阿片类药物的用量。

（2）术中要监测神经肌肉传导功能。

（3）肌营养不良的患儿可能是恶性高热的易感者，应避免使用氯化琥珀胆碱及其他已知的诱发因素。

（4）术中还可能出现由肌球蛋白尿、肾功能不全、横纹肌溶解造成的乳酸酸中毒，以及血液稀释所致的凝血功能紊乱等。

3. 术后

（1）病情复杂的患儿应进入重症监护室治疗，术后早期可予以适当镇静，但不能用肌松药，以便于评估患儿的运动功能。

（2）术后需定时替患儿翻身，鼓励其积极活动。术后深呼吸和胸部理疗是预防术后肺部并发症的有效手段。

（3）良好的镇痛是术后处理的重要环节。可经静脉、鞘内和硬膜外应用阿片类药物镇痛。术后 3～5 日可使用静脉或硬膜外镇痛，随后改为口服阿片类药物或非甾体消炎药。

五、小儿骨科急诊手术

术前应评估患儿是否为复合伤，如头部外伤、胸部外伤和腹部外伤等。患儿最后 1 次进食的时间和成分也很重要，会影响麻醉方法的选择，是因为严重创伤后胃肠排空明显延迟。因此，对潜在饱胃的情况更应重视。围手术期失血量的差异很大。近期有头部创伤的患儿，全身麻醉可掩盖其神经症状，并使高颅压进一步恶化。因此，需延迟骨科手术或在麻醉前进行头颅 CT 扫描以排除上述可能。

(一) 四肢骨折

四肢骨折可为单独的或作为复合创伤的一部分，多数小儿骨折采取保守治疗后均可获得满意的疗效，仅少数需要采用闭合或切开复位法。患儿通常取仰卧位，部分需要侧卧位。术中失血量取决于修复过程的长短、复杂程度、骨折类型及手术距损伤时间的长短。近端骨折（股骨、肱骨）和植骨时可能会引起大量失血。应用止血带将减少出血，但可能会因骨折的类型或位置不同而不能使用。

需要骨折复位的紧急程度依赖因素：①骨折的位置和严重性，如股骨骨折应先于肱骨骨折进行治疗，因为前者发生脂肪栓塞综合征的危险性较高；②远端缺血的存在；③开放性骨折的存在；④骨筋膜隔室综合征的存在；⑤其他联合损伤，如头颈部损伤；⑥需要行其他手术。

1. 术前

（1）与外科医师讨论可能进行的修复（手法复位可能转为切开复位固定术）的性质和持续时间。明确是否有其他严重胸、腹或头部损伤，有无相关的颈椎异常，核对是否需要行其他手术。

（2）检查患儿距离外伤的最后 1 次进食或进水时间。在临床上，一些患儿的胃从未排空过，因此严格的禁食、禁饮标准并不实用，最好灵活掌握，如有怀疑，应对饱胃患儿进行处理。

（3）确保所有严重创伤患儿进行胸部放射检查。

（4）如果考虑可能有骨筋膜隔室综合征，应与患儿或外科医师讨论是否使用局部阻滞方法。

2. 术中

（1）确保在所有开放性复位手术中，包括近端肢体骨折（如胫骨、肱骨等），开放大口径的静脉通路，并使用输液加温器；勿在受伤的肢体开放静脉通路。

（2）手术开始前或使用止血带前预防性使用抗生素。

（3）有高度脂肪栓塞危险的患儿，进行直接动脉测压和呼气末二氧化碳分压监测。

（4）有头部损伤的患儿可能需要监测颅内压和术后机械通气。

3. 术后　术后镇痛方式的选择需要考虑骨折修复手术的部位、持续的时间和性质。闭合性骨折复位术中使用阿片类药物与术后非甾体抗炎药、对乙酰氨基酚或口服阿片类药物相结合可提供镇痛。更复杂的修复术，包括外固定术就需要用 PCA。

（二）骨盆骨折

在发生交通事故后，特别是患儿被抛出车厢外或与机动车相撞，或从高处落下，均需检查是否发生骨盆骨折。骨盆骨折常合并其他损伤，包括膀胱、尿道、肝、脾、脊柱等，病情危重。患儿的临床体征具有多变性和不可预知性，部分患儿还可能会有致命的隐匿性出血。

如患儿无呼吸或循环方面的紧急情况，需最先进行的处理是用外固定器行骨盆固定手术，固定术可在局部麻醉或全身麻醉下进行。如果骨盆进行外固定术后，生命体征未见改善，应立即寻找其他可能的活动出血，如腹腔出血（需开腹探查）或动脉出血（需血管造影），必要时进行栓塞治疗。

如患儿存在休克，应尽早输血。

骨盆骨折的患儿需要进行镇痛，可给予阿片类药物。在无禁忌的情况下，硬膜外镇痛更有效。

（三）颈椎外伤

小儿车祸、高处跌落等引起高位颈椎损伤，在影像学没有异常的情况下，仍可能伴有脊髓的损伤。严重的高位颈椎损伤可引起心搏、呼吸骤停，患儿可能在送到医院之前就无生命体征。

不同截断面的颈椎损伤会导致不同的危险。如 $C_{1\sim3}$ 损伤会引起心搏、呼吸骤停；C_4 损伤会使膈肌活动受影响，致呼吸受限；C_5 以下会出现肋间肌麻痹，胸廓运动受影响，肺活量减少，咳痰困难，容易发生肺不张。需完善术前检查，以明确诊断，制订好应急预案。

严格制动，为保持呼吸道通畅而需气管插管时，注意颈部制动。

解除呼吸道梗阻，控制呼吸，保证充分的氧供和通气是基本原则。在快速、安全而不损伤脊髓的情况下施行气管插管是关键。插管时要注意将颈部做适当的牵引，切忌将头后仰、前屈或左右移位，应以仰卧、自然中间位为宜。插管可以采用明视下经口气管插管、喉罩或纤维支气管镜引导下气管插管。明视下气管插管最常用，现已经证明：明视经口轻柔地插管可以不损伤脊髓。因此，喉镜直视下插管可以用于颈椎外伤的患儿。避免不必要的头颈部移动，采取合适的措施还可防止误吸。

第三节 小儿骨科麻醉中常见并发症及不良事件的处理

一、脂肪栓塞

脂肪栓塞可发生于损伤后几小时至几日后，胫骨或股骨骨折后最常见。其主要症状有呼吸困难、意识错乱、焦虑、坐立不安或无法解释的昏迷；体征包括双肺捻发音、上胸部或结膜的瘀点和在眼底镜检查发现松散的渗出物。研究发现，严重的病例可存在缺氧，胸部 X 线检查可发现肺水肿。脂肪栓塞引起的肺损伤分为两个阶段，早期为右心衰竭，随后是急性呼吸窘迫综合征的表现，尿中有脂肪滴并不是可靠的体征。治疗包括增加吸入氧浓度，纠正因右心衰竭造成的休克、缺氧，同时尽快完成手术。是否使用类固醇药物尚有争议。

二、骨筋膜隔室综合征

骨筋膜隔室综合征是一种严重危害机体的状态。无论是否有骨折，只要肢体损伤是发生在挤压情况下和事故中，解救的时间较长，就应预测可能出现骨筋膜隔室综合征。如果这种压力在发生后几个小时内不能解除，就会发生肌肉坏死、挛缩，以及神经和血管损伤等不可逆改变。患儿手术体位应是肢体与心脏处于同一水平，避免肢体过高造成血液低灌注。筋膜切开后，用夹板固定肢体以防其挛缩，行骨折固定以防继续出血。由于镇痛会掩盖骨筋膜隔室综合征的危险，应避免采用局部麻醉或硬膜外麻醉。对全身麻醉有高风险的患儿，可在术中放置导管以监测筋膜室内压力来排除此症。

三、骨水泥性低血压

约 10% 的患儿在应用加压骨水泥后会发生严重的低血压。因此，在置入骨水泥前应保持骨髓腔干燥，这样可降低低血压的发生率。良好的外科操作技术结合可控的低血压麻醉（或控制性降压）技术（如蛛网膜下腔麻醉），足以维持骨髓腔的干燥。置入骨水泥前要注意监测液体平衡，维持患儿足够的血容量。血氧饱和度的降低可能是即将发生低血压或脂肪栓塞的早期征象。常规剂量的血管收缩剂如肾上腺素，可纠正低血压。通常骨水泥性低血压持续时间较短，如持续时间较长应考虑有无其他原因，如低血容量等。如果存在持续的低氧血症，则应考虑大量脂肪栓塞。

（杜　真　张溪英）

推荐阅读资料

[1] AKHTAR S. Fat embolism. Anesthesiol Clin, 2009, 27(3): 533-550.

[2] ALEEM A W, THUET E D, PADBERG A M, et al. Spinal cord monitoring data in pediatric spinal deformity patients with spinal cord pathology. Spine Deform, 2015, 3(1): 88-94.

[3] BAKY F J, MILBRANDT T A, FLICK R, et al. cumulative anesthesia exposure in patients treated for early-onset scoliosis. Spine Deform, 2018, 6(6): 781-786.

[4] BENDON A A, GEORGE K A, PATEL D. Perioperative complications and outcomes in children with cerebral palsy undergoing scoliosis surgery. Paediatr Anaesth, 2016, 26(10): 970-975.

[5] KUO A S, VIJJESWARAPU M A, PHILIP J H. Incomplete spontaneous recovery from airway obstruction during inhaled anesthesia induction: a computational simulation. Anesth Analg, 2016, 122(3): 698-705.

[6] SCARAVILLI V, ZANELLA A, CICERI V, et al. Safety of anesthesia for children with mucopolysaccharidoses: a retrospective analysis of 54 patients. Paediatr Anaesth, 2018, 28(5): 436-442.

[7] SINGH V, BHAKTA P, ZIETAK E, et al. Bone cement implantation syndrome: a delayed postoperative presentation. J Clin Anesth, 2016, 31: 274-277.

[8] THEROUX M C, NERKER T, DITRO C, et al. Anesthetic care and perioperative complications of children with Morquio syndrome. Paediatr Anaesth, 2012, 22(9): 901-907.

[9] VANDERHAVE K L, CHIRAVURI S, CAIRD M S, et al. Cervical spine trauma in children and adults: perioperative considerations. J Am Acad Orthop Surg, 2011, 19(6): 319-327.

[10] VIA A G, OLIVA F, SPOLITI M, et al. Acute compartment syndrome. Muscles Ligaments Tendons J, 2015, 5(1): 18-22.

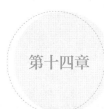

第十四章

小儿胸科
手术的麻醉

　　小儿胸科手术多以先天性疾病为主，其次是后天获得性疾病，总体包括先天性胸壁畸形、先天性食管闭锁、先天性膈疝、动脉导管未闭、纵隔肿瘤、肺囊性变、乳糜胸及外伤等。由于儿童的呼吸生理与成人有较大的不同，开胸后的病理生理改变对机体的影响与成人相比更明显。近些年胸腔镜的发展使大部分手术可以在微创下完成，小儿胸腔镜手术的麻醉和技术也得到了迅猛的发展，尤其是单肺通气技术近几年也获得了前所未有的进步。

第一节　概述

一、小儿呼吸生理基础

小儿呼吸系统与成人有很大不同，其特点如下。

（1）新生儿肺泡发育不完善，肺泡壁厚，随着年龄的增长，肺泡数量逐渐增加，直至 8 岁接近成人肺泡数。相对于足月儿，缺乏肺泡表面活性物质的早产儿更容易发生呼吸衰竭。

（2）新生儿和婴幼儿气道阻力及肺阻力均大于成人。

（3）婴幼儿的气道顺应性高且缺乏周围组织支撑，同时其胸壁顺应性也较高，胸内负压难以维持。

（4）婴幼儿的肺泡表面积仅为成人的1/3，而氧耗量则是成人的 2～3 倍，围手术期易发生低氧血症。

（5）大约 2 岁以后，小儿的膈肌与肋间肌才能发育为成人的 I 型肌纤维，此前任何增加呼吸做功的因素都可能会迅速导致婴儿呼吸肌疲劳，从而导致呼吸暂停、二氧化碳蓄积甚至呼吸衰竭。

二、开胸术对患儿机体病理生理的影响

（一）开胸对呼吸功能的影响

1. 胸腔压力　开胸后，气体进入患侧胸腔，胸腔负压转化为正压，肺泡萎陷，通气面积减少，肺循环阻力增加。

2. 纵隔移位及摆动　纵隔在大气压力的作用下被推向健侧，造成纵隔移位。随着呼吸运动，健侧的胸膜腔内压和肺内压处于增高或降低的不断变化中，双侧压力的变化使纵隔随呼吸相的变化而向健侧与开胸侧来回摆动。自主呼吸情况下呼吸运动越是剧烈，纵隔摆动越明显，对循环的影响也越大。充分镇痛和有效的呼吸控制可以减轻或消除这种不良影响。

3. 反常呼吸和摆动气　开胸引起纵隔摆动，也产生肺内气流的摆动，摆动气是指来回于两肺之间的反常气流，这些摆动气未能与大气进行交换，相当于无效腔气体。无效腔气体的增加，可导致严重缺氧与二氧化碳蓄积。气流量的多少取决于呼吸道内的阻力及自主呼吸的强度。

4. 体位对呼吸的影响　开胸手术多为侧卧位，腹腔内脏器可将膈肌推向胸腔，导致肺功能残气量减少，另外全身麻醉也会导致侧卧位患儿的肺功能残气量进一步减少，从而影响肺通气量。适当增加健侧肺的通气可减少以上不良影响。

（二）开胸对循环的影响

1. 静脉回心血量减少　开胸后患侧肺萎陷，使该侧肺血管收缩，血管阻力增大，流向左心房的肺静脉血量减少；同时开胸侧胸内负压消失，静脉回心血量也相应减少；纵隔摆动使上下腔静脉及心脏随呼吸摆动，导致静脉回流间歇性受阻，回心血量减少。

2. 心律失常　纵隔摆动会刺激局部神经，引发神经反射性的血流动力学波动，严重时可造成心搏骤停。开胸后通气功能紊乱、通气/血流比例的失调导致 PaO_2 降低或 $PaCO_2$ 升高，可诱发心律失常。

3. 开胸对体液及体温的影响　开胸后，体热散失较大，伴随液体的散失，要注意保温与补液。

三、麻醉前评估和准备

（一）术前评估

对胸科手术的患儿应进行常规的术前评估，具体内容详见第五章。需要特别注意的问题如下。

（1）胸科手术患儿即使大量肺组织出现毁损，也不会导致显著的呼吸窘迫症状，而若患儿出现呼吸费力或活动量减少，往往是病情危重的前兆。因此，较大的患儿需要仔细了解有无呼吸困难、发绀、哮喘、咳嗽及体重下降。婴幼儿虽然缺少特异的体征，但是患儿进食差、烦躁、哽噎或睡眠差等具有一定参考意义。

（2）术前麻醉医师均应仔细检查择期行胸外科术患儿，排除隐匿的支气管炎或肺炎，而处于呼吸道感染急性期的患儿，如不属于急诊范畴，则应延期手术并给予适当的治疗。

（3）合并气道移位和狭窄的患儿，应通过胸部 X 线片、CT 及 MRI 等判断气管受压及移位情况。CT 三维重建可用于评估气道的狭窄程度，为患儿气管导管的正确选择提供指导。病史采集中应注意深睡眠及体位对呼吸的影响，了解静止与活动状态下气道塌陷情况，以及可能的缺氧症状。通过详细的病史采集有助于判断气道病变位置。

（4）术前肺功能测定有助于了解胸壁畸形患儿的肺通气功能情况，评估患侧肺的手术风险。

（5）术前还应关注慢性肺疾病对循环功能的影响，因此，术前心功能的检查必不可少，超声心动图有助于评估患儿肺动脉压力及右心室功能。

（二）术前准备

（1）开胸手术的麻醉风险显著高于其他择期非开胸手术，因此，麻醉医师应在术前谈话中仔细地说明麻醉过程、麻醉风险及注意事项，以取得患儿及家长的配合和理解。

（2）应遵循术前小儿禁食、禁水的常规。

（3）术前镇静，存在气管或肺部疾病的患儿，术前镇静应谨慎。

（4）食管病变患儿，反流误吸风险高，应做好防范措施。

四、术中监测要点

小儿胸外科手术的麻醉监测，除心电图、脉搏血氧饱和度、无创动脉血压、呼气末二氧化碳分压、体温等标准监测外，还应根据患儿胸部疾病的特殊病理生理及手术操作进行相应调整。

（一）动脉置管

胸部大手术患儿均应行动脉穿刺放置动脉导管。大手术或出血量较多时，动脉置管于患侧桡动脉会更敏感，连续监测动脉血压有利于实时了解术中可能的全身或局部血流动力学波动，此外还应监测动脉血气。由于患儿多采用侧卧位，建立在下肢的动脉监测，如股动脉会由于体位的原因导致导管打折，甚至脱出等情况，造成测量失真，因此，动脉监测最好建立在上肢动脉。

（二）中心静脉置管

中心静脉置管的部位包括颈内静脉、锁骨下静脉或股静脉。小儿由于颈短、体表标识不明显等原因，颈内静脉盲穿的并发症较多，超声引导下穿刺会比较安全。中心静脉穿刺置管监测中心静脉压的变化，对于术中补液、补血及监测心功能有很重要的价值。

（三）呼气末二氧化碳分压监测

呼气末二氧化碳分压监测有助于呼吸参数的调整，及时发现术中紧急情况，如气管导管滑出、外科压迫导致的气道梗阻及肺动脉空气栓塞等。

（四）尿量监测

凡是手术时间大于1小时，有大量失血、失液患儿，均应放置导尿管监测尿量。

第二节　小儿胸科手术的麻醉管理

一、麻醉方法的选择

全身麻醉是胸科手术首选方法，气管插管控制通气是胸科择期手术麻醉医师的最安全选择，既可以保证手术期间良好的肌松要求，又可以防止纵隔摆动和反常呼吸，减少开胸对循环带来的不良影响。硬膜外阻滞也可以作为全身麻醉的辅助手段，可减少应激反应，为术后镇痛提供便利。

（一）麻醉诱导

对有静脉通路的患儿首选静脉诱导，它具有可靠、快速的优点。如遇患儿年龄较小、不合作且静脉通路无法快速开通的情况，可给予七氟烷吸入诱导，待患儿入睡后建立静脉通路，再实施静脉麻醉。对于血流动力学不稳定的患儿，无论静脉诱导还是吸入诱导，都应注意药物的心血管抑制作用，静脉诱导时酌情减量，吸入诱导应采取慢诱导方式。对于纵隔肿瘤和向胸腔内生长的肿瘤，应术前仔细评估通气状况，肌松药应慎重给予，防止诱导后无法通气的情况发生；对于气道受压及移位严重的患儿，采取保留自主呼吸的吸入诱导方式更安全。

（二）麻醉维持

胸科手术的麻醉维持可以采用全凭静脉麻醉、吸入麻醉或静脉 - 吸入复合全身麻醉。对于较小的婴幼儿，术中维持可以采用七氟烷吸入麻醉联合阿片类镇痛药和肌松药，也可以采用全凭静脉麻醉。单纯吸入麻醉药维持不可取，需要较大吸入浓度才能提供镇痛和肌松作用，但将不可避免地造成循环抑制，故最好辅助镇痛和肌松药复合维持，以降低吸入药浓度。静脉维持可以采用丙泊酚联合阿片类镇痛药，丙泊酚维持剂量为 4 ~ 10mg/（kg·h），若使用瑞芬太尼，其输注速度为 0.05 ~ 2.0μg/（kg·min），多数情况下为 0.2 ~ 0.5μg/（kg·min）。术中可根据血流动力学指标调整输注速度。

（三）麻醉复苏

快速恢复保护性反射是胸科患儿麻醉复苏的关键，争取在手术室内尽早拔管，以利于肺内分泌物的排出与呼吸功能的恢复。但对于术前一般状况较差，术中有危及生命的不良事件发生及纵隔肿瘤患儿术前即存在气道移位、受压且高度怀疑肿瘤切除后有气管塌陷的可能时，最好延期拔管，应该考虑带管返回 ICU，待病情稳定后再拔除气管导管。

二、输液的管理

小儿胸外科手术较复杂，禁食、控制呼吸及胸腔暴露等都会导致体液蒸发的增加；手术期间麻醉药和手术操作对血管舒缩功能的影响，会造成患儿出现水、电解质紊乱。术中补液有 5 个方面，包括术前液体缺失、术中生理需要量、术中液体转移量、麻醉引起的失液量及手术所致的失液量。具体参考第十章第二节。

三、单肺通气技术

单肺通气技术是胸外科手术中常用的通气手段，但由于小儿的气道发育在各年龄段均不同，实施小儿单肺通气会遇到很大的挑战。小儿单肺通气最常用的方法包括选择性支气管插管单肺通气、双腔支气管导管单肺通气、人工二氧化碳气胸单肺通气、使用封堵器法（Arndt 阻塞器、Fogarty 导管、COOK 阻塞器、Univent 管）。双腔支气管插管为成人常用的单肺通气工具，但由于受到管腔内径的限制，目前最小双腔气管导管为 28（Fr）号，只能应用于 10 岁左右或体重 30kg 左右的儿童。

选择性支气管插管单肺通气可以用于简单的单肺隔离，并不需要特殊的器械，仅需将气管导管直接插入健侧支气管即可。缺点为封堵不严密，漏气，不能保证术中健侧肺足够的通气，因而容易出现低氧血症。一旦缺氧，则必须转换成双肺通气，但将增加手术和麻醉风险。选择性支气管插管时，对于 > 2 岁的患儿推荐使用带套囊的气管导管，以保证足够的气道密闭性，这样既可保证健侧肺通气，避免患侧肺感染性分泌物的污染，又可防止因无气囊的气管导管插入过深而阻塞右上叶支气管开口。选择性左主支气管插管比较困难，可以将头右倾，尽量使左主支气管和气道成直线。

Arndt 封堵器理论上各年龄段均可应用（新生儿、婴幼儿、学龄儿童、青少年），但主要应用范围还是双腔支气管导管无法完成的单肺通气手术，支气管封堵器多需借助纤维支气管镜才可置入术侧支气管内，由于患儿年龄越小，气管导管的内径越细，故可导致纤维支气管镜和封堵器无法同时通过，限制了其在婴幼儿的应用。另外，无论何种支气管封堵器，均存在堵器定位不准或术中发生移位的可能，甚至可能滑脱进入主气管，造成双肺无法有效通气。对于上述情况，可采用连续听诊非通气侧的呼吸音，监测吸气相压力、气道顺应性及呼气末二氧化碳分压，有利于早期发现此类事件。切记任何体位改变后均应使用纤维支气管镜核查阻塞导管的位置。Arndt 封堵器型号见表 14-2-1。

表 14-2-1　Arndt 封堵器型号

型号（Fr）	外径 /mm	最适年龄 / 岁	最小 ETT型号 /mm	气囊容量 /mm	纤维支气管镜型号 /mm
5.0	1.7	< 8	4.5	0.5 ~ 2	2.2 或 2.8
7.0	2.3	8 ~ 12	6.5	2 ~ 6	2.8
9.0	3.0	> 12	8	球形：4 ~ 8 梭形：6 ~ 12	2.8

注：ETT，气管导管。

四、麻醉恢复期并发症

低氧血症为小儿胸科手术麻醉后最常见并发症。急性肺损伤、肺水肿等并发症可引发单纯的低氧血症，而上呼吸道梗阻、通气不足不仅导致缺氧，同时也造成二氧化碳的蓄积。全身麻醉时，机体对低氧和高二氧化碳的呼吸刺激反应受到抑制，功能残气量降低和缺氧性肺血管收缩被抑制。这些变化可一直持续到术后，造成有效通气不足和低氧血症。低氧血症的表现有呼吸浅快、呼吸频率减慢或呼吸动作不规律、口唇发绀、意识障碍、躁动、血压波动和心律失常等。

（一）上呼吸道梗阻

1. **呼吸道梗阻** 可见于全身麻醉或神经肌肉阻滞恢复不完全等引起的舌后坠及气道梗阻、口腔和鼻腔出血或分泌物阻塞呼吸道，以及支气管通气失败的湿肺患儿，术中血液或分泌物阻塞健侧气道。可以采用侧卧吸引口咽分泌物、肩下垫枕、托起下颌、放置鼻咽或口咽通气道及气管插管等措施恢复气道通畅，湿肺患儿术中应及时吸引，防止血液或分泌物进入健侧气道。

2. **喉痉挛** 由于麻醉变浅或声门受分泌物等刺激诱发。应在小儿未完全清醒时彻底清除分泌物或血液，待自主呼吸恢复又拔除气管导管。若发生轻度喉痉挛应托起下颌，面罩下加压给氧。若不能缓解，脉搏血氧饱和度持续下降，应重新加深麻醉，给予肌松药紧急气管插管。

3. **声门下水肿** 小儿气管黏膜脆弱，气管内径小，插入过粗的气管导管或反复插管可致黏膜水肿而引发气道梗阻。气道狭窄可发生术后喘鸣，多发生于拔管后 30～60 分钟。治疗应给予面罩持续正压通气，吸入高浓度氧气以维持氧合，头部抬高及限制液体入量；地塞米松 0.15mg/kg 静脉注射。如患儿持续低氧，并出现严重喘鸣，则需要重新气管插管，同时给予吗啡或其他阿片类药物镇静，切记二次插管时应选择更小一号的气管导管，以避免进一步气道损伤。

4. **复张性肺水肿** 一般是由于各种原因所致的肺萎陷迅速复张时或复张后所发生的急性非心源性肺水肿，多见于气胸和胸腔积液患儿大量排气、排液后，胸腔巨大肿瘤摘除后，支气管阻塞解除后，以及开胸术中、术后肺复张过快等情况。其特点是急性间质性肺水肿，主要病理生理改变为肺毛细血管通透性增加，肺组织间液增加，呼吸道出现大量血性分泌物（严重时需要持续不断气管内吸引），气道阻力增高，低氧血症。此时如果超声心动图检查则会发现心功能无明显异常。治疗的重点为去除诱因，纠正低氧血症和维持血流动力学的稳定。

（1）处理原则：①有肺水肿的 X 线表现，若无低氧血症，则不需要特殊处理；②对轻度低氧血症者给予利尿和吸氧处理后，通常可以得到纠正；③对于严重低氧血症并伴有大量分泌物的患儿应保留气管插管，已经拔除气管插管者应再次行气管插管，呼气末正压通气模式控制呼吸；同时进行利尿，给予激素和氨茶碱等药物并限制入量、维持酸碱平衡。

（2）预防：①尽量减少单肺通气时间；②肺复张时不要过度膨肺，应采取适中的潮气量和压力；③复张过后最好给予持续一段时间的呼气末正压通气，防止肺毛细血管渗漏性的增加。

（二）通气不足

1. 呼吸驱动乏力　麻醉药物残留为主要因素。处理与麻醉相关的通气不足最安全的方法为持续机械通气，直至呼吸恢复。另外，也可考虑使用拮抗药，如阿片类药物引起的通气不足可使用纳洛酮拮抗，但纳洛酮可引起包括疼痛、心动过速、血压升高、肺水肿、迟发型再吗啡化等副作用。苯二氮䓬类药物引起的通气不足可以使用氟马西尼拮抗，其副作用比阿片受体拮抗剂少，但可发生再次镇静。

2. 肺和呼吸肌功能不足　术前即存在呼吸系统疾病是导致术后发生呼吸系统并发症的重要危险因素，如上呼吸道感染、肺炎等均可引起气体交换障碍或气流受阻，限制性疾病如肺纤维化、脓胸、胸廓畸形、肥胖等也会导致术后发生限制性通气功能障碍。此外，肌松药物的残留，也会导致通气不足而造成低氧血症。患儿哭声低弱、呼吸表浅、全身肌力弱、痉挛性抽搐等可提示神经肌肉阻滞恢复不完全。当存在非去极化肌松药残留时，待自主呼吸恢复后，仍有肌力弱者，可使用新斯的明拮抗。最好持续机械通气，直至肌力恢复。

胸科手术镇痛不完全，可能导致呼吸受限和每分通气量降低，引起肺泡萎陷、低氧血症和高碳酸血症，应早期应用镇痛措施。

小儿胸科术后易发生肺不张、肺泡萎陷，肺内分流增加，通气/血流比例失调使血氧下降。术中应间断膨肺，及时充分吸痰。拔除气管导管后，应鼓励患儿咳嗽排痰。

五、小儿胸科术后的镇痛

小儿胸科术后镇痛很关键。术后镇痛不全可导致咳嗽及深呼吸受限，从而诱发术后肺不张和肺部感染。因此，术后根据手术创伤的大小可以使用阿片类药物连续静脉镇痛，最常用是芬太尼和舒芬太尼。对于创伤较大的开胸手术，可选择连续静脉镇痛、持续硬膜外镇痛等。胸科手术后宜采用多模式镇痛（超声引导下联合神经阻滞和静脉镇痛，联合应用不同作用机制的几种镇痛药物）。

手术后可小剂量冲击给予芬太尼 1μg/kg，连续静脉镇痛方案为 10μg/（kg·d）。舒芬太尼与阿片受体的亲和力是芬太尼的 7～10 倍，镇痛持续时间是芬太尼的 2 倍，目前应用非常广泛，冲击剂量为 0.1μg/kg，连续静脉镇痛方案为 1μg/（kg·d）。通常镇痛 2 日。

术后镇痛的注意事项：①术后镇痛对于胸科患儿来讲是对其治疗的重要部分，可直接影响麻醉复苏的效果及患儿的预后。②术前应告知家长术中给予的镇痛药术后药效会较快消失，所以患儿需要进一步镇痛治疗。但要明确交代可能发生的副作用。③术后镇痛期间应定时监测呼吸频率及脉搏血氧饱和度。④阿片类药物应用期间恶心呕吐的发生率较高，应在镇痛配方中加入止吐药物（如昂丹司琼、托烷司琼等），不要简单地停用镇痛药物。⑤如外科医师可以在术毕实施肋间神经阻滞，配合阿片类的使用通常能获得更佳的镇痛效果。

第三节　小儿胸科常见手术的麻醉及注意事项

一、纵隔肿瘤手术麻醉

淋巴瘤、畸胎瘤及胸腺和甲状腺来源的肿瘤是小儿纵隔肿瘤的常见类型，可以发生在纵隔的任何部位，但对于麻醉医师而言，前纵隔肿瘤的风险最大，主要由于该处肿瘤对心脏、大血管及气道的压迫，继而引发呼吸、循环窘迫。

（一）麻醉前评估

术前了解气道和心血管潜在病变。呼吸伴有哮鸣音或自觉呼吸不畅者，表明气道有轻度受压；而夜间憋醒或强迫体位者，表明气道严重受压；头颈及上腔静脉充血，颜面及颈部皮肤呈暗红色或颈部水肿变粗者，表明有上腔静脉受压。术前 CT 检查和肺功能检查有助于明确气道病变情况及心脏和大血管受压程度。

（二）麻醉处理要点

已明确气管受压的患儿，镇静后可能因为前纵隔包块塌陷加重气管压迫，导致窒息。切忌盲目镇静和实施常规麻醉诱导，应行清醒插管或保留自主呼吸的诱导方式。

气管受压严重者，应明确有无气管软化，必要时将气管导管退至受压部位以上，观察有无气管塌陷，以决定术后是否需要留置气管导管。

对于上腔静脉受压的患儿，诱导时需防止呛咳、激动，否则充血水肿加重。

术中体位的变换及手术操作的影响，可使心脏及大血管受压加重。压迫上腔静脉可引起上腔静脉回流受阻，出现颈面部血管怒张、口唇及甲床发绀、眼球突出；压迫心脏可引起血压突然下降、心律失常等，应立即要求术者解除压迫或牵拉。

围手术期都可能发生急性气道梗阻，因此，要做好气管切开和再插管的准备。

纵隔肿瘤的患儿术中可能发生大出血，术前要建立可靠的外周静脉或深静脉通路，以便随时快速输血、输液，另外术中要进行有创动脉压监测，积极应对突发的急性低血压。

胸腺瘤可能合并重症肌无力，要评估重症肌无力的程度，以确定是否应用肌松药或减量应用，术毕应待肌松与咽喉反射恢复后方可拔除气管导管。

二、胸壁手术麻醉

小儿需要手术矫正的胸廓畸形有漏斗胸、鸡胸、胸骨裂、叉状肋等，其中以漏斗胸最为常见。由于胸腔前后径明显改变，使心脏受压或移位，造成心功能不同程度的损害，肺活量和功能残气量均下降，常发生上呼吸道感染。

（一）麻醉前评估

术前访视应重点关注患儿的活动能力、心肺功能受累情况，如有肺内感染应给予抗生素治疗。辅助检查包括肺功能检查、动脉血气分析、心电图、超声心动图检查。

（二）麻醉处理要点

麻醉方法以气管插管的全身麻醉为主，术中应监测心电图、体温、血压、脉搏、气道压、血氧饱和度等。漏斗胸的患儿因胸骨凹陷压迫心脏，使心肺功能受损，血气结果多有异常，在麻醉实施前要充分给氧，气管插管后行机械通气，保持潮气量 10ml/kg，气道压维持在 $15 \sim 20cmH_2O$。硬膜外麻醉可以辅助全身麻醉实施，有利于术中和术后的镇痛。

（三）注意事项

术前需要注意患儿是否合并其他严重发育畸形，评估心肺功能，控制呼吸道感染。

术中密切关注手术步骤，对人工气胸、外科操作导致的出血、心包积气、心脏压塞、气胸等及时作出正确判断，以便及时抢救。对于术中操作引起的严重的心律失常，应提醒手术医师停止操作，待心律恢复正常后再操作。

术后并发症有连枷胸、肺不张、气胸等。应在术中配合手术医师进行膨肺等操作，防止肺不张的发生，术后应常规进行胸片检查，排除气胸。

充分的术后镇痛，保证患儿有效通气、咳嗽排痰，防止术后由于通气不足而导致的低氧血症。

三、肺叶切除术麻醉（脓胸、肺囊肿、肺大疱）

肺叶切除手术指征包括肺脓肿、肺囊肿、先天性大疱性肺气肿等。

（一）麻醉前准备

术前仔细评估患儿肺功能、分析血气结果，确保患儿术前处于最佳状态。对于先天性肺叶气肿患儿应排除其他异常情况，如先天性心脏病等。因呼吸窘迫会增加非显性脱水，应评估患儿脱水程度。若呼吸窘迫程度严重，应行血气分析，根据血气分析结果及时纠正酸碱失衡。术前访视应注意肺部感染情况，使用抗生素控制感染，减少咳痰，控制喘息并及时清理呼吸道分泌物。

（二）麻醉处理要点

麻醉方法采用气管插管的全身麻醉，对于先天性肺气肿患儿术中禁止使用氧化亚氮。麻醉用药尽量选择短效静脉麻醉药，以免术后苏醒延迟影响呼吸功能。除常规监测心电图、脉搏血氧饱和度、血压外，还需要动态监测呼气末二氧化碳，以及有创动脉血压监测和术中动脉血气分析。预计出血量较大的手术，应行中心静脉置管，用于监测中心静脉压和快速输血、输液和药物治疗。对于分泌物较多及先天性肺叶气肿的患儿，应插入双腔气管导管或支气管堵闭器隔离患侧肺，控制通气压力以预防因气肿肺叶破裂而造成张力性气胸，防止血液或脓液等流入健侧肺，如患儿年龄较小，不能实施或无法耐受单肺通气，术中要及时吸引呼吸道内分泌物，防止气道堵塞。

开胸后单肺通气期间应提高吸入氧浓度，维持脉搏血氧饱和度在95%以上。有文献报道，保护性肺通气策略可以改善单肺通气时的血氧状态。保护性肺通气策略包括低潮气量、呼气末正压通气、容许性高碳酸血症、健侧肺复张。单肺通气期间应避免液体输入过多，增加肺损伤的机会，另外还要保持足够的肌肉松弛，增加健侧肺和胸壁的顺应性等。手术结束后待患儿完全清醒、保护性反射恢复、自主呼吸满意，吸引呼吸道分泌物后才能拔除气管导管。必要时，保留气管导管将患儿送至 ICU。

四、胸腔镜手术麻醉

随着胸腔镜技术在成人中的应用日渐成熟，小儿胸腔镜的应用范围也逐渐扩大，如肺活检、肿瘤切除、囊肿引流、先天性肺气肿治疗及肺叶切除等。通过胸腔镜技术可以缩短住院天数，减少手术创伤及术后镇痛药物使用。

（一）麻醉处理要点

小儿胸腔镜手术均需要气管插管的全身麻醉。患儿全身麻醉诱导后尽可能使用单肺通气技术实施肺隔离。患儿体位变换后应再次确认单肺通气效果。术中麻醉维持禁止使用氧化亚氮（笑气）。术中除常规监测外，还应监测呼气末二氧化碳，有创动脉压监测和动脉血气分析。手术完成后吸痰，恢复双肺通气，手控呼吸囊膨肺，确定胸腔引流管通畅。数次大潮气量通气有助于术侧肺叶充分复张。待患儿清醒、保护性反射恢复、自主呼吸满意后拔除气管导管，术后辅以口服阿片类与非甾体抗炎药能达到满意的镇痛效果。

（二）注意事项

小儿胸腔镜手术采用二氧化碳吹入人工气胸技术，虽有助于手术操作，但应注意采用低流量（1L/min）和低压（4～6mmHg）注入。由于单肺通气后术侧肺萎陷，膈肌上抬，因此在患侧第三、第四肋间使用胸部打孔器时容易误伤脾或肝。人工注气的压力过大、过快时，表现为血压下降或心排血量减少。在人工气胸建立的过程中二氧化碳气体可能进入破损的血管引起气体栓塞。突发的呼气末二氧化碳分压降低及循环抑制，应高度怀疑二氧化碳气体栓塞，此时应立即停止人工气胸。采取头低左侧卧位，可减轻气体栓塞程度和恢复心血管功能。维持循环稳定，补液增加前负荷，给予正性肌力药可增强心肌收缩力。

五、气管手术麻醉（异物、肿物、外伤）

小儿气管手术主要包括气管异物、气管内肿物及外伤等，因异物或肿物的大小不同，停留或生长在呼吸道不同位置而产生不同的症状，严重者会出现呼吸困难。气管手术麻醉中的通气方式可总结为5种。

（1）经口气管插管至病变气管近端维持通气，该法适于短小气管手术。插入气管导管时对病变的创伤可能导致呼吸道急性梗阻。

（2）间断喷射通气，经口插入小号气管导管或术中在远端气管或支气管放置通气导管并行喷射通气。该法便于手术操作，但远端通气导管易被肺内分泌物阻塞，喷射通气还可能造成气压伤。

（3）高频正压通气，该法与间断喷射通气类似。

（4）体外循环，由于需要全身抗凝，可能导致肺内出血，现已基本不用。

（5）手术中外科医师协作在远端气管或支气管插入带套囊的气管导管维持通气，该法目前应用最普遍。

（一）术前评估

重点了解气道梗阻的位置和程度及肺通气、换气情况。胸片及CT有利于判断气管内肿物或异物的位置和一些继发性的病变，如肺膨胀不全、肺气肿、肺炎。根据疾病的特点制订个体化方案是此类手术麻醉成功的关键。

（二）麻醉管理

小儿新陈代谢旺盛，为减少呼吸道分泌物并预防因缺氧导致的迷走神经兴奋，术前应常规给予患儿阿托品、东莨菪碱等药物。由于气道异物或肿物的患儿可伴有不同程度的缺氧，麻醉前需面罩吸纯氧提高吸入氧浓度，或加压辅助呼吸增加通气量，以纠正患儿术前低氧血症，为进一步实施麻醉和手术提供安全保障。除非患儿已有呼吸功能不全，否则尽量保留自主呼吸。行气管镜或支气管镜手术的患儿应使用利多卡因行咽喉部、气道内表面麻醉，消除气道保护反射，这样不仅可使手术操作顺利，还可减少麻醉药用量。术后禁食2小时，密切观察患儿是否存在喘鸣、呼吸窘迫或声门下水肿的隐性体征，吸入湿化的氧气和雾化的肾上腺素可有效改善呼吸道梗阻的体征。

六、膈疝、食管裂孔疝手术麻醉

先天性膈疝常发生于左侧胸腔，多由于先天性膈肌缺损使腹腔内脏器异常疝入胸腔后压迫肺、心脏及大血管，引起患侧或双侧肺受压发育不良、呼吸窘迫等症状；同时纵隔移位引起大血管移位，心脏受压，回心血量减少，心排血量下降，从而导致机体缺血、缺氧。患儿多因心脏、肺、气管及胃部受压而出现呕吐、呼吸和心率加快及不同程度脱水、酸中毒、电解质紊乱等症状。食管裂孔疝为膈疝的一种，是腹腔内脏器通过食管裂孔进入胸腔所致，疝内容物多为胃。膈疝和食管裂孔疝的最大不同在于是否会因为麻醉引起呕吐、误吸，膈疝的危险是压迫胸腔和心脏，快速麻醉诱导可能导致心搏骤停，而食管裂孔疝的危险在于患儿可能出现呕吐而窒息。

（一）术前准备

术前进行胃肠减压；应用热水袋、保温毯或保温箱进行保暖；开放静脉通道补充体液，纠正电解质紊乱；保持呼吸道通畅。

（二）麻醉处理要点

由于肺组织及血管均受到压迫，患儿多并存有肺动脉高压，围手术期处理的主要目标为改善氧合，降低肺动脉压力及右向左分流，维持足够的体循环血压。由于有效呼吸面积的减少，肺顺应性降低，呼吸阻力明显升高，在手控呼吸囊面罩给氧时，避免使用过高正压，以免增加胃胀气及反流误吸的风险。此外，面罩加压手控呼吸时，容易使胃肠道气体增多，腹压增加，使肠管疝入更多，胸腔脏器进一步受压而加重缺氧、缺血。

由于新生儿膈疝多病情紧急，多采用静脉快速诱导气管插管的麻醉方法，加压面罩辅助呼吸供氧时，应避免压力过高而使腹腔脏器充气。气管插管成功后应使用小潮气量、低气道压、高呼吸频率控制呼吸，同时保持呼吸肌松弛，以降低气道阻力，增加肺通气量。由于术中难以避免通气不足和分流，一定范围内的高碳酸血症是可以接受的。此外，应注意保温，新生儿基础代谢率低、汗腺调节机制不健全，加之胸腹腔手术热量丧失过多，任何情况下的低体温都有可能导致患儿心搏骤停。术后拔除气管导管前，应让患儿自主吸入空气几分钟，待血氧饱和度正常后再拔除气管内导管，若气体交换量不足或血氧饱和度不能维持，则最好入 ICU 病房，给予呼吸支持。

（三）注意事项

纠正低氧血症及酸中毒，维持有效通气而不引起肺损害，降低气胸的风险。

（王　芳　张建敏）

推荐阅读资料

[1] EYSSARTIER E, ANG P, BONNEMAISON E, et al. Characteristics of endobronchia primitive tumors in children. Pediatr Pulmonol, 2014, 49(6): E121-E125.

[2] FIDKOWSKI C W, ZHENG H, FIRTH P G. The anesthetic considerations of tracheobronchial foreign bodies in children: a literature review of 12 979 cases. Anesth Analg, 2010, 111(4):1016-1025.

[3] HACK H A, WRIGHT N B, WYNN R F. The anaesthetic management of children with anterior mediastinal masses. Anesthesia, 2008,63(8):837-846.

[4] TEMPLETON T W, DOWNARD M G, SIMPSON C R, et al. Bending the rules: a novel approach to placement and retrospective experience with the 5 French Arndt endobronchial blocker in children < 2 years. Pediatric Anesthesia, 2016,26(5): 512-520.

第十五章

小儿心血管手术麻醉

先天性心脏病（后文简称"先心病"）发病率占新生儿的4.1‰~8.9‰，位居小儿先天性出生缺陷的首位，是小儿死亡的主要原因。小儿先心病的主要治疗方法就是外科手术。随着医学的进步，小儿心血管手术所涉及的患儿畸形越来越复杂，患儿年龄也越来越小，小儿麻醉医师较以往面临更多的挑战。麻醉医师不仅要维持较正常小儿更加不成熟的心、肺等重要脏器功能，同时还要熟知先心病患儿解剖畸形和病理生理异常的详细情况，这样才能做好先心病手术患儿的围手术期管理，从而使患儿有更好的预后。

第一节　先天性心脏病的病理生理

先心病往往是多种心血管畸形混合存在，分型方式也较为复杂。按临床表现可简单分为肺血多型、肺血少型和梗阻型。

一、肺血多型先心病特点

肺血管阻力在小儿出生后迅速降低，右心系统压力明显低于左心。当存在心内分流或心外分流时，左心或体循环系统的高压血流将部分分流向右心系统，使肺血流增加。这类畸形主要包括房间隔缺损、室间隔缺损、动脉导管未闭、心内膜垫缺损和冠状动脉起源异常等。在大动脉转位、异常肺静脉异位引流、大动脉共干和功能单心室等畸形不存在右心室流出道狭窄时，也归为此类。

此类患儿分流量的大小影响病情的变化和外科手术的时机选择。分流量大可使患儿早期反复发生肺炎，出现充血性心力衰竭，患儿喂养困难，体重不增加。长期左向右分流可使肺血管发生不可逆改变，导致严重肺动脉高压，失去手术治疗机会。

二、肺血少型先心病特点

心脏畸形合并右心室流出道狭窄，不存在大量体肺侧支循环时，肺血流是减少的。这类畸形主要包括法洛四联症、肺动脉闭锁、三尖瓣闭锁和Ebstein 畸形等。在大动脉转位、异常肺静脉异位引流、大动脉共干和功能单心室伴有右心室流出道狭窄时，归为此类。

此类患儿常表现有发绀，发绀出现与否依赖于动脉血中的脱氧血红蛋白的浓度，一般在脱氧血红蛋白 > 3g/dl 时才有可见发绀。发绀患儿组织氧供不足，长时间低氧则出现机体代偿性反应，主要表现为红细胞增加、循环容量增加、体循环血管扩张、肺循环阻力增加和循环中 2，3- 二磷酸甘油酸（2，3-DPG）增加。由于血液黏滞度增加，可导致肾脏、肺和脑的血栓形成，尤其在脱水的患儿。

三、梗阻型先心病特点

单纯左心室或右心室流出道狭窄，可引起相应的心室发生肥厚和扩大。肥厚心肌引起冠状动脉供血相对不足，易发生心肌缺血。此类畸形主要包括主动脉狭窄、肺动脉狭窄、主动脉弓缩窄和间隔不均匀肥厚等。

左心室流出道梗阻可以引起充血性心力衰竭，肺淤血主要是由肺静脉淤血所致，而非肺动脉负荷过多。右心室流出道狭窄常伴有氧饱和度降低，常需要持续泵入前列腺素 E 维持动脉导管开放，以增加肺血流。

第二节　围手术期一般管理

一、术前访视和评估

（一）术前访视

要了解现病史和既往史，以及进行体格检查，除了基本的手术和麻醉相关信息外，针对心脏病患儿还要注重代表心脏病严重程度的相关因素评估。对患儿术前全面评估是保证围手术期安全性的重要环节。

（二）缺氧发作

发绀患儿由于应激刺激、哭闹、活动和脱水等原因，可诱发缺氧发作，表现为发绀加重、意识消失或惊厥等。缺氧发作的频率与疾病的严重程度相关。麻醉过程中缺氧发作也会发生，尤其在麻醉后体循环阻力降低时。因此，麻醉诱导时应避免或减少使用降低外周血管阻力药物，及时补充容量和给予增加外周血管阻力的药物。

（三）呼吸状态

发绀患儿呼吸潮气量较同龄患儿增大，对进一步低氧的通气反应不敏感，因此术前镇静药要避免引起呼吸抑制。病情严重的患儿，活动耐力明显减低。

（四）充血性心力衰竭

小婴儿如果喂养困难，身体生长发育迟缓，往往存在心脏功能不全。术前患儿反复发生肺炎和呼吸道感染，呼吸急促、哭声弱和易出汗等都提示心脏功能异常。麻醉过程中要避免肺水进一步增加，加重心、肺无效循环，加重心功能异常。

先心病常伴发其他先天异常，与围手术期管理密切相关的如气道狭窄，发生率尚不清楚，但文献报道的新生儿插管时发现气管狭窄的发生率为 0 ~ 2%。CT 检查可以清楚显示气管的结构，有助于评估是否存在气管狭窄。

（五）实验室检查

发绀患儿血细胞比容的高低与缺氧的程度有关，但在营养不良患儿可能会掩盖这种相关性。过高的血细胞比容提示外科手术时机的选择，必要时（血细胞比容 > 65%）需要放血来防止血栓形成等并发症。这类患儿往往伴有血小板功能异常、低纤维蛋白原血症、原发性纤溶亢进及凝血因子生成减少等，导致术后易于出血。

二、术前准备

（一）术前禁食水

心脏手术患儿术前禁食水同其他手术患儿，目前大多数医院仍采纳美国麻醉医师协会 2017 年指南的标准：术前 2 小时禁食、清水或含碳水化合物的无渣液体饮料（简称"清饮"），4 小时禁食母乳，6 小时禁食奶粉或牛奶及淀粉类固体食物，8 小时禁食油炸、脂肪、肉类等固体食物。由于误吸风险和手术不确定性的增加，很多医院禁食水时间比指南要求更长，尤其是对于接台手术患儿，甚至有长达 16 小时的禁食时间。

长时间禁食水会产生酮体等不良代谢物，从而不利于患儿术后恢复。禁食水也会导致患儿饥渴、烦躁，麻醉诱导期更难以配合。而对于血液黏滞度增高的发绀型先心病患儿，长时间禁食更易导致栓塞性事件。

研究表明水在儿童胃中的排空时间约 30 分钟，其他清饮在胃内 1 小时也几乎排空。欧洲的大规模研究发现，即使是包括了术前不禁食的急诊手术患儿，误吸的发生率也仅为 0.093%，且大多数误吸都不会导致严重后果。也有研究发现误吸与禁食水可能并不相关。大量文献支持患儿术前 1 小时前喝清饮不会增加围手术期误吸的风险。近期，英国和爱尔兰儿科麻醉医师协会、欧洲儿科麻醉医师协会和法国儿科麻醉医师协会发布联合声明，对于 0 ~ 16 岁患儿，术前禁食水方案为术前 1 小时禁水和清饮，4 小时禁食母乳，6 小时禁食固体食物和奶粉。如果采用 1 小时禁饮清饮的方案，大多数患儿不需要静脉输液。

（二）术前用药

对 6 个月以内的患儿不需要给予术前镇静药，6 个月以上患儿可选用静脉注射或口服咪达唑仑用于镇静。静脉注射咪达唑仑剂量为 0.1 ~ 0.25mg/kg，口服 0.5mg/kg，15 ~ 20 分钟起效，经鼻剂量 0.2mg/kg，一般 10 ~ 15 分钟起效。抗胆碱药常在麻醉诱导时静脉注射或滴注。

三、麻醉诱导

患儿入手术室后没有外周静脉通路时，可以选择吸入七氟烷或肌内注射氯胺酮让患儿入睡，然后开放外周静脉。在外周静脉开放后，经静脉给予肌松药、镇痛镇静药和抗胆碱药等，行气管插管机械通气。听诊双肺判断导管位置并判断是否有分泌物，面罩通气期间可有口鼻分泌物进入主气道，插管后及时清除。诱导期间给予地塞米松 0.1 ~ 0.2mg/kg，抑制过敏反应和发挥肺保护作用。

诱导期间，在面罩供氧辅助呼吸时，肺动脉高压患儿较易发生屏气或气管痉挛现象。气道阻力增高，通气困难时，要加深麻醉的同时进行有效的面罩控制通气，并尽早行气管插管。心率减慢患儿要及时提高心率，可用阿托品、山莨菪碱等经静脉给予。发绀患儿诱导期间可能会诱发缺氧发作，应采取增加外周血管阻力、降低肺血管阻力和补充容量的方法终止恶性循环。

先心病患儿常伴有气道狭窄，在遭遇声门下狭窄时，不要反复强行插管。根据心脏畸形的复杂程度和手术团队技术水平，决定是否有必要在喉罩通气道全身麻醉下完成手术。如需采用经食管超声心动图检查（trans-esophageal echocardiography，TEE），可在心肺转流术（cardiopulmonary bypass，CPB）辅助循环时，临时拔出喉罩，使用窥镜用面罩适当给予通气，TEE探头经窥镜插孔放入食管进行检查，这样可以维持通气，保证血氧含量，进而保障冠状动脉及全身氧供；也可直接于喉罩后放置TEE探头，此方法不影响机械通气，但需密切关注喉罩位置的变化。

四、麻醉维持

（一）麻醉用药

术中麻醉维持多采用间断给予阿片类药（芬太尼或舒芬太尼）和镇静药（咪达唑仑），持续泵入或间断给予肌松药，持续泵入镇静药（右美托咪定或丙泊酚），以及吸入七氟烷维持麻醉。

间断给予麻醉性镇痛药的目的是能够在刺激最强的时候（如切开皮肤、劈胸骨、体外循环转机开始和复温后），能够使药物的浓度达到较高水平，减少机体应激反应。

（二）术中常规监测

术中常用的监测包括心电图、脉搏、氧饱和度、有创动脉压和中心静脉压、左心房压、核心温度、麻醉深度、脑氧饱和度等。血气检测分别在体外循环前、体外循环中、体外循环后根据需要进行，通过结果及时判断和调整呼吸和循环及调整酸碱、电解质平衡。TEE对评估外科手术效果和监测心脏功能有重要意义。

五、体外循环

体外循环机是在行心脏手术时，可以替代人心脏和肺功能保证机体氧供。术中使用心肌停跳液使心搏骤停，或在辅助心脏循环的情况下，外科医师进行心内直视修补手术或其他心外血管手术。体外循环前中心静脉给予肝素400IU/kg，5分钟后测定激活全血凝固时间（activated clotting time of whole blood，ACT），采用白陶土法测得的ACT大于400～410秒即可开始体外循环，而采用硅藻土法测得的 ACT 则通常需要大于 450~480 秒。体外循环预充液中一般要加入 1 000~2 000IU 肝素，体外循环期间间断监测 ACT。

体外循环期间血液稀释对于血液是一种保护，但血红蛋白应 > 70g/L，血红蛋白浓度过低将导致组织氧供不足。体外循环期间为降低机体耗氧量，减少组织灌注不足，常需要降低体温。根据手术种类不同一般最低温度为 24~28℃，较少使用深低温停循环，更多选用选择性脑灌注。复温过程要缓慢，直肠温度不应超过37℃，一般在接近35.5℃时停止体外循环机加温。由于脑血流相对于其他脏器血流丰富，因此复温时鼻咽温度在降温和升温时均先于直肠温度。低温时麻醉药的代谢减慢，复温时麻醉药代谢加快，麻醉效果降低，所以要加深麻醉。体外循环期间或体外循环后，常采用超滤，常规超滤和改良超滤可排除机体多余的水分、减少脏器水肿，并改善心、肺功能。

在机体逐渐脱离体外循环机的过程中，常需要使用一些正性肌力药和血管活性药辅助心、肺功能，维持循环的稳定，满足机体代谢需求。停机后血红蛋白需要维持在 100g/L 以上，一般需要将体外循环机在停机后的余血逐渐还回。未经血液回收机洗涤的血还回时要及时补充鱼精蛋白。鱼精蛋白中和肝素的比例（1mg 鱼精蛋白：100IU 肝素）是（1.0~1.3）:1，过多鱼精蛋白可影响血小板功能从而引起凝血功能异常。如果 ACT 仍高或给患儿回输体外循环余血，则需额外补充 10% 初始剂量的鱼精蛋白并重新检查 ACT。必须牢记导致 ACT 升高的原因不仅仅是残留肝素，也可能与其他因素（如血小板减少和功能异常、纤维蛋白原水平低下等）有关。

六、术后管理

术后管理是术中麻醉管理的延续，应调整心肺功能，关注肾脏功能。先心病手术根据各医院医疗团队水平的不同，快通道麻醉管理实施比例有所不同。小儿由于易发肺部感染和肺损伤，所以简单先心病和右心系统畸形矫治手术是实施快通道麻醉管理的最佳选择。带气管插管转运至术后恢复室的患儿，经过进一步的循环、呼吸调整，根据心、肺功能的恢复决定是否拔出气管插管。

术后早期液体入量 50~100ml/（kg·d），但应根据患儿的循环状态及多种监测指标进行调整。由于手术刺激、抗利尿激素和醛固酮水平的升高，以及 CPB 炎症反应等，在术后早期（12 小时内）尿量减少，对于利尿药的反应稍差，尿量约 0.5ml/（kg·h）。术后早期少尿的治疗主要是维持循环动力学的稳定，通过适当使用正性肌力药和补充容量，维持肾脏的有效灌注。

七、常用心血管药物

麻醉药物和心肌缺血再灌注损伤，以及体外循环的炎症反应都会影响心脏功能，因此体外循环后常需使用正性肌力药或其他血管活性药辅助心脏功能。在小儿先心病手术中多巴胺和多巴酚丁胺常为一线首选药，一般用量为 $3 \sim 5\mu g/(kg \cdot min)$，两者合用。如用量需要进一步增加时，则常增加使用肾上腺素，常用剂量为 $0.03 \sim 0.15\mu g/(kg \cdot min)$。如有左心房压监测，则可根据心脏功能和左心房压的数值调整血管活性药的剂量和补充容量。米力农常用来降低肺血管阻力和外周血管阻力，以及加强心脏收缩功能，常用剂量为 $0.3 \sim 1\mu g/(kg \cdot min)$。

八、血液保护和促进凝血功能的药物

（一）血液保护药物

1. 乌司他丁　蛋白酶抑制剂，抑制各种原因引起的炎症反应，保护脏器功能。

2. 氨甲环酸　抑制纤溶系统激活，减少凝血因子的耗竭。

（二）促进凝血功能的药物

1. 凝血酶原复合物　主要成分为维生素 K 依赖的并由肝脏合成的人凝血因子 Ⅱ、Ⅶ、Ⅸ、Ⅹ。很多医院已将凝血酶原复合物用作一线或二线止血药物，其可针对性地纠正因凝血因子缺乏导致的凝血功能障碍，可减少异体血液制品的输注。

2. 纤维蛋白原　由肝脏合成的具有凝血功能的蛋白质，是纤维蛋白的前体。血浆纤维蛋白原含量升高，可使血液黏度增高、红细胞聚集增多、血小板聚集增多，从而使血液凝血功能增强，促进创口血管凝块形成。

3. 重组人活性凝血因子Ⅶ（rFⅦa）　人凝血因子Ⅶ（FⅦ）是一种维生素 K 依赖的单链糖蛋白，在体内凝血过程中发挥着重要的作用。rFⅦa 在血管损伤处与组织因子结合后产生足够的凝血酶，从而触发凝血瀑布。当发生危及生命的难治性出血时，rFⅦa 可作为补救治疗。

第三节　各类手术麻醉管理要点

一、姑息手术

（一）体肺分流手术

体肺分流手术是在体循环和肺循环之间通过人工血管将体循环的血分流

入肺，增加肺血，改善机体各脏器缺氧状态和促进肺血管发育，以等待手术矫治时机。一般主要有改良 BT（Blalock-Taussig）分流（锁骨下动脉与肺动脉之间人工血管连接）、中心分流（主动脉与肺动脉之间人工血管连接）等。麻醉用药选择主要是避免使用扩张体循环血管的药物，避免肺血流的进一步减少。

1. 动脉压力监测位置选择　中心分流对于体循环压力监测部位没有特殊要求。但在改良 BT 分流，则动脉监测要选择对侧上肢或股动脉。

2. 术中低氧的处理　在进行肺动脉与人工血管吻合时，需要部分或全部阻断肺动脉，因此导致肺血进一步减少，加重低氧。处理低氧主要是通过补充容量，给予血管收缩药物，调整通气降低肺血管阻力来增加肺血，提高血中氧含量。对于侧支循环少的患儿，要提前试验性阻断肺动脉，如果血氧不能维持基本需求，则需在体外循环辅助下行体肺分流手术。

3. 术中吸入氧浓度的调整　在人工血管与肺动脉吻合时，吸入较高浓度氧，以便尽可能提高机体的氧供。但在人工血管开放后，调整吸入氧浓度，使血氧饱和度为 80%～85% 为宜，此时肺血流量和体循环血流量是平衡的。氧饱和度过高提示肺血过多，反之则提示肺血不足，需要内径较大的人工血管。

（二）肺动脉环束术

肺血过多的先心病患儿在外科根治条件不够时，为减少肺血，避免过早发生不可逆的肺血管病变，常采取肺动脉环束降低肺动脉压、减少肺血流。这种术式也用于大动脉转位患儿解剖左心室的功能训练，以适应动脉转位术后的体循环阻力。

对这类患儿要控制容量，避免容量过负荷，适当使用血管活性药物支持心脏功能，辅助右心适应后负荷增加带来的影响。

肺动脉环缩后，在左向右分流的患儿，如果氧饱和度降至 85% 以下，或呼气末二氧化碳分压明显降低，提示环束过紧，要调整环束的松紧度。

（三）方坦手术

腔静脉肺动脉吻合术或方坦（Fontan）手术主要包括双向格林（Glenn）手术和全腔静脉 - 肺动脉连接术。这类手术主要适用于心脏畸形不能进行双心室矫治的手术，只能将心脏当作单一心室使用，即心脏作为左心室维持心脏的泵功能，维持体循环的组织灌注功能。而体循环的静脉血直接回到肺动脉进行氧合，然后回到心房，再经过仅有单心室功能的心脏泵向体循环。常见心脏畸形包括三尖瓣闭锁、左心发育不全综合征、双入口心室等。在可以行改良方坦手术的年龄前，有的肺血少患儿需行体肺分流手术，改善机体氧供状态。有的肺血过多患儿则需要行肺动脉环束术，避免心力衰竭和肺血管阻力不可逆增加。

改良方坦手术一期主要是指双向格林手术，即上腔静脉与右肺动脉端侧吻合，使上腔静脉血直接进入肺动脉。一般手术年龄为 6 个月~2 岁。手术是在非体外循环或体外循环辅助下完成。体外循环下手术更为安全，非体外循环下双向格林手术对麻醉医师是一个挑战。

双向格林手术非体外循环麻醉时，要注意在吻合过程中，血氧是否满足最低需求。麻醉管理的目标是既要降低机体耗氧量，又要避免外周血管扩张。

改良方坦手术二期是全腔静脉 - 肺动脉连接术，也是最后一期手术。利用外管道（人工血管）将下腔静脉与肺动脉吻合，使下腔静脉血直接回流至肺动脉，至此达到氧合血与非氧合血分开，从生理学上达到矫治的目的。

临床适合进行超快通道麻醉管理，因为机械通气增加肺阻力，影响静脉回流，使肺血减少，内脏血液淤积，影响静脉血回流。在保证充足的容量负荷基础上可适当使用正性肌力药辅助心脏功能，如少量多巴胺、肾上腺素等，避免容量过负荷增加组织渗出。静脉压（也是肺动脉压）维持在 14~15mmHg，容量补充较一般矫治术要多，如果凝血功能好，以输入 5% 的白蛋白为主。

深静脉穿刺选取颈内静脉和股静脉，以便监测上腔和下腔静脉的压力，确定是否有吻合口梗阻。

二、根治手术

（一）室间隔缺损

室间隔缺损可分为嵴上型、嵴下膜周部（最为常见）、流入道型和肌部室间隔缺损 4 种类型。大的室间隔缺损可以引起患儿心力衰竭，如果不尽早修补，高流速的肺血流可以造成不可逆的肺血管损伤。

对 6 个月以上患儿可给予术前镇静药，但要避免二氧化碳蓄积，以免引起肺高压反应。静脉用药时要注意避免空气进入，以防气泡经缺损进入动脉造成重要脏器缺血损伤。麻醉诱导气管插管后，降低吸入氧浓度，同时要避免过度通气，或给予 5~10cmH$_2$O 的 PEEP 以避免肺血过多，增加体循环组织的血液灌注。

1 岁以内患儿，在脱离 CPB 的过程中可静脉泵入正性肌力药和血管活性药，尤其是既有扩张肺血管也有强心作用的药物米力农。

（二）房间隔缺损

房间隔缺损可分为继发孔型（最为常见）、原发孔型、静脉窦型和冠状窦型，分流量取决于缺损大小、左心室和右心室的顺应性。患儿出现肺血管改变很晚，一般手术年龄为 4 ~ 5 岁。

术前给予咪达唑仑口服，可以使患儿较易与父母脱离，也使麻醉诱导更平稳。

一般情况下，房间隔缺损的患儿一般状态与正常无差别，手术简单，体外循环时间短，适合超快通道麻醉管理。在脱离体外循环后的容量管理中，勿以右心房压数值为导向输液，因为房间隔缺损患儿右心房扩大，左心房、左心室相对较小，若使右心房充满，则左心室负荷过大，易导致急性肺水肿。

（三）动脉导管未闭

动脉导管是胎儿时期在主动脉与肺动脉之间的正常血管，使来自右心室的血跨过没有气体的肺，直接到达主动脉。正常情况下在出生后几个小时内动脉导管就会功能性闭合。如果动脉导管在出生后几日内仍未闭合，而且导管较粗大时，就可能导致血流动力学改变。早产和低氧都是导致动脉导管不闭合的因素。

早产儿动脉导管未闭常表现为明显的呼吸困难，在经内科用药治疗无效时常需要外科手术将动脉导管闭合，否则患儿由于呼吸窘迫无法脱离呼吸机。早产儿手术的麻醉管理重点是要注意呼吸、温度和液体。气管插管正压机械通气可以减少肺血，但应避免使用过高气道压力行肺复张，压力应 < 30cmH_2O。由于患儿术前容量负荷较高，所以术中要控制容量。年龄较大的动脉导管未闭患儿一般没有症状，脉压较大。术中可监测无创血压，保证有可供快速输血的静脉通路，以备有大出血的可能。

部分动脉导管未闭患儿需要监测上下肢的血压和脉搏氧饱和度，以帮助判定试验性结扎血管是动脉导管还是降主动脉，同时根据上下肢动脉压差判断是否形成动脉缩窄。

（四）心内膜垫缺损

心内膜垫形成心脏中心的部分，心内膜垫缺损涉及房间隔下部和室间隔上部，以及二尖瓣和三尖瓣。部分性心内膜垫缺损是指房间隔下部缺损（原发孔房间隔缺损）或仅仅是一个室间隔缺损，通常存在二尖瓣裂。完全性心内膜垫缺损是指整个心内膜垫中心部分缺失，只有一个房室瓣。该病常与一些综合征相关，如唐氏综合征、努南综合征和埃利伟综合征。这些合并心外表现的患儿围手术期风险更高。

完全性心内膜垫缺损会导致较大的左向右分流，伴发肺血超负荷和充血性心力衰竭。其易发生肺血管不可逆的改变，因此患儿多在出生后 6 个月内实施外科手术治疗。

由于手术矫治较复杂，一般要经颈内静脉留置单腔导管，术中经房间隔将尖端放入左心房，以备矫治畸形后监测左心房压。麻醉诱导期后注意避免肺容量过负荷，可通过降低吸入氧浓度和维持偏高的呼气末二氧化碳浓度增加肺血管阻力，减少肺血容量。

手术矫治后主要管理问题是肺动脉高压，可通过吸入高浓度氧，适当过度通气，碱化血液，吸入一氧化氮，加深麻醉等方法，降低肺血管阻力。

停机以后常需要使用正性肌力药维护心脏功能。此类患儿较易发生心律失常，建议安装心外膜临时起搏器，维持正常心律和心率。TEE 可用于评估心脏功能和畸形矫治情况。

（五）完全型大动脉转位

完全型大动脉转位是最为常见的发绀型先心病，最常伴发的心脏畸形是室间隔缺损，很少伴有其他畸形。完全型大动脉转位的体循环和肺循环是平行循环，不是正常的顺序循环。主动脉转位，起自右心室，使得来自腔静脉的低氧血直接从主动脉流向体循环；肺动脉则从左心室发出，使来自肺静脉的氧合血再次进入肺循环。只有两个循环连通的大动脉转位患儿有存活可能，如卵圆孔未闭或房间隔缺损、室间隔缺损和动脉导管未闭是患儿得以存活的必需条件。

外科常用术式是动脉转位术，有左心室流出道狭窄的患儿需行 Rastelli 手术、REV 手术、Nikaidoh 手术或双根部调转术。

患儿出生后如果室间隔完整，仅有动脉导管未闭和房间隔缺损维持体循环和肺循环之间的交通，血液混合不够，患儿可表现为代谢性酸中毒。此时需静脉泵入前列腺素 E_1（prostaglandin E_1，PGE_1）维持动脉导管开放，直到行动脉转位术体外循环开始为止。如果术前使用 PGE_1 超过 2 周，则矫治手术后应低剂量输注至少 3 日，以免发生停药后反跳性肺动脉高压；条件允许的情况下，紧急行 Rashkind 球囊房间隔造口术，通过促进经房间隔交通增加氧合血与非氧合血的混合，改善患儿全身状况。

根据是否伴有室间隔缺损，完全型大动脉转位患儿的手术时机选择有所不同。室间隔完整的完全型大动脉转位患儿，心脏手术需要在生后几周内完成，否则由于生后肺血管阻力的降低，与肺动脉连接的解剖左心室将退行性变。在行动脉转位术后，左心室不能承担体循环的阻力，会导致心脏功能衰竭。因此，一旦错过最佳手术时机，在行动脉转位术前就需要先进行手术左心室功能锻炼，即肺动脉环束术。伴有室间隔缺损的完全型大动脉转位，一般可在 6～8 周内尽早行动脉转位术，以免发生难治性心力衰竭或不可逆的肺血管改变。

麻醉以阿片类药物为主，对于新生儿要注意全心功能的维护。左心功能异常主要继发于冠状动脉移植后不通畅和升主动脉阻断时间过长。正性肌力药主要为多巴胺、多巴酚丁胺、肾上腺素和米力农。

（六）全肺静脉异位引流

全肺静脉异位引流（total anomalous pulmonary venous connection，TAPVC）指全部肺静脉血（氧合血）通过直接或间接的途径回流到右心房，然后通过心房间的交通进入左心房和左心室，再进入主动脉。一般分为 4 种类型：①心上型 TAPVC，肺静脉血经过垂直静脉被引流入右上腔或左上腔静脉；②心内型 TAPVC，肺静脉总干血液直接引流至冠状静脉窦，然后血液进入右心房；③心下型 TAPVC，肺静脉血汇合至下行垂直静脉穿过膈肌进入下腔静脉、门静脉或静脉导管；④混合型 TAPVC，肺静脉血分别经不同部位引流进入体循环静脉系统，最后进入右心房。

术前评估最为重要的是要了解是否存在肺静脉引流梗阻。心下型 TAPVC 易伴发肺静脉回流受阻，心上型次之，心内型较少见，一旦存在受阻，病情将极为严重，需急诊手术治疗。此类患儿易出现肺动脉高压，形成不可逆的肺血管病变。

外科手术是在低温体外循环、心脏停搏的条件下，将所有肺静脉与左心房连接，闭合房间隔缺损。

对于存在肺静脉回流梗阻的低龄患儿，麻醉药耐受差，麻醉诱导期间应避免使用对心肌抑制明显和扩张外周血管的药物。对于重症患儿维持一定的心率和外周血管阻力，才能维持正常的循环，避免发生心律失常。此类患儿左心房、左心室较小，并存在肺动脉高压，所以在体外循环停机过程中，要适当给予正性肌力药和降低肺动脉压的药物。此外，此类患儿易诱发肺动脉高压危象、室上性心律失常等，在术后管理中应注意预防和及时处理。

（七）法洛四联症

法洛四联症典型的解剖学特点是右心室流出道狭窄、非限制性室间隔缺损、右心室肥厚和主动脉骑跨。根据右心室流出道狭窄程度，患儿的发绀轻重不同。胸片显示肺血少，患儿喜蹲踞体位以增加体循环阻力，使肺血增加。

法洛四联症患儿缺氧发作时有发生，高发年龄是 3 个月～2 岁，多是由于哭闹、脱水、酸中毒等刺激导致右心室流出道痉挛所致。

患儿年龄＜6 个月时，可根据其肺血管发育情况，决定是做体肺分流手术，促进肺血管发育，还是直接行根治手术。

术前避免禁食水时间过长，低血容量可以诱发右心室流出道痉挛。重症患儿可以给予镇静，但要避免血中二氧化碳水平过高引起肺血进一步减少。

麻醉管理：在体外循环前以较深麻醉但避免外周阻力的明显降低为宜，应补充容量，吸入高浓度氧降低肺血管阻力，改善机体氧供。体外循环停止后应给予正性肌力药物支持心脏功能，如多巴胺、多巴酚丁胺或肾上腺素。

（八）肺动脉闭锁

肺动脉闭锁是一种较少见的先心病，发病率占先心病的 1%～3%。室间隔完整的肺动脉闭锁（pulmonary atresia with intact ventricular septum，PAIVS）常伴有不同程度的右心室或三尖瓣发育不良，大动脉关系正常。PAIVS 肺动脉血供来源于动脉导管。伴有室间隔缺损的肺动脉闭锁（pulmonary atresia with ventricular septum defect，PAVSD）可认为是法洛四联症中最严重的类型，由于肺动脉瓣闭锁或缺如，右心室和肺动脉之间没有通道，肺动脉干本身亦可能闭锁或发育不良。肺血流来源于动脉导管和体肺侧支循环。

对冠状动脉右心室依赖型 PAIVS 不宜进行肺动脉瓣的处理，只能进行功能单心室矫治手术。而对非冠状动脉右心室依赖型 PAIVS，可以采取肺动脉切开、球囊扩张和体肺分流等手术。麻醉管理：按功能单心室进行通气和循环调整，维持体循环和肺循环血流平衡。

根据肺血管发育情况决定双心室矫治的时机，麻醉管理与法洛四联症相近。

（九）主动脉缩窄

主动脉缩窄多见于主动脉与左侧锁骨下动脉结合部的远端，近端和动脉导管发出处。在婴儿期患儿就可有症状，表现为狭窄远端的脏器供血不足，发生代谢性酸中毒，严重者还可以出现急性心力衰竭，手术前往往需要正性肌力药物支持。缩窄在动脉导管前的小婴儿，下肢血流常来源于肺动脉，肺动脉血流经过未闭的动脉导管给下肢供血（非氧合血）。此类患儿当肺动脉压较高时，上下肢动脉压接近。但下肢氧饱和度低，出现差异性发绀。此类重症患儿常需持续输注 PGE$_1$ 维持动脉导管开放，保证下肢的血供。有些轻症患儿则可终生无症状，常在体检时由于心脏杂音和胸片显示的肋骨切迹而发现主动脉缩窄。

术中有创动脉压监测的位置有一定要求，上肢测压选取右侧桡动脉，因为左侧动脉压力数值受手术操作的影响，不能进行连续监测。在阻断主动脉时，可将上肢血压维持在正常偏高，因为较高的灌注压可以通过侧支循环改善脊髓血供，避免术后下肢瘫痪。较大患儿手术矫治后易发生高血压，早期可使用硝普钠控制血压，后期则使用 α 和 β 受体阻滞剂。

第四节 快通道麻醉管理

一、快通道麻醉技术

心脏手术结束后，在手术室内患儿气管导管即刻拔出的麻醉管理技术称为超快通道麻醉管理，而术后 6~8 小时内拔出气管导管则称为快通道麻醉管理。随着外科技术的进步，以及围手术期管理水平的不断提高，快通道麻醉管理促进了患儿围手术期快速康复，明显降低了围手术期并发症发生率，缩短了住院时间。

二、快通道麻醉管理的益处

（1）缩短呼吸机的使用时间，降低肺部并发症。呼吸机相关肺损伤主要是由于机械通气为正压通气，不同于自主通气的负压通气，因此易导致肺组织产生容量伤或压力伤或萎陷伤和生物伤，影响术后肺功能。快通道麻醉管理可使患者尽快恢复自主通气，减少肺损伤。

（2）减少机械通气对循环容量的干预，避免过多液体的输入。机械通气可影响回心血量，使心、肺以外器官淤血，导致循环血量的相对不足，输入更多液体。

（3）去除气管导管刺激，麻醉药物使用减少，正性肌力药物的使用也减少，患儿自身的调整和防御能力恢复。

三、选择快通道麻醉的适应证和注意事项

（1）非体外循环心脏手术，均适用于快通道麻醉。

（2）发绀型先心病更适于快通道麻醉管理，但在拔管后需加强容量管理，避免容量负荷过多，引起肺渗出增加，这将导致再次插管，进而加重病情，延缓恢复。

（3）肺血多型先心病手术快通道麻醉管理应注意拔管时保持较深的镇静程度，避免拔管时的肺动脉高压反应。

（4）低龄、低体重患儿快通道麻醉管理应注意拔管后的呼吸暂停和呼吸抑制引起的问题。

（5）左心功能异常者需延迟拔管，因为机械通气可以减轻左心的前负荷，并可辅助左心收缩。

（6）体外循环时间和主动脉阻断时间是影响快通道麻醉拔管的相对主要影响因素。

（7）早拔管的成功率和适应证的标准较大程度依赖于手术团队的整体水平。

四、快通道拔管的条件

（1）血气分析结果在临床正常范围或轻度二氧化碳增高。

（2）自主通气潮气量 > 5ml/kg。

（3）吸入 80% 的氧，动脉血氧饱和度 95% 以上（非姑息手术）。

（4）无活动性出血。

（5）左心功能大致正常。

文献报道显示，快通道麻醉管理对于先心病患儿来说是安全的，再次插管的概率和再次入院治疗的概率与非快通道麻醉管理的患儿无差别。拔管后的副作用主要是轻度高碳酸血症，但通常是短暂的，患儿较易耐受。

拔管后早期，有轻微呼吸道梗阻或呼吸力量稍差的患儿，如果血气分析显示有轻度通气不足，可以考虑采用无创经鼻连续正压通气，辅助自主通气，直到患儿呼吸通畅有力为止。

五、术后镇痛

心脏手术后的疼痛程度较为严重，呼吸和咳嗽时疼痛加剧，影响肺泡复张和痰液清除，导致肺不张和肺内感染。有效的术后镇痛是降低术后患儿的应激反应、减少术后并发症和降低死亡率的重要因素。术后疼痛管理是快通道麻醉管理重要的组成部分，静脉给予药物镇痛和区域神经阻滞镇痛是近年来更为常用的方法，最终目的是提供有效镇静、镇痛，同时不抑制呼吸。

（一）静脉镇静、镇痛

静脉给予吗啡，一直是术后主要的镇痛方法。但是最主要的问题是呼吸抑制或镇痛不足，同时还有胃肠道的一些问题。酮咯酸（ketorolac）是非甾体抗炎药，在一些研究中用于先心病心脏手术后。尽管使用此类药物可能出现胃肠道出血、支气管痉挛和肾损伤，但在先心病手术后应用中的副作用却未见相关报道。

右美托咪定是 α_2 肾上腺素受体激动剂，镇静作用强，有轻度镇痛作用，对呼吸几乎无抑制作用。右美托咪定 0.1～1μg/（kg·h）持续泵入，复合少量舒芬太尼可以使用镇痛泵持续给入，可用于小儿心脏手术后的镇静和镇痛。

（二）区域阻滞镇痛

骶管单次注入吗啡或局部麻醉药较常用于小儿术后镇痛，近年来常在局部麻醉药中加入右美托咪定，如罗派卡因（0.25%）复合右美托咪定 2μg/kg 明显延长镇痛作用时间。

第五节　体外膜氧合

体外膜氧合（extracorporeal membrane oxygenation，ECMO）技术是心肺转流术（CPB）使用范围的扩大和延伸。ECMO 将血液从体内引到体外系统内，经中空纤维膜式氧合器氧合后，再经离心泵将血液泵回体内。由于膜氧合器是基于仿生学原理研制的，对血液系统损伤小，以及人工材料组织相容性的改进，使 ECMO 可以进行较 CPB 时间更长的心肺支持，可为心肺功能恢复赢得时间。

先心病手术心脏畸形矫治后，由于心肌受损或患儿对心脏矫治后的结构不适应，导致脱离体外循环机困难，或由于术后心脏功能失代偿而需要机械辅助时，一般首选 ECMO 支持循环。因为 ECMO 主要是支持和替代肺功能，所以右心功能差时可以非常有效地进行支持。而在左心功能损伤严重时，左心功能的支持需要有左心房引流管连接 ECMO 系统，起到减轻左心前负荷的作用。

（贾　爱　晏馥霞）

推荐阅读资料

[1] 张全意，丁洁，王嵘，等．喉罩用于气道狭窄患儿先天性心脏病矫形术气道管理的效果．中华麻醉学杂志，2016, 36(6): 736-739.

[2] BARSTAD R M, STEPHENS R W, HAMERS M J, et al. Protamine sulphate inhibits platelet membrane glycoprotein Ⅰ b-von Willebrand factor activity. Thromb Haemost, 2000, 83(2): 334-337.

[3] BASEL A, BAJIC D. Preoperative evaluation of the pediatric patient. Anesthesiol Clin, 2018, 36(4): 689-700.

[4] BULLER Y, SIMS C. Prolonged fasting of children before anaesthesia is common in private practice. Anaesth Intensive Care, 2016, 44(1): 107-110.

[5] EKERT H, GILCHRIST G S, STANTON R, et al. Hemostasis in cyanotic congenital heart disease. J Pediatr, 1970, 76(2): 221-230.

[6] GUZZETTA N A, WILLIAMS G D. Current use of factor concentrates in pediatric cardiac anesthesia. Paediatr Anaesth, 2017, 27(7): 678-687.

[7] GUZZETTA N A, RUSSELL I A, WILLIAMS G D. Review of the off-label use of recombinant activated factor Ⅶ in pediatric cardiac surgery patients. Anesth Analg, 2012, 115(2): 364-378.

[8] HABRE W, DISMA N, VIRAG K, et al. Incidence of severe critical events in paediatric anaesthesia (APRICOT): a prospective multicentre observational study in 261 hospitals in Europe. Lancet Respir Med, 2017, 5(5): 412-425.

[9] HARRIS K C, HOLOWACHUK S, PITFIELD S, et al. Should early extubation be the goal for children after congenital cardiac surgery? J Thorac Cardiovasc Surg, 2014, 148(6): 2642-2647.

[10] HU S S, LIU Z G, LI S J, et al. Strategy for biventricular outflow tract reconstruction: Rastelli, REV, or Nikaidoh procedure? J Thorac Cardiovasc Surg, 2008, 135(2): 331-338.

[11] MA X J, HUANG G Y. Current status of screening, diagnosis, and treatment of neonatal congenital heart disease in China. World J Pediatr, 2018, 14(4): 313-314.

[12] MAHLE W T, JACOBS J P, JACOBS M L, et al. Early extubation after repair of tetralogy of Fallot and the Fontan procedure: an analysis of the Society of Thoracic Surgeons Congenital Heart Surgery database. Ann Thorac Surg, 2016, 102(3): 850-858.

[13] MAT BAH M N, SAPIAN M H, JAMIL M T, et al. Survival and associated risk factors for mortality among infants with critical congenital heart disease in a developing country. Pediatr Cardiol, 2018, 39(7): 1389-1396.

[14] MORALES D L, CARBERRY K E, HEINLE J S, et al. Extubation in the operating room after Fontan's procedure: effect on practice and outcomes. Ann Thorac Surg, 2008, 86(2): 576-581.

[15] Practice guidelines for preoperative fasting and the use of pharmacologic agents to reduce the risk of pulmonary aspiration: application to healthy patients undergoing elective procedures: an updated report by the American Society of Anesthesiologists Task Force on preoperative fasting and the use of pharmacologic agents to reduce the risk of pulmonary aspiration. Anesthesiology, 2017, 126(3): 376-393.

[16] TEMPE D K, VIRMANI S. Coagulation abnormalities in patients with cyanotic congenital heart disease. J Cardiothorac Vasc Anesth, 2002, 16(6): 752-765.

[17] THOMAS M, MORRISON C, NEWTON R, et al. Consensus statement on clear fluids fasting for elective pediatric general anesthesia. Paediatr Anaesth, 2018, 28(5):411-414.

[18] THOMPSON L D, MCELHINNEY D B, FINDLAY P, et al. A prospective randomized study comparing volume-standardized modified and conventional ultrafiltration in pediatric cardiac surgery. J Thorac Cardiovasc Surg, 2001, 122(2): 220-228.

[19] WALNER D L, LOEWEN M S, KIMURA R E. Neonatal subglottic stenosis-- incidence and trends. Laryngoscope, 2001, 111(1): 48-51.

[20] YAMAMOTO T, WOLF H G, SINZOBAHAMVYA N, et al. Prolonged Activated clotting time after protamine administration does not indicate residual heparinization after cardiopulmonary bypass in pediatric open heart surgery. Thorac Cardiovasc Surg, 2015, 63(5): 397-403.

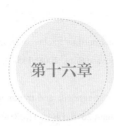

第十六章

小儿神经外科手术的麻醉

　　神经外科手术中，麻醉管理的质量直接关系到手术的成败。由于年龄的差异，小儿在解剖、神经生理和病理生理上均异于成人，因此麻醉也有其特殊性。充分了解并结合小儿自身的特点才能进行安全的麻醉管理。本章对小儿神经外科麻醉管理进行讲解：首先，从脑血流、颅内压和脑代谢三个方面探讨小儿的生理；其次，介绍不同麻醉药对小儿中枢神经系统的影响，帮助临床合理选择麻醉药物；再次，围绕小儿脑保护、电生理监测阐述该领域的最新进展和理念；从次，阐述小儿神经外科的临床麻醉管理，从麻醉方法选择、术前评估及准备、术中和术后处理等方面进行说明；最后，对小儿神经外科几种常见手术的麻醉特点进行的介绍，为临床工作提供实用的指导意见。

第一节　概述

一、生理学

（一）脑血流量

正常成人脑组织重量约 1 400g，占体重的 2%，但脑血流量却占心输出量的 15%，相当于 55ml/（100g·min）。而健康小儿的脑血流量高达 100ml/（100g·min），这相当于小儿心排血量的 25%，新生儿和早产儿的脑血流量约为 40ml/（100g·min）。脑血流量等于脑灌注压（cerebral perfusion pressure，CPP）除以脑血管阻力，因此小儿脑血流量易受血压、代谢、$PaCO_2$ 和 PaO_2 的影响，且婴儿的脑血流量还会受到睡眠和进食的影响。

颅内存在丰富的血管床，具有低压、高容量的特点。尽管脑血容量只占颅内空间的小部分（10%），但是由于颅骨的不可扩展性，当脑血流量超过其自身血压调节范围时，颅内压就会改变。因此，在颅内容量增加之初，脑血流的灌注减少，这种反应在脑积水的患儿中尤为明显。随着颅内容量的进一步增加，颅内压会升高，且因为静脉血会从颅内瘀滞于颅外血管，导致头皮静脉怒张。

（二）颅内压

颅内压反映颅内容物（脑组织、血液、脑脊液）与颅腔容积的关系。颅内压增高会造成脑缺血和继发性脑损伤，并最终形成脑疝。

成人颅内压的正常值通常小于 15mmHg。足月新生儿的颅内压正常值为 2~6mmHg，而早产儿的颅内压值可能更低。当前囟开放时，即使颅内有显著的病理改变，颅内压都可以维持正常，但由于囟门不可能持续性膨出，所以当疾病发展时，颅内压会出现进行性升高，主要临床表现为渐进性增大的头围。

目前成人颅内压的监测技术已经成功用于小儿。其中，脑室内置管测量颅内压是被广泛认可的最精确可靠的测量方法，此外，可以通过测量脑脊液压力来进行评估颅内压。脑室内置管最主要的风险是感染和血肿，尽管比较少见，一旦出现就会引发致命性的并发症。此外，严重脑水肿患者的脑室往往非常狭小，使测量导管的准确置入非常困难。与脑室内置管相比，蛛网膜下腔置管常能对囟门闭塞的患儿成功实施。这种方法最大限度地降低了脑组织损伤、严重感染和血肿的风险。而此方法最大不足是对颅内压的低估，特别会低估距蛛网膜下腔置管较远处的颅内压。

另外，由于婴儿的颅骨较薄，这种方法测出的颅内压经常不稳定。硬膜外置管监测颅内压的优点是不需要接触脑脊液，既可以避免脑脊液污染，又不受测量系统的限制。大多数硬膜外测量与脑室内测量结果具有较好的相关性，但硬膜外测量的缺点是在置管后难以再进行校准。硬膜外置管监测对于前囟开放的婴儿也是安全的，能准确地反映颅内压变化。自带换能器的纤维导管也可置于脑室内、蛛网膜下腔及脑实质等处进行颅内压的测量。这些监测方法避免了外部液态换能器的一些缺点，缺点亦是在再置入之后不能进行校准。

（三）脑代谢率

成人的脑代谢率为 3.5 ~ 4.5ml/（100g·min），占全身总耗氧量的 20%；小儿的脑代谢率较成人略高。脑血流量主要取决于脑组织代谢率的高低，即存在脑血流量 - 脑代谢偶联。脑代谢是调节脑血流量的主要因素，同时脑代谢也受其他因素如温度、麻醉药物、神经功能状态等影响。如全身麻醉药物能减少约 50% 的脑代谢率。

二、麻醉药对中枢神经系统的影响

（一）吸入麻醉药

临床常用的吸入麻醉药可增加脑血流量并降低脑代谢率。所有挥发性麻醉药都可使脑血管扩张药（使脑血流量和颅内压都增加），但可以通过复合过度通气的方法，将吸入麻醉药对脑血流量和颅内压的影响降到最低。异氟烷是国外神经外科手术麻醉最常使用的挥发麻醉药，2 倍 MAC 值异氟烷就能产生脑电图为零电位的麻醉深度，且能够维持小儿血流动力学的相对稳定。恩氟烷、七氟烷会诱发癫痫，在小儿神经外科麻醉较少使用。所有吸入麻醉药都有剂量依赖性心肌抑制、扩张外周血管、引发全身性低血压的作用，这些降压作用使得吸入麻醉药在坐位的神经外科手术中的应用受到影响。

神经外科手术麻醉中能否使用氧化亚氮目前仍存在争议。反对者认为神经外科手术患儿是术后恶心呕吐的高危人群，氧化亚氮的使用可能会增加术后恶心呕吐的发生率。相反，支持者认为术后恶心呕吐的发生与氧化亚氮的使用无关。此外，氧化亚氮有剂量依赖性扩张脑血管和增加脑血流量的作用，脑血流量的增加会引起颅内压升高，这对已有脑顺应性下降的患儿非常不利。此外，氧化亚氮还能影响躯体感觉和运动诱发电位监测。

（二）静脉麻醉药

除氯胺酮外，几乎所有的静脉麻醉药均降低脑血流量及脑代谢率。巴比妥类药、依托咪酯及异丙酚均可使脑血流量和脑代谢率显著下降，并产生等电位脑电图，但依托咪酯可能诱发癫痫发作，有癫痫病史的患儿应避免使用。氯胺酮使脑血流量和脑代谢率都增加，因此基本不用于神经外科麻醉。

由于瑞芬太尼镇痛作用强且容易滴定，是神经外科手术麻醉最常使用的镇痛药物之一。右美托咪定是一种 α_2 肾上腺素受体激动剂，具有优良的镇静和神经保护作用。常用于神经生理学监测和清醒颅脑手术患儿，具有术后苏醒平稳的优点。

（三）肌松药

常用的肌松药对神经外科患者的脑血流量和脑代谢率虽无直接影响，但具有一定的间接作用。肌松药可降低中心静脉压，从而降低脑静脉回流的阻力和颅内压。

1. 去极化肌松药　在浅麻醉状态下，氯化琥珀胆碱可以增高患者颅内压。如使用方法得当且能够做到有效预防肌肉抽搐，氯化琥珀胆碱仍可用于神经外科患者的麻醉诱导。

2. 非去极化肌松药　非去极化肌松药可通过释放组胺对脑血管产生影响。组胺可扩张大脑及外周血管引起平均动脉压降低，导致脑灌注压下降。目前常用的非去极化肌松药释放组胺作用小（如罗库溴铵、顺阿曲库铵或维库溴铵），因此这些药物可用于神经外科麻醉的患儿。

（四）血管活性药物

α 肾上腺素受体激动剂和小剂量的 β 肾上腺素受体激动剂对脑血流量影响很小。大剂量的 β 肾上腺素受体激动剂可显著增加脑血流量和脑代谢率；如果血脑屏障有损伤，则上述作用会更加显著。多巴胺也可增加脑血流量，但对脑代谢率影响较小。

硝普钠、硝酸甘油、尼莫地平和尼卡地平在维持动脉压的情况下，可通过直接扩张脑血管，增加脑血流量和颅内压。β 肾上腺素受体阻滞剂可轻度扩张脑血管。尽管存在这些现象，上述所有药物都可安全用于神经外科手术的麻醉，尤其适用于脑灌注压的维持。

三、脑保护

（一）脑保护的目标

脑保护的目标：①避免脑水肿；②避免脑缺氧；③避免脑灌注不足；④避免脑代谢率增高；⑤避免神经鞘膜损伤。

（二）神经外科手术的首要目标

神经外科手术的首要目标是保护脑组织，进行神经保护，具体方法见表16-1-1。

表 16-1-1　神经保护的方法

方法	目的
30° 头低位	增加脑静脉回流,维持脑灌注压
皮质激素	改善脊髓损伤手术患儿的预后 减少肿瘤患儿的血管源性脑水肿 稳定神经鞘膜 氧自由基清除剂
控制通气	维持 $PaCO_2$ 在正常或略低水平:防止脑血管扩张和 ICP 升高
肌松剂	避免呛咳、屏气、肢体活动及其他一些升高 ICP 的因素
脑室引流	降低 ICP
降压药	防止进一步脑水肿、脑缺血和 / 或脑血肿 一定程度的低血压可以显著降低 ICP
镇静药	防止癫痫发作和 ICP 升高
低体温	降低 $CMRO_2$ 和 CMRglu
巴比妥类药物	膜的稳定作用 降低 CBF 和 $CMRO_2$

注:$CMRO_2$,脑氧代谢率;CMRglu,脑葡萄糖代谢率;ICP,颅内压;$PaCO_2$,动脉血二氧化碳分压;CBF,脑血流量。

四、电生理监测

(一)脑电图

脑电活动由位于大脑皮层的锥体细胞所产生的兴奋性突触后电位整合而成。脑电图记录脑电活动,是监测脑功能的基本工具。脑电图可有效监测由大脑血供不足引发的脑缺血性事件。脑电活动经容积传导,可在头皮和前额通过表面或针形电极记录。脑缺血缺氧的脑电图变化并不具有特异性,麻醉药也会导致类似的可逆性变化。吸入麻醉药和除氯胺酮以外的大多数静脉麻醉药都是剂量依赖性地抑制脑电活动,都有可能触发暴发性抑制。同样,低温可降低脑代谢,使脑电频率减慢,所以不应孤立地分析脑电图,而应考虑到其他生理指标的影响。

(二)诱发电位监测

1. 感觉诱发电位　是中枢神经系统对外周神经或脑神经刺激所产生的

应答电位。从外周到中枢的传导过程中，这些电位通过头皮电极沿着传导路径被记录下来。正常的电位反应提示传导路径完整。受损的传导路径通常表现为波形的波幅降低和潜伏期延长。按受检的神经传导路径，诱发电位分为两种：①体感诱发电位，通过刺激周围神经并记录脊髓的诱发信号或脑皮质诱发信号而获得，最常用于脊髓或脊柱手术中的脊髓功能监测；②脑干听觉诱发电位，通过耳塞传入一个声音刺激而记录下来，反映电冲动沿听觉通路的传导，用于颅后窝手术中的神经功能监测，以避免脑干或听神经的损伤。

2. 运动诱发电位　在脊柱手术中监测脊髓运动传导路径比监测体感诱发电位更可靠。与体感诱发电位相比，运动诱发电位对麻醉药更敏感，尤其是吸入麻醉药。监测运动诱发电位时，一般选择全凭静脉麻醉，且不能使用任何肌松药。此外，小儿需要很强的刺激才能引发运动诱发电位，这可能是由于未成熟的运动通路缺乏完全髓鞘化的缘故。

（三）肌电图

肌电图记录手术区域内的神经根所支配的肌肉群自发的肌电活动，用于监测手术区域的神经根是否存在损伤。由于肌电图记录的是运动反应，所以在电刺激期间应避免使用肌松药。

第二节　小儿神经外科手术的麻醉管理

一、麻醉方法的选择

（一）基础麻醉

多数小儿自控能力差，不能配合治疗。氯胺酮具有镇痛作用，可以在此基础麻醉上进行静脉置管等简单操作。

（二）全身麻醉

气管插管全身麻醉是神经外科最常用的麻醉方法，可以选用全凭静脉麻醉或静脉 - 吸入复合全身麻醉。

二、术前评估及准备

（一）病史

神经外科择期手术患儿在出现症状之前可以表现正常，也可以伴有发育迟缓或神经肌肉疾病。因此，整个麻醉计划，包括术后监护，都必须考虑到每个患儿详细情况及疾病进展。

有食物或药物过敏史、湿疹或哮喘的患儿可能对神经放射学检查中常使用的对比剂存在不良反应。此外，还需特别注意患儿对橡胶制品过敏的症状，如患儿接触玩具气球后出现嘴唇肿胀、牙医用橡胶棒伸入口腔后出现舌体肿胀等。在手术过程中，橡胶过敏时有发生，特别是脊髓脊膜膨出的患儿。

神经系统疾病患儿合并其他儿科疾病可影响麻醉决策。颅内病变合并如糖尿病、尿崩症或抗利尿激素分泌失调，可引起顽固性呕吐、遗尿、厌食症等。对于此类患儿，麻醉医师术前必须仔细评估患儿的水、电解质、酸碱状况。对于服用阿司匹林或含有阿司匹林成分的药物，以及抗呼吸道感染药物史的患儿，应警惕潜在的围手术期出血风险。被确诊为颅内肿瘤的患儿应使用类固醇皮质激素至手术当日，并在术中给予 1 次负荷剂量。术前需确认患儿抗癫痫药物的服用剂量，并要求患儿在围手术期继续服用。抗癫痫药物存在毒性反应，长期服用此类药物的患儿一旦癫痫发作通常很难被控制，通常提示患儿血流动力学或肝功能存在异常，或二者兼有。对于长期服用抗癫痫药物的患儿，术中对镇静剂、非去极化肌松药及阿片类药物的需求增大，这与抗癫痫药物增加上述药物体内代谢率相关。

（二）术前用药

一般情况下，神经外科手术患儿术前无须给予镇静剂。但对于烦躁不安的患儿，可在术前准备区于严密监护下，谨慎使用镇静剂。相关研究者普遍不主张术前使用阿片类药物，因为此类药物会诱发患儿恶心呕吐或呼吸困难，特别是对于高颅压患儿，镇静药可缓解患儿的术前焦虑。

通常，患儿在父母的陪同下服用镇静剂能达到满意的术前安慰和麻醉诱导效果。咪达唑仑（0.5～1.0mg/kg）口服通常需要 10～20 分钟起效。皮肤涂抹利多卡因丙胺卡因软膏可降低静脉穿刺置管的疼痛，改善患儿的舒适度。此外，经直肠给予巴比妥类药物（如美索比妥 20～30mg/kg 与无菌注射液或生理盐水配成 10% 溶液）也可起到镇静作用。经直肠或静脉给予巴比妥类药物具有相似的降低颅内压效果，但须警惕其潜在的气道梗阻风险。美索比妥能提高癫痫患儿的发作阈值，避免颞叶癫痫的发生。而直肠给予等效剂量的硫喷妥钠具有相似的抗癫痫作用。但是对于脊髓发育不良患儿，经直肠给予美索比妥后会增加呼吸道梗阻的风险，故对此类患儿应加以关注。

三、术中处理

（一）麻醉诱导

麻醉诱导的主要目标是避免颅内压的持续升高。一般来说，大多数静脉药物可通过降低脑代谢率和脑血流量，继而降低颅内压。常用的诱导药物有硫喷妥钠（4～8mg/kg）和异丙酚（2～4mg/kg），都具有降低颅内压的作用。依托咪酯具有神经保护和稳定血流动力学的作用。氯胺酮可增加脑代谢率、脑血流量和颅内压，应避免使用。有文献报道，氯胺酮可引起脑积水患儿颅内压的突然升高。

麻醉诱导中降低颅内压的方法还包括控制性过度通气、置入喉镜与气管插管，经静脉给予芬太尼、巴比妥类药物或利多卡因（1.0～1.5mg/kg）。需要注意的是，再次追加巴比妥类或阿片类药物可能降低癫痫发作的阈值。

七氟烷具有起效快、患儿易接受及血流动力学稳定的特点，已经取代氟烷用于吸入诱导。对于颅内高压、饱胃或静脉置管困难的患儿，七氟烷吸入诱导更具优势。

（二）麻醉维持

全身麻醉术中维持可分为吸入麻醉维持、全凭静脉麻醉维持和静脉-吸入复合全身麻醉维持。麻醉药物的选择目标是既能降低颅内压和脑代谢率，又能维持脑灌注。

1. 吸入麻醉维持　恩氟烷可诱发癫痫，故癫痫患儿应避免使用。异氟烷、七氟烷可安全用于神经外科手术的麻醉维持。1.5MAC以上浓度的吸入麻醉药可显著扩张脑血管，升高颅内压。因此，1MAC的吸入浓度对神经外科手术比较适当。

2. 全凭静脉麻醉　该技术可权衡药物蓄积、相互作用及效用时间等因素，将镇静催眠药、镇痛药、肌松药、应激反应抑制药的联合效用发挥到最优。常用药物有异丙酚、瑞芬太尼等，但须警惕丙泊酚输注综合征的发生。

3. 静脉-吸入复合全身麻醉　可采用低浓度（0.5～0.8MAC）吸入麻醉药复合小剂量静脉镇静催眠药及镇痛药，以满足手术的需要。

（三）围手术期容量管理

神经外科手术中的失血量很难精确估算，是因为大多数失血会被手术铺巾吸收，麻醉医师仅凭观察手术视野很难准确估计出血量。术中实时摄影可随时提供术野情况，将术中出血吸引并收集在标有刻度的容器内有利于麻醉医师精确估算失血量。神经外科手术期间的容量管理目标：①维持脑灌注；②避免/减轻脑水肿；③维持水、钠平衡；④控制血糖浓度。

1. 液体的选择　晶体溶液是神经外科手术首选的输注液体。人体正常渗透压为285～290mOsm/L。生理盐水为轻度高渗（308mOsm/L），不会降低血浆渗透压，可减轻脑水肿。然而快速大量输注生理盐水会引起高氯血症性酸中毒，须予以重视。乳酸林格液为低渗液体（273mOsm/L），建议与生理盐水交替输注，既能减少高钠血症和酸中毒的发生，还可减轻低渗透压导致的脑水肿。目前神经外科手术已经不再使用葡萄糖溶液，除非出现低血糖，这种低血糖常发生于糖尿病患儿、营养过剩小儿、早产或足月新生儿、营养不良或虚弱患儿。对于这些患儿需要给予葡萄糖溶液或稍低于正常维持速度（恒量输注泵）输注，并在整个手术中定时监测血糖浓度。

2. 输血 对于预期失血量较大及输血可能性较大的手术，可以考虑在手术开始时就给予输血，通常按失血量 1∶1 输注血制品。

（四）颅内压控制

维持稳定、可控的颅内压是神经外科手术麻醉的关键，可以遵循的原则：①诱导时避免发生通气不足或缺氧；②适度的过度通气，维持 $PaCO_2$ 为 25～30mmHg；③头抬高 15°，以便头颈部的静脉回流通畅；④开颅前常用呋塞米 0.5mg/kg 或甘露醇 0.5～1g/kg 静脉注射。使用利尿剂或高渗溶液可能增加低血压和电解质紊乱的风险。术者可以通过检查硬脑膜的张力来估计是否需要进一步降低颅内压。

四、术后处理

（一）麻醉恢复期并发症及处理

苏醒和拔管期应维持血流动学平稳，防止颅内压和血压的大幅波动。拔管前静脉给予利多卡因（1.0～1.5mg/kg）能有效抑制拔管时的呛咳，芬太尼也有类似效果。拉贝洛尔是一种 α、β 受体阻滞剂，分次给予可以有效控制苏醒期高血压，但学龄前儿童一般不需要拉贝洛尔，是因为术中已给予足够剂量的阿片类药物。而青春期患儿可能需要使用拉贝洛尔（总量最多可用至 3mg/kg），不需重复使用。艾司洛尔也常在神经外科手术中使用，在成人颅内手术中的控制血压作用和拉贝洛尔相似。然而，在婴幼儿中须谨慎使用艾司洛尔，心率的下降可显著降低患儿的心输出量。右美托咪定有助于苏醒期平稳，特别是对于苏醒后还需评估神经状态的患儿。同时，可考虑预防性给予止吐药，避免患儿苏醒期呕吐。

术后应彻底拮抗肌松药的药理作用，因为即使轻微的残留肌松作用也会影响神经系统检查。拔管的指征有为有足够的自主通气潮气量、氧合良好、意识清醒。如果术后患儿存在颅内高压，呼吸和意识状态不适宜拔管，则需要保留气管导管，给予镇静药物并将患儿运送至 ICU。

尿崩症或抗利尿激素的不适当分泌会影响术后水、电解质平衡，特别是下丘脑和脑垂体手术。须密切注意循环容量情况，监测血电解质水平、尿渗透压及尿钠水平。当出现尿崩症时，需要持续输注抗利尿激素稀释液，1～10mIU/（kg·h）。在这种情况下，应避免大量输注低渗溶液，因为它们会立即降低血钠和血浆渗透压。如果严格控制生理盐水输注量，那么在口服液体治疗前抗利尿激素可控制尿崩症患儿的水、电解质平衡。也可以在鼻内滴注去氨加压素。脑垂体部位手术（如颅咽管瘤切除术）后出现的尿崩症通常不是暂时的，所以有重复使用抗利尿激素的必要。

（二）术后镇痛

开颅手术术后疼痛一般不严重，可以通过追加阿片类药物来治疗，也可以口服或经直肠给予对乙酰氨基酚来治疗术后疼痛和发热。酮咯酸可影响血小板功能，尽量避免在术后早期使用。

第三节　小儿神经外科常见手术的麻醉特点

一、脑积水手术

脑积水是由于脑脊液生成与吸收平衡失调，导致颅内脑脊液容量增多。除少数病例（如脉络丛乳头状瘤）因脑脊液生成过多，大部分脑积水病例因脑脊液吸收障碍或脑脊液循环通路堵塞所致。常见原因包括出血（新生儿脑室内或蛛网膜下腔）、先天畸形（中脑导水管硬化）、外伤、感染或肿瘤（特别是颅后窝肿瘤）。脑积水按照脑脊液在脊髓内流动的情况可以分为非阻塞性/交通性或阻塞性/非交通性两类。

脑积水患儿的麻醉管理目标：控制颅内压及尽快缓解阻塞。高颅压的患儿有呕吐和误吸的危险，所以要采用快速顺序诱导，环状软骨压迫后行气管内插管。氯胺酮能引起颅内压突然升高，须避免使用。脑积水常导致婴儿头皮静脉扩张，有利于建立静脉通道。如果没有建立静脉通路，那么可以采用七氟烷吸入诱导后压迫环状软骨插管。这种方法可以导致静脉扩张，更有利于静脉穿刺置管。一旦静脉通道建立，患儿即可给予静脉诱导。必须谨记在放置脑室心房分流远端时有可能发生空气栓塞。因此，术后需要密切监测患儿的神经精神状态的改变。

二、颅缝早闭手术

颅缝早闭是不同部位的颅缝过早闭合，影响了头颅和脑的正常发育，从而产生的一组疾病的统称。累及的颅缝不同，可引起颅骨严重畸形的程度不同，很少伴有高颅压。患儿常因脑发育异常而伴有精神运动发育迟滞。

麻醉诱导可以选择吸入诱导或静脉诱导。手术中处理矢状缝时，可能发生空气栓塞和大量出血。维持足够的血容量可以降低空气栓塞的风险，用多普勒超声持续监测可以发现体积较小的空气栓子。如果发现空气栓塞的证据，应立即通知术者，用生理盐水冲洗整个术野，同时采取头低位，阻止空气进一步进入静脉系统，尽量维持血流动力学的稳定。如果有中心静脉置管，麻醉医师可以尝试从中心静脉导管中吸出空气栓子。

三、阿－基畸形手术

阿-基（Arnold-Chiari）畸形的患儿几乎都同时伴有脊髓发育不良。这类缺陷包括颅后窝颅骨及高位颈椎棘突的异常，伴有小脑蚓部、第四脑室和枕骨大孔平面下方的低位脑干向尾部移位及颈段脊髓受压。脑神经功能异常所致的声带麻痹、呼吸困难、呼吸暂停、异常吞咽、误吸、角弓反张都可能与阿-基畸形有关，并且这些症状在婴儿期就已经出现。声带麻痹或咽反射丧失的患儿需要行气管切开及胃造口术，以确保气道安全，降低误吸的可能。任何年龄段的患儿都有可能由于颅内神经和脑干功能异常而对缺氧和高碳酸血症反应异常。同时，摆放手术体位时，应避免头部过屈位导致的脑干受压。

四、脑肿瘤手术

脑肿瘤是最常见的小儿实体瘤，与成人不同，小儿脑肿瘤大多位于颅后窝，包括髓母细胞瘤、小脑星形细胞瘤、脑干胶质瘤及第四脑室室管膜瘤。由于颅后窝肿瘤常导致脑脊液阻塞，所以早期就有颅内压升高的症状，表现为晨起呕吐、易激惹或嗜睡。脑神经麻痹和共济失调也是常见症状，而心、肺功能紊乱则常在晚期出现。

颅后窝肿瘤切除术对麻醉医师来说是一项巨大的挑战。患儿一般处于俯卧位、侧卧位或坐位。不管处于哪种体位，必须固定头部，以确保气管导管的位置正确。当患儿处于俯卧位时可采取经鼻气管插管。当患儿处于俯卧位且头部固定于头部支架内时，如果发生气管导管脱出，可以选择使用喉罩迅速重新建立气道。

在手术探查中，患儿会出现心律失常和血压的急骤改变，特别是当术者探查脑干处时。所以，麻醉医师必须实时密切监测心电图和有创动脉血压，采用肌松剂和控制通气来管理呼吸，并严格控制颅内压。将患儿放置为坐位时，要考虑到空气栓塞的风险，术中须密切关注呼气末二氧化碳分压的改变。头高位 $10° \sim 20°$ 可有利于颅内静脉回流，然而增加了空气栓塞的风险。

中脑的小脑幕上肿瘤约占小儿颅内肿瘤的 15%，包括颅咽管瘤、视神经胶质瘤、垂体腺瘤、下丘脑肿瘤。颅咽管瘤是小儿和青少年最常见的肿瘤，伴有下丘脑和脑垂体功能紊乱，临床表现包括生长缓慢、视觉受损及内分泌紊乱。视神经胶质瘤在神经纤维瘤病的患儿中越来越多见，临床表现包括视觉改变和眼球突出，颅内压增高和下丘脑功能紊乱常是晚期表现。神经纤维瘤病有两种类型：①外周或 Recklinghausen 神经纤维瘤病，常伴有其他肿瘤，包括嗜铬细胞瘤、神经母细胞瘤、白血病、肉瘤及肾母细胞瘤；②中枢或听觉神经纤维瘤病。神经纤维瘤有高度侵犯血管倾向，所以麻醉医师须做好大量失血的准备。下丘脑肿瘤（错构瘤、神经胶质瘤及畸胎瘤）患儿常表现为性早熟。

约 25% 的小儿颅内肿瘤累及大脑两半球，包括星形细胞瘤、少突神经胶质瘤、室管膜瘤及恶性胶质瘤。神经病学症状表现为癫痫发作或病灶相关的神经功能缺陷。对于运动功能衰退的患儿，氯化琥珀胆碱可引起严重的高钾血症，应避免使用。长期服用抗惊厥药物的患儿对非去极化肌松药和阿片类药物的代谢较快。脉络丛乳头状瘤较少见，多见于 3 岁以下的患儿，常起源于侧脑室的脉络丛，能使脑脊液生成增加，阻塞脑脊液回流，因此早期就会出现脑积水。手术切除肿瘤后脑积水会自行消退。当颅内病变位于运动或感觉中枢附近时，术者可通过体感诱发电位的"位相反转"来识别感觉 / 运动中枢。监测运动诱发电位时，应避免使用肌松药。为避免患儿发生术中体动，可给予氧化亚氮（< 50%）、异丙酚、异氟烷（< 0.5MAC）、阿片类药物（如瑞芬太尼）或右美托咪定。

五、垂体瘤手术

青少年的垂体腺瘤常经蝶骨手术，临床需要建立良好的血管通路，并给予密切的术中监测。患儿常经口气管插管以给予外科医师良好的鼻咽部手术视野。如果术中出现未预期的大出血，则行紧急开颅手术。故此类手术麻醉仍需做好大出血的准备。术毕，必须吸引干净口咽腔血性分泌物才可拔除气管导管，避免患儿误吸。

六、大脑大静脉动脉瘤样畸形手术

动静脉畸形常由大动脉、连接血管及大静脉组成。严重畸形，特别是累及大脑后动脉及大脑大静脉（盖伦静脉）的病灶可以引发新生儿充血性心力衰竭（高排性心力衰竭，常伴有肺动脉高压）。这类动静脉畸形通常预后极差。大脑大静脉囊性扩张在婴儿或幼儿期后期会堵塞脑导水管，继发脑积水。这类畸形不引发充血性心力衰竭时，临床上可一直无症状，也可出现癫痫、休克，或连接血管突然破裂导致蛛网膜下或大脑内出血。颅内出血是这类患儿最常见的症状，死亡率为 25%。

治疗措施包括栓塞或放疗（深部畸形）、手术清除（浅层畸形）或联合治疗。择期栓塞手术通常选择气管插管全身麻醉。麻醉医师必须知道栓塞物质的类型（如线圈、黏合剂、酒精）及潜在并发症。手术切除浅表动静脉畸形病灶时，轻度过度通气可使正常血管收缩，从而更容易暴露异常血管。围手术期常规使用抗惊厥药物。有心力衰竭的新生儿要给予正性肌力药物（如多巴胺、多巴酚丁胺、肾上腺素等）。需要注意出血情况，特别是股动脉穿刺点出血（通常不容易发现）。使用大量对比剂会引起容量过多，特别是对于已经处于高排性心力衰竭期的小婴儿。当出现血管破裂时随时准备紧急行开颅手术。

七、皮层脑电图描记和癫痫手术

癫痫是小儿最常见的神经系统紊乱之一。尽管抗癫痫食物和药物疗法发展迅速，药物难治性癫痫的发病率依旧很高。先进的神经影像学和脑电图技术可以为癫痫病专家提供药物难治性癫痫的解剖定位。

在癫痫灶切除术中最需要注意的是不能损伤支配重要功能的脑组织，特别是支配运动、感觉、语言和记忆功能皮质层附近的癫痫灶。对于能配合的青少年可以在术中连续监测各神经功能，这样有助于确定手术皮质层切除的安全范围，所以可挑选能配合的患儿进行清醒开颅手术。虽然清醒开颅技术实施的差异很大，但它们的共同目标都是通过术中刺激可疑重要功能皮质层后观察患儿反应来确定切除范围。

整个手术过程包括确定手术部位、头皮局部浸润麻醉、打开颅骨和硬脑膜、在患儿完全清醒或轻度镇静的情况下切除病灶。这种特殊技术需要患儿完全合作。由于该技术的多变性，所以术中应使用短效的镇静、镇痛药，如异丙酚和瑞芬太尼静脉滴注，以达到满意的镇静、镇痛和自主呼吸状态，保证局部麻醉药浸润、置入监测导管、放置头钉、打开颅骨等步骤的顺利进行。手术中需唤醒患儿确定手术切除范围。最后关闭颅骨时重新给予镇静、镇痛药。

幼小（＜10岁）或不能合作的患儿一般不能忍受"清醒"开颅技术，整个手术过程都需要全身麻醉。这种情况下，术中可以采用电生理监测（如体感诱发电位、脑电图及运动诱发电位）来帮助确定切除范围。使用术中脑电图监测时，应避免使用氧化亚氮、苯二氮䓬类药物。术中直接刺激运动大脑皮层时，应避免使用肌松剂。若术中难以定位癫痫灶，可采用过度通气或美索比妥（小剂量，$0.25 \sim 0.5mg/kg$）降低癫痫阈值，通过产生脑电图的癫痫样改变协助定位。

有时很难发现患儿癫痫全身发作的病灶。此时可以采用脑皮层电图描记法来完成颅内脑电图监测评估。在全身麻醉下开颅手术后将这些电极放于大脑皮层表面。对某些功能性神经外科手术采用术中脑电图监测是有局限性的，因为在手术之后几日内的癫痫监测才能确定癫痫灶是否已经被切除。因为颅内电极会造成一系列并发症，所以术后必须严密对患儿进行监测。开颅手术之后气体可能会在颅内积聚最多3周，所以这些患儿在手术期间（切除癫痫灶和/或去除脑皮层电描记电极期间）不能使用氧化亚氮，直至打开硬脑膜，以防止形成张力性颅腔积气。留置外周静脉导管可用于欲行癫痫灶切除术的患儿，因为放置电极（约1周）后需要静脉内抗生素治疗，且避免了反复外周静脉穿刺置管。

八、脊髓发育不良手术

脊柱的缺陷发生在两侧的棘突。脊膜膨出是膨出内容物包含脑脊液但无脊髓组织的病变。当神经组织也出现在病变中时，就成为脊髓脊膜膨出。开放的神经组织称为脊柱裂。

大多数脊髓脊膜膨出的患儿应在出生后48小时内关闭以降低感染的风险。由于产前超声检查技术能探测到缺陷的存在，所以许多修补术择期进行。如果出生时无脑水肿征象，分流术可在患儿出生数日后甚至延期进行。麻醉主要注意事项是新生儿的麻醉诱导。大多数患儿可在仰卧位下进行气管插管，而背部用毛巾（或环形真空袋）包裹膨出部位可以保证其不受压迫。对于膨出较大的缺陷，需将患儿置于侧卧位进行麻醉诱导和气管插管。在有严重脑积水或巨大脊髓缺陷的婴儿中气道管理、面罩通气和气管插管较为困难。若发现此类患儿，较为安全的做法是在给予阿托品和充分给氧去氮后行清醒气管插管。当脊髓脊膜膨出患儿需要大块植皮覆盖缺陷时，有可能会引起大量失血。

其他一些脊柱异常（脂性脑膜突出、脂性脊髓脊膜膨出、脊髓纵裂和皮样囊肿）表现为脊髓栓系综合征。脊髓栓系综合征早期可由MRI诊断。这种患儿常行预防性栓系松解手术。脊髓栓系松解术的麻醉管理通常包括下肢神经功能监测、膀胱神经刺激器及直肠脊髓电描记或测压。所以应避免使用肌松剂或在术中评估前逆转肌松作用。

九、脊髓肿瘤手术

小儿脊髓肿瘤较成人少见，可发生于脊髓的任一部位。术中进行神经刺激以检查外周神经功能时不能用肌松药。患儿应被妥善固定于软垫，防止腹部受压，因为腹部受压可使腹腔血液流向脊柱静脉，增加术中出血量。

十、脑血管造影及介入治疗

动脉畸形或动脉瘤栓塞术可以在血管造影下完成。麻醉医师需要了解栓塞物质的材料（如线圈、黏合剂、乙醇），因为使用时可能出现各种并发症。术前放置立体定位头架可帮助手术或放射治疗定位。麻醉诱导必须在放置头架前完成，不仅可使患儿更为舒适，而且也可确保顺利、安全地置入气管内导管。初次放射学检查完成后如果需要维持麻醉，在恢复室保持患儿昏睡状态直至运送至手术室，待手术或介入操作完成并且移除头架后结束麻醉。

（陈斯琴　王英伟）

推荐阅读资料

[1] COLES J P, FRYER T D, COLEMAN M R, et al. Hperventilation following head injury: effect on ischemic burden and cerebral oxidative metabolism. Crit Care Med, 2007, 35(2): 568-578.

[2] JEVTOVIC-TODOROVIC V, HARTMAN R E, IZUMI Y, et al. Early exposure to common anesthetic agents causes widespread neurodegeneration in the developing rat brain and persistent learning deficits. J Neurosci, 2003, 23(3): 876-882.

[3] LASSEN N A, CHRISTENSEN M S. Physiology of cerebral blood flow. Br J Anaesth, 1976,48(8): 719-734.

[4] POLLACK I F. Brain tumors in children. N Eng J Med, 1994,331(22):1500-1507.

[5] REASONER D K, TODD M M, SCAMMAN F L, et al. The incidence of pneumocephalus after supratentorial craniotomy: observations on the disappearance of intracranial air. Anesthesiology, 1994, 80(5): 1008-1012.

第十七章

小儿眼耳鼻喉和口腔科手术麻醉

　　小儿头面手术包括眼科的斜视手术、开放性眼外伤清创缝合术，耳鼻喉科的人工耳蜗植入术、鼻内镜手术、扁桃体和/或腺样体摘除术、喉乳头状瘤切除术，口腔科的唇腭裂手术等。部分患儿存在困难气道，如手术部位涉及气道，与小儿常见外科手术不同，这类手术明显增加了围手术期的气道管理难度，所以麻醉诱导和气道管理具有一定的特殊性。

第一节 概述

一、眼耳鼻喉和口腔科麻醉特点

（1）大多数手术涉及呼吸道，麻醉医师必须在维持气道安全的同时，提供清晰的手术野。

（2）小儿呼吸道的解剖特点与成人差异很大。小儿头大、颈短、会厌软骨较大、腺体分泌旺盛（尤其是婴幼儿），且呼吸肌薄弱，舌易后坠，易致呼吸道阻塞。

（3）手术均需在头面部施行，麻醉医师远离气道，增加了呼吸管理的难度。术中应密切监测 SpO_2、$P_{et}CO_2$ 和气道压等，及时发现可能的气管导管移位、扭曲、滑脱及接口脱落等异常情况，一旦发现应立即处理。如果气管插管的患儿突然出现 SpO_2 下降，应考虑4种可能（DOPE）：①导管在气管内移位（displacement of tube）；②导管阻塞（obstruction of tube）；③气胸（pneumothorax）；④仪器设备故障（equipment failure）。

（4）困难气道发生率高。异物、肿瘤、先天性解剖异常、感染、水肿和损伤等均可影响气道通畅，甚至恶化为困难气道。如喉乳头状瘤等脆性肿物占据或遮挡声门，多次复发及反复手术可造成局部解剖改变，从而增加气管插管的难度。

（5）由于手术野在气道入口处，异物、分泌物和血液有误入气道的危险，因此需保证气道密闭性，尽量使用有气囊的导管。

二、通气方式和气道管理

气道手术的气道管理方式主要有4种，包括控制通气、自主呼吸、间歇通气呼吸暂停、喷射通气。

（一）控制通气

气管插管控制通气是最安全的麻醉技术。

1. **优点** 可控制气道，间歇正压通气确保术中氧供；能进行 $P_{et}CO_2$、气道阻力等呼吸功能监测；声带固定，麻醉深度平稳可控，术中体位变动、呛咳、支气管痉挛和喉痉挛的发生率较低；导管气囊可有效阻隔血液和肿瘤组织进入气道。

2. **缺点** 气管导管可能会遮挡手术视野甚至干扰手术操作，特别是声带后联合和声门下的手术；激光手术则需使用特制的气管导管，控制氧浓度（FiO_2）< 40%，避免气道燃烧。

3. **导管的选择** 为了减少气管导管对手术野暴露的干扰，临床上多采用小口径导管。由于气道阻力与气道半径的 4 次方成反比，导管太细易致气道压力增高，甚至通气不足，这也是选择小口径气管导管时需要考虑的。

（二）自主呼吸

1. 优点　气道开放，不影响手术操作；因患儿维持自主呼吸，在某些特殊手术（如小儿喉软化症的声门上成形术）可观察气道运动以供准确掌握手术范围。但要求操作者具备娴熟的麻醉技术，即在维持足够麻醉深度的同时，又能保证有效通气。

2. 缺点　不能实时监测 $P_{et}CO_2$，因而也不能及时发现高碳酸血症；也不能避免血液或组织碎片误入下呼吸道。

3. 操作方法　维持自主呼吸的方法有 2 种。

（1）麻醉气体吹入法：采用 8% 七氟烷，氧流量 6L/min 面罩吸入诱导，至患儿呼吸平稳、眼球固定于中央，以喉镜轻挑会厌，气道内 2% 利多卡因喷雾表面麻醉（4mg/kg）；然后用 3% ~ 5% 七氟烷，氧流量 3 ~ 5L/min 维持麻醉。

氧气和麻醉气体吹入的途径：①将导管从鼻腔插入至咽部，并置于声门上方但不进入气道；②经硬支气管镜或支撑喉镜的侧孔吹入。

（2）全凭静脉麻醉：丙泊酚 [100 ~ 200μg/（kg·min）] 和瑞芬太尼 [0.1 ~ 0.2μg/（kg·min）] 同时静脉输注维持患儿的呼吸频率至诱导前的 50%。

（三）间歇通气呼吸暂停

1. 优点　包括改善手术野、无可燃物质和术中无声带活动。

2. 缺点　主要为通气不足引起的缺氧，3 ~ 4 岁小儿耐受呼吸暂停时间约 3 分钟，因此间歇通气呼吸暂停技术只适用于短小的外科手术。该通气方式虽然满足了手术操作的要求，但存在移除气管导管时可能发生误吸、反复插管引起损伤、通气暂停引起缺氧及二氧化碳潴留，以及外科操作时间受限等缺点。

3. 操作方法方法　常规麻醉诱导后插入合适的气管导管，给予正压通气直到 $SpO_2 > 98\%$，然后拔出气管导管，进行外科手术。当 SpO_2 低于90% 时，再次置入气管导管开始新一轮控制通气，通气与手术交替进行。呼吸暂停时，$PaCO_2$ 在第 1 分钟升高 12.2mmHg，随后的 4 分钟每分钟升高 4.2mmHg；PaO_2 在第 1 分钟降低 105mmHg，随后的 4 分钟每分钟降低31mmHg。插入气管导管后，通常 4 ~ 7 次的过度通气就可重新开放闭合的肺泡，排出二氧化碳。

（四）喷射通气

1. 原理　喷射通气是使用小口径的导管通过高压气流驱动进行合适的通气。其原理是利用文丘里效应（Venturi effect），即当高压下的氧气流通过一个狭小的开口时，在其压力迅速降低的同时，可将大量空气卷入氧气流中，使总气流量明显加大而达到有效通气。

2. **优点** 导管口径小，最细可允许内径 1.5mm 的导管，不妨碍手术视野，已被广泛用于耳鼻喉科支撑喉镜下的手术。

3. **缺点** 难以进行 $P_{et}CO_2$ 监测，可能造成气压伤，包括皮下气肿、纵隔气肿和气胸，还可能将血液和组织碎片吹入气道。

4. **通气方式**

（1）根据喷射通气使用器械的不同可分为手控喷射通气和机械喷射通气两种。

1）手控喷射通气：采用特殊装置（Manujet Ⅲ）将高压气流吹入气道，驱动压 1 岁以内低于 $1kg/cm^2$，1 岁以上为 $1.0 \sim 2.4kg/cm^2$，成人 $2.4 \sim 4.1kg/cm^2$，频率根据需要手控调节。

2）机械喷射通气：使用呼吸机进行高频率低潮气量的脉冲式正压通气，潮气量小于生理无效腔量，通过增强扩散、直流肺泡通气和对流气流等机制获得足够的气体交换。驱动压在儿童控制呼吸时 $0.6 \sim 1.0kg/cm^2$，辅助呼吸时 $0.3 \sim 0.5kg/cm^2$，吸呼比为 1：2。

（2）根据喷射通气途径不同可分为声门上喷射通气和声门下喷射通气两种。

1）声门上喷射通气：缺点是有将血液和组织碎片吹入气道的可能，不推荐用于喉乳头状瘤切除术。

2）声门下喷射通气：是将喷射导管经口（或经鼻、经环甲膜穿刺）插入气管内。优点是喷气通路和手术入路不在一条通道内，可避免声带震动；缺点是导管占据气道内一定空间，且增加了气压伤的风险。

5. **喷射通气时潮气量的影响因素** 喷射通气时潮气量是由喷气量和卷吸气量组成，当喷射口位于气管腔的一侧时，气流由层流变为湍流，使气道阻力增加，卷吸气量减少。喷射频率越高，每次卷吸气量就越少，潮气量也就越少。增加驱动压可使气流速度加快，卷吸气量增加，从而使潮气量增加。但驱动压增加会升高气道压力，增加气压伤的风险。高频喷射通气（60次/min 以上）潮气量小，气道峰压和平均压低，且胸腔内压低，有利于静脉回流，减少肺动脉压上升，对血流动力学影响小。

气道内手术通气方式的选择应同时考虑患者和手术两方面的因素，包括气道内病变的性质及位置、拟施行的手术方式、术前气道困难的程度、呼吸功能状态、存在的合并症等，原则上应选择麻醉医师和手术医师最熟悉且对患儿最安全的通气方式。

三、麻醉前评估与准备

应根据喉梗阻程度（表17-1-1）制订不同的麻醉诱导方案。

表 17-1-1　小儿喉梗阻程度评估表

喉梗阻程度	患儿表现
Ⅰ度	安静时如正常儿童，活动后出现吸气性喉鸣及呼吸困难
Ⅱ度	安静时也出现喉鸣及呼吸困难
Ⅲ度	除有喉鸣及呼吸困难外，吸气时胸廓周围软组织如胸骨上窝、锁骨上、剑突下、肋间隙出现凹陷，常因缺氧而出现烦躁不安、脉搏加快、血压升高
Ⅳ度	极度呼吸困难，发绀，脉搏细弱，心律不齐，血压下降，如不及时抢救，可因窒息或心力衰竭而死亡

根据喘鸣的音调及与呼吸的关系大致判断气道梗阻位置：①尖声调的喘鸣提示声门下气道阻塞；②低声调（类似于鼾症）的喘鸣表明阻塞在声门上，如口咽部；③音调可变化的喘鸣则可能气道阻塞在声门区。如喘鸣发生在吸气相，阻塞多为声门上；持续性的吸气和呼气相喘鸣，阻塞通常在声门或声门下。

第二节　眼科手术麻醉

一、斜视手术

斜视矫正术是小儿最常见的眼科手术。

（一）气管插管或喉罩通气

可保留自主呼吸或控制呼吸，静脉-吸入复合全身麻醉或吸入麻醉均可使用。

（二）眼心反射

术中牵拉眼肌，特别是内直肌时易引起眼心反射，术中需密切监测心率，一旦发生心动过缓（婴幼儿 < 100 次/min 或儿童 < 60 次/min），应静脉注射阿托品 0.01 ~ 0.02mg/kg，如伴有血压下降，应暂停手术操作。眼心反射在小儿斜视手术中最易发生，视网膜手术、眼球摘除术也时有发生。浅麻醉、缺氧、二氧化碳蓄积及迷走神经张力增加时眼心反射加重。

（三）眼胃反射

牵拉眼外肌引起的术后恶心呕吐很常见。手术开始前静脉注射昂丹司琼

（0.1mg/kg）、地塞米松（0.5mg/kg，最大量 10mg）或甲氧氯普胺（0.15mg/kg）、术中输注充足的晶体溶液都可以预防术后恶心呕吐的发生。

（四）警惕恶性高热

施行眼肌手术的患儿发生恶性高热的比例大。如术中出现心动过速、呼气末二氧化碳上升且过度通气不能有效降低呼气末二氧化碳分压，应监测体温。体温上升迅速，应警惕恶性高热。

二、开放性眼外伤清创缝合术

眼外伤患儿多为饱胃，急症麻醉处理要点在于既要防止胃内容物的误吸又要防止眼内压（intraocular pressure，IOP）突然升高，IOP 的突然增高可使眼内容物脱出，导致永久性失明。

（一）眼内压

IOP 主要取决于房水的生成与引流速度的差值，正常值为 10～22mmHg，> 25mmHg 为异常。麻醉时应注意可能引起 IOP 突然升高的因素，如咳嗽、呕吐、放置喉镜和气管插管。

1. 升高 IOP 的药物

（1）氯化琥珀胆碱：可引起眼外肌痉挛性收缩、扩张脉络膜血管，从而使 IOP 升高 10～20mmHg 并持续 4～6 分钟，开放性眼外伤的患儿应避免使用。

（2）氯胺酮：使眼外肌张力增高，升高眼压和颅内压。

（3）胆碱能阻滞药或交感胺类血管活性药：均有散瞳作用，也可升高 IOP。

2. 降低 IOP 的措施　球后神经阻滞、头高位、静脉使用麻醉药，静脉注射丙泊酚 1mg/kg 降低 IOP 作用显著，尤其是已有 IOP 增高者，吸入麻醉药七氟醚也降低 IOP。

（二）饱胃的处理

饱胃患儿需预防呕吐误吸。预防措施：①术前静脉注射甲氧氯普胺 0.1mg/kg 可加速胃排空；②减少胃液量；③提高胃液 pH，可用竞争性组胺 H_2 受体拮抗剂雷尼替丁等；④插管前助手持续压迫环状软骨，以防胃内容物反流。阿托品可减弱甲氧氯普胺作用，因此术前不宜使用，可诱导时使用。清醒气管插管会使 IOP 升高，因此应避免采用清醒插管。

（三）快速顺序诱导插管

面罩供纯氧 4 分钟后缓慢静脉注射 1% 利多卡因 1mg/kg，3 分钟后予给丙泊酚、非去极化肌松药罗库溴铵（0.9mg/kg）、麻醉性镇痛药。诱导过程不予面罩加压通气。

三、白内障手术

先天性白内障是儿童常见的眼科疾病，手术目的是去除混浊变性的晶状体。

麻醉注意事项：

（1）注意患儿眼部和全身合并症如斜视、眼球震颤、下颌-眼-面-头颅发育异常综合征等，注意评估气道情况，可能会有困难气管插管。

（2）注意术前使用扩瞳药对全身的影响，如去氧肾上腺素、阿托品等吸收后引起的全身反应，尤其是合并心血管疾病的患儿。

（3）注意麻醉药和麻醉操作对 IOP 的影响，插管前加深麻醉或插入润滑的喉罩；拔管前利多卡因 1.5mg/kg 静脉注射可减少苏醒期呛咳的发生。

第三节　耳鼻喉科手术

一、耳科手术

（一）鼓膜切开和鼓室置管术

鼓膜切开和鼓室置管术用于治疗中耳炎、中耳渗出或慢性上呼吸道感染综合征的小儿，这类患儿常有上呼吸道感染症状，因此，要考虑上呼吸道感染病情的严重性和手术的紧急性。

手术时间短，可以在面罩/喉罩吸入麻醉下进行，不需要使用肌松药，但在置入假体时需确保患儿不动。也可以在静脉麻醉下进行，给予咪达唑仑（0.1mg/kg）复合氯胺酮（2mg/kg），必要时给予丙泊酚提供中度镇静。

（二）人工耳蜗植入术

人工耳蜗植入术是让全聋患儿回到有声世界的唯一有效方法。手术需全身麻醉，行气管插管控制呼吸，一般采用静脉-吸入复合全身麻醉或全凭静脉维持麻醉。

麻醉注意事项如下：

（1）中耳的显微手术要求术野无血，即使少量出血也可使解剖结构模糊不清。头部抬高 15° 可以增加静脉回流减少出血。使用挥发性麻醉药，辅用麻醉性镇痛药，必要时表面使用肾上腺素，均能提供令人满意的手术野。一般不用控制性降压来减少出血。

（2）中耳手术经常涉及面神经周围的分离，为防止术后面神经麻痹，术中需检查面神经刺激征和对伤害刺激的运动反应。对使用肌松剂的患者，应监测肌松效果并至少仍存有 10%～20% 的肌反应。

（3）平稳拔管很重要，尽量避免咳嗽，可静脉预注利多卡因及在较深麻醉状态下拔管。术后给予镇痛药、止吐药。

二、鼻科手术

主要手术适应证：①窦口鼻道复合体阻塞，如筛泡肥大、中鼻道黏膜肥厚、息肉样变、中鼻甲息肉样变等；②慢性鼻窦炎，包括保守治疗无效的单组或多组鼻窦炎；③鼻息肉；④鼻咽纤维血管瘤；⑤脑脊液漏等。

手术均需在全身麻醉下实施，术前用药物收缩鼻腔黏膜。鼻腔黏膜血管丰富，易导致大量的出血，不仅影响操作，还可能危及生命。局部使用血管收缩剂、头部抬高 15°～20° 和控制性降压可以减少出血。

拔管时患儿口咽部残存的血液可能引起咳嗽或喉痉挛。应特别注意软腭后方积聚的血液，拔管后该部位的血凝块可能会脱落进入声门导致完全性气道阻塞。应在完全吸尽残血待患儿清醒后确保经口呼吸通畅，方可拔除气管导管。

三、咽喉科手术

（一）扁桃体和 / 或腺样体摘除术

扁桃体切除术和 / 或腺样体摘除术是小儿常见手术。手术主要适应证是扁桃体反复或慢性感染、扁桃体窝脓肿、扁桃体和腺样体增生所致的上呼吸道阻塞。手术一般在全身麻醉下进行，术后可能发生出血引起低血容量和 / 或血液误吸而致呼吸道阻塞。

术前评估：①口腔检查包括扁桃体肿大程度及炎症程度；②让患儿闭口经鼻呼吸，了解鼻腔梗阻程度及腺样体增生情况；③进行扁桃体切除术的儿童常处于换牙期，术中开口器等操作可能碰掉牙齿，术前应记录牙的活动及缺失情况，并向家长说明；④慢性咽痛患儿常服用水杨酸类药物，应在术前1 周停用，如近期服用且出血时间延长，手术最好推迟至血小板功能正常，否则易造成术中、术后出血；⑤睡眠中有呼吸暂停的患儿，围手术期呼吸暂停的风险增加。

麻醉注意事项：

（1）可以将气管导管或可弯曲喉罩用于气道管理。选择带套囊气管导管插管并固定于口唇中部，插管后仔细听诊双肺，避免插入一侧支气管。使用开口器时应注意气管导管是否移位或受压，并适当加深麻醉抑制这一强刺激下的机体应激反应。可弯曲喉罩具有诸多优点，如诱导及维持过程中血流动力学及呼吸力学平稳、无明显呛咳躁、出血少、气道损伤少、术后咽痛率低、舒适度高等。

（2）静脉 - 吸入复合全身麻醉，阿片类药可以提供术后镇痛。

（3）手术结束时，仔细检查咽喉部，防止残留的出血导致喉痉挛。尽量避免用常规的吸引管盲目地经口或经鼻吸引，因为刺激扁桃体窝或鼻咽部创面会引起新鲜出血。在患儿麻醉较深时或已接近清醒时拔管。

（4）术后镇痛禁忌使用水杨酸，因为会诱发出血。对乙酰氨基酚（泰诺10～20mg/kg口服）单用或复合可待因通常可提供足够的镇痛，尤其是已给予麻醉镇痛药或布比卡因浸润麻醉的患者。

（5）有睡眠呼吸暂停史的患儿要加强监测，镇静或气道梗阻很容易诱发呼吸暂停，术后当晚患儿应在麻醉恢复室或观察室进行连续监护。

（6）对烦躁的患儿要慎用麻醉镇痛药，尤其是有气道不畅的征象时。烦躁有时是气道梗阻引起缺氧的征象，麻醉药的使用可导致呼吸暂停。

（二）喉乳头状瘤切除术

本病由病毒引起，菜花状的乳头状瘤可引起严重通气障碍。患儿常于2～4岁时发病，易复发，青少年时期可自愈。日益加重的声音嘶哑和呼吸困难是再次手术的指征。

麻醉诱导需考虑存在困难气道可能。肿瘤生长在声门或气道的任何部位，声带及声门上肿瘤可使气道梗阻；根部在气管内的带蒂肿瘤，诱导时面罩加压给氧，瘤体受蒂的牵引堵塞气管，造成严重窒息；多次手术可造成咽喉局部解剖不清，加上瘤体的遮挡，常难以窥视声门，气管插管难度极大。

1. 术前评估及准备

（1）评估呼吸道梗阻的程度，确认睡眠状态中有无呼吸道梗阻、鼾声、呼吸暂停。

（2）术前行CT和电子喉镜或纤维喉镜检查有助于了解肿瘤侵犯的范围及声门是否可见。

（3）准备不同尺寸的喉镜片、气管导管备用，并备纤维喉镜或支气管镜。

2. 术中管理

（1）对气道梗阻患儿可采用七氟烷保留自主呼吸下缓慢诱导，并做好环甲膜穿刺等急救准备。在给肌松药前必须先确认手控呼吸是有效的。

（2）诱导前应用阿托品以减少腺体分泌、心动过缓及喉部操作对自主神经刺激引起的心律失常。

（3）不主张经口或经鼻盲插管，以防止损伤肿瘤导致呼吸道完全梗阻。

（4）如遇插管困难，患儿缺氧发绀，立即面罩加压通气，同时助手用双手挤压患儿胸壁辅助通气，此法多可缓解缺氧。严重缺氧不缓解者，应紧急环甲膜穿刺。

（三）喉软化症

先天性喉软化症（congenital larynmalacia，CLM）是婴幼儿喉喘鸣最常见的原因，占喉先天畸形的 50%～75%。常在出生后 2 周发病，患儿声门上组织疏松，脱垂进入气道，引起吸气相喘鸣及三凹征、呼吸困难、哭闹或过度通气时喘鸣加重。严重 CLM 可引起上气道梗阻、发绀、喂养困难、发育迟缓。18～24 个月时症状消失，15%～20% 严重患儿需行声门上喉成形术。

1. **术前评估和准备** 追问病史，识别加重或减轻梗阻症状的情况或体位。影像学检查了解是否合并气管软化、声门下狭窄和左侧主支气管狭窄。同时需要行 24 小时食管 pH 测定以了解是否合并有胃食管反流。合并胃食管反流患儿术前应予大剂量 H_2 受体抑制剂抗反流治疗，以减轻局部喉水肿。

2. **麻醉管理** 为了动态观察病变组织的活动情况，推荐使用保留自主呼吸的全身麻醉。小儿保留自主呼吸的常用麻醉方法：七氟烷吸入麻醉和丙泊酚和瑞芬太尼全凭静脉麻醉。需要注意的是对 CLM 患儿使用 8% 七氟烷快速诱导时，肌张力消失、气道萎陷使 CLM 患儿的面罩通气较困难，可能诱发吸气性喘鸣和氧饱和度下降，建议使用 3.5% 七氟烷慢诱导，可以预防吸气性喘鸣及其伴随的氧饱和度下降。丙泊酚和瑞芬太尼全凭静脉麻醉保留自主呼吸的优势是不会阻挡手术野，可以动态评估气道功能（麻醉深度调节是非通气依赖的），以及没有环境污染。在 3～5 分钟内单次给予 1～3mg/kg 丙泊酚，然后输注丙泊酚 200～500μg/（kg·min）和瑞芬太尼 0.1～0.2μg/（kg·min），瑞芬太尼的输注速度根据患儿呼吸频率以 0.05μg/（kg·min）调整，直到患儿的呼吸频率达到正常呼吸频率的一半（婴幼儿）或 10～15 次 /min（儿童）。

3. **术后处理** 患儿术后需送入 ICU 密切监护，以便及时处理因水肿或分泌物引起的气道阻塞。

四、气道内手术

（一）气道内异物

气道异物多发生于 1～5 岁儿童，异物进入气管后，刺激气管黏膜引起剧烈呛咳。因异物大小不同，停留在呼吸道不同部位而产生不同症状，严重者可以出现呼吸困难。异物较大，嵌顿于喉头时可立即窒息；而小的异物嵌顿于喉头时会出现吸气性呼吸困难、喉鸣、声音嘶哑、失声；异物停留在气管内随呼吸移动刺激气道可引起剧烈咳嗽；支气管异物时患儿咳嗽、呼吸困难的症状较轻，约 95% 异物位于右主支气管。

呼吸道异物手术与麻醉通气共用一气道，且取异物时要求开放气道。如何选择安全的麻醉方法，维持良好的通气功能是气道异物取出术麻醉处理的关键，麻醉有较高的风险。

1. 术前评估与准备

（1）首先要快速评估患者有无窒息、呼吸窘迫、发绀、意识不清等需要紧急处置的危急情况。

（2）通过详细询问病史及对症状、体征、影像学检查结果的综合评估，了解异物的种类、大小、存留时间、位置等。存留时间较长的植物种子类异物常会产生花生四烯酸等炎症介质而加重肺部炎症，术中和术后容易出现低氧血症。声门下及气管异物常会引起不同程度的吸气性呼吸困难，常有三凹征，有特征性的声门下拍击音，胸片提示两肺透亮度相似。支气管异物患者一般呼吸窘迫的症状不严重，麻醉处理的难度相对较小，当异物存留时间较长、取出困难时，麻醉也常会出现低氧血症等。

（3）评估是否存在呼吸系统的合并症和异物导致的并发症。如果患儿在术前伴有上呼吸道感染、肺炎、哮喘发作等合并症，则术中较容易出现低氧血症，术后也容易发生喉痉挛、低氧血症、气胸等呼吸系统不良事件。

2. 麻醉管理

（1）若患者因异物阻塞主气道而有明显发绀、意识不清等表现时，应立即由耳鼻喉科医师插入支气管镜取出异物或将异物推入一侧支气管，或由麻醉医师先行气管插管。

（2）一般采取保留自主呼吸的麻醉方法。预计异物比较容易取出时，可以采用吸入七氟烷的方案；预计异物取出比较困难、手术时间比较长时，由于吸入药浓度会逐渐降低导致麻醉深度不稳定，且持续吸入又有环境污染的顾虑，所以一般采用静脉麻醉方案。无论采用哪种方案，以 1%～2% 的利多卡因（3～4mg/kg）行完善的气管内表面麻醉都有助于消除呛咳反射，使手术操作时患儿更平稳，还可减少麻醉药用量，利于患儿尽快清醒。需要注意的是实施表面麻醉必须在足够的麻醉深度下完成，否则表面麻醉操作本身可引起屏气、喉痉挛等不良事件。当患儿出现低氧血症时，可将硬支气管镜退至主气道用手堵住窥视孔进行辅助通气。

1）吸入七氟烷方案：经面罩吸入 8% 七氟烷，氧流量 6L/min，保留自主呼吸，开放静脉后注射阿托品 0.01mg/kg，地塞米松 0.5mg/kg。持续吸入七氟烷 5 分钟，2.2～2.3MAC，用喉镜暴露声门，经喉麻管以 2% 利多卡因（3～4mg/kg）在声门上和声门下行喷雾表面麻醉。继续吸氧（含七氟烷）数分钟至呼吸平稳、氧饱和度稳定于 95% 以上，方可取出异物。

2）丙泊酚复合瑞芬太尼方案：静脉注射阿托品 0.01mg/kg，地塞米松 0.5mg/kg，丙泊酚 100～200μg/（kg·min）持续输注，瑞芬太尼以 0.05μg/（kg·min）的速率开始输注，每次 0.05μg/（kg·min）逐渐增加输注速率，直至呼吸频率下降。经喉麻管以1%的利多卡因（2mg/kg）在声门上和声门下行喷雾表面麻醉。呼吸平稳、氧饱和度稳定时开始置入硬支气管镜，将硬支气管镜侧孔连接麻醉机供氧。

（3）支气管异物患儿的麻醉可以采用自主呼吸方式或控制通气方式。控制通气有2种方式。

1）经硬支气管镜侧孔行控制通气：开放静脉，充分预给氧后以芬太尼（2μg/kg）、丙泊酚（3～5mg/kg）、氯化琥珀胆碱（1～2mg/kg）或米库氯铵（0.2mg/kg）诱导，以纯氧通气2分钟。置入硬支气管镜，将硬支气管镜的侧孔连接麻醉机，手控辅助呼吸，以胸廓起伏来判断通气量是否足够。术中以丙泊酚[200μg/（kg·min）]持续输注，必要时追加肌松药。如果硬支气管镜进入患侧时间较长，引起低氧血症，则可以将其退至主气道，待通气改善、氧饱和度上升后再行手术。手术结束退出硬支气管镜后插入喉罩，将小儿置于侧卧位，停止输注丙泊酚；也可面罩通气至自主呼吸恢复。

2）经喷射导管行手动喷射通气：①优点，通气不依赖于硬支气管镜，为耳鼻喉科医师提供了较长的置镜时间，也避免了硬支气管镜进入患侧时健侧肺通气不足导致的低氧血症；②缺点，需要在主气道置入喷射通气导管，在小婴儿可能影响硬支气管镜的置入和操作视野，此外还有气压伤的风险。

诱导方案同"经硬支气管镜侧孔行控制通气"，在麻醉喉镜引导下经鼻插入喷射通气导管至声门下2cm（避免置入过深），将喷射通气导管连接手动喷射通气装置（如Manujet Ⅲ）行手动喷射通气，1岁以内小儿驱动压设置为0.1～1.0kg/cm^2，1岁以上小儿驱动压设置为1.0～2.4kg/cm^2，通气频率为20～35次/min，以胸廓起伏来判断通气量是否足够。术中以丙泊酚200μg/（kg·min）持续输注，必要时追加肌松药。

（4）喉痉挛的处理：喉痉挛常由于浅麻醉下进行气道操作、血液及分泌物刺激而诱发。喉痉挛的处理包括去除诱因，如立刻吸引清除气道内明显的血液和分泌物。部分喉痉挛时托起下颌，以纯氧行正压通气通常可以缓解；完全喉痉挛时，以静脉麻醉药（丙泊酚1mg/kg）加深麻醉，静脉给予氯化琥珀胆碱（0.5～1mg/kg）后经面罩或插入气管导管行正压通气。小剂量的氯化琥珀胆碱（0.1mg/kg）可以缓解喉痉挛，同时保留自主呼吸。

（二）气道内激光手术

激光手术的适应证包括喉乳头状瘤、喉软骨软化病的会厌成形术、气管食管瘘残余囊肿造袋术、气管环分裂，同时也用于舌血管瘤及口腔内病灶的清除。

1. 麻醉前准备　术前访视要重视呼吸困难、气促、声音嘶哑、吞咽困难、喉损伤及手术史。对曾施行过气管内麻醉的患儿，要了解上次气管内麻醉操作经过及其成败经验。

体检时应了解鼻、口腔和头颈部情况，观察呼吸类型，直接喉镜检查和喉气管 CT 检查可了解喉活动情况、病变部位和气道阻塞情况。肺功能测定和血气分析有助于了解呼吸障碍类型及严重程度。

患儿通常有一定程度的气道阻塞，镇静药的使用要慎重。

2. 麻醉维持处理　使用保持自主呼吸逐步加深麻醉的方法，达到一定的麻醉深度后插入喉罩或气管插管，维持采用丙泊酚[100~200μg/（kg·min）]复合瑞芬太尼 [0.1~0.2μg/（kg·min）] 静脉泵注保持自主呼吸，既可保障患儿气道的通畅可控，减少麻醉风险，又可减轻患儿的痛苦，给手术医师创造良好的手术条件，同时有利于术后苏醒及拔管。

吸入挥发性药物保持自主呼吸技术的优点是患儿自动调节麻醉药的吸入。如果麻醉深度浅，患儿呼吸频率增加，将吸入更多的挥发性药物，麻醉加深。反之亦然。值得注意的是麻醉维持阶段应使吸入氧浓度低于40%。

第四节　口腔科手术

一、唇腭裂手术

唇腭裂是最为常见的颌面畸形，手术操作邻近气道。与该手术相关的麻醉风险主要与气道有关，包括困难插管、术中导管意外脱落或术后气道梗阻。

（一）术前准备

1. 气管插管　要特别重视合并的先天畸形，此类患儿先天性心脏病的发生率为3%~7%，以单纯的房间隔缺损和室间隔缺损为多见。困难气管插管先天性畸形常见的有皮-罗综合征（Pierre-Robin syndrome）、特雷彻·柯林斯综合征（Treacher Collins syndrome），因在小下颌、高喉头、短粗颈等情况下，口轴线、咽轴线和喉轴线无法接近重叠，导致声门无法显露，造成气管插管困难。

2. 营养不良/脱水　由于患儿可能存在哺乳困难，所以应全面评价患儿的全身发育情况，如是否伴有营养不良、脱水或贫血，这将影响患儿对麻醉手术的耐受。术前应及时纠正。理想状况是所有患儿的血红蛋白都达到10g/dl。

3. 慢性鼻漏　在行腭裂闭合术的小儿中很常见，是由于喂养时食物反流到鼻部所致。慢性鼻漏需要与上呼吸道感染相鉴别，如果存在上呼吸道感染需推迟手术。

（二）麻醉处理

没有困难气道的患儿可使用静脉诱导，存在困难气道或合并皮 - 罗综合征的患儿建议使用七氟烷吸入麻醉诱导。吸入七氟烷直到患儿能耐受喉镜。为尽量减少喉镜插入引起的咳嗽反应，置喉镜前静脉注射 2mg/kg 丙泊酚或 1.5mg/kg 利多卡因，然后进行气管插管。

大多唇腭裂手术可选用经口插管，也可选用经鼻插管，导管应固定在下唇中线。采用加强型或预成型（ring-adair-elwyn，RAE）气管导管可以避免导管的扭曲和脱出，并最大限度地暴露手术区域。

导管必须安全固定，以防意外脱出。手术常需采用过度后仰的头位，在放置手术体位时导管可能被拔出；放置开口器时可能会使气管导管进入支气管，因此在手术体位摆好及放置开口器后应再次听诊确认气管导管的位置和是否通畅。

可保留自主呼吸或进行机械通气。使用肌松剂并进行机械通气时允许较浅的麻醉深度，有利于麻醉的迅速恢复，维持较低的 $PaCO_2$ 水平则有助于减少术中出血。

全身麻醉合并眶下神经阻滞可以减少术中麻醉药物的使用，降低拔管后呼吸道梗阻的发生率，并可为患儿提供良好的术后镇痛。局部麻醉药混合 1∶200 000 的肾上腺素局部浸润可减少术中创面出血，但肾上腺素用量须限制在 3 ~ 5μg/kg。

（三）术后处理

注意拔管后气道梗阻。术后应常规送入麻醉恢复室（post anesthesia care unit，PACU），严密观察患儿有无气道梗阻和出血征象，至完全清醒后再送回病房。术后创面组织水肿及舌后坠易造成急性气道梗阻。采用牵拉舌缝线的方法可以将舌体从咽后壁向前拉以纠正术后气道梗阻。

为避免损坏修复创面，负压吸引的力量应尽可能小，并尽可能地避免口内吸引和放置口咽通气道。在患儿意识恢复且保护性反射良好的情况下才可拔管。

唇腭裂患儿麻醉诱导后经直肠给予对乙酰氨基酚（40mg/kg），以便在术后有足够的镇痛。咽成形术后，因腭咽腔明显缩小、局部组织肿胀可出现鼻腔通气不畅，睡眠时严重打鼾甚至呼吸道梗阻症状，这类患儿应慎用镇痛药。

二、口腔科门诊麻醉、镇静

小儿门诊牙科治疗主要包括拔牙、牙齿修复、牙髓治疗、牙齿排列畸形矫正等。门诊常用麻醉方法主要有局部麻醉、静脉镇静、吸入镇静。

（一）局部麻醉

局部麻醉包括表面麻醉、浸润麻醉和神经阻滞。仅适用于合作患儿，一般由牙科医师操作完成。浸润麻醉可分为黏膜下、骨膜上、骨膜下、牙周韧带等麻醉，多采用骨膜上或骨膜下浸润麻醉。神经阻滞包括上颌神经阻滞、上牙槽神经阻滞、眶下神经阻滞、下颌神经阻滞等。局部麻醉患儿恢复期大多数无疼痛且安静。

（二）静脉镇静

对于不合作的患儿，可以用苯二氮䓬类、水合氯醛和丙泊酚复合局部麻醉。丙泊酚是理想的镇静药，术后患儿苏醒快。先单次静脉注射丙泊酚 2～3mg/kg，然后泵注 100～200μg/（kg·min），维持剂量因人而异。也可联合使用咪达唑仑与氯胺酮。需注意呼吸抑制的不良反应，应备好抢救设备、加强呼吸监测。术前口服或经直肠应用咪达唑仑，可以为患儿术中提供足够的镇静，是安全和可以接受的镇静方法。

（三）吸入镇静

使用吸入麻醉药氧化亚氮进行麻醉诱导，患儿苏醒迅速，镇痛效果强，对气道黏膜无刺激性，常以＜60%的浓度与氧气合用，特别适用于正畸治疗及拔牙少于4颗的儿童。也可以使用面罩吸入8%七氟烷，术中经鼻吸入2%～3%七氟烷以维持麻醉。

（朱智瑞　胡智勇）

推荐阅读资料

[1] ANSERMINO J M, BROOKS P, ROSEN D, et al. Spontaneous ventilation with remifentanil in children. Paediatr Anaesth, 2005, 15(2): 115-121.

[2] BAIJAL R G, BIDANI S A, MINARD C G, et al. Perioperative respiratory complications following awake and deep extubation in children undergoing adenotonsillectomy. Paediatr Anaesth, 2015, 25(4): 392-399.

[3] CANTO G D L, PACHECO-PEREIRA C, AYDINOZ S, et al. Adenotonsillectomy complications: a meta-analysis. Pediatrics, 2015, 136(4): 702-718.

[4] COTÉ C J. Anesthesiological considerations for children with obstructive sleep apnea. Curr Opin Anaesthesiol, 2015, 28(3): 327-332.

[5] COTÉ C J, POSNER K L, DOMINO K B. Death or neurologic injury after tonsillectomy in children with a focus on obstructive sleep apnea: Houston, we have a problem! Anesth Analg, 2014, 118(6): 1276-1283.

[6] DALESIO N M, MCMICHAEL D H, BENKE J R, et al. Are nocturnal hypoxemia and hypercapnia associated with desaturation immediately after adenotonsillectomy? Paediatr Anaesth, 2015, 25(8): 778-785.

[7] FIADJOE J E, NISHISAKI A, JAGANNATHAN N, et al. Airway management complications in children with difficult tracheal intubation from the Pediatric Difficult Intubation (PeDI) registry: a prospective cohort analysis. Lancet Respir Med, 2016, 4(1): 37-48.

[8] HAWKSWORTH C, RAVURY S. An audit of anesthesia safety in a pediatric cochlear implantation program. Paediatr Anaesth, 2015, 25(6): 630-635.

[9] HEINRICH S, BIRKHOLZ T, IHMSEN H, et al. Incidence and predictors of difficult laryngoscopy in 11,219 pediatric anesthesia procedures. Paediatr Anaesth, 2012, 22(8): 729-736.

[10] HOHNE C. Postoperative nausea and vomiting in pediatric anesthesia. Curr Opin Anaesthesiol, 2014, 27(3): 303–308.

[11] KASLE D, VIRBALAS J, BENT J P, et al. Tonsillectomies and respiratory complications in children: a look at pre-op polysomnography risk factors and post-op admissions. Int J Pediatr Otorhinolaryngol, 2016, 88: 224-227.

[12] MUNISH M, SHARMA V, YARUSSI K M, et al. The use of practice guidelines by the American Society of Anesthesiologists for the identification of surgical patients at high risk of sleep apnea. Chron Respir Dis, 2012, 9(4): 221-230.

[13] RAGHAVENDRAN S, BAGRY H, DETHEUX G, et al. An anesthetic management protocol to decrease respiratory complications after adenotonsillectomy in children with severe sleep apnea. Anesth Analg, 2010, 110(4): 1093-1101.

[14] RODGERS A, COX R G. Anesthetic management for pediatric strabismus surgery: continuing professional development. Can J Anaesth, 2010, 57(6): 602-617.

[15] SHEN X, HU C B, YE M, et al. Propofol-remifentanil intravenous anesthesia and spontaneous ventilation for airway foreign body removal in children with preoperative respiratory impairment. Paediatr Anaesth, 2012, 22(12): 1166-1170.

[16] WANG H, LIU G, FU W, et al. The effect of infraorbital nerve block on emergence agitation in children undergoing cleft lip surgeryunder general anesthesia with sevoflurane. Paediatr Anaesth, 2015, 25(9): 906-910.

第十八章

小儿泌尿外科手术麻醉

小儿泌尿外科手术麻醉管理需要在熟悉掌握小儿麻醉管理的基础上，了解小儿泌尿外科手术、疾病病理生理特点，做好小儿泌尿外科术前检查评估与准备，了解小儿吸入麻醉、全凭静脉麻醉、静脉 - 吸入复合全身麻醉、全身麻醉复合神经阻滞麻醉的特点及适合小儿的手术类型，掌握小儿膀胱镜及输尿管镜检查、尿道下裂修补术、鞘膜积液及腹股沟疝修补术、重复肾畸形手术等麻醉管理要点和可能并发症及处理方法，应用超声引导下神经阻滞等麻醉方法进行精细化麻醉管理。这样才可使小儿泌尿外科手术麻醉更加安全、舒适化、个体化。

第一节　概述

一、小儿泌尿系统概述

在泌尿系统的发育中，前肾管、中肾管、后肾管依次有序发育在肾及输尿管形成中起着非常重要的作用。发育过程中出现的次序异常有可能导致肿瘤或肿瘤相关综合征，如肾母细胞瘤（Wilms tumor）、肾胚细胞瘤、11p 缺失综合征（WAGR syndrome）（包括肾母细胞瘤、无虹膜畸形、泌尿生殖系统畸形、神经发育迟缓）、德尼 - 德拉什综合征（Denys-Drash syndrome）（包括肾衰竭、假两性畸形、肾母细胞瘤）、肾发育不良、多囊肾，以及由于一侧肾发育不全所致的波特综合征（Potter's syndrome）、双集合管系统、重复输尿管畸形、马蹄肾等。

在生殖系统形成过程中，睾丸自后腹壁逐渐下降，12 周左右时降到髂窝，28 周时与中肾管发育而来的附睾和输精管等一起经腹股沟管向浅环移动，33 周时降入阴囊。随睾丸下降，腹膜形成一对鞘状突起，称腹膜鞘突。如果出生前后睾丸仍停留在腹后壁或腹股沟管处未降入阴囊，则为隐睾。若出生后睾丸以上的腹膜鞘突未闭锁，与腹膜腔相通，则形成先天性腹股沟斜疝或交通性鞘膜积液，如果只是某一段未闭锁，腹膜腔与睾丸鞘膜腔不通，则形成精索鞘膜积液。成对结构在胚胎发育融合过程中出现的异常可导致女性双子宫、双阴道、双角子宫或子宫正常但阴道闭锁，导致男性尿道下裂或尿道上裂（极少见，通常伴有膀胱萎缩）。

在生理解剖方面，肾脏灌注压低，肾小球、肾小管功能未成熟，新生儿的肾功能也未完善。出生后 20 周左右，肾小球的滤过能力和肾小管功能近乎成熟，早产儿会稍微有些延迟。幼儿 2 岁时肾功能才能发育成熟。新生儿及小婴儿对水和电解质的处理能力不足，可能会使以肾小球滤过作用排泄的药物的半衰期延长。

二、麻醉前检查评估与准备

1. 了解病史　对于泌尿外科患儿，如尿道下裂等本身存在先天畸形者，除常规术前访视，了解患儿的病史及进行有关的体格检查外，还需注意患儿是否存在其他系统的畸形，并评估该系统畸形对手术麻醉的影响等。例如，对尿道下裂患儿实施麻醉，通常选择全身麻醉复合骶管神经阻滞，既可维持术中循环平稳又便于术后早期镇痛，但需注意患儿是否同时存在骶尾部畸形、骶管裂孔闭合等影响骶管阻滞的情况。其他常规病史包括患儿变态反应史、有无出血倾向、呼吸困难及缺氧发作史，还应了解小儿特殊用药史及手术麻醉史。

2. 术前心理安慰状态确认　拟行泌尿外科手术如隐睾、鞘膜积液、腹股沟疝、尿道下裂、肾积水的患儿平均年龄偏小，术前可能经历反复且敏感的手术区处理，因此要特别注意对患儿的术前心理安慰，减轻其心理恐惧、焦虑。另外，对处于换牙期的小儿要注意是否有牙齿松动，还要注意有无扁桃体肿大，注意心、肺功能及近期有无发热、咳嗽、贫血、脱水等症状，呼吸道是否有脓性分泌物。

3. 术前监测指标评估　对于存在慢性肾病的患儿，可能存在肾功能损伤，会影响用药剂量与药物代谢，还可累及循环系统，因此有些患儿需要透析治疗来平衡水和电解质，术前需注意复查血浆肌酐、血浆尿素氮、血钠、血钾等对患者病情进行评估。同时由于肾功能损伤还会影响凝血功能，术前需关注包括血小板计数在内的凝血功能检查。对于无尿并依赖透析的患儿，通常会出现液体过剩，评估患儿容量时可以将当前体重与标准体重进行比较。如果考虑患儿同时合并心脏功能与容量状态问题，应做术前心脏超声评估，肾功能不全的患儿可能同时存在左心室功能不全。

4. 术前禁食　术前准备应做好禁饮、禁食，减少反流误吸风险。同时也要注意防止小儿尤其是代谢率高的患儿由于长时间禁饮、禁食导致脱水及低血糖。

三、小儿泌尿外科常用麻醉方法

（一）小儿吸入麻醉

小儿肺泡的通气量与残气量比值较大，心排血量大部分分布到血管丰富的脑、内脏及内分泌腺等组织，小儿特别是新生儿血/气分配系数低于成人，因而吸入麻醉药在肺泡及大脑中的浓度迅速升高，麻醉诱导与苏醒均较快。因此吸入麻醉适用于小儿泌尿外科手术中如腹股沟疝、鞘膜积液、隐睾、门诊包皮环切术等时间较短的手术，以及入室时无静脉通路、年龄小不配合建立静脉通路的患儿。

目前，常用的小儿吸入麻醉药主要是七氟烷。七氟烷的血/气分配系数低，因而麻醉诱导、麻醉深度和苏醒的速度更易于调控，吸入 8% 七氟烷的患儿可在 1 分钟左右迅速入睡，小于 6 个月的婴儿由于 MAC 较小且循环容易受抑制，没有特殊需求可不必追求此高浓度，可适当加入 50%～70% 氧化亚氮（N_2O）并适当降低七氟烷的浓度，至咀嚼肌松弛，借助喉镜进行表面麻醉后插管。术中维持常采用吸入 2.2%～2.4% 七氟烷 -50% N_2O-50% O_2，七氟烷浓度维持在 1.3MAC 左右，并根据手术操作及生命体征适时调整麻醉深度。

七氟烷约 3% 在体内代谢，目前少见临床常用浓度的七氟烷麻醉引起肾损伤的报道，但长时间应用仍需谨慎。此外，七氟烷苏醒恢复快，但常伴小儿苏醒期谵妄、躁动。研究认为小儿术后早期的躁动与疼痛、药物因素、术前焦虑、手术种类、年龄、适应能力等多种因素有关。目前预防小儿苏醒期躁动的研究包括右美托咪定滴鼻、预先静脉注射曲马多、预先给予舒芬太尼等，虽然尚无确切预防方案，但上述方式对减轻躁动均有一定的效果。

（二）全凭静脉麻醉

常用的小儿静脉麻醉方案有丙泊酚 - 氯胺酮组合、咪达唑仑 - 氯胺酮组合、丙泊酚 - 阿片类（舒芬太尼、芬太尼、瑞芬太尼）组合等。丙泊酚诱导平稳、起效快（30 ~ 40 秒）、半衰期短（4 ~ 6 分钟）、可控性强、苏醒完全，适合小儿泌尿外科短小手术；同时具有镇静、遗忘、抗焦虑、止吐作用，不良反应少；但因镇痛作用较弱，诱导时有注射痛，需与镇痛药复合。咪达唑仑是短半衰期的苯二氮䓬类药物，具有镇静、催眠、抗焦虑、抗惊厥、顺行性遗忘作用。氯胺酮是静脉全身麻醉药中镇痛作用较强的麻醉药物，静脉给予后出现"分离麻醉"状态，适用于小儿麻醉诱导，但单独使用存在苏醒延迟、谵妄、躁动、恶心呕吐不良反应。因此，常复合丙泊酚或咪达唑仑，既可减少每种药物用量，又可增强镇痛、镇静效果、减少不良反应。

其中氯胺酮与丙泊酚联合使用时，既能减轻丙泊酚的心血管抑制作用和注射痛，又可有效控制氯胺酮引起的心血管兴奋和苏醒期精神症状，减少苏醒延迟。常用诱导剂量：氯胺酮 1 ~ 1.5mg/kg，丙泊酚 2mg/kg。30 ~ 60 秒后即可插入喉罩，是小儿泌尿外科短小手术较安全的麻醉方案。术中麻醉维持丙泊酚的剂量为 4 ~ 6mg/（kg·h）。

此外，阿片类药物也常用于小儿手术。舒芬太尼的脂溶性高，起效和分布快，镇痛作用是芬太尼的 5 ~ 10 倍，镇痛时间是芬太尼 1 ~ 2 倍，且有一定的镇静作用，常与丙泊酚联合使用，患儿苏醒平稳，少有躁动、恶心呕吐；瑞芬太尼起效快、半衰期短、作用消失快，镇痛和镇静作用强，代谢不受肝、肾功能影响，因此与丙泊酚复合适用于小儿手术，术中维持剂量为 0.1 ~ 0.25μg/（kg·min）。

（三）静脉 - 吸入复合全身麻醉

对于手术时间稍长的小儿泌尿外科手术，如肾积水、重复肾畸形等，常采用的麻醉方案是静脉诱导，吸入或静脉 - 吸入复合维持麻醉深度。常用静脉诱导方案包括阿片类药物、丙泊酚、顺阿曲库铵。诱导前充分给氧去氮，静脉诱导给予舒芬太尼 0.1 ~ 0.2μg/kg，丙泊酚 2.5 ~ 3mg/kg，顺阿曲库铵 0.15 ~ 0.2mg/kg，插管后用七氟醚 -N$_2$O-O$_2$ 或七氟醚 -N$_2$O-O$_2$ 复合瑞芬太尼维持，并根据术中监测调整麻醉深度。采用单纯吸入维持时，常采用

2.2% ~ 2.4% 七氟醚混合于 50% N₂O、50% O₂，维持 1.0 ~ 1.3MAC。复合瑞芬太尼镇痛时，其输注速度通常为 0.1 ~ 0.25μg/（kg·min）。

（四）全身麻醉复合神经阻滞麻醉

对于手术刺激大、术后疼痛剧烈的小儿泌尿手术如尿道下裂、隐睾等，常采用全身麻醉联合区域神经阻滞或骶管阻滞，既可以维持术中循环平稳、减少其他麻醉药用量，又有利于术后镇痛，减轻术后患儿疼痛和躁动。

骶管阻滞复合全身麻醉常用于小儿尿道下裂手术。婴幼儿骶管裂孔较易触及，骶管容量小，为 1 ~ 5ml，注射后易向胸部方向扩散，麻醉平面主要取决于局部麻醉药的容量。同时骶管阻滞须严格遵循无菌原则。对无骶管阻滞禁忌的全身麻醉患儿行骶管阻滞，采取侧卧位，双膝弯曲，穿刺针垂直刺进皮肤，触及骶骨后稍退回，针干向尾侧倾斜与体表成 30° ~ 45°，穿透骶尾韧带有落空感后，回抽无血及脑脊液，缓慢注入 0.15% ~ 0.2% 罗哌卡因 1ml/kg，同时注意患儿心率、血压的变化，避免出现麻醉平面过高导致的呼吸、循环衰竭。复合骶管麻醉后，术中麻醉深度可维持在 1MAC，并根据手术操作及监测指标变化调整麻醉深度。

对于腹股沟疝、鞘膜积液、隐睾的患儿常采用全身麻醉联合髂腹下 / 髂腹股沟神经阻滞。髂腹下及髂腹股沟神经起自第 12 胸神经及第 1 腰神经前支，在腹内斜肌和腹横肌之间走行，髂腹下神经前皮支分配到耻骨上方皮肤，髂腹股沟神经分配于男性阴囊（女性大阴唇）前部的皮肤。两神经支配区域与腹股沟手术区域重合，因此选择阻滞髂腹下 / 髂腹股沟神经作为术中及术后镇痛。临床实施神经阻滞时常采用超声引导，于小儿患侧髂前上棘内侧用超声定位腹外斜肌、腹内斜肌、腹横肌，探头位置与双侧髂前上棘连线平行，与腹壁垂直，调节位置位于腹内斜肌与腹横肌之间的髂腹下及髂腹股沟神经，采用平面内法于探头外侧进针，待探针位于两肌肉筋膜间，回抽无血，给予 0.2% 罗哌卡因 0.5ml/kg。

对于腹腔镜下实施的小儿泌尿外科手术，常采用全身麻醉复合腹横筋膜阻滞（transversus abdominis plane block，TAPB）。TAPB 阻滞的第 7 ~ 12 胸神经，支配腹前外侧壁肌肉，涵盖腹腔镜钻孔部位。实施超声引导下阻滞时将探头与患儿身体纵轴垂直，并置于手术侧腹前侧壁的肋弓下缘与髂嵴之间，分清腹外斜肌、腹内斜肌、腹横肌层次，采用平面内法于探头内侧进针，待探针进入腹内斜肌与腹横肌之间，回抽无血，每一侧给予 0.2% 罗哌卡因 0.5ml/kg。超声引导下神经阻滞技术定位准确，可避免盲穿、误穿等损伤，减少给药剂量及局部麻醉药中毒风险，同时可减少术后静脉镇痛性麻醉药的使用，进而减少阿片类药物引起的术后呼吸抑制、恶心呕吐发生率，用于小儿泌尿外科手术术后镇痛安全、有效。

第二节 常见小儿泌尿外科手术的麻醉管理

一、小儿膀胱镜及输尿管镜检查

小儿膀胱镜可用于后尿道瓣膜病、膀胱憩室的诊断和双J输尿管支架管置入与取出。输尿管镜检查多应用于输尿管狭窄或输尿管闭锁的患儿，引起狭窄及闭锁的原因有结石、炎症、损伤、手术瘢痕、先天原因等。由于开放性治疗创伤较大，术后输尿管再发狭窄处理困难，因此多采取微创手术治疗，如输尿管镜体扩张、气囊扩张、经尿道输尿管内切开、记忆金属网架置入术等。

小儿膀胱镜和输尿管镜的检查与手术需要在全身麻醉下进行，可复合局部麻醉或区域阻滞，常选择骶管阻滞。单纯进行膀胱镜、输尿管镜检查时间较短，可采用全凭静脉或静脉 - 吸入复合全身麻醉并置入喉罩的麻醉方案，使患儿能比较舒适地接受检查。若术中需要应用膀胱镜、输尿管镜或患儿体位需多次反复移动或改变及手术时间较长时，考虑全身麻醉气管插管并复合骶管阻滞。有研究显示，综合考虑术中心率、血压、血氧及术后苏醒时间、躁动发生率、镇静评分时，丙泊酚复合舒芬太尼为日间接受输尿管镜检查的患儿安全有效的麻醉方案。

二、尿道下裂修补术

小儿尿道下裂是尿道的发育畸形，尿道开口异位于尿道腹侧，可位于会阴部至阴茎头间的任何部位。手术治疗分一期手术和多期手术，区别在于阴茎畸形与尿道成形是否一次完成。尿道下裂属于发育畸形，病因包括内分泌异常、环境影响、染色体异常、基因突变等，因此术前评估时需考虑并询问患者是否存在其他器官、系统畸形及异常，并充分评估患儿麻醉耐受能力。

尿道下裂手术可选择全身麻醉，同时复合单次骶管阻滞或骶管置管可减少全身麻醉药用量、减轻术后疼痛。骶管阻滞操作同前，单次骶管阻滞给予0.2% 罗哌卡因 1ml/kg 同时吸入 1MAC 的七氟醚 -N_2O-O_2 混合气体可维持术中呼吸、循环平稳，并可提供约 6 小时的术后镇痛。相比之下，骶管置管并持续输注局部麻醉药可延长作用时间。有研究发现，将 0.125% 左旋布比卡因与 1μg/ml 芬太尼混合持续输注可保证术中、术后镇痛质量，相对安全。

应注意骶管置管的危险因素：①置管操作有可能误伤血管造成硬膜外血肿；②置管操作有误入蛛网膜下隙、血管的风险；③置管时间长，硬膜外感染概率增加。尿道下裂手术通常不考虑做全身麻醉复合阴茎神经阻滞，因为阴茎神经阻滞不能完整覆盖手术相关的尿道腹侧皮肤，且可能引起局部水肿而干扰手术。

三、隐睾下降固定术

隐睾是指一侧或双侧睾丸未能按照正常发育从腹膜后下降致同侧阴囊内。根据隐睾下降程度的不同，以及麻醉后是否可扪及，手术分为经腹腔镜式、经腹股沟式、经阴囊式。

1. 经腹腔镜式　通常采用全身麻醉复合腹横筋膜阻滞（TAPB）。静脉诱导后插管，气道管理方便简单，可以较好地应对气腹后气道压升高、二氧化碳蓄积等情况。也有研究探讨腹腔镜下隐睾手术时采用喉罩作为通气手段，由于手术时间不长，且喉罩对循环影响小、置入简便、通气效果满意、对气道损伤小、不良反应少、苏醒较快、安全可靠，因此目前该方法逐渐得到推广。但术中仍需注意监护喉罩对位，防止由于体位改变引起的喉罩对位不良，影响通气导致二氧化碳蓄积。喉罩通气患儿术中可保留自主呼吸，七氟烷浓度维持在 1.3MAC。术毕停止吸入七氟醚，待七氟醚浓度下降至 0.3 ~ 0.4MAC 时可拔除喉罩；若术中采用机械通气，术毕待患儿自主呼吸恢复、潮气量稳定、呼气末二氧化碳分压 < 50mmHg 且七氟醚浓度降至 0.3 ~ 0.4MAC 时，可拔除喉罩。

需要注意，喉罩通气对患儿呼吸系统刺激较小，但由于对位不良可能引起小儿屏气、气道痉挛等情况，因此适合在一定麻醉深度时拔出。术中插管通气的患儿，可采用清醒拔管，待自主呼吸平稳，呼吸空气大于 5 分钟，SpO_2 稳定在 95% 以上，上呼吸道反射恢复并清醒后拔出气管导管。复合超声引导下神经阻滞时操作方法同前。

2. 经腹股沟式　可采用全身麻醉复合髂腹下及髂腹股沟神经阻滞，此时通气方式选用喉罩即可。需要注意，当经腹股沟或腹腔镜切口找到未下降的睾丸时，有时会增加阴囊切口并将睾丸予以固定，此时尽管有 TAPB 或髂腹下髂腹股沟神经阻滞，但由于支配阴囊区的生殖股神经未被阻滞，可能存在镇痛不完全情况，可增加静脉镇痛药实施多模式镇痛。

3. 经阴囊式　对于首次接受手术治疗、术前在麻醉状态下能将睾丸推至腹股沟外环口及以下的隐睾患儿，一般术式为经阴囊切口睾丸下降固定术。麻醉方案可选择常规静脉诱导，置入喉罩，静脉 - 吸入复合维持麻醉深度，且手术切口区域适当局部浸润。

四、鞘膜积液及腹股沟疝修补术

睾丸在腹膜后下降时，下腹部腹膜形成一突起经腹股沟管进入阴囊，即鞘状突，是一双层腹膜构成的盲袋，一面紧贴睾丸和精索，出生前后除紧贴睾丸的鞘膜形成固有的鞘膜腔外，其余鞘膜均闭合，若闭合不全则形成鞘膜积液。有些患儿出生后，鞘状突关闭不完全，导致腹腔内的小肠、网膜、卵巢、输卵管等进入此鞘状突，形成腹股沟疝。

鞘膜积液和腹股沟疝的术式也分为经腹腔镜手术和经腹股沟手术：①经腹腔镜手术，一般采用常规全身麻醉复合超声引导下 TAPB，由于手术时间短，与腹腔镜隐睾手术一样可采用喉罩通气；②经腹股沟式手术，一般采用全身麻醉复合超声引导下髂腹下及髂腹股沟神经阻滞。

对于鞘膜积液、腹股沟疝、隐睾手术，也有研究采用骶管阻滞作为术中、术后镇痛方法，该方法安全、有效，但在术后早期下肢活动度恢复方面不及超声引导下区域神经阻滞。

五、重复肾畸形手术

重复肾是指肾、输尿管先天畸形，重复肾为多个肾融合为一体，不能分开，但有各自的肾盂、输尿管上端及血管。一般患儿需要进行输尿管、膀胱再植术；当伴有重度肾积水和反复发作的泌尿系统感染症状时，则需行重复肾及输尿管切除；若双侧异位开口则行分期手术。重复肾畸形患儿术前可能存在反复泌尿系统感染，术前评估时需关注血常规、电解质平衡情况，注意是否存在低血压、贫血、离子紊乱、酸中毒等，同时需注意是否存在其他系统畸形。

麻醉方案可采用常规诱导气管插管，术中麻醉管理需注意液体补充量。患儿术前禁食、禁水，入室之前已有液体欠缺，理论上患儿术前欠缺量按照"每小时需液量 × 禁食小时数"计算，其中 1/2 在第 1 小时输入，另 1/2 分 2 次在后 2 小时输入。术中液体补充主要包括：①正常生理需要量，可采用"4-2-1 法"进行计算；②体外丢失，肾畸形患儿创面较大，渗出较多，不感蒸发和体外引流较多；③体内转移，部分细胞外液转移到组织间成为非功能性细胞外液。

术中输液还需参照具体血压、脉搏、尿量，有中心静脉压有创血压监测者可同时参照中心静脉压、Hct、血红蛋白（Hb）、血糖、电解质等结果决定。需注意，小儿术中输液量虽按体重计算（ml/kg）略大于成人，但绝对量小，且代偿范围窄，术中最好使用输液泵精确掌握输入量，切勿由于输液过快导致肺水肿。术中还需监测患儿体温，小婴儿可用食管、直肠、腋窝温度探头，同时室温应维持在 26.7 ~ 32.2℃。监测患儿尿量，对于儿童，尿量能很好地反映血容量状态，1 个月以上婴儿 1ml/（kg·h）的尿量提示肾灌注充分。术中间断检测患儿血气，PaO_2、$PaCO_2$、Hb、Hct、乳酸盐、电解质及酸碱平衡等多项指标可反应术中呼吸、氧供、血液稀释、组织灌注等情况。

六、肾母细胞瘤

肾母细胞瘤是小儿泌尿系统中最常见的恶性肿瘤，属于胚胎恶性混合瘤。通常治疗为手术根治性肾切除术加术后化疗。术前评估时需注意患儿生命体征，是否存在贫血、血尿、高血压、发热等情况，注意评估瘤体与其他组织、器官的关系，是否存在侵袭、粘连，评估术中大失血的可能性，瘤体是否压迫主要血管，是否有远处器官转移，评估患儿的心、肺功能。

肾母细胞瘤常伴贝－维综合征（Beckwith-Wiedemann syndrome），表现为内脏肥大（肾、胰、肾上腺、性腺、肝等）、脐膨出、巨舌和发育巨大或偏身肥大，因此术前需注意评估患儿气道情况及插管条件，做好困难气道准备，备好口咽通气道、可视喉镜等设备。肾母细胞瘤根治性肾切除手术时间较长，出血量较多，入室后应监测指脉氧、血压、心电图，诱导后做好动脉置管、中心静脉置管，诱导及术中管理同重复肾畸形，需密切关注患儿血流动力学变化，维持血流动力学及酸碱平衡稳定，术中注意保温与监测尿量。

七、小儿嗜铬细胞瘤

小儿嗜铬细胞瘤是机体嗜铬组织内生长的一种分泌儿茶酚胺的肿瘤，虽然病理为良性，但其临床表现极其凶险，麻醉风险常超过手术风险，需要做好充分的围手术期准备。由于小儿嗜铬细胞瘤的发病率较低，因此术前易误诊为肾母细胞瘤，并忽视术前准备，增加手术风险。麻醉术前访视时需注意患儿尿香草扁桃酸（vanillyl mandelic acid，VMA）检查结果，术前 24 小时尿 VMA 为诊断性依据，同时需结合超声、MRI 等影像学检查结果及患儿临床表现，嗜铬细胞瘤患儿可表现为腹部包块伴大汗、乏力等症状。

对于诊断为嗜铬细胞瘤的患儿，术前应用 α 受体阻滞剂并充分扩容。条件允许的患儿诱导前可行动脉置管监测直接动脉压，采用全身麻醉气管插管，诱导后进行中心静脉置管，诱导应平稳，减少由于肌肉震颤产生的儿茶酚胺增高所致的血压升高，可采用丙泊酚和咪达唑仑，镇痛药可用芬太尼、舒芬太尼，避免使用对交感神经有兴奋作用的药物如氯胺酮。

丙泊酚代谢迅速、无潴留、可控性好，具有良好的镇静作用，可用于术中泵注维持麻醉。术中处理瘤体时可导致儿茶酚胺释放入血，降压可选择硝普钠、酚妥拉明，也可选择对心率影响小的乌拉地尔，该药通过降低延髓心血管中枢的交感神经反馈而显著降低血压。瘤体切除前应充分扩容，切除后应用血管升压药如去甲肾上腺素治疗严重低血压，也可用肾上腺素、多巴胺。以分泌肾上腺素为主的患儿常发生心律失常，可考虑使用 β 受体阻滞剂如艾司洛尔控制。术中及术后应同时做好尿量、体温监测，及时复查血气了解呼吸、离子、血糖情况，避免术后低血压、低血糖。

八、小儿泌尿外科急诊手术（睾丸扭转）

小儿泌尿外科的急诊手术主要是睾丸扭转。睾丸扭转是由于精索扭转，导致睾丸和附睾发生急剧的血流障碍以致梗死或坏死。睾丸扭转在出现症状6小时之内处理至关重要，尽早探查能够提高睾丸的挽救率，因此麻醉医师常面对患儿禁食水时间不足的情况。

小儿的食管较短，括约肌发育不成熟，屏障作用较差，咽喉反射不健全，麻醉诱导后括约肌松弛，更容易发生反流误吸。术前应尽可能放置粗胃管，并吸净胃内容物，保留胃管以便随时引流并吸引胃内容物，然后进行麻醉诱导。诱导前备好吸引器，行快速顺序或改良快速顺序诱导，可给予阿托品 0.01 ~ 0.02mg/kg 以防止心动过缓（特别是预计应用氯化琥珀胆碱前）。改良快速顺序诱导可给予舒芬太尼 0.1 ~ 0.2μg/kg，丙泊酚 2 ~ 3mg/kg，氯化琥珀胆碱 1.5 ~ 2.0mg/kg，患儿上半身抬高，不实施面罩正压通气或在 SpO_2 低于 90% 时才实施正压通气，但通气压力控制在 10 ~ 12cmH$_2$O，以减少气体入胃造成胃内压增加和胃内容物反流。

第三节　小儿泌尿外科手术麻醉中常见的并发症及不良事件的处理

一、心动过缓

小儿心室顺应性较差，肌肉相对较少，增加收缩的能力有限，小儿增加心排血量主要靠增加心率。对小儿危害最大的心律失常是心动过缓，也是小儿外科手术麻醉诱导后最常出现的体征。低氧是小儿心动过缓的常见原因，迷走神经兴奋也可引起心动过缓。需给氧或用阿托品紧急处理。小儿麻醉诱导前可预防性给予 0.01 ~ 0.02mg/kg 阿托品避免心动过缓，特别是应用氯化琥珀胆碱前。

二、低氧血症

婴幼儿的基础代谢率高，组织耗氧量高，呼吸功能储备有限，呼吸暂停时血氧饱和度下降迅速，因而围麻醉期易发生低氧血症。泌尿外科手术患儿低氧血症常见于腹腔镜手术、气道痉挛、舌后坠、肌松药残余等情况。

（一）腹腔镜手术

小儿泌尿外科手术中腹股沟疝、鞘膜积液、隐睾等手术可经腹腔镜操作，建立二氧化碳气腹后，若腹内压力过高、术前患儿肺功能较差、术中患儿体位不适当、气管导管过深误入支气管、机械通气不当等均可能引起低氧血症。初期可伴有心率加快，血压升高。因此应注意腹内压不宜过高，注意术前评估患儿肺功能，头低位后注意听诊双肺呼吸音是否一致，防止气管导管过深，气腹后适时调整呼吸参数调节呼气末二氧化碳分压，对于手术时间较长的腹腔镜手术注意监测血气。

（二）气道痉挛

全身麻醉苏醒期特别是兴奋期，对于气道敏感的患儿容易发生喉痉挛或气道痉挛，并引起低氧。引起小儿屏气、气道痉挛的常见原因有血液、分泌物刺激、气道高反应性、浅麻醉下拔管等。术前应先充分评估患儿的气道情况，注意患儿是否存在感染症状、是否有哮喘过敏史；采用喉罩进行术中通气时，要在一定麻醉深度为 $0.3 \sim 0.4MAC$ 时拔出；一般情况可采用清醒拔管，即待患儿上呼吸道反射恢复和清醒后拔出气管导管。对于有近期哮喘发作史的患儿，在自主呼吸恢复后可采用"深度"麻醉下拔管，以减轻对呼吸道的刺激。

（三）舌后坠

小儿舌体相对较大，术后由于肌力恢复不完全易后坠阻塞呼吸道，引起血氧降低，观察可见三凹征。可垫高患儿肩部，使头偏向一侧，保持呼吸道通畅；也可将患儿置于侧卧位或放置口咽通气道。

（四）肌松药残余

术后肌松药残余可能导致患儿潮气量不足、二氧化碳蓄积，严重者可致二氧化碳麻醉，甚至心搏骤停。因此选择肌松药时应考虑到手术时间，术中追加药物时也应观察手术进度。苏醒不充分者须在苏醒室充分观察，有些征象表明患儿已醒，但不代表已恢复至正常生理状态。但也切勿停药过早致麻醉过浅，引起患儿频繁吞咽和拔管后喉痉挛。

三、区域阻滞相关并发症

目前 TAPB 与髂腹下及髂腹股沟神经阻滞多在超声引导下进行，几乎可以避免盲探时误伤组织及神经、误穿血管致局部麻醉药入血中毒等并发症。骶管阻滞也可在超声引导下进行，可减少误伤血管等风险。需注意的是在行骶管阻滞前应检查患儿的凝血指标，凝血功能异常或接受抗凝治疗是发生血肿的危险因素。

行骶管阻滞时需严格遵循无菌原则，建议使用一次性穿刺包；理论上任何发生菌血症的患儿都有中枢神经系统感染的风险；全身感染的患儿不建议应用骶管阻滞。出现中枢神经系统感染症状后应及时静脉应用抗生素并进行外科引流，伴脓肿压迫症状者需早期外科处理。

（薛 杭 赵 平）

推荐阅读资料

[1] COTE C, LERMAN J, ANDERSON B. A practice of anesthesia for infants and children. 6th ed. Philadelphia: Elsevier, 2018.

[2] HOLZMAN R S, MANCUSO T J, POLANER D M. A practical approach to pediatric anesthesia. Philadelphia: Wolters Kluwer Health/Lippincott Williams & Wilkins, 2015.

[3] SIMS C, JOHNSON C. Your guide to paediatric anaesthesia. New York: McGraw-Hill Education, 2013.

第十九章

小儿整形外科
手术的麻醉

整形外科的基本手段是通过手术对人体某些部位组织进行整复与再造，让其适合人体自然的生理状态和美观形态。它面对的很多所谓的"患儿"不治疗也可以照常生活，但随着社会的进步与发展，以及人们对审美的追求和生活质量的提高，不得不对此类疾病进行治疗。整形外科治疗范围广，年龄跨度大（从新生儿到老年人），手术区域涉及身体的各个组织和体表部位。

小儿整形外科（pediatric plastic surgery）只是整形外科一个年龄段的分支，手术人群一般是指从出生到 14 周岁（也有报道进行胎儿宫内手术）。它除具备成人许多相似之处外，更有其特殊之处。许多疾病是与成人不同的先天性疾病，在学科上又与许多其他专科有着密切的交叉。如颅面畸形矫正涉及颅脑外科、颌面外科、耳鼻喉科、眼科，与小儿内科、放射科及心理学、遗传学也紧密相连。唇裂、腭裂手术修复涉及口腔科，肢体畸形矫正涉及骨科、手外科，烧伤后期瘢痕松解切除涉及烧伤科等。因此，实施这些手术麻醉的麻醉医师需要知识全面、技术精湛，而且很多手术对麻醉有许多特殊的要求。

第一节 小儿整形外科手术的麻醉特点

一、麻醉方法的多样性

由于小儿整形外科手术的范围广，有时涉及几个相连的部位，手术的时间也长短不一，所以对麻醉的方法要求也应因地制宜、灵活多变。针对多部位手术可以采取气管插管静脉 - 吸入复合全身麻醉，对于下肢长时间的手术可用低位连续硬膜外麻醉或骶管麻醉，对于局部某个区域的手术可用区域阻滞麻醉，对于头面部短时间手术可用喉罩静脉 - 吸入复合全身麻醉。有些手术也可使用复合麻醉，如唇裂可用静脉全身麻醉辅助眶下神经阻滞，口腔内有些小手术可用静脉全身麻醉辅助表面麻醉，有些手术可用静脉全身麻醉 + 局部麻醉。总的原则：在满足手术足够的镇痛条件下，使用最少的麻醉药，使药物的副作用和全身的生理扰乱降到最小，起到既苏醒快又安全的效果。

二、小儿解剖对麻醉的影响

与小儿麻醉有关的解剖特点是"三大""三小"。"三大"指头大、舌大、会厌大；"三小"指颈小（颈短、声门位置高）、咽小、下颌小。这些特征在小儿整形外科的患儿体现得更加明显，且给麻醉中通气和气管插管带来一定的困难。有些先天性疾病更是导致气道通气严重受阻和气管插管困难（如皮 - 罗综合征）的主要原因，这些在新生儿期就需治疗的患儿，年龄小（几日或几月），咽小，声门位置奇高，可操作视野极小，大部分普通困难气道插管的工具都无法施展，给麻醉医师带来了极大的挑战。

三、手术时间长

小儿整形外科手术程序复杂，部位繁多，操作精细。多学科的合作也造成了手术时间往往很长（超过 6 小时），对患儿的生理平衡和麻醉管理都提出了很高的要求，特别是婴幼儿出入量的严格控制，要求进行精确的评估与计算。另外还要关注患儿身体部位的长时间受压，静脉淤积，体温的保持，室温的控制，水、电解质、酸碱平衡的稳定，以及长时间手术造成麻醉医师的疲惫、思维的滞钝、体能和注意力的下降等问题，这些都影响麻醉的质量。

四、容量的维持及血流动力学的稳定

小儿整形外科手术一部分是在血管分布丰富的头面部操作，其手术创面很大，有些瘢痕松解、切除 + 植皮手术创面甚至达到体表面积的 1/5。有些手术如腭裂、颅颌面整形手术部位很深，可操作间隙小且出血量大。根据这些特点首先要使用止血药物，术中可施行控制性低血压，熟悉外科操作技术，相互配合缩短操作时间，减少手术中不必要的失血，及时补充容量，维持循环的稳定。

五、麻醉中特殊处理

1. 气管导管固定　很多小儿整形外科由于手术的需要，麻醉医师只能远离气管导管位置，或胶带固定位置涉及手术范围，所以必须设法稳妥地固定好气管导管，加强管理。另外，要防止气管导管进入过深、扭曲打折、脱出或气管导管与螺纹管、螺纹管与麻醉机脱节等意外的发生。

2. 注意肾上腺素的用量　外科医师为减少手术创面渗血，常在局部注射大量含肾上腺素的盐水，肾上腺素用量过大同时在氟类吸入麻醉药作用下，易诱发心律失常。

3. 使用局部麻醉药区域浸润　麻醉医师可在外科医师局部注射的肾上腺素盐水中加入一定量的局部麻醉药，这样可阻断局部手术疼痛刺激，减少全身麻醉药的用量，避免全身麻醉过深，也可缓解术后疼痛。

第二节　麻醉前评估与术前准备

小儿整形外科的患儿很多是综合征，某个部位外观畸形往往只是综合征的临床表现之一，如腭裂患儿有小下颌及大舌异常，小耳患儿常是偏颌畸形等。这些先天畸形多是由于胎儿在胚胎时期受某种因素影响而使发育受到干扰，同时伴有内脏器官发育受阻。如某些小鼻畸形患儿可能是唐氏综合征，且60%伴有先天性心脏病。皮-罗综合征、13三体综合征患儿都有唇裂、腭裂并伴有心脏发育异常和尿道下裂畸形。患儿颅面畸形也是克鲁宗综合征（Crouzon syndrome）和阿佩尔综合征（Apert syndrome）的主要特征，所以麻醉医师在术前应仔细检查，对于伴有神经和心血管系统疾病的患儿要格外注意，要评估对手术麻醉的耐受性，做好术中、术后危险的应急措施及并发症的处理准备，对于有困难气道的患儿要准备好困难气道插管的工具，随时准备应对危险。

第三节　颅面外科手术的麻醉

先天性颅面畸形患儿的发病年龄小，大部分就诊的症状是发现颅面骨外观的畸形，一般尚未出现运动和感知功能的异常。手术的基本目的是尽早纠正颅骨和面部骨的畸形，然后再进行软组织及外观畸形的纠正。手术的特点是体位特殊、手术时间长、术中显著和大量的出血、颅内压的改变及对视神经牵拉的影响，许多患儿同时伴有困难气道。术中麻醉处理的关键是在长时间的手术中保持血流动力学的稳定，维持较低的脑血流灌注压（以防广泛的出血或静脉窦撕裂后渗血），避免使用颅内压和眼内压增高的药物（如氯胺酮），保持气道的畅通。麻醉方法一般选择气管插管静脉 - 吸入复合全身麻醉，术中常规监护且建立有创动、静脉测压。

一、麻醉诱导

静脉麻醉药主要可选择丙泊酚（它不增高颅内压，同时能降低脑组织代谢），1.5 ~ 2mg/kg，辅以地西泮（0.05 ~ 0.2mg/kg）或咪达唑仑（0.1mg/kg，时效太短），联合芬太尼（4 ~ 6μg/kg）或舒芬太尼（0.5μg/kg）或瑞芬太尼（0.5 ~ 1μg/kg，稀释后缓慢推注），肌松药选择长效药物。术中镇静维持：丙泊酚 5 ~ 10mg/（kg·h）或吸入 1% ~ 3% 七氟烷（作用快、苏醒快、易控制、操作方便）。异氟烷镇痛比七氟烷强，但降压作用也强，不宜给患儿长时间使用（因为整形手术除切皮外，术中其他操作疼痛刺激都不大）。术中镇痛可采用瑞芬太尼 0.3 ~ 0.5μg/（kg·min）。

二、长时间的手术和广泛的组织暴露

大多数颅面手术时间为 4 ~ 8 小时，最长可达十几个小时。在长时间的手术操作过程中必须细致地观察并保护患儿。安置适当的体位时，使患儿关节舒适地屈曲，安置衬垫以保护好周围神经免受压迫，维持环境温度为 23 ~ 24℃，减少身体暴露于冷空气的时间，身体垫加热毯，条件许可的情况下麻醉机环路应加温、加湿。输入静脉内的液体和血液及冲洗用的液体均应在使用前加温，避免长时间机体暴露而使患儿大量热量丢失。

三、长时间切口暴露

长时间切口暴露易造成体液的蒸发，以及过多的血液、体液丢失，颅面手术的血液丢失，最多时可达患儿体内血液总量的 2 倍以上，平均的血液丢失为患儿血液总量的 60%。丢失的血液应及时、充分地进行补充，因为失血可能是突然或快速发生的，故不应等到出现血压下降后才开始补充。

颅面手术的许多失血隐匿在手术区和手术单中，故具体的失血量不易计算，应密切观察动脉压和中心静脉压，补充患儿的血管内容量。淀粉类的胶体会通过稀释减少凝血因子，直接干扰血小板和Ⅷ因子；含右旋糖酐的溶液也会影响血小板的功能，进而影响整个凝血系统，这些液体都应慎用。此外，某些晶体溶液属低渗性液体，易引起脑水肿，应与胶体溶液混合使用，必要时及时查血气，纠正水、电解质、酸碱平衡。

四、控制性低血压

控制性低血压在颅面手术中可有效地减少血液的丢失并使手术野保持相对干燥。在使用控制性低血压技术时，维持合适脑灌注压是最关键的问题，测量血压的换能器必须和头颅在同一水平，平均动脉压（mean arterial pressure，MAP）一般控制在 50～60mmHg，收缩压不超过 90mmHg。婴幼儿的安全低限目前还不能确定，可比较大儿童略低一些。可使用挥发性麻醉药和血管扩张药，也可单用或合用交感神经阻滞剂进行控制性低血压。

五、颅内手术

颅内手术麻醉以减小颅脑的容积为目标，在牵开额叶方能暴露出颅前窝和面骨时，减小脑的体积就可减小牵开脑的程度，因此应避免使用增大颅内容量的药物。减少颅内容量的措施：①过度通气（$P_{et}CO_2$ 控制在 25mmHg）减少脑血流量；②头圈垫高 10°～20°，这样既能确保静脉回流，又可防止静脉空气栓塞；③应用利尿剂（甘露醇和呋塞米）脱水。呼吸模式的选择应不抑制颅内静脉及脑脊液的引流，避免呼气末正压通气，可使用呼气期较长的通气模式使平均气道压保持在较低的水平。

六、眼心反射

儿童因其更高的迷走张力和对迷走节律的敏感，使得眼心反射（oculocardiac reflex，OCR）强烈。术中头皮剥离和骨推头皮至眼眶上时使得心率减慢，如果心率 < 60 次 /min 伴血压降低时要停止手术，静脉推注阿托品 0.02mg/kg（阻断迷走神经的同时也可对抗瑞芬太尼引起的心率减慢）。另外，术前也应做好双眼保护（以棉球纱布衬垫外眼后覆盖透明胶膜，术毕移除）。

七、几个压力的调控

在颅面外科手术麻醉管理中，对下列几个压力的调控非常重要。

1. 颅内压（ICP）　正常值范围：婴幼儿为 0～6mmHg，2～8 岁为 6～11mmHg，> 8 岁为 13～15mmHg。ICP 过低易使脑室塌陷。

2. 中心静脉压（CVP）　太高可增高 ICP。

3. 脑灌注压（CPP）　太低影响脑组织供血。

4. 气道压（Paw） 太高可增高 CVP。

5. 平均动脉压（MAP） 是血液容量稳定的标志。

6. 呼气末二氧化碳分压（$P_{et}CO_2$） 中度过度通气，维持在 25mmHg 左右，过低可使脑组织供血不足。

八、术中监测

行桡动脉、股动脉或足背动脉穿刺，进行有创测压，颈内静脉（其他深静脉）穿刺置入三腔导管（以备测压、输液、用药），其他监测包括心电图、SpO_2、心率、体温，并留置导尿管。

九、颅面外科患儿围手术期并发症及术后麻醉处理

小儿颅面外科手术及麻醉的死亡率较高，术中严重的失血可导致心搏骤停，压迫眼球可引起眼心反射致窦性心动过缓，取肋软骨时易发生气胸，气管切开也可引起腹腔前腔积气，在面中部前移时可发生术中气管导管脱出、导管扭结、切骨时可导致导管断裂。这些并发症只要及时发现并处理，一般不会导致患儿死亡。术中大量失血、气栓、术后脑水肿、大量硬膜外出血，拔管后呼吸道梗阻和气管切开被阻塞或出血、呼吸停止、循环功能衰竭及感染是围手术期常见的死亡原因，应予以足够的重视并及早处理。

部分存在困难气道的患儿，气管拔管时尤应慎重，要严格遵守下列原则：①患儿应完全清醒，呼之能应；②咽反射、吞咽反射已完全恢复；③每分通气量正常；④自主呼吸空气 5 分钟，SpO_2 在 95% 以上；⑤排除拔管后引起呼吸道梗阻的一切因素；⑥合理包扎切口，防止包扎后引起呼吸困难及对困难气道通畅的影响。

拔管后要注意观察患儿呼吸、血压及 SpO_2，对于鼻腔及口腔内的渗血和分泌物要及时清除，气道不畅的患儿短时可用口咽通气道，对长期要保持气道通畅者可放置鼻咽通气道（新生儿最短的长度可置入 6cm）。

术后恶心呕吐、躁动可能污染伤口或损坏已修复的颅骨组织，躁动往往是由疼痛或膀胱膨胀引起，恶心呕吐可能是某些麻醉药的不良反应，也可能是由于分泌物或血液刺激咽部或吞入后刺激胃所致，故颅面外科术后患儿的镇痛、镇静或镇吐很有必要。常用的药物及剂量：①芬太尼，带插管的患儿 1 ~ 1.5μg/（kg·h），拔管患儿 0.2 ~ 0.3μg/（kg·h）；②曲马多 140 ~ 180μg/（kg·h），咪达唑仑 0.2 ~ 0.4mg/（kg·d）；③地西泮 0.1 ~ 0.2mg/（kg·d）；④恩丹西酮 0.1mg/（kg·d）。可用微量注射泵或镇痛泵维持。

第四节　唇裂、腭裂手术的麻醉

一、唇裂、腭裂的手术修复

唇裂、腭裂是较为常见的先天畸形，通常是单独存在的畸形，也可存在群集的情形。唇裂可伴发腭裂，单纯腭裂很少发生。患儿一般在出生后就可行早期的唇裂修补术，而腭裂修复一般在 12～18 个月语言功能正常发育前进行。

二、术前评估

患儿第 1 次手术时，其父母已经克服了起初的震惊、疑惑、愤怒、悲伤等不良情绪，迫切希望治疗、修复患儿的外观和功能至正常。许多患儿需要多次手术，术前应与患儿和 / 或家长沟通，让其增强信心配合手术。对于因语言和听力上有问题且交流障碍的患儿，应格外注意去接触、沟通，使其与医护人员建立信任感。另外，所有腭裂的患儿多患有咽鼓管功能失调，并通常患有慢性中耳炎，对急性感染且有清亮鼻溢液的患儿，术前应彻底治疗。对这类患儿手术前应常规使用止涎剂。

三、术中麻醉

儿童唇裂、腭裂修复手术需要气管插管下全身麻醉，局部区域或神经阻滞麻醉可用于年龄较大且配合手术的患儿。新生儿气管黏膜很嫩，气管导管刺激后极易水肿。为避免气管插管引起喉头水肿的风险，唇裂手术可以在基础麻醉辅以眶下神经阻滞的方法下，不插管行修复手术。但这对外科医师的技术和麻醉管理的水平要求很高，手术时间最好小于 15 分钟，于口腔放入少许填塞物，鼻导管给氧保持一定的气道通畅和自主呼吸。但从麻醉质量和患儿安全的角度出发，不推荐使用这种麻醉方法。

全身麻醉合并局部或神经阻滞麻醉可以减少术中全身麻醉药的使用，使患儿更快清醒，降低拔管后呼吸道梗阻的发生率，并可为患儿提供良好的术后镇痛，值得提倡。在气管插管下使用肌松药可为手术修复、控制切口张力创造良好的条件。

大多数单独唇裂、腭裂患儿没有困难气道，但在新生儿或合并小下颌畸形时易产生气道气管插管困难（见本章第八节）。当舌后坠塞满腭裂的缝隙时可发生气道阻塞，托起下颌并张口即可缓解。当患儿伴发齿槽豁裂，裂隙较大时可用湿纱布或牙科用棉卷塞住，以避免置入喉镜时妨碍镜片滑入，造成操作和暴露困难。如果是患儿门齿骨前突，置喉镜时，应尽量避免损伤门齿。

唇裂手术时，有时为了固定或手术方便可行经鼻插管（腭裂一般不用）。经口插管时使用异型的气管导管可避免导管扭曲、脱出，也有利于固定及进行手术。预成型（RAE）气管导管是最佳的选择之一，导管应固定于下唇中线，勿将下唇反转扭曲。对年龄较小的患儿，为避免气管黏膜及喉头的损伤，常使用不带套囊的导管，在手术开始前可进行咽周填塞，既可防止血液或分泌物误入气管，又起到固定导管的作用。术毕应提醒手术医师将其取出，以免术后造成气道梗阻。

唇裂、腭裂手术麻醉术中气管导管的管理很重要。外科医师与麻醉医师共用一个口腔通道，气管导管深度可略深但勿浅，应固定稳妥以防脱出。在为患儿摆体位、旋转开口器和咽周填塞时，腭裂手术需要头后仰，颈部过度伸展，均极易使气管导管脱出。放置 Dingman 开口器可使术野暴露良好，但有对气管导管扭曲和压迫的危险。当监测 $P_{et}CO_2$ 有改变或气道压力增高时，要仔细检查气管导管的状态。另外，在外科医师使用含肾上腺素的局部麻醉药时吸入含氟类的麻醉气体易引发心律失常，特别是氟烷，所以尽量少用含氟类的麻醉气体，发生心律失常时应立刻停止吸入麻醉，及时处理。唇裂手术血液丢失量较少，一般不需补充，在腭裂手术血液丢失过多时需进行输血治疗。术中常规监测心率、呼吸、脉搏、血氧饱和度、血压，有条件时一定要监测 $P_{et}CO_2$。

第五节　大血管瘤手术的麻醉

小儿大血管瘤（包括淋巴管瘤）手术麻醉的关键是控制好呼吸，保持血流动力学的稳定。可行有创动、静脉测压，控制性降压；切瘤前对大动脉血管的结扎，及时补充容量。位于颈部对气道通气有影响的血管瘤应特别谨慎，麻醉前备好困难气道插管的工具，拔管时也要注意，可尝试采用"分段拔管法"。

第六节　显微外科手术和美容手术的麻醉

显微外科技术是外科医师借助于手术显微镜的放大作用，使用精细的显微手术器械及缝合材料，对细小的组织、肌肉（眼科）、关节进行精细手术和血管吻合。未来显微外科将会全面开展，应用显微外科技术开展实验外科、胎儿外科，并与高新技术紧密结合。因此，显微外科将是 21 世纪医学的主旋律。但显微镜景深有限，略有上下移动即出现手术野模糊，肉眼所不能看见的抖动在显微镜下却很显著，细微的抖动就会影响操作。因此，显微外科手术要求麻醉深（镇痛性强）、患儿手术区域固定（稳定）、维持时间长。由于儿童的特点，大部分小儿不合作，故只能用较深的全身麻醉或气管插管、喉罩静脉 - 吸入全身麻醉，时间长的手术可辅助椎管内麻醉或神经阻滞麻醉或局部浸润麻醉或表面麻醉的多种组合，使患儿在整个手术过程中处于睡眠状态，以满足手术的需要。

一、小儿美容外科的麻醉特点

小儿美容外科中的患儿大多体质健康，且多数是头面部及体表手术，深部手术很少，极少有像成人的隆胸、吸脂等手术，故麻醉相对比较安全、简单。

小儿美容外科中也有些病种独特或伴有其他综合征、术后并发症也多的患儿，应尽可能收住入院，在麻醉专科医师的配合下完成手术，以提高安全性。

美容外科中的患儿有些有心理障碍，麻醉及手术前要充分做好解释工作，医患双方达成心理沟通，取得小患儿的信任与合作。

一些听话、意志坚强的体表中小手术患儿可在局部麻醉下完成。局部麻醉也可由手术医师操作。美容外科医师不仅要完成手术，还要熟练掌握局部浸润麻醉技术，而且要对麻醉效果及美容就医者的安全负完全责任。

一些重症或复杂的小儿美容手术在复合麻醉下完成，可以是全身麻醉（气管插管静脉 - 吸入全身麻醉）联合各种广义局部麻醉技术，减少单种药物用量过大，使各类药物量小协同均衡使用，以减轻全身的药物毒性反应。

二、小儿常用神经阻滞麻醉

常用的神经阻滞麻醉剂是 0.5% ~ 1.0% 利多卡因，加入肾上腺素使其浓度为 1/（10 万 ~ 20 万）（5 ~ 10μg/ml）。

1. 眶上神经和滑车上神经阻滞（成人定位，小儿酌情）

（1）标志点：眶上神经从眶缘中内 1/3 交界处的眶上切迹（或孔）穿出，距中线 2.5cm。滑车上神经在眼眶上鼻角处出眶，距中线 1.7cm。2 条神经均位于骨膜浅面。

（2）麻醉方法：左拇指保护眶缘，左食指扪及眶上孔处，垂直进针至骨面，有异样感或针进入眶上孔时注入麻醉药 1 ~ 1.5ml 阻滞神经；退针至皮下，沿眶缘向内侧进针至眼眶上鼻角处，注入麻醉药 1ml 阻滞滑车上神经，或在眶缘上鼻角处穿刺注入麻醉药阻滞滑车上神经。

2. 眶下神经阻滞

（1）标志点：眶下管由外上向内下走行，其开口眶下孔在眶下缘下部 0.6～0.8cm 处。

（2）麻醉方法：左手食指扪及眶下孔，在鼻翼外侧 0.5～1.0cm 处进针，与皮肤成 45°，刺向眶下孔方向，针刺入眶下孔 0.5cm，注入麻醉药 1ml，阻滞眶下神经。

三、表面麻醉

结膜囊表面麻醉，用 0.5% 丁卡因或 1% 利多卡因，滴入法给药，每次 1 滴或 2 滴，间隔 2～5 分钟滴 1 次，共 2～5 次。

第七节　烧伤晚期瘢痕切除的麻醉及术后镇痛

颅面手术和一些灼伤清创、切痂植皮及皮瓣转移的手术创面大，切口长而多，缝合细密，患儿术后往往疼痛剧烈，难以忍受，所以术后镇痛对于小儿整形外科手术后是必须的。效果良好的术后镇痛可使患儿精神愉快，切口愈合迅速，治病信心增强，住院时间缩短。

由于小儿疼痛的敏感性高，反应强烈，持续时间短，疼痛描述的准确性差，器官代偿能力差，加之对疼痛的回避性，给术后疼痛的治疗和计划带来很大的困难。一般可将术后镇痛列入麻醉计划的一部分，与一些手术操作保持一致（如连续硬膜外导管可留置术后注药用），术前也可对患儿进行一些镇痛技术的辅导教育（如 PCA）。术后镇痛最好是使患儿无痛且舒适地从麻醉中苏醒，无痛患儿保持镇痛要比剧痛患儿达到镇痛容易得多。对于婴幼儿及较小儿童一般可选择连续静脉输注泵，药物可选择阿片类止痛药。

由于小儿药物代谢比成人慢，使用时要特别小心。芬太尼的安全剂量为 5～8μg/（kg·d），吗啡 5～15μg/（kg·h），对使用阿片类药物易出现恶心、烦躁的儿童应慎用或少用。长时间观察小儿呼吸及镇痛效果比较困难，但即使镇痛效果稍差，也不能轻易地增加药量，否则会增加药物蓄积后抑制呼吸的风险。年龄大于 7 岁、智力正常、能理解 PCA 的患儿可使用 PCA。

对任何年龄的患儿，区域阻滞技术都是镇痛的极好方法。单次阻滞可用 0.1～0.125% 布比卡因加用 1：20 万 IU 的肾上腺素（布比卡因允许一次最大剂量为 2.5～3.0mg/kg），硬膜外或骶管置管（年龄＜6 岁）可持续注药镇痛，镇痛药为 0.1% 布比卡因 0.1～0.2ml/（kg·h）。局部或区域神经阻滞麻醉也可用于短暂术后镇痛，如唇裂术后可用眶下神经阻滞镇痛。一般性的镇痛措施如应用 EMLA（利多卡因＋丙胺卡因混合乳膏）表面麻醉和 TTS（芬太尼经皮贴剂），口服对乙酰氨基酚（扑热息痛）、布洛芬、吲哚美辛（消炎痛）和酮咯酸等非甾体抗炎药应慎用，对婴幼儿一般不推荐使用。

第八节　困难气道的处理

许多颅面畸形的患儿气道都有问题，下颌骨和颅面骨发育不良的患儿可能出现困难气道。对张口度小、颏甲距短、小下颌、鼻咽腔狭小、巨舌、颞下颌关节强直的患儿应进行全面的、彻底的气道评估，做好困难气道插管的准备。

1. 困难气道的插管操作必须在浅麻醉，保持自主呼吸的情况下进行，首先可借助各类困难气道插管工具试插，或喉罩导引下插管（先置入合适的喉罩，再在喉罩导管内插入气管导管）。

2. 对于不能暴露声门且各类困难气道插管工具无法施展的婴幼儿，可先行喉镜暴露下盲探（导管插入硬质导丝后做成钩状，听呼吸声插入气道）。只有在喉镜（包括可视喉镜）能充分暴露声门且稳定插管的情况下，为减轻应激反应及局部机械压迫损伤而用肌松剂代替自主呼吸插管。此外，对于口内手术可选择鼻插管。

3. 各类困难气道插管工具、导管在儿童及婴幼儿使用中优劣的对比见表 19-8-1。

表 19-8-1　各类困难气道插管工具、导管在儿童及婴幼儿使用中优劣的对比

类别	优势	劣势
可视喉镜	简单方便，无损伤	对于声门位置超高、咽狭小及新生儿，插管空间和视野不够大
插管用纤维喉镜（包括纤维支气管镜）	简单方便，无损伤	最小直径 2.8mm，只能用于内径 5.0 以上的导管，对于更小的导管，管壁摩擦阻力太大，插入后镜子拨出困难
盲控光索、光棒	简单方便，无损伤，可用于新生儿	依靠实践与经验，反复尝试耗时长，易引起喉水肿和喉痉挛
可视可塑硬质光纤喉镜、视可尼喉镜	简单方便，无损伤，可用于新生儿	如误插易引起喉水肿和喉痉挛
喉罩	可以维持通气	限于短时间手术，受头位、体位的影响

类别	优势	劣势
环甲膜穿刺进行插管	成功率高	创伤性大、受气道角度的影响
微创气管切开	成功率高	仅用于 7 岁以上患儿，7 岁以下使用者日后易瘢痕挛缩引起气管狭窄
食管气管联合导管	紧急情况维持通气	市场上尚无儿童使用的导管型号

（费　建）

推荐阅读资料

[1] 熊利泽，邓小明. 中国麻醉学指南与专家共识. 2 版. 北京：人民卫生出版社，2017.

[2] BRASHER C, GAFSOUS B, DUGUE S, et al. Postoperative pain management in children and infants: an update. Paediatric Drugs, 2014, 16(2): 129-140.

[3] BYUN S, PATHER N. Pediatric regional anesthesia: a review of the relevance of surface anatomy and landmarks used for peripheral nerve blockades in infants and children. Clin Anat, 2019, 32(6): 803-823.

[4] DESALU I, ADEYEMO W L, AKINTIMOYE M O et al. Airway and respiratory complications in children undergoing cleft lip and palate repair. Ghana Med J, 2010, 44(1): 16-20.

[5] HSIEH S T, WOO A S. Pierre robin sequence. Clin Plast Surg, 2019, 46(2): 249-259.

[6] KARSLI C. Managing the challenging pediatric airway: Continuing Professional Development. Can J Anaesth, 2015, 62(2): 1000-1016.

[7] KAMAL M, VARGHESE D, BHAGDE J, et al. Anesthesia in a child operated for cleft lip associated with Patau's syndrome. Rev Bras Anestesiol, 2018, 68(2): 197-199.

[8] REENA, BANDYOPADHYAY K H, PAUL A. Postoperative analgesia for cleft lip and palate repair in children. J Anaesthesiol Clin Pharmacol, 2016, 32(1): 5-11.

[9] SPRUIJT B, JOOSTEN K F M, DRIESSEN C, et al. Algorithm for the management of intracranial hypertension in children with syndromic craniosynostosis. Plast Reconstr Surg, 2015, 136(2): 331-340.

[10] SPRUIJT B, TASKER R C, DRIESSEN C, et al. Abnormal transcranial Doppler cerebral blood flow velocity and blood pressure profiles in children with syndromic craniosynostosis and papilledema. J Craniomaxillofac Surg, 2016, 44(4): 465-470.

[11] STRICKER P A, FIADJOE J E. Anesthesia for craniofacial surgery in infancy. Anesthesiol Clin, 2014, 32(1): 215-235.

[12] THOMAS K, HUGHES C, JOHNSON D, et al. Anesthesia for surgery related to craniosynostosis: a review. Part 1. Paediatr Anaesth, 2012, 22(11): 1033-1041.

第二十章

小儿门诊（日间）手术麻醉

近年来，门诊手术种类和指征不断扩大，尤其日间手术的蓬勃发展，其优越性显而易见：缩短患儿等候手术的时间，避免强制患儿接受术后的住院生活环境，避免患儿与家庭分离的情感压力（小儿更是如此），减少家长探视与照顾的精力和时间，减少医源性感染的风险，并可节省大量的医疗费用（40%～80%），更有效地利用现有的医疗资源。由于手术时间短、效率高，门诊（日间）手术可大幅节省医疗费用。因此，门诊（日间）手术的开展，无论对患儿，还是对医院、社会均有积极的意义，是以后医疗模式的发展趋势。但是，门诊（日间）手术的顺利开展有赖于理想、高效的麻醉，即要求麻醉起效迅速平稳、恢复快、术后并发症少、良好的术后镇痛等，对麻醉医师提出了更高的要求。

第一节 小儿门诊手术的种类

门诊实施的手术一般应满足的条件：美国麻醉医师协会（ASA）分级为Ⅰ～Ⅱ级；手术范围及难度小，手术时间短；无明显失血，无重要的生理干扰；预计术后并发症少或无；无术后早期离床禁忌证的手术。

一、适应证

1. 小儿外科 疝气与鞘膜积液（可腹腔镜或传统开放式手术）、体表小肿物切除、多指切除、马蹄足石膏外固定、包皮环切、拔双 J 管、组织活检等。

2. 口腔科 补牙、拔牙、舌系带松解、唇部小肿物切除等。

3. 耳鼻喉科 腺样体消融切除术、鼓膜切开置管术、鼻腔异物探取术等。

4. 眼科 斜视矫正术、睑板腺囊肿刮除术、眼底检查术。

5. 无创检查 胃肠镜检查术、纤维支气管镜检查术。

6. 介入手术 体表血管瘤、视网膜母细胞瘤、淋巴管畸形、动静脉畸形等。

二、禁忌证

1. ASA 分级大于等于Ⅲ级，或合并可危及生命的严重系统性疾病且未维持稳定。

2. 近 1 周内有上呼吸道感染。

3. 患有未缓解的支气管哮喘、癫痫，或合并有循环和 / 或呼吸问题的过度肥胖。

4. 疾病本身已经引起肺动脉高压。

5. 长期服用慢性中枢兴奋性药物。

6. 预计存在困难气道。

7. 手术复杂，术中可能出血多，术后发生并发症可能性大，术后需输血或大量补液。

8. 术后当晚家中无可靠成人陪伴看护。

第二节 术前评估与准备

病史检查的主要手段包括病史采集、体格检查和特殊检查，以详细的病史和体格检查作为评估的主要手段，从而简化常规系列全面实验室检查和其他检查，仅针对性地选择几种实验室检查或特殊检查。我国目前的医疗模式中，由于首诊的原因，绝大部分患者是由相关手术医师提前筛选，仅少数需要麻醉科医师决定。因此，麻醉医师与手术医师的密切联系十分重要，如能开办麻醉门诊，并在麻醉门诊完成相关评估最为理想。

一、病史采集与体格检查

1. **病史采集** 应对心血管、呼吸系统、肝脏、肠、胃、泌尿系统、神经系统、内分泌系统、凝血机制、用药史、过敏史、近期上呼吸道感染史、既往手术史、是否有家族遗传性疾病或先天性疾病进行全面地询问，采用表格式的方法有助于加快病史采集的速度并保证病史的完整性。同时记录拟实行何种手术。

2. **体格检查** 应对与麻醉安全有直接关系的器官进行有选择性的检查。

（1）基本生命体征：血压、脉搏、呼吸运动的幅度和频率。

（2）心脏：心前区触诊，听诊有无心律失常或心脏杂音。

（3）肺脏：听诊肺部有无干湿啰音、哮鸣音等。

（4）皮肤：观察皮肤、黏膜颜色，排除肝病面容、贫血等。

（5）气道评估：检查张口度、气管位置，进行困难气道评估，学龄期儿童注意检查牙齿松动情况。

（6）其他：观察神态、步态、智力状况等。

二、实验室检查

对于平素健康、近期无上呼吸道感染等症状、ASA 分级为Ⅰ～Ⅱ级，预计手术中出血不多者，仅需几项简单检查即可。仅查血常规、凝血功能，而不需要生化全套、心电图、胸片检查。

三、术前准备

1. **手术前** 告知家属/监护人手术日期及到达手术室时间、手术地点、麻醉方式、所需完善的检查、签署麻醉知情同意书、禁食时间（表 20-2-1）（应严格执行，减少术中、术后反流误吸的风险）、术后可能留院观察的时间、离院需家长陪同等注意事项、随访复诊事项等。

表 20-2-1　小儿门诊（日间）手术麻醉前禁食水时间

单位：小时

禁食种类	术前禁食水时间
清水	2
母乳	4
牛奶	6
营养粉	6
固体食物	8

2. 手术当日　询问是否严格禁食，有无突发的感染、恶心呕吐、头晕、上呼吸道感染，有无家长陪伴等，如发现上述不安全因素，应临时取消手术。建议建立静脉通路，可在吸入诱导后建立静脉通路。

3. 麻醉前用药　由于门诊手术的特殊性，麻醉前用药无一定模式，可根据病情和麻醉方法而定，一般儿童可不必用药，对于因极度恐惧或智力因素难以配合者，可酌情使用镇静药（口服咪达唑仑糖浆 0.5 ～ 1mg/kg 或右美托咪啶滴鼻 2 ～ 3μg/kg）。

四、仪器设备的准备

门诊（日间）手术室的设备应不低于常规手术室内的设备。

（1）可进行间歇正压通气的设备（麻醉机或呼吸机）建议配备气体净化设施。

（2）备用的供氧装置（氧源和手控呼吸气囊）。

（3）监测仪（可监测血氧饱和度、心电图、血压、呼气末二氧化碳分压监测仪，有条件者应监测 MAC 及麻醉深度），以及便携式监测仪（可监测血氧饱和度和脉率）。

（4）吸引装置，充足照明设施。

（5）配备除颤仪、急救药物及其他必要的心肺复苏设备的急救车。

（6）复苏 / 转运手推车。

（7）有麻醉 / 镇静恢复室，备氧源、吸引器、监护仪。

（8）与手术室人员有快捷联络通信设备，配备 1 ～ 2 名经过麻醉 / 镇静培训、小儿生命支持培训的护士配合麻醉医师工作。

另外，患儿所用到的药物和仪器均需备好，具体如下。

（1）各种通气道适合各种年龄的不同型号的面罩（含香味）、喉镜片、气管导管、口咽通气道、喉罩、吸痰管和呼吸回路。

（2）麻醉和镇静所需药物、注射器、静脉液体和液体给药装置。

五、麻醉方式的选择

在门诊实行麻醉，除了考虑小儿的特殊性外，还要兼顾当日离院的特殊性，所以麻醉方式的选择应以安全可靠、简便易行、苏醒迅速和副作用少的麻醉方法和药物优先。当然，从安全性的角度考虑，具体方法应以麻醉医师个人经验和熟悉程度而定。对于小儿麻醉而言，除少部分大龄患儿可主动配合，不需要全身麻醉外，对绝大部分患儿应进行全身麻醉。提倡复合使用局部麻醉，以使全身麻醉深度相对变浅、用药量减少、苏醒迅速、镇痛更持久，缩短留院观察时间。

第三节　麻醉实施

一、全身麻醉

全身麻醉包括单纯吸入全身麻醉、静脉全身麻醉、喉罩下静脉 - 吸入复合全身麻醉及气管插管静脉 - 吸入复合全身麻醉。

1. 单纯吸入全身麻醉　以 6% 七氟醚 + 6L/min O_2 吸入诱导，待患儿入睡后建立静脉通路（推荐）进行补液；术中可用面罩或成人鼻导管 / 鼻腔通气管吸入 3%~4% 七氟醚 + 2L/min O_2 维持麻醉深度，减压阀为 30cmH_2O。含双通道的面罩适用于纤维支气管镜 / 胃镜检查。静脉辅助用药：长托宁 0.01mg/kg 减少分泌物，格雷司琼 0.05mg/kg 防治术后恶心呕吐，氟比洛芬酯 1mg/kg 镇痛，右美托咪啶 0.5~0.7μg/kg 预防复苏期的躁动。

优点：①主要适用于短小手术（半小时内）；②诱导迅速，苏醒迅速；③不增加呼吸道分泌物；④循环抑制作用轻，不增加心肌应激性，不引起心律失常。缺点：①空气污染；②不能进行辅助呼吸；③对于有鼾症患儿及肥胖的患儿易发生气道堵塞，一般用提下颌、面罩加压给氧法可缓解，如气道堵塞不能缓解，可用口 / 鼻咽通气管缓解，必要时行气管插管；④为维持麻醉深度需要七氟醚的吸入浓度较大，且单纯吸入七氟醚易发生苏醒期躁动。

2. 静脉全身麻醉　异丙酚 2~3mg/kg，舒芬太尼 0.1~0.2μg/kg 或瑞芬太尼 0.5~1μg/kg，必要时追加异丙酚 1~2mg/kg，可复合咪达唑仑 0.1~0.2mg/kg。根据检查时间也可持续静脉泵注异丙酚 4~8mg/（kg·h），诊疗结束时停止泵注。静脉辅助用药：长托宁 0.01mg/kg 减少分泌物、格雷司琼

0.05mg/kg 防治术后恶心呕吐。

优点：①苏醒快，效果佳；②患儿无痛苦，无记忆，无术后躁动；③无环境污染。缺点：①严重鼾症及过度肥胖者慎用；②肌松效果差；③镇静过深容易引起呼吸抑制。

3. 喉罩下静脉 - 吸入复合全身麻醉 以 6% 七氟醚 + 6L/min O_2 吸入诱导，待患儿入睡后建立静脉通路进行补液，用异丙酚 2 ~ 3mg/kg、舒芬太尼 0.3μg/kg，置入喉罩，放妥后即开始向充气囊充气，推荐气囊压不超过 60cmH_2O。术中以 2 ~ 3% 七氟醚 + 2 ~ 3L/min O_2 吸入维持和 / 或异丙酚 50 ~ 200μg/（kg·min）维持。辅助用药：长托宁 0.01mg/kg 减少分泌物，格雷司琼 0.05mg/kg 防治恶心呕吐，氟比洛芬酯 1mg/kg 镇痛，右美托咪啶 0.5 ~ 0.7mcg/kg 镇静预防复苏期的躁动。

优点：①可保持气道通畅；②可进行辅助呼吸；③是难预料性困难气道时急救的关键；④污染小。缺点：①费用高；②术中可行正压通气，但压力不可过高，应保持在 20cmH_2O 以下，否则可能使大量气体进入胃内，引起反流误吸；③不适用于经口腔或头面部的手术；④喉罩放置不准确时偶有术后咽喉痛和软组织损伤；⑤不适用于手术时间过长的手术（> 2 小时）。

4. 气管插管静脉 - 吸入复合全身麻醉 以 6% 七氟醚 + 6L/min O_2 吸入诱导，待患儿入睡后建立静脉通路进行补液，用异丙酚 2 ~ 3mg/kg、舒芬太尼 0.3μg/kg，顺阿曲库铵 0.2mg/kg 诱导，根据手术方式选择经鼻或经口置入气管导管。2% ~ 3% 七氟烷和或异丙酚 50 ~ 200μg/（kg·min）维持。辅助用药：长托宁 0.01mg/kg 减少分泌物，格雷司琼 0.05mg/kg 防治恶心呕吐，氟比洛芬酯 1mg/kg 镇痛，右美托咪啶 0.5 ~ 0.7μg/kg 镇静预防复苏期的躁动。术后清醒拔管，拔管后雾化吸入布地奈德 + 肾上腺素预防喉头水肿。

优点：①无论手术时间多长（≥ 2 小时建议行气管插管），都可以确保有效通气；②对于头面部及口腔内手术操作，可以确保无分泌物或血液流入咽腔引起气道痉挛或窒息；③需特殊体位如俯卧位时可确保有效通气；④难缓解性舌后缀或呼吸抑制时急救的关键方法。缺点：①可能引起气道损伤；②可能出现延迟的喉头水肿等，建议常规拔管后行雾化；③偶见声音嘶哑。

二、区域麻醉

区域麻醉是门诊手术最常见的方法，同时可以提供良好的术后镇痛。可选用的麻醉方法有骶管麻醉、髂腹股沟神经阻滞。对行单侧疝气或鞘膜积液手术的年长患儿（≥ 6 岁），可以复合髂腹股沟神经阻滞；建议对下肢、下腹部、鞍区的手术均选用全身麻醉复合骶管麻醉，这样既减少了术中全身麻醉药的使用，缩短术后苏醒时间，同时也可以提供良好的术后镇痛。使用的药物建议：0.08% 左布比卡因（罗哌卡因）＋ 0.5μg/kg 右美托咪啶，一般可提供术后 24～36 小时的镇痛。

三、局部麻醉

手术部位行局部浸润麻醉是门诊麻醉中最简单、最安全的方法。建议所有可以行局部浸润麻醉的手术医师必须实行（尤其是口腔）。

第四节　麻醉后管理

与住院患者不同，门诊患者术后离院回家，失去了医护人员的观察护理和及时救治的条件。因此，足够的院内观察、充分考虑术后可能发生的意外和对患儿家长的详尽指导至关重要。

所有手术后的患儿均需在有专业医护人员和设备的地方复苏，并及时记录复苏情况，达到离院标准后才可离开医院。未能达标者应留院继续观察，并酌情予以输液、吸氧、雾化等处理，如出现苏醒延迟、过敏或呼吸和循环不稳定、严重麻醉并发症者，应收入院观察治疗。

一、离院标准

患儿离开医院前必须确认其无明显疼痛及恶心呕吐，手术区域无明显出血，必须有家长陪同离院，且陪护人应获得术后指导，包括发生问题时如何联系。此外，根据不同的麻醉方法还要达到以下标准方可离开医院。

1. 全身麻醉后离院标准　非气管插管患儿苏醒后 1 小时，医师评估后达到离院标准可离开；气管插管（包括喉罩）的患儿拔管后 4 小时，完成雾化后，经医师评估达到离院标准后可离开。离院标准：Alderete 镇静评分量表评分为 10 分（表 20-4-1）。

表 20-4-1　Alderete 镇静评分量表

评分	四肢活动度	呼吸状况	循环（与术前相比）	清醒程度	皮肤颜色
0 分	不可活动	窒息，气道梗阻	超过术前 50%，心电图明显变化	无反应	发绀
1 分	不自主肢体运动	呼吸浅表，但通气够	血压变化超过术前 20%～50%，心电图轻微变化	能唤醒	苍白

评分	四肢活动度	呼吸状况	循环 （与术前相比）	清醒程度	皮肤颜色
2分	按需运动肢体	深呼吸，可咳嗽，脉搏血氧饱和度满意	血压变化超过术前 0 ~ 20%，无心电图变化	完全清醒	红润

2. 区域阻滞后离院标准　除达到以上全身麻醉标准外，同时还包括以下标准：①下肢感觉正常，肌力及本体感觉恢复；②交感神经功能恢复，包括肛周感觉恢复、足底反射正常及拇指本体感觉恢复。

二、麻醉相关并发症

门诊麻醉并发症根据麻醉方法而异，多数轻微可控，仅 0.9% 的症状持续 24 小时。特别需要重视的是以下并发症。

（1）小儿气管插管损伤、喉水肿、支气管痉挛等，术后需雾化并离院观察，待呼吸恢复正常方可离开。

（2）小儿视觉模糊，视力下降，定向力下降等多为长托宁所致，24 ~ 48 小时自然缓解。

（3）恶心呕吐较常见，发生率 1% ~ 25%，小儿尤其常见。建议术中常规预防性使用抑制呕吐药物。

（4）苏醒期躁动。术中如果仅使用七氟醚维持麻醉，苏醒期常见有躁动，建议术中适当使用丙泊酚或右美托咪啶，减少术后躁动的发生率。

（5）介入手术注射无水乙醇后 1 ~ 30 分钟可出现急性肺动脉高压危象，可用加压控制呼吸，多巴胺 1 ~ 5mg，静脉注射，效果不理想时再静脉注射肾上腺素 0.1 ~ 0.5mg。

三、镇痛管理

对明显疼痛的患儿适当使用镇痛药物。建议选用多模式复合的麻醉方式，术后提倡多模式镇痛，如术前可使用凯纷或帕瑞昔布等，术中手术区域性局部浸润麻醉或骶管麻醉，术后可口服非甾体抗炎药以缓解疼痛。

四、术后管理

术毕尽管患儿已经达到离院标准，但是药物的残留作用可能依然存在，约半数患儿在术后 1 ~ 2 日仍存在观察力、判断力、肌张力等方面的问题。所以，必须向家长说明以下注意事项。

（1）24 小时内不得离开该患儿；患儿下地行走需有人看护。

（2）可从清淡流质饮食开始，逐渐加量，以不出现腹胀、恶心呕吐为原则。

（3）伤口疼痛可服用少量非甾体抗炎药。

（4）有任何不适请及时回院就诊或于当地医院就诊。

（5）请家长记录紧急情况下的求助电话，提供医院 24 小时值班电话。

（6）有条件的医院可以设立专门的岗位提供术后 48 小时的电话随访。

（雷东旭　宋兴荣）

推荐阅读资料

[1] 陈煜，连庆泉.当代小儿麻醉学.北京：人民卫生出版社，2011.

[2] 邓小明，姚尚龙.现代麻醉学.5 版.北京：人民卫生出版社，2021.

[3] HANNA A H, MASON L J. Challenges in paediatric ambulatory anesthesia. Curr Opin Anaesthesiol, 2012, 25(3): 315-320.

[4] GAN T J, MEYER T A, APFEL C C, et al. Society for Ambulatory Anesthesia guidelines for the management of postoperative nausea and vomiting. Anesth Analg, 2007, 105(6): 1615-1628.

[5] LI B L, YUEN V M, SONG X R, et al. Intranasal dexmedetomidine following failed chloral hydrate sedation in children. Anaesthesia, 2014, 69(3): 240-244.

[6] YUEN V M, HUI T W, IRWIN M G, et al. A randomised comparison of two intranasal dexmedetomidine doses for premedication in children. Anaesthesia, 2012, 67(11): 1210-1216.

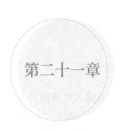

第二十一章

新生儿麻醉

新生儿麻醉是小儿麻醉的重要组成部分。随着产前诊断及母胎医学的发展，新生儿外科手术种类与日俱增。新生儿这一特殊群体循环系统、呼吸系统和中枢神经系统解剖和功能与成人、小儿存在很大区别。了解掌握新生儿过渡期循环、呼吸管理，围手术期液体管理及氧疗等对改善新生儿预后极为重要。近年新型麻醉机及监测手段的临床应用，使新生儿疾病相关基础理论及管理能力提升，大大提高了新生儿麻醉的安全性，尤其是近年开展的新生儿微创手术、胸腔镜和腹腔镜围手术期的安全性。围手术期麻醉团队的精诚合作是保障高风险新生儿手术安全的关键。

第一节　概述

一、新生儿心血管功能特点与麻醉

胎儿出生后胎盘脱离循环系统，胎儿循环转变为成人血液循环，脐静脉闭锁使血液经肺氧合，动脉导管闭合，肺血管阻力下降，外周血管阻力快速上升，左心压力升高，导致卵圆孔闭合。动脉导管解剖性闭合发生在出生后2～3周，此时循环称为过渡型循环。在存在低氧、高二氧化碳、麻醉药诱发的外周血管张力改变等多种因素影响，新生儿循环系统在胎儿型与成人型间保持动态平衡。

新生儿循环系统功能特点总结如下。

（1）副交感神经占主导地位。

（2）心血管系统自主反射机制不完善，心搏出量主要靠心率维持，心动过缓容易导致心输出量下降。

（3）压力感受器反射不健全或无，低血压的代偿机制是心率的改变 [心率（140±20）次 /min, 血压 70/52mmHg]。

（4）血压、心率不能反映循环血量，具有收缩功能的心肌显著少于成人，心功能曲线左移，心脏顺应性下降，易发生心力衰竭，对容量负荷敏感，对后负荷增加的耐受力差及心排出量依赖于心率。

（5）心肌肌浆网不成熟，心脏钙储备降低，因此更多依赖于外源性钙，并可能对有钙通道阻滞作用的吸入麻醉药更加敏感。在麻醉状态下，新生儿循环功能自主调节反射受抑制，持续低血压可能影响新生儿术后各系统功能，尤其是对大脑功能的长远影响值得注意。

二、新生儿呼吸系统功能特点与麻醉

新生儿出生时肺泡数量及体积增大，但也仅为成年人肺的 10% 左右，肺泡表面积为成人的 3%，而代谢率高于成人，故新生儿肺储备功能明显不足，易发生呼吸衰竭。宫内胎儿呼吸情况与出生后新生儿呼吸系统发病率有关，宫内高碳酸血症、血糖波动、低氧血症、感染、母亲高血压及吸烟等均会引起胎儿呼吸频率的改变甚至呼吸暂停，继而影响出生后新生儿呼吸功能。

1. 解剖生理特点　新生儿鼻道狭窄，无下鼻道，扁桃体在腭弓内，不可见。喉部形如漏斗，软骨较软且易变形，喉门狭窄，喉下界较高，黏膜薄弱，富于血管和淋巴组织，有轻微炎症即可致喉梗阻。新生儿由于气管和支气管相对狭窄、气道阻力较大、软骨柔软、弹力纤维及肌肉发育不完善、管壁易变形等原因，易出现呼吸困难；感染等因素也易导致呼吸困难。

2. 新生儿呼吸肌　主要是膈肌发挥作用（75%），当其肌纤维极易疲劳时，可导致呼吸暂停。

3. 新生儿呼吸调节　新生儿中枢神经系统尚不稳定，处于不断发育中，因而其呼吸常不规则，甚至出现呼吸暂停，且易受睡眠的影响，这种特点在早产儿尤为突出。

4. 新生儿肺顺应性　新生儿肺动态顺应性为 $1 \sim 2ml/（cmH_2O \cdot kg）$，肺阻力为 $2.5 \sim 4.9kPa/（L \cdot s）$。

基于新生儿肺部解剖生理学特点，要避免发生通气相关肺损伤（ventilator-induced lung injury，VILI），采取保护性通气策略，如降低潮气量和通气压力，补偿性呼吸，提供合适的 PEEP 以防止肺泡反复复张导致的肺损伤，提供合适的吸氧浓度，防止氧毒性，调节 FiO_2，使 SaO_2 维持在 90% ~ 95%，允许性高碳酸血症 PCO_2（45 ~ 55mmHg）的发生。

三、新生儿神经系统发育特点与麻醉

围手术期麻醉药对发育期大脑功能及随后的神经发育的影响研究仍处于动物研究层面。麻醉药、手术应激等因素对人类新生儿的大脑、发育期神经系统等的影响尚无定论。

新生儿脑血管自主调节范围较窄，低氧和围手术期二氧化碳张力的变化影响脑血管自动调节功能，持续 20 分钟及以上的低氧将导致几个小时的自主调节能力消失，尤其是在早产儿，可能导致大脑不可逆损伤。

四、新生儿体温调节

新生儿体温调节功能差、皮下脂肪薄、体表面积大，而棕色脂肪又很少，因此易发生低体温、低氧血症、低血糖、寒冷损伤综合征。由于新生儿体温调节中枢发育不完善，体温易随环境温度的改变而变化，因此如果手术中体温下降，患儿就有可能出现各种并发症，如麻醉清醒延迟、心肌缺血、代谢性酸中毒和伤口感染等。许多研究表明，全身麻醉药抑制丘脑下部的体温调节中枢，使患儿调节体温功能下降并可使下丘脑体温调节点下调，中枢对体温改变的敏感性下降，成人尚且如此，新生儿更易出现体温下降或低体温。低温下氧解离曲线左移，氧合血红蛋白释放氧的能力下降，若伴有呼吸抑制、氧浓度不足、心排出量下降等因素，可加重组织缺氧并导致酸中毒。另外，手术期间保温措施做得好，可维持凝血功能正常，降低围手术期凝血功能异常发生率，减少术中、术后出血量。同时，预防术中体温下降或低温比复温更容易，对机体影响更小，因此需要医务人员对各方面细致的考虑，尽量缩短手术时间，减少出血，使患儿在术后尽快地恢复呼吸、循环功能。

五、新生儿麻醉危险因素分析

新生儿麻醉面临的各种挑战，包括患儿本身、疾病及手术等，决定了新生儿麻醉是一项高风险、高死亡率的临床麻醉工作。其高风险因素需详细分析，具体如下。

（1）呼吸与氧供。新生儿，尤其是早产儿易患呼吸暂停（apnea）。应注意 FiO_2，容易出现吸入氧分压过高导致的新生儿视网膜病变。

（2）循环因素。新生儿过渡型循环特点、易出现肺动脉高压、副交感神经占优势及麻醉药对未成熟心肌可能造成的影响。

（3）先天性异常综合征，如心脏缺陷可能合并困难气道。

（4）神经系统发育不成熟，局灶性神经功能缺损。

（5）足月健康新生儿凝血机制健全，但有关抑制纤溶亢进方面的机制尚不明确。

（6）早产、感染、酸中毒、肺疾病等危险因素可使新生儿成人型循环转变为胎儿型循环，这种过渡型循环的时间延长，将可能进一步导致高碳酸血症、低氧血症、酸中毒、低温和充血性心力衰竭。

第二节　麻醉处理

一、术前评估

在为新生儿实施麻醉前，全面的术前评估是麻醉成功的关键，包括病史、体格检查、实验室检查、禁食水时间、麻醉前用药 5 个方面。

1. 病史　通过回顾阿普加（Apgar）评分和分娩史，了解围生期史包括母体问题（母亲滥用药物、母体感染、子痫、糖尿病）或分娩中和分娩后的问题（是否为早产儿、排除围生期窒息史和存在的后遗症、新生儿气管插管），了解新生儿出生体重、每日生长情况、黄疸指数、家族史、有无上呼吸道感染和孕妇用药史，并排除有无并存其他系统合并畸形。消化道畸形者往往合并心血管系统先天疾病，并且因长时间禁食和呕吐等，患儿可能存在严重脱水、水和电解质紊乱等术前复杂内环境紊乱，麻醉医师应当提高警惕。

2. 体格检查　检查血压、脉搏、体温、皮肤和黏膜颜色及体重、营养、发育状况。听诊排除心脏大血管畸形，了解心率、心律、心音和双肺呼吸音。评估动静脉穿刺位置，对合并先天畸形的患儿应该作气道评估，排除困难气道。

3. **实验室检查**　常规进行血常规、血生化、血糖、心电图检查。特殊者可包括血气分析、心脏超声、胸片、CT 或 MRI，对术前一般状态进行尽可能详尽地了解，如凝血功能异常的可能、明确血小板减少症存在与否等。

4. **禁食水时间**　禁乳制品时间为 4 小时，禁糖水、清水时间为 2 小时。糖水、清水喂养量不应超过 20ml。如手术不能按预定时间进行，则应静脉滴注 [4ml/（kg·h）] 以防新生儿脱水。有关禁食的必要性必须向患儿家属交代清楚，以争取合作。早产儿应注意低血糖的可能。

5. **麻醉前用药**　为防止呼吸道分泌物过多及降低迷走神经的张力，防止心率减慢，新生儿麻醉前半小时可肌内注射阿托品 0.02mg/kg。但发热、心率 > 180 次 /min 者可不用阿托品，改用东莨菪碱 0.01mg/kg。合并高颅压者禁忌使用东莨菪碱。另外，低体重新生儿凝血因子不足，可以肌内注射维生素 K_1 10mg。

二、全身麻醉

通过对新生儿病情、手术部位、范围及呼吸道管理方式的全面考虑可以采取：①全身麻醉＋面罩通气；②全身麻醉＋喉罩通气；③全身麻醉＋气管插管；④局部麻醉＋全身麻醉＋喉罩 / 气管插管。麻醉医师不管选择哪种方法，必须熟练掌握所选麻醉方式。

需要指出的是对于极度衰弱、血压偏低、腹膨隆明显、存在术后呼吸暂停风险的新生儿（早产低体重儿、合并低血糖、术前肺部感染病史的新生儿）、一般情况差且术前又难以及时纠正的患儿应采用气管插管全身麻醉，以保障安全。

（一）吸入麻醉诱导

如患儿麻醉诱导前没有开放静脉通路，通常采用吸入麻醉诱导。

1. **七氟烷**　对气道无刺激、诱导平稳快速，并具有芳香味，是目前临床常用的吸入麻醉诱导药物。七氟烷新生儿 MAC 是 3.3%，七氟烷诱导期间气道并发症发生率低，可以降低咽喉反射，但可能导致剂量依赖性呼吸抑制，降低潮气量和减慢呼吸频率。呼吸抑制作用在早产低体重儿更明显，所以在诱导过程中尤其注意呼吸频率、幅度及血氧饱和度的监测，必要时给予辅助呼吸。新生儿保留自主呼吸，七氟烷吸入麻醉诱导，复合完善的咽喉表面麻醉可以增加吸入麻醉诱导插管成功率，提高安全性。

2. **氧化亚氮**　不适合用于低体重新生儿的麻醉。一旦在麻醉诱导过程中生命体征出现异常，如循环或呼吸严重抑制，应立即降低吸入麻醉药浓度或完全关闭吸入麻醉药，用 100% 氧气冲洗回路。

（二）静脉麻醉诱导

如患儿已具备静脉通路，而且确定暴露声门没问题的情况下可以考虑给予静脉麻醉诱导药物。但为安全起见，建议保留自主呼吸。气管插管可选用可控性好、副作用少的药物完成静脉麻醉诱导，并确定静脉药物按新生儿给药要求进行适当稀释，缓慢给药。诱导前充分给氧去氮 3 ~ 5 分钟，静脉注射咪达唑仑 0.05 ~ 0.1mg/kg，丙泊酚 1.5 ~ 2.0mg/kg，芬太尼 1μg/kg 等，或辅以吸入麻醉药以增强镇痛作用。

（三）气管插管

新生儿气道和成人相比有 5 点不同：舌大，喉位于颈部较高的位置，声门形状不同且与喉入口成角，声带成角，最狭窄部分位于声门下的环状软骨水平。因此，新生儿直喉镜片比弯喉镜片更有用。新生儿呼吸道黏膜组织疏松，损伤后更易引起水肿，故气管插管时注意动作轻柔。

根据发育情况和手术要求选择导管型号和插管途径，经口插管深度 10 ~ 12cm，经鼻插管深度 12 ~ 14cm；低体重或早产新生儿经口插管深度 7 ~ 9cm（体重 1kg、2kg、3kg 患儿自唇插入深度分别为 7cm、8cm、9cm），经鼻插管深度 10 ~ 12cm。经听诊及 $P_{et}CO_2$ 监测，确认气管导管在气管中，记录插管深度，妥善固定导管。摆放好手术体位后，再次听诊双肺，确保手术中气管导管在正确位置。

近年开始使用的新生儿专用可视喉镜，可以避免新生儿困难插管造成的副损伤，提高一次插入成功率，减少多次操作造成的喉黏膜水肿、呼吸道梗阻、低氧血症等一系列不良后果。

（四）麻醉围手术期管理

可以采用吸入麻醉或静脉 - 吸入复合维持麻醉，低体重新生儿对吸入麻醉药的需要量比正常新生儿低，且麻醉药物过量（心血管功能不稳定）与药物不足之间的范围很窄，故新生儿静脉麻醉药需严格按照体重计算，同时注意药物稀释问题。吸入麻醉药七氟醚吸入维持麻醉深度 MAC 为 1.0 ~ 1.3，同时可以持续泵注瑞芬太尼或间断给予肌松药维持麻醉。

低体重新生儿的药物半期比成熟儿长、药物清除率低，达到相同的麻醉深度比成熟儿需要更少的麻醉药，故要控制静脉麻醉药及吸入麻醉药的用量。一项关于七氟烷全身麻醉对平均动脉压及脑氧饱和度的影响研究证实，< 6 个月的新生儿及婴儿平均动脉压 < 33mmHg 即可能出现脑氧饱和度的降低。所以麻醉维持期间密切观察循环功能的变化，包括血压的监测与新生儿呼吸参数监测同等重要。

麻醉维持期间辅用瑞芬太尼，后者在提供有效的阿片类镇痛作用的同时又能避免心血管抑制及术后呼吸抑制。新生儿应用瑞芬太尼泵注速度为

0.1 ~ 0.25μg/（kg·min），并根据麻醉需求调整药物用量，通常以 0.1μg/（kg·min）为单位调节速度更为安全。麻醉维持中可全身麻醉复合骶管阻滞 / 神经阻滞，在降低全身麻醉药用量的同时解决新生儿术后镇痛问题。

新生儿应用瑞芬太尼相关问题：瑞芬太尼经血浆和组织非特异性酯酶降解，特别适用于肝、肾功能障碍的新生儿。这一特点对于需要较深麻醉深度的麻醉而又要避免心血管受抑制，以及术后不适用机械通气的新生儿特别有利。

三、椎管内（骶管）阻滞

新生儿持续硬膜外麻醉可行，效果确切，但因存在操作技术困难，危险性高等因素，在此不作推荐。因骶管阻滞相对安全，操作容易，因此新生儿骶管阻滞被广泛开展。无骶管阻滞禁忌证的新生儿，可在全身麻醉诱导气管插管后施行骶管阻滞。患儿侧卧位进行穿刺。新生儿骶管裂孔到蛛网膜下间隙比成人更为平直，可以满足上腹部、下腹部、会阴及下肢手术需要，穿刺时容易误穿硬膜，应注意注药时先给予试验剂量 1 ~ 2ml，回抽无血液及脑脊液，再给剩余量。

局部麻醉药剂量：足月儿 0.5% 利多卡因或 0.15% ~ 0.2% 罗哌卡因 1ml/kg；低体重新生儿 0.25% ~ 0.5% 利多卡因 1ml/kg，注意注药速度，避免出现麻醉平面过高导致的呼吸、循环衰竭。

四、术中管理

（一）麻醉监测

1. **基本监测项目** 包括无创血压、心电图、SpO2、呼吸频率（respiratory rate，RR）、$P_{et}CO_2$ 及体温监测。部分参数正常值见表 21-2-1。气管插管全身麻醉后监测潮气量、每分通气量、吸呼比（I∶E）、吸气峰压、FiO2、血糖、电解质、血细胞比容和尿量，并进行心肺听诊。

表 21-2-1　新生儿常规监测项目正常值

年龄	脉搏 /(次·min⁻¹)	呼吸 /(次·min⁻¹)	血压 /mmHg			血容量 /(ml·kg⁻¹)	心搏出量 /(ml·min⁻¹·m⁻²)
			收缩压	舒张压	平均压		
胎儿（足月）	130 ~ 140	…	…	…	…	…	
出生	180		70(50 ~ 90)	45	53	76(61 ~ 92)	
1 日	125	20 ~ 60	66	…	50	83	35 ~ 51
1 周	125	30 ~ 70	73			83(67 ~ 100)	

年龄	脉搏 /(次·min^{-1})	呼吸 /(次·min^{-1})	血压 /mmHg 收缩压	舒张压	平均压	血容量 /(ml·kg^{-1})	心搏出量 /(ml·min^{-1}·m^{-2})
2 周	135	35 ~ 55	75	…		87	
2 个月	130		84	60		86	

2. 重症患儿监测中心静脉压和连续有创动脉血压 连续有创动脉血压监测能及时、准确地判定循环状态以便及时调整用药，结合血气分析可及时调整呼吸机参数，维持水、电解质、酸碱平衡，确保内环境的稳定。

3. 麻醉深度监测 包括脑电监测及脑电双频谱指数（bispectral index，BIS）、听觉诱发电位指数（auditory evoked potential index，AEPindex）等。新生儿听觉诱发电位（AEP）已趋成熟，可以在一定范围内反映麻醉深度的变化。研究证实，BIS 可反映新生儿脑电爆发抑制率（BSR），可以用于监测麻醉深度变化。

4. 脑氧饱和度监测 近年来开展的新生儿手术如长时间腹腔镜或新生儿胸腔镜术中往往容易出现低氧血症、内环境紊乱等异常情况。为降低由此带来的脑氧供需平衡紊乱风险，提出了对脑部氧饱和度的监测，以指导临床麻醉。目前应用最广泛的监测方法是近红外光谱测定技术（near infrared spectroscopy，NIRS）用于监测脑氧饱和度，反映脑氧代谢及脑血流的变化。

需要指出的是麻醉医师的眼、耳、手是最重要的监测部位，麻醉医师必须观察患者及收集监护部位提供的所有信息，并将这些信息转化为正确的判断，作出相应的反应。

（二）呼吸管理

新生儿吸入氧浓度不宜过高，围手术期为避免视网膜病变出现，应该使用空氧混合吸入气体，不提倡纯氧吸入。建议术中维持脉搏氧在 93% ~ 95%，可使早产儿的氧解离曲线维持在陡峭段，这对易患早产儿视网膜病的患儿（PCA < 44 周）很重要。一般选择限压定时通气模式，调整通气压力、呼吸频率和氧浓度，严密监测呼气末二氧化碳分压，使其维持在 35 ~ 40mmHg，可以避免单位时间内气道压过高引起肺损伤（肺气压伤），同时也可避免容量控制模式时因机器的压缩容积过大而使有效通气量不足。机械通气期间患儿潮气量 8 ~ 10ml/kg，呼吸频率 30 ~ 40 次 /min，I：E 为 1：1 或 1：1.5，并根据 $PaCO_2$ 的变化调整，使 $P_{et}CO_2$ 为 30 ~ 40mmHg，吸气峰压为 12 ~ 20cmH$_2$O，但不应超过 30cmH$_2$O，同时进行实时血气监测更为重要。

近年随着新生儿微创手术的开展，气腹及气胸期间麻醉呼吸管理面临新的挑战。同时也提出了一些新的概念，如允许性高碳酸血症。$PaCO_2$ 可以维持在 45 ~ 55mmHg。

（三）麻醉期间输液、输血

1. 围手术期输液　结合新生儿体液代谢特点及术前体液丢失状态评估，进行补偿性生理需要量输液及补充围手术期手术创伤导致的液体丢失（表 21-2-2）。在实际应用中，根据 HR、MAP 和尿量不低于 1ml/（kg·h）等情况，以及根据患儿对液体治疗的反应，采用输液泵调节输液速度。

表 21-2-2　新生儿出生前 4 日维持液体需要量

单位：ml/kg

出生日	每小时液体需要量	每日液体需要量
1 日	2 ~ 3	20 ~ 40
2 日	3 ~ 4	40 ~ 60
3 日	4 ~ 6	60 ~ 80
4 日	6 ~ 8	80 ~ 100

（1）新生儿期体液代谢特点

1）足月新生儿（胎龄 > 36 周）：在出生后最初几日液体的维持需要量减少。

2）足月新生儿：在出生后 48 小时内应给予 10% 葡萄糖 2 ~ 3ml/（kg·h）或 40 ~ 80ml/（kg·d）。

3）体重 < 2kg 的早产儿液体治疗推荐至少 4ml/（kg·h）或 100ml/（kg·d），并应每日监测体重和电解质，并进行治疗评估。

（2）补充性输液

1）补充因术前禁食引起的失水量。按禁食（禁饮）时间计算需补偿的失液量，即生理需要量 × 禁食（禁饮）时间。计算得出的液体丢失量，在手术第 1 小时补充半量，其余的液量在随后的 2 小时内补完。

2）补充手术过程中，因不同手术创伤引起的液体丢失及体腔开放、浆膜下液体积聚引起的液体丢失，可按小手术 2ml/（kg·h）、中等手术 4ml/（kg·h）和大手术 6ml/（kg·h）计算；腹腔大手术和大面积创伤时失液量可高达 15ml/（kg·h）。

（3）输液种类的确定

1）原则上维持补液可选用轻度低张液，如 0.25% ~ 0.5% 氯化钠溶液。

2）继发于创伤、烧伤、腹膜炎、出血和上消化道的等渗液的液体丢失，以补充复方电解质溶液为主。

3）因新生儿糖原储备少，禁食与应激状态下新生儿易发生低血糖症。

故在严密血糖监测下应适当补充葡萄糖，通常以 2.5% 葡萄糖盐溶液，按 4 ~ 15ml/（kg·h）的速度输注，采用输液泵调节输注速度。

需要围手术期补充葡萄糖的新生儿：①低体重儿、新生儿或长时间手术的患儿应采用含糖液维持输注（1% ~ 2.5% 葡萄糖）；②早产儿、脓毒症新生儿、糖尿病母亲的婴儿及接受全肠道外营养的儿童，在手术期间也可用 2.5% ~ 5% 葡萄糖溶液，并应常规监测血糖水平，避免单次静脉注射高渗葡萄糖；③术前已输注含糖液的早产儿和新生儿术中应继续输注含糖液；④术前接受肠外营养支持的婴幼儿术中应持续给予肠外营养或改为含糖溶液维持输注，并在术中监测血糖水平。

（4）高血糖症：即血糖高于 6.9 ~ 7.8mmol/L。血糖增高而导致的高渗状态可诱发脑室出血或因渗透性利尿而导致脱水和低钠血症。因此建议手术中常规监测血糖水平，可使用输液泵以避免大量葡萄糖输入。应根据患儿需要，通过监测血糖水平来给予葡萄糖。当血糖 > 8.33mmol/L 时，应立即减慢葡萄糖液输注速度至 4 ~ 8mg/(kg·min)，避免静脉注射任何含葡萄糖的溶液。当减慢输液速度仍不能使血糖维持在较低安全水平时（如血糖 13.9 ~ 16.7mmol/L）可以静脉给予胰岛素 0.05 ~ 0.1IU/(kg·h)，使血糖降至正常水平，并密切监测血糖水平。

（5）高碳酸血症：新生儿对乳酸盐的代谢能力差，酸中毒时宜用碳酸氢钠液进行纠正。在术中纠正酸中毒时，碳酸氢钠液用量（mmol）= [24 − HCO_3^- 实测值]× 体重（kg）× 0.3 或 = 碱剩余（BE）× 体重（kg）× 0.3（0.3 为细胞外液占体重的比例）。补充时速度宜慢，先给予计算量的半量，依据血气酸碱水平决定剩余部分输注与否，避免矫枉过正。

2. 新生儿围手术期输血

（1）择期手术新生儿要求血红蛋白（Hb）> 140g/L，低于此标准手术风险增加。

（2）输血量应根据出血量的多少及时等量补充，心血管功能正常者可耐受 10% 全血量的丢失，此时只需补充晶体溶液。术中失血超过血容量的 10% 及血细胞比容 < 35% 时，应及时补充新鲜全血（含凝血因子）或滤白红细胞，按以下公式补充全血或红细胞。需补充全血量（ml）= [期望 Hb 值（g/L）− 实测 Hb 值（g/L）× 3 × 体重（kg）] ÷ 10。

（3）若出血量大于估计血容量的 75% 而大量输血时，应测定各项凝血指标，若确定有凝血因子缺乏应进行适当治疗。

（4）对于与新生儿病理性出血相关的凝血酶原时间（prothrombin time, PT）和凝血激活酶时间（partial thromboplastin time, PTT）到何种水平才足以说明需要输注新鲜冰冻血浆（FFP）以补充凝血因子尚无针对性的研究报告。但出现异常出血，PT > 15 秒 [国际标准化比值（international normalized ratio，INR) > 1.4] 或 PTT 延长超过 60 秒（ > 1.5 倍基础值）的情况下需纠正凝血功能。新生儿输注 FFP，如速度过快容易导致低钙血症，应引起注意。

（四）围手术期新生儿体温管理

1. 室内温度调节　麻醉状态的患儿最主要的散热方式是辐射散热，提高室温可减少辐射与传导散热。因此，手术室内温度应根据患儿年龄调整。新生儿长时间的手术，室温应该控制于 27 ~ 29℃，早产儿、低体重儿手术室温应保持在 32 ~ 34℃，才可最大限度地降低低体温发生的概率。

2. 采用加温毯　术前可在患儿手术床上放置电热毯预热，术中对患儿背部进行加温，术中如需摄片，可在手术开始时取出，手术将结束时再次开启或盖于患儿身上以保持体温。术中包裹患儿四肢及头部，减少热量散失。

3. 输液加温　患儿在术中所输液体或血液制品可使用加热器预热，可减少体热丢失，但不可超过 37℃，以免损伤血管。

4. 术中冲洗　避免使用常温或过冷的盐水冲洗，应使用经过加热的温盐水，但水温不宜过热，以免烫伤。

5. 机械通气　对气体进行加温、加湿处理。

6. 体温监测　手术中持续监测肛温、体表温度及两者温差，以判断体温及外周循环的变化。

7. 使用暖箱　有条件的可选择暖箱转运。

第三节　常见新生儿外科疾病的手术麻醉

一、先天性食管闭锁

（一）术前评估与准备

30% ~ 40% 为早产儿，50% 以上合并有其他畸形，其中心脏畸形最常见。因此，术前应常规行心脏彩超检查。转运时注意保暖，为减少反流误吸，应保持头高位 30° ~ 45°，每 15 分钟用针筒或吸引器持续吸引食管盲袋及口咽部的分泌物，但因分泌物黏稠，常规胃肠减压往往无效。手术前允许 24 ~ 48 小时完善术前准备，肺炎严重的患儿甚至可以延期 3 ~ 5 日手术。在此期间应使用抗生素、雾化和吸痰等积极治疗肺炎。术前常规给予维生素 K。

（二）麻醉处理要点

麻醉方法多选择气管插管全身麻醉，可在适当镇静加表面麻醉或七氟烷吸入诱导后，保留自主呼吸下行气管插管，因清醒插管可致明显循环干扰，甚至颅内出血风险（尤其早产儿），故目前已不推荐首选。可采用听诊法尽可能于左支气管插管行单肺通气或使气管导管前段位于气管隆嵴以上、瘘管以下。

大部分患儿瘘口位于气管隆嵴以上 1～2cm 处的气管后壁膜部，可以先将气管导管插入右主支气管，然后边对左肺进行听诊边慢慢退管。当左肺刚能闻及呼吸音时，提示气管导管前段刚好位于气管隆嵴之上，可能在瘘管以下，此时将导管斜面开口旋转至前方，可最大限度地降低气体经瘘管进入胃的风险，但须警惕操作时为保留自主呼吸，麻醉深度往往不易控制，反复尝试有诱发严重迷走反射和支气管痉挛的危险。若有条件，则可在超纤细支气管镜（Φ2.4～2.6）引导下进行，不仅可准确定位，还可行选择性支气管插管行单肺通气。

在结扎瘘管前，辅助呼吸和控制呼吸均宜采用较快呼吸频率和较小潮气量通气，否则气体可经瘘管大量进入胃肠道，使膈肌运动受限，严重影响气体交换。另外在瘘管结扎之前避免使用肌松药，使瘘管和膈肌保持一定张力，有限制过多气体进入胃肠道的作用。麻醉维持多采用静脉 - 吸入复合全身麻醉，可静脉给予芬太尼或泵注瑞芬太尼，复合吸入七氟烷、地氟烷或异氟烷，但应避免使用氧化亚氮（笑气），因其易引起胃肠道气体增多而影响通气。术中宜常规监测体温及血气，根据血气变化调整呼吸参数。

（三）麻醉注意事项

术中麻醉医师与外科医师密切配合至关重要，外科操作有时可能引起气管、支气管扭曲梗阻或纵隔大血管受压偏移，此时需暂停手术以恢复有效通气和缓解循环压迫，麻醉医师有时也应暂停患儿呼吸以配合关键手术步骤。术毕关胸前应缓慢地膨肺，直视下观察肺复张程度，减少术后肺不张的可能。苏醒期应防止患儿躁动，尤其注意固定头部以免使吻合口张力过大，影响愈合。先天性食管闭锁患儿往往气管软骨结构异常，拔管时需警惕因气管软化而出现拔管后气管塌陷。术前存在肺炎或肺发育不良者，术后可能需要呼吸机支持通气治疗。

二、先天性膈疝

（一）术前评估与准备

由于膈肌缺损使腹腔脏器疝入胸腔，导致肺组织受压发育不良，临床表现为呼吸窘迫、发绀、纵隔移位及舟状腹，患侧胸部可闻及肠鸣音而无呼吸音。患儿出生后开始呼吸，气体进入胃肠道，造成对肺的进一步压迫，呼吸窘迫等症状会逐渐加重。术前常规胃管减压。

（二）麻醉处理要点及注意事项

麻醉选择以气管插管全身麻醉为宜，麻醉诱导开始到手术将疝内容物回纳之前，应保留自主呼吸，避免使用肌松药，使膈肌保留一定张力，避免气道压急剧升高，造成严重的通气障碍。需要面罩辅助给氧时，应避免使用过高正压，以免加重胃肠胀气及反流误吸风险。

由于肺组织和肺血管同时受压，导致肺的呼吸功能和肺小动脉发育差，患儿多存在肺顺应性降低、呼吸阻力升高和肺动脉高压。因此，插管后机械通气时也应采取保护性肺通气策略，使用较小潮气量和较快呼吸频率，由于相对通气不足和存在分流，可允许一定程度的高碳酸血症，避免过高正压通气造成的肺气压伤。待手术将腹腔脏器游离出胸腔后，应缓慢地膨肺，此时若迅速加压膨肺，因肺泡常数不等，不仅会使发育不全并存在部分机化的肺组织不能立即复张，还可能使萎陷的正常肺组织过度膨胀而发生气压伤或气胸。

膈疝患儿腹腔发育较差，腹腔脏器退回腹腔后，腹内压升高，应警惕腹腔大血管受压造成的循环波动和膈肌上升导致的通气受限，故应将静脉通路尽量建立在上腔静脉引流区域，关腹时适当使用肌松剂，术后可能需较长时间的机械通气。氧化亚氮可加重胃肠胀气，增加腹内压，故不适用于膈疝手术麻醉。

循环管理方面以降低肺动脉压，支持右心功能，维持足够回心血量为原则，适当应用多巴胺、米力农、异丙肾上腺素、硝酸甘油等血管活性药物，尽可能解除增加肺血管阻力的因素，如低氧血症、酸中毒等。

三、先天性幽门肥厚性狭窄

（一）术前评估与准备

患儿一般在出生后 12 周内发病，典型症状为喷射性非胆汁性呕吐，右上腹可触及橄榄样肿块。症状持续数日的患儿可由于液体摄入不足，出现脱水、体重下降并伴有低氯血症、低钾血症及代谢性碱中毒等内环境紊乱。术前应根据患儿电解质紊乱及脱水情况进行液体治疗，待一般情况改善后再行手术。

（二）麻醉注意事项

近年来，腹腔镜下幽门括约肌切开术已广泛开展，较传统手术创伤小，术后恢复快。因为胃潴留导致反流误吸风险高，麻醉方法选择气管插管的全身麻醉，禁用喉罩或不插管全身麻醉。由于此类患儿胃排空明显延迟，术前虽严格禁食并放置胃管减压，诱导前仍应尽可能吸除胃内潴留内容物，以降低麻醉诱导期发生反流误吸的风险。由于手术时间短，宜选择短效的全身麻醉药和肌松药。术毕待患儿清醒，气道保护性反射恢复后，可拔除气管导管。

四、新生儿肠梗阻与先天性无肛

（一）术前评估与准备

新生儿肠梗阻最常见的包括肠闭锁和肠狭窄、环状胰腺、肠旋转不良、肠重复畸形等。大部分中、高位先天性无肛也表现为肠梗阻。主要症状包括母亲妊娠期羊水过多，生后 24～48 小时胎粪排出异常、喂养困难、呕吐和腹胀等。新生儿肠梗阻和先天性无肛一经诊断，即需手术治疗。术前必须尽可能纠正低血容量、贫血、低钠血症、低血糖、低体温、缺氧及凝血功能障碍等一系列内环境紊乱，并留置胃管行胃肠减压、给予维生素 K_1、备血（交叉配血）。

（二）麻醉处理要点及注意事项

麻醉方法通常选用气管插管的全身麻醉，也可复合骶管阻滞，减少全身麻醉药的用量。低位无肛患儿若一般情况良好、无明显腹胀，截石位行一期肛门成形术时，也可采用镇静下的骶管阻滞，效果满意。

麻醉诱导均按"饱胃"患儿处理。病情严重的极度腹胀患儿，膈肌抬高明显，气体交换严重受限，麻醉诱导时应避免使用肌松药，保留自主呼吸下完成气管插管，待开腹减压后，为配合手术则可适当使用肌松药，否则在自主呼吸消失后，可能出现控制通气困难。诱导前静脉给予阿托品，降低迷走神经张力，面罩纯氧吸入，清醒或诱导插管，七氟烷吸入维持麻醉，忌用氧化亚氮，因其可引起肠胀气。

开放手术应注意体温管理，防止低体温造成的凝血功能障碍、苏醒延迟、脏器灌注不良等并发症。危重患儿术中最好行有创动脉测压，不仅有利于循环管理，还可及时获得血气分析结果，以纠正内环境紊乱。另外，尽量建立上腔静脉引流区域的静脉通路，必要时行中心静脉穿刺置管。术毕吸净气管和口咽部分泌物，待患儿气道保护性反射回复，完全清醒后侧卧位拔除气管导管，返回病房。部分危重患儿术后可能需带气管导管入 NICU 继续机械通气治疗。

五、脐膨出和腹裂

（一）术前评估与准备

脐膨出和腹裂是最主要的两种先天性腹壁缺损。术前因内脏暴露引起体热丧失过多而体温过低，同时体液大量渗出至肠道引起严重水、电解质紊乱和低血容量。腹裂和脐膨出破裂者，腹膜炎症较重，蛋白丢失严重，体液转移至第三间隙，血清蛋白含量减少，发生低蛋白血症。另外，应警惕贝克威思-威德曼综合征（脐膨出、巨舌症、严重低血糖）患儿。

术前准备的重点是预防感染和改善肠道功能，尽可能减少裸露肠管丧失的体热和体液量。持续胃肠减压以减少咽下的空气导致肠管扩张而影响手术修复。此类患儿液体需要量是正常 [60~80ml/（kg·24h）] 的 2~3 倍，暴露的肠管表面越粗糙，炎症越重，液体需要量越大。

（二）麻醉处理要点

麻醉选择以气管插管全身麻醉为主，术中常需使用肌松药，但需警惕肌张力消失后，巨大内脏的回纳使膈肌及腹直肌过度牵拉，肌松药作用消失后，膈肌及腹肌张力恢复延迟，使呼吸长时间不恢复。术中应特别注意保暖和液体治疗，禁用氧化亚氮。加强床边血气分析监测，以便及时发现并纠正内环境紊乱。

（三）麻醉注意事项

手术应尽可能行一期修补缝合，以减少感染和其他并发症的风险。但这类患儿腹腔发育差，回纳时必须加压，如此则使膈肌抬高，活动受限而影响气体交换；腔静脉受压导致回心血量减少；肝、肾血管受压致肝、肾功能不全；肠系膜血管受压导致肠管灌注减少，甚至缺血坏死。术中常采用最大通气压力 35cmH$_2$O 或胃内压不超过 20mmHg 为安全参考指标进行一期内脏回纳。

巨大脐膨出常需分期关闭腹壁。术后应密切注意呼吸，机械通气治疗 24~48 小时，使腹壁有时间舒展以容纳其内容物。由于患儿常有较长时间肠麻痹，术后需静脉高营养。

六、新生儿坏死性小肠结肠炎

（一）术前评估与准备

新生儿坏死性小肠结肠炎（necrotizing enterocolitis，NEC）常发生于妊娠不足 34 周的低体重早产儿。肠黏膜的损伤引起肠缺血性坏死，可能引起肠穿孔和腹膜炎，还有可能导致严重的水、电解质紊乱及感染性休克、凝血功能障碍，而这种凝血功能障碍主要由血小板减少引起。病情不断恶化时，还可导致多脏器功能衰竭。术前治疗包括立即禁食和胃肠减压，补充液体量和营养液，抗感染，纠正贫血及凝血功能障碍，积极抗休克等。

（二）麻醉处理要点和注意事项

多为急诊手术，患儿病情危重。所有患儿均按"饱胃"处理，对明显腹胀患儿需警惕腹内压过高导致的一系列病理生理变化，如膈肌抬高致呼吸受限，下腔静脉受压致回心血量减少等，应严密监测呼吸和循环变化。建立一条可靠的动脉通路和一条静脉通路至关重要，不仅便于循环管理，还可在动脉血气分析指导下，及时纠正代谢性酸中毒等内环境紊乱和贫血。由于此类患儿多系早产、低体重，术中肠管暴露时间长，液体治疗量大，术中应采取足够的保温措施，如调高室温、垫保温毯、补液和冲洗腹腔用水加温等。肠穿孔时腹膜炎症状重，渗出增加，体液丧失量大，在充分补液后血流动力学仍不稳定时应考虑使用血管活性药。多数患儿需行坏死肠管切除加肠造瘘术，术后送 NICU 继续治疗。

第四节　新生儿胸腹腔镜手术的麻醉

一、新生儿胸腔镜手术麻醉

（一）气胸引起的病理生理变化

胸腔镜技术在新生儿外科主要用于先天性食管闭锁、先天性膈疝、膈膨升和肺隔离症等。与成人不同，新生儿胸腔容积小、肋骨柔软、支撑作用弱，且目前尚无合适的双腔气管导管和支气管阻塞器可用于新生儿实施单肺通气，故手术需要在一侧胸腔建立一定压力（$4 \sim 10\text{mmHg}$）的人工二氧化碳气胸，以提供满意的操作术野。但同时也带来了一系列呼吸和循环系统的病理生理变化，如外源性二氧化碳经胸膜吸收入血造成高碳酸血症；人工气胸的机械作用致纵隔大血管受压移位，引起血流动力学的剧烈波动；术侧肺萎陷不全，通气血流比例失调，肺内分流增加，发生低氧血症；新生组织疏松，易形成纵隔和皮下气肿；虽然二氧化碳弥散能力强，但气体栓塞也不容忽视，如发现 $P_{et}CO_2$ 突然降低及明显循环抑制，应怀疑气体栓塞。

（二）麻醉处理要点

呼吸管理是新生儿胸腔镜手术麻醉管理的重点和难点。目前，新生儿胸腔镜手术单肺通气多采用普通气管导管行支气管插管，有盲探和超纤细支气管镜引导两种方法，后者定位准确，成功率高，还可发现气管发育异常，如狭窄、食管气管瘘等。但部分患儿，尤其是术前合并严重肺炎或肺发育不良的早产儿，单肺通气往往不足以维持氧合，此时则不宜勉强，应放弃单肺通气改行双肺通气。

此类手术要求麻醉医师与外科医师密切配合，在保证患儿安全的前提下，尽可能配合外科操作，有时甚至需暂停通气以暴露手术野，更好地配合外科医师完成关键手术步骤。高碳酸血症是术中最常发生的病理生理状态之一，考虑到患儿多数由于吸入性肺炎和肺发育不良导致肺顺应性降低，目前提倡保护性肺通气（如采用中等潮气量较快呼吸频率），同时允许 $PaCO_2$ 一定程度升高的允许性高碳酸血症通气策略，但目前尚无统一的新生儿允许范围。

（三）麻醉注意事项

随着人工气胸时间延长，$PaCO_2$ 与 $P_{et}CO_2$ 的差值逐渐增大，故需动态监测动脉血气，达到准确评估通气功能的目的。低氧血症和高碳酸血症可引起肺血管阻力增加，卵圆孔和动脉导管可能重新开放，造成右向左分流，这又可加重低氧血症和高碳酸血症，形成恶性循环，术中 TEE 有助于诊断是否发生右向左分流。术毕解除人工气胸后，恢复双肺通气，逐渐增大潮气量的数次缓慢膨肺有助于术侧肺叶充分复张，放置胸腔引流管后充分膨肺排气，病情危重者送 NICU 继续治疗。

二、新生儿腹腔镜手术麻醉

（一）气腹引起的病理生理变化

二氧化碳气腹的建立是新生儿腹腔镜手术的前提，其对呼吸和循环的影响是麻醉关注的重点。新生儿呼吸系统发育不成熟，功能残气量小，闭合气量较大，呼吸储备差，气腹时很容易出现通气不足并发生缺氧和二氧化碳潴留。二氧化碳气腹对呼吸系统的干扰主要通过物理和化学作用两方面引起：①新生儿呼吸运动主要依靠膈肌的升降来维持，气腹使膈肌抬高，造成呼吸运动受限，气道阻力升高，进而出现缺氧和二氧化碳潴留；②新生儿腹膜面积相对较大，经腹膜吸收入血加重二氧化碳潴留。

（二）麻醉处理要点及注意事项

消化道手术术前应常规进行胃肠减压，麻醉方法选择以气管插管全身麻醉为主，也可辅以骶管阻滞使腹肌松弛更满意，应激反应抑制更完全，大大减少肌松药和镇痛药用量，有利于术后呼吸功能的恢复和减少肺部并发症。术中根据呼吸功能监测结果，调整每分通气量以满足通气需求。应采取足够的保温措施，新生儿体温调节能力差，气腹吹入的冷气体可降低体温，体温过低可致麻醉药作用时间延长和苏醒延迟、代谢性酸中毒、凝血功能障碍等。

与成人相比，新生儿腹腔容积小，腹壁薄弱，放置腔镜器械时易损伤内脏。气腹充气时膈肌上移可使气管导管移位，插入一侧主支气管，造成单肺通气。随着气腹时间延长，$PaCO_2$ 与 $P_{et}CO_2$ 的一致性越来越差，$P_{et}CO_2$ 不能客观反映实际的动脉血二氧化碳水平。气腹可引起新生儿肺动脉压的反射性升高，使处于潜在开放的卵圆孔和动脉导管重新开放，出现右向左分流。另外，腹腔镜手术后恶心呕吐发生率高，应在术前、术中预防性使用止吐药，术毕放气要完全。

（尹　红　赵　平　胡华琨　李　强）

推荐阅读资料

[1] 戴勇，左云霞.先天性膈疝患儿的麻醉管理 53 例.临床麻醉学杂志，2011，27(7):653-655.

[2] 刘磊，夏慧敏.新生儿外科学.北京：人民军医出版社，2011.

[3] ARNOLD P D. Coagulation and the surgical neonate. Pediatric Anesth, 2014, 24(1):89-97.

[4] BERDE C B, JAKSIC T, LYNN A M, et al. Anesthesia and analgesia during and after surgery in neonates. Clin Ther, 2005,27(6):900-921.

[5] BERLEUR M P, DAHAN A, MURAT I, et al. Perioperative infusions in paediatric patients: rationale for using Ringer lactate solution with low dextrose concentration. J Clin Pharm Ther, 2003,28(1):31-40.

[6] BRESCHAN C, LIKAR R. Anesthetic management of surgery in term and preterm infants. Anaesthesist, 2006,55(10):1087-1098.

[7] EDMARK L, Kostova-Aherdan K, ENLUND M, et al. Optimal oxygen concentration during induction of general anesthesia. Anesthesiology, 2003, 98(1):28-33.

[8] HAGEN E W, SADEK B M, CARLTON D P, et al. Permissive hypercapnia and risk for brain injury and developmental impairment. Pediatrics, 2008,122(3):583-589.

[9] HILLIER S C, KRISHNA G, BRASOVEANU E. Neonatal anesthesia. Semin Pediatr Surg, 2004,13(3):142-151.

[10] MARLOW N. Anesthesia and long-term outcomes after neonatal intensive care. Pediatric Anesth, 2014,24(1):60-67.

[11] DAVIS P J, CLADIS F P. Smith's anesthesia for infants and children. 9th ed. Philadelphia: Elsevier, 2016.

[12] ROLAND P. NEUMANN, BRITTA S, et al. The neonatal lung-physiology and ventilation. Pediatric Anesth, 2014,24(1):10-21.

[13] RYU J, HADDAD G, CARLO W A. Clinical effectiveness and safety of permissive hypercapnia. Clin Perinatol, 2012,39(3):603-612.

[14] STERNBERG V U, BODA K, CHAMBERS N A, et al. Risk assessment for respiratory complications in paediatric anaesthesia: a prospective cohort study. Lancet, 2010,376(9743):773-783.

[15] SUN J, LI X H, ZUO Y X. Comparison of Incidence of hypoxia during modified rapid sequence induction and an alternative technique: a prospective randomized controlled trial. Int J Clin Exp Med, 2015, 8(9): 16231-16237.

[16] TRUCHON R. Anaesthetic considerations for laparoscopic surgery in neonates and infants: a practical review. Best Pract Res Clin Anaesthesiol, 2004,18(2): 343-355.

[17] VAN KAAM A. Lung-protective ventilation in neonatology. Neonatology, 2011, 99(4):338-341.

[18] WHEELER K, KLINGENBERG C, MCCALLION N, et al. Volume-targeted versus pressure-limited ventilation in the neonate. Cochrane Database Syst Rev, 2010, (11):CD003666.

[19] WOLF A R, HUMPHRY A T. Limitations and vulnerabilities of the neonatal cardiovascular system: considerations for anesthetic management. Pediatric Anesth, 2014, 24(1):5-9.

第二十二章

儿童无创诊疗镇静的监测与管理

儿童是特殊的医疗群体，在接受一些无创检查（如心脏彩超、MRI、听力检查、诱发电位等）时，常因害怕、焦虑等诱发行为问题，如哭闹、拒绝配合等，使得检查经常中断甚至无法进行，严重影响检查诊断的准确性和成功率。此外，某些检查则可能会对患儿造成的一定的心理创伤。因此，儿童无创诊疗中为患儿提供恰当的镇静越来越受到临床医师和家长的关注与支持。我国目前开展儿童镇静的医疗单位不多，有必要规范儿童镇静的实施条件、适应证、禁忌证、操作流程及相关并发症的防治等，促进我国儿科镇静的安全普及和推广。

第一节　中深度镇静的实施条件

一、开展中深度镇静的场所与设备及人员要求

（一）场所与设备

门诊部要设立一个独立诊室，面积宜 ≥ 10m²，诊室位置需靠近患儿检查的诊室，便于紧急事件的急救。

诊室配置应不低于手术麻醉的基本配置要求，即应配备常规监护仪（可以监测心电图、脉搏氧饱和度和无创血压）和便携式监护仪（可以监测脉搏氧饱和度和心率）、供氧与吸氧装置和单独的负压吸引装置、常规气道管理设备（简易呼吸囊、各种型号面罩、各种型号口咽通气道及鼻咽通气道、各种型号喉罩、各种型号气管导管和管芯、普通 / 可视喉镜、各种型号喉镜片、吸引器、各种型号吸痰管等）、常用的镇静药物和麻醉药物（水合氯醛、右旋美托咪定、异丙酚、咪达唑仑、肌松药）、急救药车（常用的心血管急救药物如阿托品、地塞米松、肾上腺素、去氧肾上腺素等及静脉输液装置）、除颤仪，以及可移动的车、床以便于急救和转运。若条件允许还应配备适合的麻醉机、微量输液泵，维持体温的设施，监测呼气末二氧化碳分压和体温的设备。

具有独立的镇静前给药区域和检查后恢复区域，可设立在诊室内或诊室旁，便于麻醉医师观察。

（二）人员配备与职责

中深度镇静应由具有主治医师（含）以上资质的麻醉医师负责实施，建议配备至少 1 ~ 2 名专职护士，其中护士负责镇静前诊室设备药物的准备、镇静药物给予、完成镇静记录、协助镇静管理、患儿到达检查区域及回到诊室等待恢复的转运。患儿镇静前麻醉评估和访视，以及相关同意书的签署应由麻醉医师完成。患儿接受相关检查及镇静前准备及注意事项交代由相关科室护士负责。

提供镇静的专业人员应该具备并胜任的知识和技能，包括镇静药物药理学和应用生理学，儿童检查前麻醉镇静相关评估，镇静程度评估，镇静期间生命体征监测，镇静恢复治疗，可能并发症判断及处理，儿童生命支持等。

提供镇静的专业人士应该有的实践经验：有效的镇静技术及可能并发症处理、麻醉监护，熟练的儿童气道管理（包括托下颌面罩给氧、鼻咽 / 口咽通气道、喉罩放置、气管插管），儿童心肺复苏及除颤等。

二、中深度镇静的适应证和禁忌证

（一）适应证

（1）一般情况良好，ASA Ⅰ级或Ⅱ级患儿。

（2）难以配合相关儿科检查的患儿。

（3）检查过程中需要患儿长时间处于非自然睡眠状态，如诱发电位检查、听力检查等。

（二）禁忌证

1. 气道问题　明确的气道阻塞或狭窄；麻醉前评估为潜在困难气道如打鼾或喘鸣、严重鼻塞、小下颌、舌巨大、气道囊肿、先天性喉软骨发育不全等需谨慎。

2. 呼吸系统问题　吸入空气情况下 $SpO_2 < 94\%$（发绀型先天性心脏病除外）；呼吸衰竭（呼吸频率高，需要吸氧治疗）；无力咳嗽或哭泣；严重的呼吸道感染。

3. 高颅压　患儿有嗜睡、头痛、呕吐等症状。

4. 神经系统疾病　镇静前 24 小时直肠给予地西泮治疗抽搐，或在近 2 周内多次直肠给予地西泮；可发生窒息或肌张力低下的神经系统疾病；惊厥及发绀发生率每日大于 1 次；镇静前 4 小时发生过惊厥；最近一次惊厥后未恢复清醒意识或正常肌力。

5. 反流误吸高风险　禁食、禁饮时间不足，腹内压明显增高，腹胀明显，镇静前从胃管可吸出较多的胃内容物。

6. 其他　严重的代谢、肝脏或肾脏疾病。

7. 过敏问题　有镇静 / 麻醉药物过敏及其他严重麻醉风险。

三、中深度镇静的评估

心脏彩超、MRI、听力检查、眼科检查、诱发电位和 CT 等各种无创检查所在环境不同，检查需要的时间不同，所需的镇静深度也不同。如 CT 检查时间较短，患儿只需要达到中度镇静即可；MRI 检查时间长且有噪音，患儿需要达到深度镇静才可顺利完成检查（表 22-1-1）。镇静的理想状态是患儿安全、舒适、无记忆，检查顺利完成。中深度镇静受诸多因素的影响，包括患儿年龄、精神状态、健康状况、之前曾使用的药物等。

表 22-1-1　镇静深度分类及其评估要求

项目	轻度镇静	中度镇静	深度镇静	全身麻醉
Ramsay 镇静评分	2 ~ 3 分	4 分	5 ~ 6 分	
意识状态	清醒	入睡	沉睡	沉睡无意识
反应	对语言刺激反应正常	对语言或触觉刺激存在有目的反应	对非伤害性刺激无反应，对伤害性刺激有反应	对伤害性刺激无反应
通气功能	无影响	足够，不需要干预	可能不足，可能需要干预	常不足，常需干预
心血管功能	无影响	通常能保持	通常能保持	可能受损

四、中深度镇静的操作流程

(一)镇静前的访视与评估

1. **镇静前评估**　全面的镇静前评估有助于提高镇静满意度并降低中、深度镇静的不良后果。

(1)易发生不良后果的情况

1)3 个月以下的患儿，尤其是新生儿、早产儿。

2)气道异常，如梗阻性呼吸暂停者。

3)呼吸异常者，如哮喘、气管、肺发育异常(dysplasia)、急性感染者。

4)心血管异常，如发绀型先天性心脏病、心力衰竭或心律失常等。

5)神经性疾病或发育异常如癫痫。

6)肝、肾功能严重异常。

(2)镇静前不强调实验室检查，但应询问病史、年龄、体重，特别是用药史、药物过敏史、药物不良史；既往史、住院情况及是否用过麻醉药、镇静、镇痛药等；心理和发育状况等。

(3)近期呼吸道感染病史患儿镇静、镇痛后呼吸道并发症特别是气道痉挛的可能性明显增大，必要时需考虑推迟检查。

(4)体格检查方面尤其注意呼吸道情况，建议进行心、肺听诊和气道评估。如有无呼吸道狭窄或异常，甚至困难气道，如患儿在平日入睡有明显的打鼾、点头呼吸、三凹征等必须特别注意，必要时与临床医师、检查相关科室医师协商镇静的安全性。

2. **镇静前禁食、禁饮**　接受择期检查患儿镇静前禁食、禁饮原则同全身麻醉原则。禁饮清水 2 小时，禁食母乳 4 小时，禁食牛奶和配方奶 6 小时，禁清淡饮食 6 小时，若为油炸、高脂肪或肉类食物可能增加胃排空时间。需要注意的是对于年龄小于 3 个月婴幼儿，过长时间禁食反而会增加低血糖和血流动力学不稳定的风险。若禁食时间不够，需要推迟镇静。对于需行紧急检查的饱胃患儿，麻醉医师需与临床医师及检查相关科室医师协商镇静的安全性，且必须考虑胃内容物吸入肺的可能性。

3. 患儿及家属知情告知　麻醉医师应详细告知患儿父母或监护人镇静相关事项，包括镇静技术、镇静方案选择、镇静必要性及相关的风险处理方案，取得家属同意并签署同意书。

（二）中深度镇静的实施

患儿经过评估后进入镇静室，连接监护设备，记录患儿镇静前的基本生命体征（心率、脉搏氧饱和度、血压、呼吸频率）；患儿入睡后需 5 分钟记录一次心率、脉搏氧饱和度、呼吸频率，10 分钟记录一次无创血压直至结束检查。

镇静方案根据检查要求和镇静深度制订。

1. 水合氯醛　常规口服用药，除非是无法配合口服的患儿。剂量是 10% 水合氯醛 0.5ml/kg（50mg/kg）口服，10～30 分钟后起效，作用时间 60～120 分钟，治疗量药液温和，不易引起蓄积中毒，药物不良反应小，患儿醒后无嗜睡或头晕不适，但有 15%～25% 的镇静失败率。若出现首剂无效的情况，可再次追加 10% 水合氯醛 0.2～0.3ml/kg 口服。需要注意的是水合氯醛只能追加 1 次，且每日的最大剂量 1g。大剂量水合氯醛（75～100mg/kg）对心肌有抑制作用，使血压下降，亦可抑制呼吸，对肝、肾有损害。早产儿、新生儿、发绀型心脏病患儿，服药后呛咳误吸、呼吸抑制、心血管意外、长期镇静等发生率大大增加，起始剂量需减至 0.2～0.4ml/kg。

2. 咪达唑仑　可口服用药，口服剂量 0.5mg/kg，15～30 分钟后起效，作用时间为 60～90 分钟；也可静脉用药，针对服用水合氯醛仍镇静失败、无法配合口服药物、极易出现呛咳呕吐的患儿，静脉剂量 0.05mg/kg，1～3 分钟后起效，作用时间 60～90 分钟；静脉注射咪达唑仑具有"顺行性遗忘"的优点，但易出现镇静过强，患儿苏醒时间过长等药物不良反应。

3. 右美托咪定　针对服用水合氯醛极量仍镇静失败或无法配合口服药物或极易出现呛咳、呕吐的患儿。有两种给药方式，可静脉给药，剂量 1～2μg/kg，需超过 10 分钟推注完毕，10 分钟后起效，作用时间 30～60 分钟；也可鼻腔内给药，剂量 1～2μg/kg，10～20 分钟后起效，作用时间 40～70 分钟，最好使用特定的鼻腔给药装置，可使患儿更易接受，依从性好，同时使药物更均匀地分布在双侧鼻腔黏膜。患儿会有些许的心率波动，但一般都在正常范围。然而，对于已知先天性心脏病的患儿，建议谨慎，因为右美托咪定会抑制窦房结和房室结功能，对于易心动过缓的儿童，可能会增加患病风险。

4. 异丙酚　若以上 3 种镇静药物都无法达到镇静要求，可选择静脉麻醉药异丙酚，但低血压及呼吸抑制发生率较高，药物剂量的使用很关键。患儿必须充分禁食，给药期间必须监测患儿的生命体征，备好吸氧装置。初始负荷剂量 1 ~ 1.5mg/kg（稀释 3 倍以上），缓慢给药，30 秒后起效，患儿入睡，呼吸略缓慢但平稳、睫毛反射消失、全身肌肉松弛即达到镇静要求（对行 MRI 的患儿可再联合静脉给予咪达唑仑 0.05mg/kg 以维持足够的镇静时间）。起效后 1 分钟内患儿吸入空气情况下脉搏血氧饱和度 > 95%，血压、心率在正常范围，无呼吸抑制情况即可进行检查。

检查过程中也需要严密监测患儿呼吸和循环情况，确定是否需要气道支持（如托下颌、鼻咽通气道甚至辅助或控制呼吸）和循环药物支持（如麻黄碱、阿托品）。如果检查时间过长（超过 20 分钟），可使用输液泵泵注异丙酚，维持良好的镇静深度，以确保患儿无知觉和体动。剂量 150 ~ 250μg/（kg·min），用药期间要严密监测，保证患儿生命体征平稳。停药后 10 ~ 15 分钟可唤醒患儿。

5. MRI 的患儿监测　由于磁场作用，含金属的监护仪均不能使用，可采用特殊的心电及 SpO_2 监测仪，也可以使用附带的压板放于桡动脉处（监测心率）或腹部（监测呼吸频率），但不能同时监测以上两项。还可以用小的无线经皮 SpO_2 监测仪，可同时监测患儿心率及 SpO_2；镇静后监护可由护士或患儿家属完成，也可以在 MRI 机上装摄像监控，可将信息同步传输到 MRI 室外监测屏上，便于麻醉医师监控。一般情况下，监测仪距离磁场中心 30cm 对患儿的检查图像无明显影响。

6. 意识评估　患儿入睡后，可采用密歇根大学镇静评分（UMSS）来评估患儿的意识状态，2 分以上为镇静满意，2 分以下则镇静失败，可选择追加药物或改用其他药物，直至评分达到 2 分以上（表 22-1-2）。

表 22-1-2　密歇根大学镇静评分（UMSS）

临床表现	分值
清醒 / 警觉	0
轻度镇静：倦怠 / 困乏，言语对话及声音刺激后反应恰当	1
中度镇静：昏昏欲睡，轻轻触觉刺激即易于唤醒	2
深度镇静：深睡，强烈躯体刺激可唤醒	3
无法唤醒	4

（三）镇静后恢复

凡检查结束后尚未清醒（含嗜睡）或虽已清醒但肌力恢复不满意的患儿均应进入麻醉恢复室。恢复室应配备专业的麻醉护士，协助麻醉医师负责病情监护与记录及护理。

恢复室内观察指标包括患者心率、呼吸、脉搏、血压、脉搏氧饱和度、意识状态及有无恶心呕吐等并发症，每15分钟记录患儿基础生命体征与镇静记录单。

离室标准如下。

（1）呼吸道通畅，气道保护反射完整，自主呼吸稳定，血流动力学稳定。

（2）患儿清醒/易被唤醒，对疼痛刺激明显反应，Ramsay镇静评分≤2分。

（3）水化充分，无出血，尿量充足。

（4）恢复到正常年龄和心理状态对应的反应，能独立行走。

（5）无恶心呕吐，患儿完全清醒后可喂少量清水。

告知患儿家属当日饮食、活动、用药等注意事项，嘱咐不要让患儿独自行走以免摔倒，并给予文字指导，提供紧急联系电话。

（四）镇静流程

镇静流程见图 22-1-1。

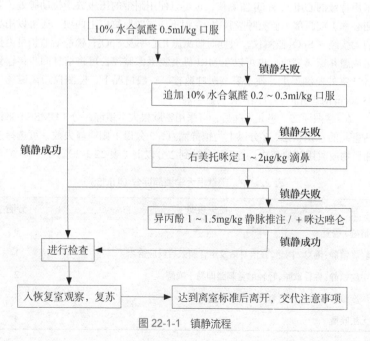

图 22-1-1　镇静流程

五、常见并发症及处理

镇静风险与药物剂量相关，尤其是多种镇静药物叠加时可能会出现镇静过深，导致不良反应增多。麻醉医师必须对每例患儿都有个体化的镇静方案，包括发生并发症的处理及突发事件的处理预案。

（一）呕吐误吸

因水合氯醛有苦味，口服时患儿多有大声哭闹或挣扎，时有发生恶心呕吐。一旦出现呕吐，应将患儿头偏向一侧，并抽吸呕吐物，尽量避免误吸引起的窒息和支气管与肺部并发症。为了降低恶心呕吐发生率，应严格按照禁食、禁饮要求，可在药物中添加糖浆或果汁等甜味中和，使用注射器或喂药器喂药优于使用勺子喂药。

（二）呼吸抑制

镇静及恢复期间应密切观察患儿的呼吸频率和呼吸动度，做到早发现早处理。如怀疑舌后坠引起的气道梗阻，应行托下颌手法，必要时放置口咽或鼻咽通气道；同时应增加吸氧流量或经麻醉面罩给予高浓度氧。若采取上述措施无效，则应给予辅助或控制呼吸，必要时行气管插管或放置喉罩。

（三）心动过缓

心率降低超过基础值20%就需要干预，可静脉注射阿托品10μg/kg并避免镇静程度过深。关键在于及时发现，及时处理。

（四）呼吸心搏骤停

遇到呼吸心搏骤停的患儿，立即移动到就近的安全区域行心肺复苏，同时呼叫帮助，启动应急抢救预案。

第二节　中深度镇静的安全管理及注意事项

镇静前认真访视患儿，尽量排除安全隐患，保障患儿安全，同时做好心理护理，使其能更好地配合。严格的禁食、禁饮要求需在预约时间的前1日告知家属并严格执行。抗癫痫和治疗心脏药物应如期服用。

镇静期间要严密监测患儿的生命体征，尤其是在昏暗或不便于靠近的检查环境中（如超声、MRI），需要携带便携式氧饱和度监测仪，并且密切观察患儿的呼吸频率和呼吸动度，若使用呼气末二氧化碳分压监测则更为安全、可靠。

复苏时同样需要监测并记录患儿的生命体征及意识状态，严格掌握患儿离室标准，避免患儿出现坠床、摔伤等意外。

检查后，告知患儿家属 24 小时值班医务人员电话随时沟通，对重点患儿主动联系随访。

（汪自欣　宋兴荣）

推荐阅读资料

[1] 陈煜，连庆泉 . 当代小儿麻醉学 . 北京：人民卫生出版社，2011.

[2] 邓小明，姚尚龙 . 现代麻醉学 . 5 版 . 北京：人民卫生出版社，2021.

[3] COTE C, LERMAN J, ANDERSON B. A practice of anesthesia for infants and children. 6th ed. Philadelphia: Elsevier, 2018.

[4] COTE C J, WILSON S. Guidelines for monitoring and management of pediatric patients during and after sedation for diagnostic and therapeutic procedures: an update. Pediatrics, 2006,118(6): 2587-2602.

[5] SCHULTE-UENTROP L, GOEPFERT M S. Anaesthesia or sedation for MRI in children. Curr Opin Anaesthesiol, 2010, 23(4): 513-517.

[6] WILSON M E, KARAOUI M, AL DJASIM L, et al. The safety and efficacy of chloral hydrate sedation for pediatric ophthalmic procedures: a retrospective review. J Pediatr Ophthalmol Strabismus, 2014, 51(3): 154-159.

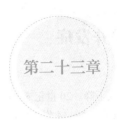

第二十三章

小儿麻醉常见并发症

随着麻醉学科的发展和技术进步，近30年来小儿麻醉的安全性得到巨大提高，主要表现为更多危重患儿接受更复杂手术，而围麻醉期并发症发生率和麻醉相关死亡率明显降低。但由于新生儿、婴幼儿和儿童在解剖、生理和病理生理学等方面均具有自身特点，小儿麻醉相关并发症的发生率仍高于成人。深刻理解、积极预防、及时识别和正确处理小儿麻醉常见并发症，是确保小儿麻醉质量和安全的重要保障。

第一节　小儿麻醉相关并发症

一、小儿麻醉相关死亡率

在过去的几十年里,小儿麻醉相关死亡率持续下降。20世纪50年代,总体麻醉相关死亡率为(2.7~3.7):10 000,儿童(1~14岁)麻醉死亡率为(3.3~4.3):10 000,而婴儿(0~12个月)麻醉相关死亡率为9.3:10 000。随着小儿麻醉技术的不断创新和改良,以及小儿麻醉专科培训的开展和普及,小儿麻醉相关并发症和死亡率大幅度下降。进入21世纪,发达国家小儿麻醉相关死亡率已低于1:10 000水平,而部分发展中国家仍高达(2.4~3.3):10 000。目前尚未见我国小儿麻醉相关死亡率的报道,推测不同地区和医院之间存在较大差异。

随着经验和知识的积累及小儿麻醉专科培训的推广,一些小儿麻醉的可控风险,如饱胃、气道梗阻、围手术期发热、低血容量、电解质紊乱等,已经得到广泛的重视和规范化处理;而另一些难以控制的风险,如低体重早产儿、急诊、美国麻醉医师协会(ASA)分级≥Ⅲ级、合并严重系统性疾病等,则可能成为导致小儿麻醉相关死亡的主要因素(表23-1-1)。

表23-1-1　小儿麻醉相关死亡的主要原因和危险因素

死亡原因	危险因素
呼吸因素	通气不足(中枢性或神经肌肉接头抑制);肺水肿;气道梗阻:舌后坠,喉头水肿,喉痉挛,支气管痉挛,反流误吸,分泌物过多,气管异物
心血管因素	心肌抑制,心力衰竭,低血容量,心律失常
神经性因素	高热性脑损伤
患儿因素	新生儿,婴儿,低体重儿;美国麻醉医师协会麻醉风险分级≥Ⅲ级
手术因素	心血管手术(尤其合并肺动脉高压),急诊手术,肠梗阻手术,气管食管瘘修补术,术中大量出血,凝血功能障碍
麻醉管理不当	术前准备不充分,麻醉方式和药物选择不当,术中监测不完善,不恰当使用氯化琥珀胆碱或补钾,术后处理不当,转运不当,设备匮乏
过敏反应	

二、小儿麻醉相关心搏骤停

心搏骤停(cardiac arrest,CA)是小儿围手术期的严重危急并发症,一旦发生须立即按小儿生命支持程序处理。据报道,小儿围手术期CA的发生率为（17~24）:10 000，婴儿的发生率是年长儿的3~10倍，心脏手术发生率高于非心脏手术。导致CA的常见原因有呼吸和循环因素、药物过量、迷走神经兴奋、低血容量、不恰当使用氯化琥珀胆碱等。ASA分级、年龄、术前需要机械通气及CA的原发病等是导致CA后死亡的危险因素。

为精确预测小儿围手术期CA的发生率和预后，ASA和美国儿科学会麻醉质量保障委员会从1994年开始开展了小儿围手术期CA注册工作。1994—1997年，共登记150例麻醉相关CA，其中ASA分级Ⅰ~Ⅱ级患儿占33%，小于11个月婴儿占55%，导致CA的原因以药物（37%）、心血管（32%）、呼吸（20%）和设备（7%）相关因素最常见（表23-1-2）。2000—2003年，该数据库登记的麻醉相关CA原因发生了明显变化，ASA分级Ⅰ~Ⅱ级患儿所占比重降至19%，药物相关因素降至12%（主要与临床普遍使用七氟烷代替氟烷有关），而心血管相关因素（主要为大出血导致的低血容量、大量输血导致的高钾血症及代谢紊乱）增加至52%。

表23-1-2　小儿麻醉相关心搏骤停原因占比（$n = 150$）

原因	例数	占比/%
药物相关因素	55	37
氟烷	26	17
氟烷＋静脉药	11	7
七氟烷	2	1
静脉麻醉药	10	7
静脉注射局部麻醉药	5	3
氯化琥珀胆碱导致高钾血症	1	< 1
心血管相关因素	48	32
可能心血管相关,原因不明	18	12
出血,输血相关	8	5
不恰当液体治疗	6	4
心律失常	5	3
高钾血症	4	3
空气栓塞	2	1
起搏器相关	2	1
迷走神经反射	1	< 1
肺动脉高压	1	< 1
法洛四联征缺氧发作	1	< 1

原因	例数	占比 /%
呼吸相关因素	30	20
喉痉挛	9	6
气道梗阻	8	5
困难气道	4	3
氧合不足	3	2
意外脱管	2	1
可能呼吸相关,原因不明	2	1
通气不足	1	< 1
支气管痉挛	1	< 1
设备相关	10	7
中心静脉	4	3
呼吸回路	2	1
外周静脉	1	< 1
其他	3	2
多因素事件	5	3
低体温	1	< 1
原因不明	1	< 1

三、小儿麻醉普通并发症

(一)小儿麻醉普通并发症的发生率

早期的回顾性研究发现婴儿(尤其是新生儿)术中气道梗阻(9.4%)和低血压(3.9%)的发生率明显高于年长儿,而在 1 ~ 10 岁儿童术中心律失常的发生率最高(3.9% ~ 9.3%)。在麻醉后恢复室(PACU),新生儿最常见的并发症包括低血压(13.9%)、呼吸系统并发症(11.6%)和体温异常(4.7%),年长儿最常见的并发症为恶心呕吐(5.9%)和气道梗阻(3.2%)。

近年来的小儿麻醉质量控制数据显示,呼吸系统并发症最多见(53%),其次为心血管系统并发症(12.5%)。婴儿、耳鼻喉手术、气管插管和 ASA 分级Ⅲ级以上患儿呼吸系统并发症的发生率更高。心血管系统并发症主要发生于 ASA 分级Ⅲ级以上患儿,与早期数据相比,心动过缓(0.13%)和心律失常(0.03%)的发生率显著降低。婴儿围手术期严重并发症的发生率(8.6%)是 1 岁以上儿童(2.1%)的 4 倍,以呼吸系统并发症最常见(77.4%),其中喉痉挛占 35.7%。

（二）喉痉挛

喉痉挛是患儿在浅麻醉状态下，喉部和声带受到外界刺激（如分泌物、出血和操作等），引发喉部周围肌肉不自主收缩（保护性反射），导致的声门紧闭状态。喉痉挛通常在短时间内发作，但处理不当可危及生命。小儿在吸入麻醉诱导时，度过麻醉Ⅱ期（兴奋期）相对较慢，急于进行气管插管等操作，常可引发喉痉挛。麻醉苏醒期，在浅麻醉下进行拔管、吸痰等操作也是喉痉挛的常见原因。

小儿麻醉喉痉挛的发生率约为1.7%，近2周内上呼吸道感染（URI）患儿发生率增加至9.6%，合并阻塞性肺疾病（6.4%）和既往有麻醉并发症患儿（5.5%）发生率也明显增加。喉罩（LMA）曾被推荐用于合并URI患儿气道管理，但近期URI患儿术中使用LMA，喉痉挛、低氧和呛咳的风险仍比正常患儿增加2倍，低龄和耳鼻喉科手术患儿风险更高。另外有研究显示，暴露于被动吸烟的患儿，术中喉痉挛和气道梗阻的风险分别比正常患儿增加4.9倍和2.8倍。

临床发生喉痉挛，应立即使用双手托下颌面罩加压给氧进行纯氧正压通气，轻症患儿通常可在30~45秒缓解；若正压通气无效，血氧饱和度继续下降，应立即给予丙泊酚（1mg/kg）或氯化琥珀胆碱（0.5~1mg/kg）以缓解喉部肌肉痉挛，必要时进行气管插管和机械通气；喉痉挛病情严重或治疗不及时，可导致负压性肺水肿，甚至CA，此时须按儿童心肺复苏相应程序进行处理。

（三）支气管痉挛

儿童，特别是气道高反应性患儿（如支气管肺发育不良的早产儿、哮喘患儿、URI患儿等），在气管导管、气道分泌物、误吸的胃内容物等异物刺激下或过敏反应时，支气管平滑肌张力异常增加，可导致支气管痉挛。临床表现为肺部听诊呈哮鸣音，气道阻力增加和低氧血症。重度持续性哮喘状态，也可听不到哮鸣音（静息肺）。小儿麻醉支气管痉挛的发生率约为0.4%，ASA分级Ⅲ级以上患儿发生率为2.4%，合并URI患儿增加至4.1%。

平时控制良好的气道高反应性疾病患儿，若患儿平时规范使用支气管扩张剂，应在手术当日早晨继续使用；若在手术前出现喘鸣，应延期手术。急诊手术情况下，患儿进入手术室前应使用雾化支气管扩张剂（如沙丁胺醇）进行治疗。对于合并气道高反应性疾病患儿，进行任何麻醉操作特别是气道操作前都必须确保足够的麻醉深度，以降低支气管痉挛的发生率。吸入麻醉（如七氟烷）用于麻醉诱导和维持，既可确保足够的麻醉深度，又具有良好的支气管扩张作用，是这类患儿较为理想的麻醉方式。

麻醉患儿术中出现喘鸣或气道压异常增高，应立即手控呼吸检查呼吸回路，听诊双肺确定气管导管位置正确，并使用吸痰管吸痰（注意避免吸痰管尖端超过气管导管末端）以排除机械性梗阻因素（导管扭曲打折、黏液痰栓阻塞等），然后加深麻醉。经初步处理无效时可经气管导管喷入支气管扩张剂（如沙丁胺醇）或肾上腺受体激动剂（如小剂量肾上腺素）；必要时也可静脉给予肾上腺素受体激动剂或糖皮质激素治疗。麻醉诱导后早期的喘鸣，常与麻醉过浅有关。

（四）心动过缓

由于新生儿和婴幼儿副交感神经系统相对占优势，术中出现生理功能紊乱时容易发生心动过缓。而小儿心肌发育相对不完善，心排血量的维持主要依赖于心率，新生儿心率 < 100 次 /min、婴儿 < 80 次 /min、1 岁以上儿童 < 60 次 /min，常合并低血压（不稳定性心动过缓），需立即进行处理，以免发生心搏骤停（CA）等严重并发症。

有研究表明，婴儿术中心动过缓（ < 100 次 /min）的发生率最高（1.27%），随年龄增长发生率逐渐下降，4 岁儿童降至 0.16%。心动过缓的原因包括疾病或手术（35%）、吸入麻醉（35%）和低氧血症（22%）。这些患儿中，30% 出现低血压，10% 发生 CA 或心室颤动，8% 导致死亡。

心动过缓的处理措施包括纯氧通气，适当减少阿片类药物用量，停止外科操作（如为腔镜手术，须排空体腔气体），使用阿托品（0.01 ~ 0.02mg/kg）、肾上腺素（2 ~ 10μg/kg）、异丙肾上腺素微量泵泵注 [0.1μg/（kg·min）] 和胸外按压等。合并二度 II 型或三度房室传导阻滞时应考虑放置心脏起搏器。

（五）低血压

小儿术中血压低于相应年龄的第 5 百分位数即为低血压。低血压一般定义为新生儿收缩压低于 60mmHg，婴儿低于 70mmHg，1 ~ 10 岁儿童收缩压低于 70 + 年龄（岁）×2mmHg，大于 10 岁为低于 90mmHg。低血压可导致组织、器官灌注不足，氧和能量代谢供需失衡，最终导致重要脏器功能衰竭。一般认为，麻醉过程中血压低于基础值 30% 则必须进行临床干预。

低血压的原因：①前负荷降低，如低血容量、静脉回流受阻、心包填塞、肺栓塞等；②心肌收缩力降低，如麻醉药物导致的负性肌力作用、心律失常、低氧血症、心力衰竭等；③后负荷降低，如药物引起的血管扩张、败血症、过敏反应和内分泌危象等。

低血压的一般处理措施包括确保通气和氧合，适当减少麻醉药物用量，加快输液，必要时重新开放静脉，使用正性肌力药和升压药（多巴胺、肾上腺素、去氧肾上腺素、去甲肾上腺素、米力农等）。心律失常、心肌缺血、酸碱平衡和电解质紊乱、过敏反应、内分泌危象等情况导致的低血压，必须同时进行针对病因的进行治疗。

（六）反流误吸

早期报道的小儿胃内容物反流误吸发生率和死亡率均较高，近30年来情况明显改善。回顾性研究发现，小儿胃内容物反流误吸的发生率为8.6：10 000，约为成人（20～49岁）的3倍。47%的误吸患儿经胸部X线检查确诊为吸入性肺炎或肺不张，其中死亡率约为0.2：10 000。反流误吸的危险因素包括急诊手术、禁食禁饮时间不足、胃食管反流病史、基础疾病（幽门梗阻、食管裂孔疝、肠梗阻、颅内压增高、腹内压增高）、创伤、肥胖、困难气道、麻醉医师缺乏经验等。创伤和疼痛可使胃排空延迟，进食6～8小时后胃内仍可能存留大量酸性内容物。

一些常规的预防措施可降低反流误吸的发生率，包括严格遵守术前禁食、禁水，麻醉诱导和拔除气管导管前常规抽吸胃管，行快速顺序诱导插管，清醒拔管，转运和苏醒过程中使患儿处于侧卧位等。所有存在高反流误吸风险的患儿，麻醉前均需进行仔细评估，并确定是否需要预防性治疗（如胃肠减压、使用促进胃排空和抑制胃酸分泌药物），同时准备大功率吸引器和各型号吸痰管。麻醉采用快速顺序诱导，气管插管成功前避免使用较大压力（> 15cmH_2O）进行面罩通气，选择带套囊气管导管，尽快完成气管插管以保护气道。

怀疑患儿出现误吸时，应密切观察至少2小时，并进行胸片检查和血气分析。若2小时后无呼吸道相关症状，通常未发生误吸或误吸量较小，可不特殊处理。对于发生了误吸性肺炎、误吸后气道痉挛或气道梗阻的重症患儿，通常需要气管插管和机械通气，必要时需要使用抗生素或支气管扩张药物，或使用纤维支气管镜进行肺灌洗治疗。

（七）术中低体温

通常小儿术中体温应维持在36～37℃。新生儿和小婴儿体温调节中枢发育不完善，不能通过寒战产生热量，主要依靠代谢棕色脂肪维持体温。患儿年龄越小体表面积与体重比值越大，术中更容易通过体表和伤口丧失热量。术中低体温的危害包括增加出血倾向，延长麻醉药物作用时间，麻醉苏醒延迟，引发心律失常，增加患儿痛苦体验等。

为避免小儿术中低体温，应升高手术间的温度。根据患儿年龄，可酌情设定室温至26～28℃，通常环境温度上升1℃，热量丧失可减少7%。使用手术专用的加热床垫（设定至37℃），可阻断患儿身体与手术床之间的热量传导。手术区域以外的裸露部位（如四肢和头部），使用敷料进行包裹，可阻断热量向周围的辐射。术中使用的消毒液和冲洗液加热至37℃，可有效避免液体对流导致的热量丧失。术中使用的输液和血液制品可放置在恒温箱内加热至37℃。选择带有加温湿化功能的麻醉回路，不仅可有效减少热量从呼吸道丧失，还可避免对气道黏膜造成损伤。使用暖风机和小儿专用暖风毯，可为术中低体温患儿提供主动加温。

采取上述所有措施，通常可维持患儿体温正常，有时还可出现体温升高。因此，术中应对患儿体温进行持续监测。手术消毒、铺巾完成后，通常可适当降低手术间温度，以提高工作人员舒适度。术后患儿进入麻醉恢复室，同样须注意保温。

（八）苏醒期躁动

苏醒期躁动（emergence agitation，EA）是小儿麻醉苏醒早期发生的一种以啼哭、兴奋、躁动、谵妄、意识和定向力错乱为主要表现的行为异常状态。通常呈自限性（3～15分钟），具体机制尚不清楚，在七氟烷、地氟烷等新型吸入麻醉药广泛使用后受到临床广泛关注。根据麻醉方式和EA认定标准的不同，文献报道小儿EA发生率的差异很大（2%～80%），以学龄前儿童最多见。尽管EA呈自限性，但发作时具有意外伤害的潜在风险，并给医务人员和家属带来很大压力，因此应给予足够重视。

EA是患儿自身因素、麻醉因素和手术刺激共同作用的结果。患儿自身因素包括低龄、术前焦虑、既往手术经历和冲动型性格等。在麻醉方面，术中使用七氟烷、地氟烷（与丙泊酚、氟烷相比）EA发生率明显升高；联合使用骶管阻滞、提供完善的术后镇痛，可显著降低EA的发生率。从手术类型来看，耳鼻喉科和眼科手术患儿EA发生率最高，其次为泌尿外科、骨科和普通外科手术，其他手术EA发生率较低。

由于小儿麻醉EA相关因素的复杂性和不确定性，麻醉医师应随时做好预防、识别和处理的准备。EA的预防策略：①给予吗啡、芬太尼、舒芬太尼等阿片类药物；②联合使用骶管阻滞或外周神经阻滞；③术中使用丙泊酚替代吸入麻醉药；④术前或术中使用可乐定、右美托咪定等 α_2 受体激动剂等。小儿术后发生EA，症状较轻时，可给予适当保护，等待患儿完全清醒后症状可自行消失；若症状较重，可首选芬太尼 0.5～1.0μg/kg（或等效剂量吗啡或舒芬太尼），必要时复合使用丙泊酚 1mg/kg，并给予密切监护。

（九）术后低氧血症

全身麻醉期间，呼吸肌张力消失，胸廓外向和肺内向回弹力之间的平衡发生改变，导致功能残气量（FRC）降低，小气道闭塞和肺泡塌陷（微小肺不张），以及肺内分流增加。这些改变在婴幼儿中更为显著。小儿术后在麻醉恢复室（PACU）内低氧血症（吸空气 $SpO_2 \leqslant 92\%$）的发生率高达43%。患儿年龄越小，术后低氧血症的发生率越高，持续时间也越长。

吸氧对小儿氧合带来的益处仅能维持数分钟，患儿在术后转运途中也常发生低氧血症，合并上呼吸道感染及6个月以下婴儿风险更高。因此，术后将患儿转运至 PACU 途中，以及在 PACU 停留期间，应常规吸氧并进行 SpO_2 监测。

（十）术后窒息

窒息是指呼吸停止超过 15~20 秒，或短时间内呼吸停止伴有心动过缓、发绀或苍白等症状。术后窒息常见于早产的新生儿和小婴儿，其发生率与胎龄和校正孕龄呈负相关，校正孕龄超过 44 周的患儿窒息发生率明显下降。贫血是术后窒息的另一项独立危险因素。不合并贫血的婴儿随着年龄增加窒息的发生率逐渐下降，校正孕龄 48 周患儿的发生率约为 5%，校正孕龄 56 周患儿的发生率约为 1%。校正孕龄 60 周以前，合并贫血患儿术后窒息的发生率并不随年龄增加而降低。

婴儿在清醒或复合基础镇静联合脊椎麻醉（腰麻）下行疝修补术，术后早期（术后 30 分钟）窒息的发生率（1%）低于全身麻醉（3%），而术后 12 小时内窒息的发生率（2%）与全身麻醉无差别。对于所有校正孕龄 60 周以下的婴儿，术后应常规进行至少 12 小时呼吸和循环功能监测。多数术后窒息新生儿经吸氧和触碰刺激后可缓解，仅少数患儿需辅助呼吸或持续正压通气，若出现心搏骤停须按心肺复苏程序处理。

腺样体和扁桃体切除术是治疗儿童阻塞性睡眠呼吸暂停低通气综合征（obstructive sleep apnea-hypopnea syndrome，OSAHS）的重要手段。OSAHS 20% 以上患儿术后发生需要医疗干预的呼吸系统并发症。所有行腺样体和扁桃体切除术的 OSAHS 患儿，术后均存在不同程度呼吸道梗阻，术前阻塞症状越重患儿术后气道梗阻程度越严重。所有 OSAHS 患儿术后均应住院监护 12 小时以上。

（十一）气管拔管后喘鸣

气管拔管后喘鸣主要与气管插管导致的声门下损伤和水肿有关，尤其在气管导管型号偏大时多见。若气道压力达到 $40cmH_2O$ 时气管导管周围没有漏气，拔管后喘鸣的发生率明显升高。因此，小儿麻醉选择气管导管型号的标准是在高于 $30cmH_2O$ 压力下气管导管周围存在漏气。采用该保护措施后气管拔管后喘鸣的发生率可由 1% 降至 0.1%。

经典教科书通常不推荐 5~8 岁以下儿童使用带套囊气管导管。近年来有研究发现，婴儿和儿童使用带套囊气管导管（内径比不带套囊导管小 0.5~1mm）并不增加拔管后喘鸣的发生率，并可提供更好的呼吸管理条件。值得注意的是，任何气管导管都具有损伤气道的潜在风险。带套囊气管导管拔管后喘鸣的发生率约为 0.4%。此外，拔管后喘鸣还与既往气管插管史、患儿体动、并存疾病等因素有关。

（十二）术后恶心呕吐

术后恶心呕吐（postoperative nausea and vomiting，PONV）是小儿麻醉后最常见的并发症，3 岁以上儿童的发生率为 30%~40%。主要危险因素包括年龄（3 岁以上，尤其是青春期女童）、长时间手术（> 30 分钟）、某些类型手术（斜视、耳鼻喉科手术），以及既往 PONV 或晕动病史。麻醉相关因素包括吸入麻醉药和氧化亚氮（相对于丙泊酚）、阿片类药物、镇痛不完善，以及胃胀气等。

5- 羟色胺受体拮抗剂（5-HT$_3$）（如昂丹司琼、格雷司琼、托烷司琼等）、地塞米松和氟哌利多单独使用即可降低 PONV 的发生率，复合使用效果更佳。由于氟哌利多具有锥体外系症状、延长 QT 间期等不良反应，通常不作为基础预防用药。3 岁以上手术患儿，不合并其他危险因素，可使用一种预防性药物（5-HT$_3$ 受体拮抗剂或地塞米松）；合并另外一项危险因素时，可联合使用两种预防性药物（5-HT$_3$ 受体拮抗剂、地塞米松）；若合并另外两项危险因素，可采用三重预防措施（5-HT$_3$ 受体拮抗剂、地塞米松及静脉麻醉）。氟哌利多和甲氧氯普胺可作为发生 PONV 后的补救用药。

第二节　小儿麻醉并发症的预防

一、小儿麻醉并发症的相关因素

1. 判断失误　小儿麻醉常见的人为失误包括术前准备不充分（患儿和设备），麻醉方式选择不当，术中未采用标准监测，通气不足，麻醉药物过量，注意力不集中，麻醉管理不当等。这些因素多数是可以预防的。

2. 急诊手术　麻醉前准备不充分常与急诊手术密切相关，最常见的情况是未能准确判断患儿的脱水和电解质紊乱程度。急诊手术的麻醉相关死亡风险是总体死亡率的 10 倍。小儿急诊手术心动过缓的发生率（2.7%）约是择期手术（1.1%）的 2 倍。

3. 发生时间　与成人麻醉不良事件多发生于麻醉诱导期和苏醒期不同，小儿麻醉不良事件多发生于麻醉维持期。

4. 药物过量　药物过量可导致麻醉相关心搏骤停（CA）甚至死亡。七氟烷在临床上取代氟烷后，由于药物过量导致的 CA 已明显减少。这也从侧面反映出选择安全的麻醉药物对减少麻醉相关不良事件的重要性。

5. 患儿自身因素　新生儿和婴幼儿围麻醉期不良事件的发生率高于年长儿，儿童术后并发症的发生率（35%）约是成人（17%）的 2 倍。小儿围麻醉期不良反应发生率及术后不良转归均与 ASA 分级密切相关。

6. 培训经历　在小儿麻醉领域的培训和经历，对降低围麻醉期并发症尤为重要。一项在大型大学附属医院进行的回顾性研究发现，小儿麻醉医师负责的婴儿手术无麻醉相关 CA 发生，而非小儿麻醉医师负责的婴儿手术，麻醉相关 CA（包括死亡）的发生率为 19.7∶10 000。随后一项针对受训人员实施婴儿麻醉的前瞻性研究发现，小儿麻醉医师不在场时心动过缓的发生率（2.1%）显著高于小儿麻醉医师在场时的发生率（0.8%）。

二、小儿麻醉并发症的预防措施

（一）充分做好麻醉前准备

麻醉前应仔细评估患儿的现病史和既往史（尤其是麻醉史），认真检查麻醉机、监护仪、麻醉药品和物品。对于急诊手术，除大出血、心脏压塞、急性上呼吸道梗阻等极端情况外，麻醉医师应与外科医师协调合作，共同采取最低限度的基本治疗措施，包括液体复苏、输血、纠正电解质和酸碱平衡紊乱、保温处理等。

对于自己不熟悉的复杂病理生理状态（如发绀型先天性心脏病患儿行非心脏手术、儿童颅咽管瘤合并糖尿病尿崩症），应及时请示上级医师或申请专科医师会诊。特殊情况下（如扁桃体切除术后出血、急性会厌炎、困难气道等），麻醉诱导前应有 1 位有经验的助手（最好是小儿麻醉主治医师）在场协助工作。

（二）时刻保持警惕

及时纠正即将发生的异常是确保小儿麻醉安全的关键。严重不良事件通常在麻醉医师注意力不集中、疲劳或厌倦时发生，麻醉医师在麻醉全程必须时刻保持警惕。麻醉医师应养成按顺序观察所有监护参数的习惯，随时掌握患儿呼吸、循环系统出现的细微偏差，并及时作出调整。监护仪的 SpO_2 声音、呼气末二氧化碳分压波形限值和波形消失报警音，有助于提高麻醉医师的术中警觉性。

（三）严格遵守监测标准

大多数麻醉相关不良事件涉及人为错误，因此即使对于经验丰富的麻醉医师，监测设备也至关重要。ASA 和中华医学会麻醉学分会都制订了最低限度的麻醉监测标准或指南，包括连续监测患儿的氧合、通气、循环和体温。心电图、SpO_2、呼气末二氧化碳分压、无创血压和体温是小儿麻醉的基本监测。值得注意的是，在实际工作中技术监测手段必须与临床评估相结合。

（四）运用先进技术

使用经过设计的安全设备可提高患儿管理的安全性，防止医用气体连接错误的轴针指数安全系统（pin-index safety system，PISS）就是一个典型的例子。同时还有改善气道管理的新技术，包括可视喉镜、改良的插管软镜和喉罩等，均在很大程度上提高了小儿正常和紧急气道管理的安全性。采用超声引导下中心静脉穿刺等可视化技术，可显著降低传统单纯依靠解剖定位的潜在风险。

（五）选择安全的麻醉药物

七氟烷在临床上替代氟烷后，小儿麻醉药物相关心搏骤停（CA），以及患儿（ASA 分级Ⅰ～Ⅱ级）CA 所占比重均明显下降。目前，麻醉药物与新生儿及婴幼儿神经系统发育之间的关系受到广泛关注，但在临床研究获得明确证据之前，不需要改变现行的工作日常规范。

（六）教育和培训

良好的教育和培训，更符合资质的麻醉医师，有助于进一步降低小儿麻醉的发病率和死亡率。模拟教学技术的发展，为临床少见并发症（如 CA）和有创操作的培训提供了便利。为提高我国小儿麻醉整体水平，中华医学会麻醉学分会于 2014 年在全国成立了 47 家小儿麻醉培训基地，免费为基层医院小儿麻醉骨干医师提供为期 3 个月的亚专科培训。

（七）质量控制

质量控制和提高是一个持续改进的过程。记录、分析和不断学习麻醉过程中发生的不良事件（或潜在事件），有助于减少人为因素对患儿造成的伤害。持续评价实施麻醉的环境因素，识别可能导致不良事件的潜在风险，如组织结构不合理、药物标签不清晰、监护仪故障、人员沟通不畅等。及时提出改进策略，可有效避免不良事件的发生。

综上所述，新生儿和婴幼儿麻醉相关并发症的发生率高于年长儿和成人。小儿麻醉诱导、维持和苏醒阶段，均可发生麻醉危急事件。导致小儿麻醉相关不良事件的人为和环境因素，通常是可以避免的。同时由于患儿准备不充分等原因，急诊手术麻醉相关并发症的发生率明显较高。严格执行麻醉监测标准和质量安全控制，有助于避免麻醉相关不良事件的发生。良好的培训、充分的麻醉前准备、时刻保持警惕，以及严格遵守麻醉管理规范，是确保小儿麻醉质量和安全的重要保障。

（潘守东）

推荐阅读资料

[1] COSTI D, CYNA A M, AHMED S, et al. Effects of sevoflurane versus other general anaesthesia on emergence agitation in children. Cochrane Database Syst Rev, 2014, 12(9): CD007084.

[2] DAVIDSON A J, MORTON N S, ARNUP S J, et al. Apnea after awake regional and general anesthesia in infants: the general anesthesia compared to spinal anesthesia study—comparing apnea and neurodevelopmental outcomes, a randomized controlled trial. Anesthesiology, 2015, 123(1): 38-54.

[3] DAVIS P J, CLADIS F P. Smith's anesthesia for infants and children. 9th ed. Philadelphia: Elsevier, 2016.

[4] GONZALEZ L P, PIGNATON W, KUSANO P S, et al. Anesthesia-related mortality in pediatric patients: a systematic review. Clinics, 2012, 67(4): 381-387.

[5] GREGORY G A. Pediatric anesthesia. 3rd ed. New York: Churchill Livingstine Inc., 1994.

[6] HÖHNE C. Postoperative nausea and vomiting in pediatric anesthesia. Curr Opin Anaesthesiol, 2014, 27(3): 303-308.

[7] LITMAN R S, MAXWELL L G. Cuffed versus uncuffed endotracheal tubes in pediatric anesthesia: the debate should finally end. Anesthesiology, 2013, 118(3): 500-501.

[8] VAN DER GRIEND B F, LISTER N A, MCKENZIE I M, et al. Postoperative mortality in children after 101 885 anesthetics at a tertiary pediatric hospital. Anesth Analg, 2011, 112(6): 1440-1447.

恶性高热

恶性高热（malignant hyperthermia，MH）是目前所知的唯一可由常规麻醉用药引起的围手术期极高致死率的高代谢性肌肉疾病。该病具有遗传性，通常发生在暴露于挥发性麻醉药（如氟烷、异氟烷、七氟烷等）和去极化肌松药（氯化琥珀胆碱）后。MH 一旦发生，病情进展迅速，表现为全身肌肉痉挛、体温急剧升高、氧耗量急速增加、二氧化碳大量生成，导致呼吸性和代谢性酸中毒，患者可因多器官功能衰竭而死亡。

第一节　恶性高热的临床表现

一、恶性高热的诱因

卤族类麻醉药物单独使用可能会诱发 MH。在许多早期报道的案例中患者都是同时使用了某一种卤族类吸入（挥发）麻醉药物和氯化琥珀胆碱，而过去十年内约有一半的病例是由卤族类麻醉药物单独诱发。约 50% 曾经发生 MH 的患者接触过至少一种看似普通却是公认的能够引起 MH 的麻醉药物。

已知的能够诱发 MH 的药物中，挥发性药物包括乙醚、氟烷、甲氧氟烷、恩氟烷、异氟烷、七氟烷和地氟烷，去极化肌松药有氯化琥珀胆碱。这些药物引发 MH 的机制目前仍不清楚。

二、恶性高热的发病机制

MH 与肌肉内钙平衡紊乱有关。关于 MH 机制研究的早期关注点是定位于第 19 号染色体上兰尼定（ryanodine，*RYR1*）基因。兰尼定受体（RYR1）是位于肌浆网上的钙离子通道，在肌肉去极化过程中起重要作用。关于 MH 相关基因突变的研究涉及第 17 号染色体上钙离子通道。目前发现，MH 可以由多条染色体上的一个或多个基因突变引起，至少 5 条染色体上超过 180 个的个体突变与 MH 的发生有关，反映了家族性基因遗传的复杂性。

MH 的常染色体隐性遗传可能与 King-Denborough 综合征有关。目前，氟烷 - 咖啡因骨骼肌体外收缩试验是最常用的诊断方法，大部分经历 MH 的患者氟烷 - 咖啡因骨骼肌体外收缩试验是异常的。患有 MH 的患者该试验的阳性率为 30% ~ 50%。

MH 的生化机制可能与骨骼肌细胞内无法控制的钙离子增高有关。钙是肌肉收缩和新陈代谢的中央控制器。骨骼肌肌浆网（sarcoplasmic reticulum，SR）中含有钙离子，受到刺激后，SR 通过开放钙通道将钙离子释放到肌浆中，活化肌动蛋白和肌球蛋白丝，从而产生肌肉收缩。在 MH 发生过程中，钙会以异常高的速度通过钙通道，从 SR 释放出来，同时其再吸收的能力也降低，从而导致骨骼肌细胞处于持续代谢亢进状态和细胞完整性的缺损。从而诱发肌肉强直，乳酸盐过剩，ATP 和氧消耗过高，二氧化碳及产热增加，最后使 ATP 枯竭。ATP 的损耗导致细胞膜泵功能丧失，使电解质如钾、钙，酶如磷酸肌酸激酶及肌细胞中肌红蛋白泄漏，从而导致心力衰竭、心律失常、器官损害，最终导致死亡。

三、恶性高热的临床表现

患者麻醉过程中有挥发性麻醉药物和／或氯化琥珀胆碱接触史。早期临床表现为咬肌痉挛（使用氯化琥珀胆碱后）或全身性肌肉僵直，不能解释的心动过速和高碳酸血症。若出现这些表现（表24-1-1）中的两个以上，则诊断为 MH 的概率增加。此外，交感神经系统过度兴奋导致心动过速、心律失常、高血压、大汗和花斑样发绀。如果出现心肌抑制，高血压之后很快会出现低血压。高热可能是最后出现的症状，一旦出现，核心温度将每5分钟升高1℃，尿液颜色加深表明出现肌红蛋白尿。

表 24-1-1　恶性高的临床体征

期别	临床表现
早期表现	
代谢显著增加	体内异常生成过多的二氧化碳致呼气末二氧化碳分压升高；自主呼吸急促；氧耗量增加；代谢性酸中毒合并呼吸性酸中毒；花斑样发绀；大汗；混合静脉血氧饱和度降低
心血管系统	心动过速；血压不稳定；心律失常（特别是室性早搏及室性早搏二联律）
骨骼肌系统	咬肌痉挛（使用氯化琥珀胆碱后）；全身性肌肉僵直
晚期表现	高钾血症；核心温度快速升高；血中磷酸肌酸激酶显著升高；血中肌红蛋白显著升高；小便颜色加深（肌红蛋白尿）；严重的心律失常或心搏骤停；弥散性血管内凝血

实验室检查中患者典型表现为血清肌红蛋白、肌酸激酶（CK）、乳酸脱氢酶水平增高。若麻醉后12~18小时，患者血清 CK 水平达到高峰，超过20 000IU/L，此时强烈怀疑发生了 MH。需要强调的是，应用氯化琥珀胆碱而未发生 MH 的正常患者其血清肌红蛋白和 CK 水平也可能会显著增加。

MH 的并发症多由于肌肉强直痉挛、耗氧量飙升、呼气末二氧化碳分压快速增高、心动过速、体温骤升和重度酸中毒导致。如果不能及时诊断、不能及时采取特异性处理如立即静脉注射特效拮抗药丹曲林、冰块加冷生理盐水物理降温等，患者就会出现肌肉水肿坏死、肌蛋白溶解、血钾升高、心律失常，进一步发展为脑水肿、全身凝血功能障碍（如 DIC）、肾衰竭及心力衰竭，甚至导致死亡。

第二节 恶性高热的诊断和鉴别诊断

恶性高热（MH）的诊断需要结合临床表现、血生化检查、氟烷 - 咖啡因骨骼肌体外收缩试验和基因检测等多个方面综合诊断。

一、临床诊断

1. MH 的临床指标及评分　常用的临床诊断标准为北美和欧洲采用的 Clinical 高热评分（Clinical grading scale，CGS）。根据临床表现分为 7 大类计分，每一大类仅计一个最高分。总计分在 50 分以上，临床可基本确诊为 MH，35 ~ 49 分为很可能是 MH，20 ~ 34 分为有较大可能性是 MH。见表 24-2-1 和表 24-2-2。

表 24-2-1　Clinical 高热评分（CGS）标准

项目	指标	分数
Ⅰ. 肌肉僵硬	全身肌肉僵硬(不包括由于体温降低和吸入麻醉苏醒期间及苏醒后即刻导致的寒战)	15
	静脉注射氯化琥珀胆碱后咬肌痉挛	15
Ⅱ. 肌溶解	静脉注射氯化琥珀胆碱后肌酸激酶 > 20 000IU	15
	未应用氯化琥珀胆碱,麻醉后肌酸激酶 > 10 000IU	15
	围手术期出现肌红蛋白尿	10
	尿肌红蛋白 > 60μg/L	5
	血清肌红蛋白 > 170μg/L	5
	全血 / 血清 / 血浆 K^+ > 6mEq/L(不包括合并肾衰竭时)	3
Ⅲ. 呼吸性酸中毒	在适当的控制呼吸条件下,呼气末二氧化碳分压 > 55mmHg	15
	在适当的控制呼吸条件下,动脉血二氧化碳分压 > 60mmHg	15
	在自主呼吸条件下,呼气末二氧化碳分压 > 60mmHg	15
	在自主呼吸条件下,动脉血二氧化碳分压 > 65mmHg	15
	异常的高碳酸血症	15
	异常的呼吸过速	10
Ⅳ. 体温升高	围手术期体温出现异常快速的升高(需根据麻醉医师的判断)	15
	围手术期体温异常升高(> 38.8℃)(需根据麻醉医师的判断)	10

项目	指标	分数
Ⅴ. 心律失常	异常的心动过速	3
	室性心动过速或心室颤动	3
Ⅵ. 家族史	直系亲属中有恶性高热家族史	15
(仅用于筛选易感者)	非直系亲属中有恶性高热家族史	5
Ⅶ. 其他	动脉血气显示碱剩余低于 −8mEq/L	10
	动脉血气分析显示 pH < 7.25	10
	静脉注射丹曲林钠后呼吸性酸中毒及代谢性酸中毒很快纠正	5
	有恶性高热家族史伴有静息状态下肌酸激酶升高	10
	有恶性高热家族史伴有以上表现的任一种	10
总分		

表 24-2-2　恶性高热临床评分结果与发生恶性高热可能性

评分	级别	发生恶性高热可能性
0	1	极不可能
3 ~ 9	2	不可能
10 ~ 19	3	接近于可能
20 ~ 34	4	较大的可能性
35 ~ 49	5	很可能
≥ 50	6	几乎肯定

2. 恶性高热实验室检查　MH 早期可发现血气、电解质和生化明显变化，后期则可能并发 DIC 表现为凝血功能异常，见表 24-2-3。

表 24-2-3　恶性高热的实验室检查证据

检查项目	变化	检查项目	变化
动脉血气		电解质	
pH	降低	K^+	升高
PCO_2	极度升高	Ca^{2+}	升高或降低
PO_2	降低	Mg^{2+}	升高

检查项目	变化	检查项目	变化
血生化		**凝血功能**	
乳酸	升高	国际标准化比值(INR)	升高
丙酮酸	升高	凝血酶原时间(PT)	升高
肌酸激酶	升高	部分活化凝血酶原时间(APTT)	升高
乳酸脱氢酶	升高		
醛缩酶	升高		
肌红蛋白	升高		

3. 排除可能导致高代谢状态的原因 包括甲状腺功能亢进、嗜铬细胞瘤、感染、输血反应和某些非特异性诱发药物反应如神经安定恶性综合征等。

4. 其他 应用丹曲林有效。

二、鉴别诊断

麻醉过程中某些异常情况或许多疾病的某些表现可能类似于 MH，需与其相鉴别（表 24-2-4）。

表 24-2-4 恶性高热的鉴别诊断

鉴别诊断	鉴别要点
麻醉及镇痛不足	加深麻醉后可改善
感染或败血症	应有感染病灶
通气不足或新鲜气流量过低	增加通气频率及增高新鲜气流量后呼气末二氧化碳分压可下降
麻醉机故障	仔细观察可排除
过敏反应	多有相应的皮肤黏膜改变，且体温一般不会升高
嗜铬细胞瘤	不伴有二氧化碳产生、吸气末二氧化碳分压和体温的增高
甲状腺危象	与恶性高热相比，低钾血症更为常见，术中典型表现不同，甲状腺功能亢进危象一般在术后发生
脑干/下丘脑损害	有相应的病史

鉴别诊断	鉴别要点
腹腔镜手术导致的呼气末二氧化碳分压升高	正在进行的腹腔镜手术可出现呼气末二氧化碳分压增高并伴有心动过速，伴或不伴皮下气肿
药物诱发的体温过高	有应用导致"5-羟色胺综合征"药物的病史，有服用毒品、迷幻药的病史
输血反应	输血后发生的体温升高
医源性体温升高	儿科患者较多，与加热过度和散热不足有关
神经安定恶性综合征	由中枢神经系统的神经递质失平衡引起，去极化肌松药可逆转其引起的肌强直

三、确诊试验

　　氟烷-咖啡因骨骼肌体外收缩试验是目前国际上公认为确诊 MH 易感者的金标准。接受本试验的对象包括临床上高度怀疑 MH 的患者、MH 患者的直系亲属及麻醉诱导过程中出现咬肌痉挛的患者。该试验一般在 8 岁以上、体重超过 20kg 的患者中实施。具体操作程序：取患者股四头肌或其他长肌近肌腱部位的肌纤维 2～3cm，固定于 37℃恒温克-亨氏液（Krebs-Hensleit's solution）内并持续通入含 5% 二氧化碳的氧气，连接张力传感器和电刺激仪，给予一定电刺激，测定不同浓度氟烷和／或咖啡因作用下肌肉张力的改变。根据欧洲 MH 研究组和北美 MH 研究组的诊断标准作出相应诊断。

　　1. 欧洲 MH 研究组的诊断标准

　　（1）静态氟烷试验：氟烷浓度递增次序为 0.5%、1% 和 2%，给药后肌肉张力增加≥ 0.2g 为阳性。

　　（2）动态氟烷试验：把肌肉以稳定的速度 4mm/min 拉长 1.5 分钟，然后保持这个长度 1 分钟，再以同样的速度放开，这一周期后，给予 0.5% 氟烷 3 分钟后再开始一个周期，氟烷浓度逐渐递增至 1%、2%、3%，给药后肌肉张力增加≥ 0.2g 为阳性。

　　（3）静态咖啡因积累试验：咖啡因浓度递增次序为 0.5mmol/L、1mmol/L、1.5mmol/L、2mmol/L、3mmol/L、4mmol/L、32mmol/L，每一浓度咖啡因与标本孵育 3 分钟，肌肉张力增加≥ 0.2g 为阳性。

　　2. 北美 MH 研究组的诊断标准

　　（1）氟烷试验：3% 氟烷通气 10 分钟后，肌肉张力增加≥ 0.7g 为阳性，< 0.5g 为阴性，在二者之间为可疑。

（2）咖啡因试验：咖啡因浓度递增次序为 0.5mmol/L、1mmol/L、2mmol/L、4mmol/L、8mmol/L、32mmol/L，除 32mmol/L 咖啡因与标本孵育 10 分钟外，每一浓度咖啡因与标本孵育 4 分钟。满足以下条件之一即可定义为阳性：①咖啡因浓度 ≤ 2mmol 时，肌肉张力增加 ≥ 0.3g；②咖啡因浓度 < 4mmol/L 时，出现咖啡因特异性收缩（肌肉张力增加 1g）；③咖啡因浓度为 2mmol/L、32mmol/L 时，肌肉张力增加幅度的比值 > 7%。

（3）氟烷 - 咖啡因复合试验：1% 氟烷持续通气，咖啡因浓度递增次序同咖啡因试验，当咖啡因浓度 ≤ 1mmol/L 时肌肉张力增加 > 1g 定义为阳性。

欧洲 MH 研究组的诊断标准要求氟烷及咖啡因试验均为阳性才诊断为 MH 易感者，均为阴性时诊断为非 MH 易感者，如果仅咖啡因试验阳性则诊断为咖啡因型可疑 MH，如果仅氟烷试验阳性则诊断为氟烷型可疑 MH。北美 MH 研究组的诊断标准则强调氟烷及咖啡因试验中任一试验阳性就诊断为 MH 易感者，均阴性才诊断为非 MH 易感者。

四、基因检测

目前已发现骨骼肌肌浆网（SR）钙离子释放通道内兰尼定受体（RYR1）上有 450 多种基因突变，而其中不到 40 种突变可成为功能性 MH 诱因。总结目前研究结果，位于 19 号染色体的 *RYR1* 基因，位于 1 号染色体的钙通道亚单位（*CACNA1S*）基因和位于 12 号染色体上的负责肌肉兴奋收缩偶联的 *STAC3* 基因是与 MH 易感性紧密相关的 3 个基因。值得注意的是，目前还观察到 MH 易感者在极度应激刺激下如剧烈运动和高温中暑时即使没有接触吸入麻醉药也有诱发 MH 的情况。

人类 MH 基因学改变较复杂，在基因突变分析时可能出现假阴性结果，因此目前尚不能直接通过基因检测的方法确诊 MH。但可以对确诊或可疑 MH 易感者进行基因突变热点区的检测，寻找基因突变；如直系亲属携带有与患者相同的基因突变即可诊断为 MH 易感者，但是如果未发现与患者相同的基因突变，也不能排除其为 MH 易感者，还需要氟烷 - 咖啡因骨骼肌体外收缩试验进一步评估。

第三节　恶性高热的治疗

恶性高热（MH）的治疗主要是终止这一过程的发展，治疗包括高热和酸中毒在内的并发症。即使经过及时治疗，MH 的死亡率也可高达

5% ~ 30%。

一、对症支持治疗

1. **停用麻醉药** 立即停用气体全身麻醉药和氯化琥珀胆碱，撤除挥发罐（可更换呼吸环路，但不要浪费过多时间去更换麻醉机）。

2. **过度通气** 以高流量纯氧（> 10L/min）进行过度通气（每分通气量达正常值的 2 ~ 3 倍），以排出麻醉气体和降低呼气末二氧化碳浓度。必要时，可以更换麻醉机。

3. **病情汇报** 寻求帮助（MH 处理小组）。告知外科医师，终止或推迟手术。

4. **更换麻醉药** 换用非诱发药物维持麻醉 [全凭静脉麻醉（TIVA）]。

5. **加强监护** 常规监护（ECG、NIBP、SpO_2、$EtCO_2$），监测核心温度，建立大口径静脉通道，动脉置管，中心静脉置管，留置导尿管，抽取血样测量 K^+、CK、肌红蛋白、血糖、动脉血气、肝功能、肾功能及凝血功能，留取尿样测肌红蛋白含量，检查是否有骨筋膜隔室综合征相关体征，严密监护至少 24 小时（ICU、HDU、PACU）。

6. **治疗高热** 静脉输注低温生理盐水（4℃），体表用冰水湿透布类覆盖并用风扇吹拂，或将冰袋置于腋窝或腹股沟处；冰盐水灌洗膀胱、胃腔或腹腔；体外循环降温；当体温 < 38.5℃后停止降温，以防发生体温过低。

7. **治疗高钾血症** 给予过度通气、碳酸氢钠、葡萄糖、胰岛素和钙剂等，对于顽固高血钾，必要时进行血液净化治疗。

8. **治疗酸中毒** 高容量通气使 $PaCO_2$ 维持在正常范围，pH < 7.2 时静脉滴注碳酸氢钠。

9. **治疗心律失常** 治疗心律失常可以用利多卡因、胺碘酮 [300mg（成人），3mg/kg（儿童）]、β 受体阻滞剂（艾司洛尔，美托洛尔）；禁用钙通道阻滞剂，因其与丹曲林合用会加重高钾血症，导致心搏骤停。

10. **用输尿管流出量监测尿量，充分静脉补液** 输注晶体溶液（乳酸林格液或生理盐水），维持尿量 > 2ml/（kg·h），可使用呋塞米 0.5 ~ 1mg/kg；若有肌酸激酶（CK）或血钾升高，推测会有肌红蛋白尿，应在输入液体中加碳酸氢钠以碱化尿液。MH 的治疗流程见图 24-3-1。

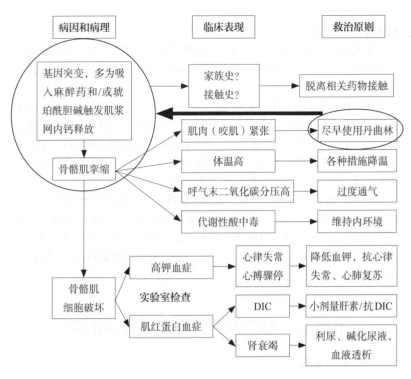

图 24-3-1　恶性高热处理流程图

DIC—弥散性血管内凝血。

二、特效药物治疗

丹曲林（dantrolene）是治疗 MH 的特效药物。丹曲林是一种乙内酰脲类衍生物，主要通过结合 RYR1 受体通道抑制肌浆网内钙离子释放，使骨骼肌松弛。

在使用丹曲林治疗时，应尽早静脉注射，以免循环衰竭后，因骨骼肌血流灌注不足，导致丹曲林不能到达作用部位来充分发挥肌松作用。该药在体内通过肝微粒体酶降解，代谢产物经尿和胆汁排出，另有 4% 以原形从尿中排出，其消除半衰期为 6～12 小时。丹曲林首次剂量为 2.5mg/kg，每 5 分钟可追加 1 次，直到患者呼气末二氧化碳分压开始下降、肌肉僵直缓解和 /或心率下降。如果患者出现持续的肌肉收缩和僵直，有时要超过 10mg/kg。如果症状仍没有缓解，则需要考虑不同的诊断。为防止复发，在用药后的 24～72 小时内应继续使用丹曲林，每隔 6 小时给予 1mg/kg，因为 25% 的患者度过开始的危险期后在数小时后会再次发生高热，如果不及时输注丹曲

第二十四章

恶性高热

345

林还有死亡的危险。

急性 MH 发生后 36 小时应继续监测生命体征、尿量，记录肌肉张力。每 8 小时追踪血气 pH、乳酸、血钾和肌酸激酶（creatine kinase，CK），直到 CK 降低。

丹曲林最严重的不良反应为全身性肌无力，可导致呼吸无力和吸入性肺炎；丹曲林最好经中心静脉给予，以免造成外周静脉的静脉炎。它与维拉帕米合用可产生显著的心肌抑制作用。现在国外已有丹曲林口服片剂，保存期延长，价格比静脉制剂便宜，且可以预防性给药，口服后有效血药浓度可维持 6～18 小时，肌无力及血栓等副作用均明显减轻。

美国在 20 世纪 80 年代曾报道 2 例经鼻胃管使用口服丹曲林悬浮液抢救 MH 的案例，2012 年韩国也报道 1 例起始用 300mg，30 分钟后追加 100mg 口服丹曲林，成功在 3 小时后逆转 MH。由于口服药吸收需要时间，会延误暴发型 MH 的抢救，美国 MH 协会不主张在急救时用口服丹曲林。目前中国大陆尚无此药。

第四节　恶性高热的流行病学和预防

一、流行病学特点

恶性高热（MH）发病率低，欧美报道儿童的发病率是成人的 3～5 倍，儿童 1/15 000～1/3 000，成人 1/100 000～1/50 000，男女比例是 2∶1。2006 年日本研究者发现其国人 *RYR1* 基因突变频率和位点与北美洲、欧洲大不相同，日本人群的易感率达 1/2 000，但发病率与北美洲、欧洲接近。近来美国学者也发现了更多的基因突变热点，总的易感率与日本人群相似。

MH 在患有肌肉疾病（肌肉发育不良或萎缩、肌肉强直）、先天性骨骼肌畸形、肌力不平衡导致的脊柱侧弯、脊柱前凸和后凸、斜视、上睑下垂、脐疝、腹股沟疝等患者中多见。骨科、神经外科、耳鼻喉科及颌面外科手术中 MH 发病率较高。另外，创伤急症手术中也常见，可能与使用氯化琥珀胆碱比例高有关。20 世纪 60 年代 MH 的病死率高达 90%。随着对 MH 认识的深入，诊断和治疗水平的不断提高，特别是特效药物丹曲林的使用，目前发达国家已将 MH 的病死率控制在 5%～10%。

二、预防措施

术前详细询问病史，特别注意有无肌肉疾病、麻醉后高热等个人及家族史。对可疑 MH 患者应化验检查 CK、LDH、谷丙转氨酶、谷草转氨酶等。

对可疑患者，应尽可能地通过术前肌肉活检进行氟烷－咖啡因骨胳肌体外收缩试验明确诊断，指导麻醉用药。

对可疑或既往有 MH 病史的患者，应避免使用诱发 MH 的药物，尽量选用局部麻醉或神经阻滞。必须全身麻醉的患者术中采用全凭静脉麻醉，麻醉机术前准备要用全新气体管道和二氧化碳吸收器，呼吸环路用纯氧 10L/min 冲洗 5 分钟以上，二氧化碳吸收器和循环管路都应更换，避免一切可能引起 MH 的因素。

麻醉手术过程中除了脉搏、血压、心电图、SpO_2 等常规监测外，还应监测呼气末二氧化碳分压及体温，呼气末二氧化碳分压的监测数值对于早期诊断 MH 具有重要价值。在全身麻醉过程中对体温的常规监测成为早期发现 MH 的一种尝试，但如果外周血管收缩，那么对体表温度的测量并不能真实反映核心温度，而食管及肛肠温度却能反映核心温度。如果怀疑患者是 MH 易感者，则应测量食管或肛肠体温。

三、家族筛查

MH 易感者平素表现无异常，未经相关麻醉药物的诱发，可终生带病"正常"生活。所以，一旦发生因 MH 死亡等严重后果，临床应注意筛查 MH 易感者并建立档案，避免 MH 的再次发生。

综上所述，MH 是最严重的麻醉并发症之一，早期诊断并及时救治非常重要。依据典型临床表现可进行临床诊断，但此时已经错过最佳的抢救时机。氟烷－咖啡因骨骼肌体外收缩试验为确诊 MH 易感者的金标准，虽然有创性限制了其应用，但目前尚无其他微创方法可以替代。对于临床高度可疑 MH 的患者应尽量通过此方法进行术前诊断或术中早期确诊，有利于预防和早期处理。在确诊 MH 的基础上进行基因检测和患者的家系分析，可以筛查 MH 易感者。

目前，我国大陆尚无特效药丹曲林供 MH 治疗时使用，所以关键在于早期发现，并积极地给予降温等各项对症支持处理。应该在努力引进和生产特效药来提高 MH 救治率的同时，加强诊断方法的研究，争取做到术前诊断，避免 MH 的发生。

（滕　翼　刘光跃　左云霞）

推荐阅读资料

[1]　郭向阳，罗爱伦．恶性高热．中华麻醉学杂志，2001，21(10): 604-606.

[2]　刘进．中国麻醉学科近期发展之我见．中华麻醉学杂志，2015，35(1): 13-15.

[3] 罗纳德·米勒，尼尔·科恩，拉斯·埃里克森，等．米勒麻醉学．9 版．邓小明，黄宇光，李文志，译．北京：北京大学医学出版社，2021.

[4] 王颖林，郭向阳，罗爱伦．恶性高热诊断和治疗的研究进展．中华麻醉学杂志，2006，26(1): 92-94.

[5] 王颖林，郭向阳，罗爱伦，等．恶性高热实验室诊断方法的初步建立．中华麻醉学杂志，2008，28(6): 526-529.

[6] 王颖林，郭向阳，罗爱伦，等．中国人恶性高热家系蓝尼定受体 -1 基因的筛查．中华麻醉学杂志，2008，28(11): 1001-1003.

[7] ABRAHAM R B, ADNET P, GLAUBER V, et al. Malignant hyperthermia. Postgrad Med J, 1998, 14: 11-17.

[8] CAMPION G H, HADI A S, BERMAN A J, et al. Questions regarding the diagnosis of malignant hyperthermia. Anesthesiology, 2015, 123(3): 731-732.

[9] GIRARD T, TREVES S, VORONKOV E, et al. Molecular genetic testing for malignant hyperthermia susceptibility. Anesthesiology, 2004, 100(5): 1076-1080.

[10] GRAY R M. Anesthesia-induced rhabdomyolysis or malignant hyperthermia: is defining the crisis important. Paediatr Anaesth, 2017, 27(5): 490-493.

[11] GUZE B H, BAXTER JR L R. Neuroleptic malignant syndrome. N Engl J Med. 1984.

[12] KAUR H, KATYAL N, YELAM A, et al. Malignant hyperthermia. Mo Med, 2019, 116(2): 154-159.

[13] KOHNO Y, KOISHI K, NISHIYAMA T. A case of suspected delayed postoperative malignant hyperthermia. Masui, 2015, 64 (6): 660-662.

[14] KOLB M E, HORNE M L, MARTZ R. Dantrolene in human malignant hyperthermia. Anesthesiology, 1982, 56(4): 254-262.

[15] KRAUSE T, GERBERSHAGEN M U, FIEGE M, et al. Dantrolene—a review of its pharmacology, therapeutic use and new developments. Anaesthesia, 2004, 59: 364-373.

[16] LARACH M G, LOCALIO A R, ALLEN G C, et al. A clinical grading scale to predict malignant hyperthermia susceptibility. Anesthesiology, 1994, 80(4): 771-779.

[17] COTE C, LERMAN J, ANDERSON B. A practice of anesthesia for infants and children. 6th ed. Philadelphia: Elsevier, 2018.

[18] MCCARTHY E J. Malignant hyperthermia: pathophysiology, clinical presentation and treatment. AACN Clin Issues, 2004, 15(2): 231-237.

[19] ROSENBERG H, POLLOCK N, SCHIEMANN A, et al. Malignant hyperthermia: a review. Orphanet J Rare Dis, 2015, 10: 93.

[20] SAGUI E. Malignant hyperthermia, exertional heat illness, and ryr1 variants: the muscle may not be the brain. Anesthesiology, 2016, 124(2): 510.

[21] SELTENRICH M, CAPSTICK J, BARTLETT C. Management of acute epiglottitis in an infant with a family history of malignant hyperthermia. Can J Anaesth, 2016, 63(4): 503-504.

[22] URWYLER A, HALSALL P J, MUELLER C, et al. Ryanodine receptor gene (*RYR1*) mutations for diagnosing susceptibility to malignant hyperthermia. Acta Anaesthesiol Scand, 2003, 47(2): 492.

[23] WANG Y L, GUO X Y, LUO A L, et al. Clinical features and diagnosis for Chinese cases with malignant hyperthermia: a case cluster from 2005 to 2007. Chin Med J (Engl), 2010, 123(10): 1241-1245.

[24] XU Z H, LUO A L, GUO X Y, et al. Malignant hyperthermia in China. Anesth Analg, 2006, 1034(4): 983-985.

[25] YU S C, ZHANG X Y, GUO X Y, et al Malignant hyperthermia status in China. Anesthesia Analgesia, 2016, 122(2): 574-577.

第二十四章

恶性高热

第二十五章

小儿心肺复苏

心搏骤停（cardiac arrest）是指心脏因各种急性原因突然丧失有效的射血功能而导致循环和呼吸功能停止，组织缺血、缺氧的临床死亡状态。针对心搏骤停所采取的一切抢救措施称为心肺复苏（cardiopulmonary resuscitation，CPR）。

第一节　心搏骤停的原因与识别

一、心搏骤停的病因

心搏骤停分为原发性和继发性。在原发性心搏骤停中，引起婴幼儿和儿童心搏骤停的主要病因为各种原因引起的缺氧，如呼吸衰竭、溺水、窒息等；对于新生儿而言，低体温是导致心搏骤停的另一个重要原因。继发性心搏骤停的常见病因包括各种刺激导致的心室纤颤、牵拉内脏所引起的严重迷走反射导致心室纤颤或无脉性心电活动、急性高钾血症、肺栓塞、休克等。无论哪种形式，其临床表现基本都为全身有效血液循环停止，组织细胞停止血液灌流，导致重要器官缺血缺氧。

二、心搏骤停的识别

在实施 CPR 之前，应迅速判定施救环境是否安全，确保施救者及被救者安全，特别是地震、高速公路车祸现场及火灾等场景。尽管理论上 CPR 过程存在传播传染性疾病的可能，但风险相对较低。

对疑似发生心搏骤停的患儿，可从以下 3 个方面进行判断。

1. 判断意识　轻拍并大声呼唤患儿，观察患儿是否有语言回应、呻吟或体动。对医院内正在接受治疗的患儿，需要关注其是否存在听力障碍或使用了镇静药物，必要时可给予一定疼痛刺激。

2. 观察呼吸　观察患儿胸廓是否有起伏，口、鼻处是否有气流。患儿无反应且无呼吸或仅有喘息样呼吸时应立即实施 CPR；患儿存在规律呼吸时则不需要 CPR。

3. 检查脉搏　检查脉搏常在动脉搏动明显处，婴儿通常触摸肱动脉搏动，儿童则可触摸颈动脉或股动脉搏动。检查时间一般不超过 10 秒。如果无脉搏或不能确定有无脉搏，应立即实施胸外按压；如果脉搏低于 60 次 /min 且伴有血流灌注不足征象，也应立即实施胸外按压。由于准确检查脉搏有一定难度，非专业施救者判断患儿发生意识丧失和呼吸停止即可进行 CPR。

建议受过培训的医务人员同时检查呼吸和脉搏，尽快开始首次胸外按压。

三、全身麻醉患儿心搏骤停的识别

全身麻醉期间，患儿出现心搏骤停可能表现为心电图波形呈直线、无脉性心电活动、室性心动过速或心室纤颤，同时伴有呼气末二氧化碳分压（$P_{et}CO_2$）波形和有创动脉血压急剧降低至消失、SpO_2 波形不规则、SpO_2 下降至 0、无创血压测不出。全身麻醉期间判断心搏骤停以心电图和脉搏为主，出现心电图异常应立即触诊动脉脉搏和 / 或检查有创动脉血压波形，避免因收集上述所有心搏骤停指标而延误抢救。

第二节　基本生命支持

无论在院外还是院内，一旦确定患儿发生心搏骤停，则应立即开始基本生命支持（basic life support，BLS）。与成人 BLS 流程相同，婴儿和儿童 BLS 的优先程序为 C-A-B，但是，如果导致心搏骤停的原因明显是由于气道或呼吸方面的因素，则应该首先开放气道和进行人工呼吸。

一、胸外心脏按压

一旦确定心搏骤停应立即开始胸外心脏按压。胸外心脏按压应在坚实的平面上进行。高质量的胸外心脏按压应满足正确的按压位置和手法、适当的按压速率、足够的按压深度。

（一）按压位置和手法

按压位置位于胸骨下半段、双侧乳头连线的下方。对小婴儿实施按压时，可将食指和中指并拢放在胸骨下部，也可将双手拇指放在婴儿胸骨中央，双手其余四指环抱婴儿胸部并支撑背部（图 25-2-1）；对于幼儿，可采用单手按压或双手按压（图 25-2-2）；对于较大的儿童，则采用与成人相同的双手按压法。

（二）按压速率

《2015 年心肺复苏指南》（以下称"指南"）建议婴儿和儿童也采用成人的按压速率，即 100 ~ 120 次 /min。在按压过程中应尽可能减少胸外按压中断的次数和持续时间，尽量提高胸外按压时间在整个心肺复苏总时间中的比例，目标比例为至少 60%。

（三）按压深度

儿童患者（婴儿至青春期开始的儿童）按压深度为胸部前后径的 1/3，即婴儿 4cm，儿童 5cm，青少年 5 ~ 6cm。超过 6cm 可能引发相关并发症（但不致死）。应注意在按压过程中常发生按压过浅而非过深。

施救者在按压间隙应让胸廓充分回弹，使胸骨回到自然位，产生相对的胸廓内负压，促进静脉回流，提高冠状动脉灌注压和心肌血流，从而提高复苏存活率。

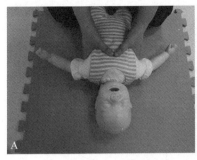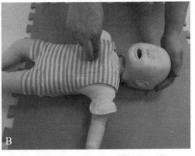

图 25-2-1　婴儿胸外按压手法

A. 婴儿双拇指环抱技术；B. 婴儿双手指按压技术。

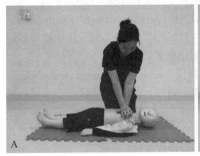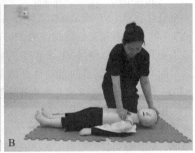

图 25-2-2　儿童胸外按压手法

A. 儿童双手胸外按压术；B. 儿童单手胸外按压术。

二、气道开放和通气

大多数儿童心搏骤停源于窒息，推荐实施传统 CPR（胸部按压＋人工呼吸）。进行人工通气前应清理口腔，开放气道。小婴儿鼻腔狭窄，气体主要经口咽腔进出。意识丧失的婴儿或儿童，由于舌体巨大或舌后坠可导致气道阻塞，头后仰提下颏可开放气道。施救者托起下颌的同时需要注意打开患儿口腔，避免紧贴上腭的舌体阻挡气流的进出。如果怀疑颈段脊髓损伤，应避免头后仰，采用推举下颌的方式开放气道。

对于婴儿可采用口对口或口对鼻通气法，儿童可采用口对口通气法。口对口通气时需捏紧患儿鼻部；口对鼻通气时需紧闭患儿口唇，用施救者的口唇包住患儿的口鼻或鼻部。向患儿均匀吹气 1 秒，胸廓抬起证明通气有效。如果通气无效，需要调整患儿头的位置，更好地密闭其口、鼻，再次吹气。有条件时，采用球囊面罩通气效果更佳。

三、协调胸外心脏按压与通气

对发生心搏骤停的婴儿和儿童，最佳的 CPR 包括胸外按压和人工通气。单人施救时，胸外按压与人工通气的比例为 30∶2；双人施救时，胸外按压与人工通气的比例为 15∶2。如果已有高级气道，则不固定按压通气比，以 100～120 次/min 的速率持续按压，每 6 秒给予 1 次呼吸（每分钟 10 次呼吸）。注意避免过度通气。

四、除颤

心室颤动（ventricular fibrillation，VF）是导致成人心搏骤停的主要原因。与成人不同，儿童心搏骤停更多是由于呼吸衰竭或休克进展所致，也称为窒息性骤停。VF 或无脉性室性心动过速（pulseless ventricular tachycardia，pVT）的儿童占儿童心搏骤停的 5%～15%。VF 或 pVT 的发生率随年龄的增加而升高，电除颤是 VF 或 pVT 的最佳处置措施。

配有儿童衰减器的自动体外除颤仪（automated external defibrillator，AED）是婴儿和小于 8 岁儿童院外除颤的首选。开机后根据语音提示进行操作，根据图示将自黏电极粘贴于患儿身体相应部位，避免两个自黏电极紧挨或重叠，尽可能相距 3cm 以上。在 AED 分析患儿心律期间，不得触碰患儿身体。分析结束后，根据语音提示给予除颤或继续胸外按压。

对于接受过培训的医务人员，应首选手动双向波除颤器。注意应使用儿童电极板，电极板需要涂上足够的电极凝胶。胸骨电极板放在右前胸壁锁骨下区，心尖电极板放在心尖区（左乳头左侧），电极板尽可能相距 3cm 以上。必要时电极板可以前后位放置（右侧肩胛下区 - 心尖区）。首次除颤能量为 2J/kg，如果需要第 2 次除颤，选择能量 4J/kg。

施救者应协调好胸外按压和除颤，尽量缩短胸外按压中断的时间。除颤后立即开始胸外按压，CPR 2 分钟后，再次评估心律是否需要除颤。

五、求助

单人施救时，判断患儿发生心搏骤停后，可立即呼叫旁人帮助或通过移动通信设备尽早启动应急反应系统（拨打 120 或院内呼叫急救小组），开始 30∶2 的复苏周期（如有第 2 名施救者，则采用 15∶2 的比例）。约 2 分钟后，如果仍只有一名施救者，启动应急反应系统（如果尚未完成）并取得除颤器，尽早返回患儿身边，给予除颤或 CPR，持续进行 30∶2 的按压 - 通气的比例循环，直到急救人员到场或患儿出现体动。单一施救者的儿童心搏骤停处理流程见图 25-2-3。

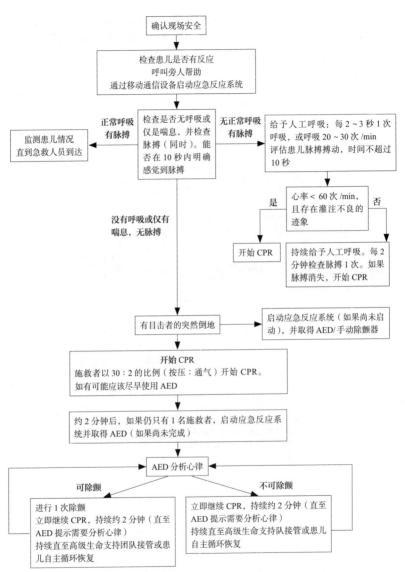

图 25-2-3　单一施救者的儿童心搏骤停处理流程

AED—自动体外除颤仪；CPR—心肺复苏。

如有 2 名或以上的施救者，1 名开始 CPR，另外 1 名启动应急反应系统并取得除颤器。然后进行 15∶2 的按压 - 通气的复苏周期，必要时除颤，直到急救人员到场或患儿出现体动。2 名以上施救者的儿童心搏骤停处理流程见图 25-2-4。

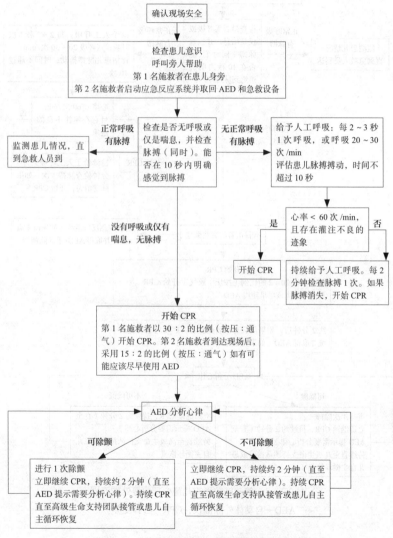

图 25-2-4　2 名施救者的儿童心搏骤停处理流程
AED—自动体外除颤仪；CPR—心肺复苏。

指南强调：院外发生心搏骤停时，目击者或路人拨打120急救电话后，如果没有开始CPR，应急调度员应指导目击者或路人实施CPR。

六、特殊的复苏情况

（一）窒息

因窒息死亡的患儿中，年龄小于5岁者超过90%，婴儿占65%。液体误吸是最常见的婴儿窒息原因；小物体和食物（坚果类）导致的气道异物堵塞是儿童窒息最常见的原因。

婴儿发生液体误吸时，迅速改变患儿体位，保持头低足高，促进液体排出；在院内发生误吸，尽早使用吸痰器进行气道清理。

儿童气道异物堵塞的主要表现有突发的呼吸困难如咳嗽、恶心、喘鸣或哮鸣，以及缺乏发热或其他呼吸道症状的突发性呼吸窘迫。轻微的气道异物堵塞，儿童会咳嗽或发出声响，可鼓励其主动咳嗽清除。严重的气道异物堵塞，患儿不能发出声响，应立即协助解除堵塞。

对于儿童，行膈下腹部推压法（海姆利克操作法），直到堵塞物排出或患儿失去反应。腹部推压法不推荐用于婴儿，因为可能会损伤婴儿的肝脏。

对于婴儿，行先拍背5次后胸外按压5次的循环操作，直到堵塞物排出或患儿失去反应（图25-2-5）。

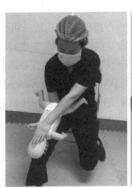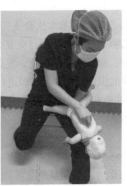

图25-2-5　胸前按压-拍背法

如果患儿失去反应，立即CPR，先行胸外按压（无须检查脉搏）。30次胸外按压后开放气道，如果发现异物则移除异物（盲目伸手指抠可能会将堵塞物推向更远并可能损伤口咽部），给予2次通气，继续胸外按压和人工通气的复苏周期，直到堵塞物排出。2分钟后，若异物仍未排出，则启动紧急反应系统，考虑行气管插管将异物推至一侧支气管。

（二）创伤

创伤儿童的基本生命支持，还应关注以下几点。

（1）先清除气道内的堵塞物如血块、碎牙或其他。必要时使用负压吸出。

（2）直接压迫体表表浅出血处，进行止血。

（3）如果怀疑颈椎损伤，应最大限度地减少颈椎的移动和头颈部的活动。推荐使用推举下颌的方法开放气道，可避免移动颈椎。如果推举下颌不能开放气道，则使用头后仰提下颏的方法。如果有 2 名施救者，则 1 名用手限制颈椎的活动，另 1 名开放气道。

（三）溺水

溺水的结果取决于淹没的持续时间、水温、水质及是否能迅速有效地进行 CPR。接受过水下救援培训的施救者，在水中转移患者时即可进行人工呼吸，但不进行胸外按压。如施救者未接受过水下救援培训，患儿出水后若无反应和呼吸，尽早开始胸外按压。如果是单人施救，在启动应急系统和得到 AED 之前，持续 5 个胸外按压和通气循环（约 2 分钟）。如果现场有 2 名救援者，1 名持续 CPR，另 1 名立即启动应急反应系统和获取 AED。

第三节　高级生命支持

医务人员收到接受基本生命支持的心搏骤停患儿后，可借助更多的设备、更好的监测条件及药物进行更复杂的呼吸、循环功能支持，包括气道管理和呼吸支持、静脉通道的建立、复苏药物的使用、寻找心搏骤停的原因、严重心律失常的识别与处理等，即进行高级生命支持（advanced life support，ALS）。对于在麻醉过程中发生心搏骤停的患儿，通常在开始基础生命支持的同时即开始 ALS。

一、继续基本生命支持

ALS 是由医务人员组成的复苏团队来进行。在 ALS 时，最大的挑战是如何协调医务人员在短时间内高效地采取多种处理措施。心搏骤停成功复苏的重点在于有效的基本生命支持，需要考虑以下几个方面。

1. 2 人负责胸外按压　每 2 分钟轮换，避免疲劳。保证按压速度为 100～120 次/min，足够的按压深度，按压后胸廓的完全回弹，以及最短的按压中断时间。

2. 1～2 人负责气道和通气　院内心搏骤停复苏首选球囊面罩通气，双人球囊面罩通气成功率更高。如果有受过专门训练的工作人员，可考虑建立高级气道（声门上气道或气管插管）。注意避免过度通气。

3. 其他的医务人员分别进行监护和 / 或除颤、建立血管通路、准备可能使用的药物。复苏团队的分工见表 25-3-1。

表 25-3-1　复苏团队的分工

分工	人数
组长	1 人
心脏按压	2 人（每 2 分钟轮换）
气道、通气与氧供	1 或 2 人
监护、除颤	1 人
循环支持:通道、液体、药物	1 ~ 2 人
记录	1 人

二、气道与通气

小儿气道解剖和成人不同，舌体相对其口腔和咽喉较大，但是头后仰 - 提下颏技术仍是打开气道的首选。球囊面罩通气是短期复苏首选，有两种方法。

1. 单人通气技术　即 "EC" 手法，用一只手仰头抬颏开放气道及密闭面罩（图 25-3-1），另一只手按压通气球囊。

2. 双人通气技术　一人用两手推举下颌维持气道开放并密闭面罩（图 25-3-2），同时另一人按压球囊，此法适用于患儿有显著的气道阻塞、肺顺应性差或面罩密闭困难时。

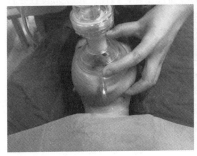 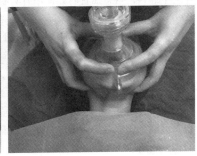

图 25-3-1　单人球囊面罩通气　　图 25-3-2　双人球囊面罩通气

院内复苏时，条件允许的情况下可使用气道辅助工具。

（一）声门上通气道

口咽通气道或鼻咽通气管道可抬起舌或软腭而保持气道开放。口咽通气道适用于没有咽反射的患儿；鼻咽通气道适用于存在咽反射的患儿，避免用于凝血功能障碍及颅底骨折患儿（注意过小或过大的型号均会引起气道阻塞）。有经验的医务人员（如麻醉科、ICU、急诊科医师）还可使用喉罩（LMA）来开放气道和通气。应注意年龄越小，插入 LMA 导致的相关并发症的发生率越高。

（二）气管内导管

与声门上通气道不同，气管导管能在有效通气的同时防止反流误吸。由于儿童气道的特点，只有经过长时间的训练才能在提高气管插管成功率的同时降低并发症的发生率，麻醉医师在此方面具有极大优势。

1. 有套囊与无套囊气管导管对比　对婴幼儿及儿童，建议选择有套囊气管导管而非无套囊气管导管。在使用有套囊气管导管时，应注意气管导管的尺寸、位置和套囊充气压力（通常 < 20cmH_2O）。多项研究和系统综述支持有套囊气管导管的安全性，并证明可减少换管和重新插管的需要。有套囊导管可能降低误吸风险。对儿童使用有套囊气管导管且操作谨慎时，鲜见声门下狭窄情况。

2. 气管导管的型号　除了准备相应内径（ID）的导管，还需额外准备 ID ± 0.5mm 的导管各 1 根。插管过程中，如果遇到抵抗，可以更换 ID 小 0.5mm 的导管；插管后，如果严重漏气，则考虑更换 ID 大 0.5mm 的导管。在紧急插管时，如选择使用无套囊气管导管，1 岁以内的婴幼儿可选择 ID 为 3.5mm 的导管，在 1 ~ 2 岁的患儿可选择 ID 为 4.0mm 的导管。2 岁以上，无套囊气管导管的型号可以根据公式评估：无套囊气管导管 ID（mm）= 4 + 年龄 /4；紧急插管时如使用有套囊的气管导管，选择比相应无套囊导管 ID 小 0.5mm 的导管。

3. 气管导管位置的确认　在气管插管后需要同时使用临床评估和确认装置来证实气管导管的位置。以下是确认气管导管位置的正确方法。

（1）观察：双侧胸部是否有起伏、动度是否对称。

（2）听诊：双肺呼吸音是否对称（双侧肺尖及肺底）；通过比对上腹部（胃区）和上胸部正压通气时的气流强弱可以快速判断气管导管的位置，如果胃区听到明显气流声或气过水声，而胸部几乎未听到呼吸音，说明气管导管误入食管。

（3）呼气末二氧化碳分压：推荐用于所有环境下存在有效心脏输出的小儿确认气管导管位置，波形存在仅能确认气管导管是在气道内，不能排除是否过深。

（4）胸部 X 线：如果在院内，可以行胸部 X 线检查来证实气管导管位置。

（5）食管检测设备（esophageal detection device，EDD）：如果呼气末二氧化碳分压监测不可用，EDD 可作为确认气管导管放置的标准（儿童体重 > 20kg），但目前的数据不足以支持或反对它在心搏骤停患儿中的使用。

在确认导管正确放置后，保持患儿的头部在居中位置；颈部俯屈能使气管导管进一步深入气道，而颈部伸展则使气管导管向外移位。在固定气管导管后，转运过程中及每次患儿体位变动后都需要再次确认气管导管位置。

（三）吸引装置

需要一个可调节吸力的吸引装置，吸引时吸引导管不要超越气管导管尖端以避免损伤黏膜。

（四）环状软骨加压

对患儿进行气管插管期间不建议常规使用环状软骨加压。研究表明，常规使用环状软骨加压会降低插管成功率，并且不会降低反流率。

（五）插管用药

在某些情况下紧急插管时，麻醉医师（ICU 医师或急诊科医师）会使用镇静剂、神经肌肉阻滞剂或其他药物以减少插管相关并发症的发病率。需注意的是，必须有相应的预案应对插管失败。非复苏药物（如氯化琥珀胆碱）的使用剂量要根据实际体重而不是理想体重来计算。

（六）通气与按压比例

如果患儿没有气管插管，在人工通气时实施胸外按压会增加误吸的风险，因此，每 30 次胸外按压后需暂停以给予 2 次人工通气。如果患儿已经插管，气道受到保护，胸外按压可以不中断，将呼吸频率范围目标定在每 2～3 秒通气 1 次（20～30 次/min）。如果患儿有灌注心律但没有呼吸或通气不足，每 2～3 秒给予 1 次呼吸（20～30 次/min），对于年龄较小的儿童使用较高的频率。在喉痉挛或其他原因导致通气阻力特别高、潮气量特别低的情况下，应实施高频通气，同时维持呼吸时 5～10cmH$_2$O 的正压。

每次通气按压球囊约 1 秒，给予的气量能使胸部有明显抬起即可，避免过度通气。过度通气可使回心血量减少、心排血量减少、脑和冠状动脉的血流减少，从而降低自主循环恢复的可能性。另外，也可导致气压伤并增加胃充气、反流误吸的危险。

（七）体外心肺复苏

体外心肺复苏（extracorporeal cardiopulmonary resuscitation，ECPR）是指当传统心肺复苏（CPR）数分钟不能恢复自主循环时，利用体外膜氧合（ECMO）替代心、肺功能，减少再灌注损伤，防止患儿立即死亡的一种抢救措施。一项回顾性研究显示，合并心脏疾病的患儿接受 ECPR 的结果比无心脏疾病的患儿要好。如果有合适的操作规范、专业人员及相关设备，有基础心脏疾病的儿童出现院内心搏骤停时，可考虑 ECPR。

三、药物通道

（一）血管通路

1. 静脉通路（intravenous，IV） 建立血管通路便于给予抢救药物及抽血化验检查。虽然中心静脉导管能提供更安全及长期的通路，但它的放置需要经过训练，并且要花费较多的时间。因此，中心静脉通路不推荐作为紧急情况下初始建立静脉通路时常规使用。在紧急情况下，婴幼儿及儿童建立外周小静脉通路很具有挑战性。如果中心及外周静脉通路都有，一些药物（如腺苷）通过中心静脉给药更有效，因为该途径距心脏更近；而另一些药物（如钙剂、胺碘酮、普鲁卡因胺、拟交感神经药）则要通过外周静脉输注。当外周静脉通路在下肢时，每次注药后都要用盐水冲洗，以促进药物进入中心循环，因为在 CPR 期间，下半身的血流很少。

2. 骨髓腔通路（intraosseous，IO） 对于危重症或创伤儿童，建立外周小静脉通道可能太费时间。骨髓腔通路对于儿童来说是一种迅速、安全、有效及可接受的途径，可以作为初始的血管通路，在心搏骤停的抢救中有重要价值。经静脉注射的药物都能经骨髓腔注射，包括肾上腺素、腺苷、液体、血液制品。大部分药物的起效时间及血药水平与静脉给药相似。可以使用手动加压装置或输液泵来注射黏稠药物或快速输液。同外周静脉给药，骨髓腔每次注药后都要用盐水冲洗以促进药物进入中心循环。液体和血液制品也可通过骨髓腔注射。该通路在 CPR 期间还可以抽血进行化验，检测项目包括血气、血型及交叉配血。注意：IO 使用 $NaHCO_3$ 后，酸碱分析可能不准确。

（二）气管内通路

血管通路（IO 或 IV）是 CPR 期间的优先给药路径，确实无法做到时，脂溶性的药物，如利多卡因（lidocaine）、肾上腺素（epinephrine）、阿托品（atropine）、纳洛酮（naloxone）（LEAN）可以通过气管导管给药。最佳的气管内药物剂量还不清楚。一般推荐利多卡因、阿托品或纳洛酮的气管导管给药剂量是静脉给药剂量的 2 倍或 3 倍；肾上腺素推荐使用静脉注射剂量的 10 倍，即 0.1mg/kg。非脂溶性药物（如 $NaHCO_3$ 及钙剂）可能会损伤气道，不能经气管滴入。如果在 CPR 过程中通过气管内通路给药，则注药期间需要暂时停止胸外按压，给药后用至少 5ml 生理盐水冲洗并进行连续 5 次正压通气。一项有关儿童心搏骤停的研究表明，不管何种给药方法都有相似的自主循环恢复率及存活率。

四、复苏药物

复苏药物剂量通常依据患儿的体重计算。当无法获得患儿准确体重时，可通过患儿身高来估算体重。此外，体型也是需要考虑的重要因素。

对于肥胖儿童，建议采用理想体重来计算药物剂量。一般来说，对儿童使用的剂量不能超过成人推荐的标准剂量。

（一）血管收缩药物

1. 肾上腺素　为肾上腺素 α、β 受体激动剂。主要利用其 α 受体兴奋作用，通过收缩外周血管，增加主动脉舒张压，进而增加冠状动脉灌注压，促进心脏复跳；同时兴奋 β_2 受体，扩张冠状动脉；还可使心肌细颤变为粗颤，从而提高除颤成功率。

使用方法：PEA 和心电活动停止时，在胸外按压开始 5 分钟内给予肾上腺素；VF/pVT 时，应先给予除颤，第 2 次除颤结束后注射肾上腺素。使用剂量：静脉或骨髓腔给药 0.01mg/kg 或 0.1ml/kg（1：10 000），气管内给药 0.1mg/kg 或 0.1ml/kg（1：1 000），必要时每 3 ~ 5 分钟重复 1 次。最大剂量静脉或骨髓腔给药为 1mg，气管内给药为 2.5mg。

注意：儿茶酚胺类药物不要与碳酸氢钠同时通过一条静脉通道给药，因为碱性溶液会使儿茶酚胺类药物灭活。有灌注心律的患者，肾上腺素可能导致心动过速、心室期外收缩、外周血管收缩及高血压等。

2. 血管升压素　刺激平滑肌 V_1 受体，强烈收缩外周血管。目前没有足够的证据推荐或反对在小儿心搏骤停期间常规使用血管升压素。儿科及成人的系列报告建议，血管升压素或其长效制剂 - 特利加压素可能在心搏骤停标准治疗失败时有效。

（二）抗心律失常药物

1. 腺苷　可致短暂的房室传导阻滞，并会阻断房室结折返回路，用于治疗阵发性室上性心动过速。首次剂量为 0.1mg/kg（最大不超过 6mg），第 2 次剂量为 0.2mg/kg（最大不超过 12mg），快速静脉推注。因其半衰期短，只能通过 IV/IO 给药，中心静脉是最佳通路，注药后用盐水快速冲洗使药物更快进入中心循环。给药期间要监测心电图。

注意：对二度或三度房室传导阻滞，以及病态窦房结综合征患儿（使用人工起搏器的患儿除外）、已知或估计有支气管狭窄或支气管痉挛的患儿（如哮喘）、已知对腺苷有超敏反应的患儿为禁忌。

2. 胺碘酮　通过阻滞钠、钾和钙通道及 α、β 肾上腺素受体，提高心肌兴奋阈，减慢房室传导，延长房室不应期及 QT 间期，减慢心室传导（QRS 波增宽），适用于顽固性心室颤动和不稳定型室性心动过速。首次给药 5mg/kg，可重复 2 次，总剂量不超过 15mg/kg 或单次最大剂量为 300mg。最好在患儿有灌注心律之前使用。

注意：在胺碘酮静脉给药期间要监测血压及心电图。如果患儿有灌注心律，在临床情况允许的情况下要尽量缓慢给药（超过 20 ~ 60 分钟）；如果患儿是 VF/pVT，可以使用快速静脉推注给药。胺碘酮扩张血管会导致低血压，与滴注速率有很大关系，如果有 QT 间期延长或心脏传导阻滞就要减慢滴注速率。其他可能的并发症包括心动过缓及尖端扭转型室性心动过速。若要将胺碘酮和其他导致 QT 间期延长的药物（如普鲁卡因胺）一起使用，则需专家会诊决定。

3. 利多卡因　为酰胺类局部麻醉药，其作用与胺碘酮相似，可降低心脏自主节律性、提高纤颤阈值和在折返通路中减慢传导，麻醉医师常用其代替胺碘酮。目前的证据不足以支持心搏骤停后常规使用利多卡因。但若是因 VF/pVT 导致心搏骤停，恢复自主循环后，可以考虑立即开始或继续给予利多卡因。单次注射剂量：1mg/kg（IV/IO），持续泵注 20 ~ 50μg/（kg·min）。

注意：利多卡因有对心肌和循环的抑制、嗜睡、定向障碍、肌肉颤搐、惊厥的毒性，有低心排血量及肝、肾功能衰竭的患者慎用。

4. 阿托品　为 M 胆碱能受体阻滞剂，拮抗副交感神经，可加速窦房结或心房起搏点，增加房室传导的速率。适用于窦房传导阻滞、房室传导阻滞等缓慢型心律失常，以及窦房结功能低下而出现的室性异位节律及解救有机磷中毒。首次给药剂量为 0.02mg/kg（IO 或 IV），0.04 ~ 0.06mg/kg（气管内给药），必要时可重复 1 次或单次最大剂量为 0.5mg。

注意：小剂量的阿托品（< 0.1mg）会因其对中枢的影响而产生矛盾性的心动过缓。一些特殊情况下可使用大于推荐剂量的阿托品，如有机磷中毒或曾暴露于神经瓦斯毒气中。

心动过缓常发生在小儿急诊气管插管时，发生的原因可能有缺血、缺氧、提喉镜导致的迷走神经反应、正压通气反应或某些药物（如氯化琥珀胆碱或芬太尼）的药理作用。没有证据表明插管前使用阿托品可提高婴儿和儿童的存活率或防止心搏骤停。当心动过缓风险增加时，0.02mg/kg 的阿托品可作为紧急插管实施前的预防用药。

5. 镁剂　用于治疗低镁血症和扭转型室性心动过速（与长 QT 间期相关的多形性室性心动过速）。目前还没有足够的证据推荐或反对在心搏骤停期间常规使用镁剂。使用剂量：25 ~ 50mg/kg（IV/IO），注射时间超过 10 ~ 20 分钟，治疗尖端扭转型室性心动过速时需要快速推注，最大使用剂量为 2g。

注意：镁剂会产生血管扩张，快速给药可能会导致低血压。

6. 普鲁卡因胺 会延长心房及心室的不应期及抑制传导速度。

注意：对于婴幼儿及儿童使用普鲁卡因胺的临床数据很有限。

（三）碳酸氢钠

不推荐在心搏骤停时常规应用碳酸氢钠。碳酸氢钠可用于治疗高钾血症、心脏停跳前已存在酸中毒、三环类抗抑郁药物中毒所致的心搏骤停。首次使用剂量为 1mmol/kg（IV/IO），缓慢滴注。最好根据血气分析结果按照公式计算给予：5% $NaHCO_3$（ml）= ΔBE（mmol/L）$\times 0.2 \times$ 体重（kg）/0.6（ΔBE 为剩余碱目标值与测定值之差；5%$NaHCO_3$：1ml = 0.6mmol HCO_3^-）。

注意：心搏骤停或严重休克期间，动脉血气分析可能不能准确地反映组织及静脉的酸中毒。碳酸氢钠过量可能会减少组织的氧输送，导致低钾血症、低钙血症、高钠血症、高渗透压，并可降低心室颤动阈值，损害心功能。

（四）钙剂

在儿科心搏骤停的复苏中，不推荐常规使用钙剂。患儿存在低钙血症、钙通道阻滞剂过量、高镁血症、高钾血症等，可酌情使用。使用剂量为 20mg/kg（IV/IO），最大单次剂量为 2g。

（五）葡萄糖

婴幼儿糖需求量高但糖原储备低，当能量需求增加时，极易发生低血糖。在复苏过程中要检查血糖及治疗低血糖。使用剂量为 0.5 ~ 1g/kg（IV/IO）。

注意：新生儿可使用 10% 葡萄糖 5 ~ 10ml/kg，婴幼儿和儿童可使用 25% 葡萄糖 2 ~ 4ml/kg，青少年可使用 50% 葡萄糖 1 ~ 2ml/kg。

五、监测

（一）呼气末二氧化碳分压

动物和成人研究显示，呼气末二氧化碳分压（$P_{et}CO_2$）与心排血量有直接关系，与胸外按压的深度和通气频率有明显关系。在小儿心肺复苏期间，监测 $P_{et}CO_2$ 可用于监测自主循环恢复和监督 CPR 质量。如果 $P_{et}CO_2$ 始终 < 15mmHg，就要注意改善胸外按压的效果及确保患儿没有过度通气。$P_{et}CO_2$ 监测可准确评估胸外按压的质量，但对于儿童该参数是否有引导治疗的具体价值尚不确定。

对于插管患者，如果经 20 分钟 CPR 后，$P_{et}CO_2$ 仍不能达到 10mmHg 以上，可将此作为决定停止复苏的多模式方法中的一个因素，但不能单凭此点就作出放弃复苏的决定。

（二）心电图

如果可能，尽早监测心律，识别正常及非正常的心律。持续的监测对跟踪治疗反应及临床情况变化都有重要意义。

（三）超声心动图

目前还没有足够的证据支持或反对在小儿心搏骤停时常规使用超声心动图。当具有超声经验的专业人员在场时，可以考虑用超声心动图识别心搏骤停的可能原因，尤其是心脏压塞及低血容量导致的心室充盈不足。使用超声心动图时，要尽可能减少中断 CPR。

（四）有创血流动力学监测

动物实验表明，基于有创血流动力监测调整 CPR 技术时，自主循环恢复率和试验完成时的存活率均有改善。院内发生心搏骤停的小儿，其可能已具有或可迅速获得有创血流动力学监测。如果已有动脉置管测压，可通过使用舒张压评估 CPR 质量。在 CPR 过程中，婴儿的舒张压至少为 25mmHg，儿童的舒张压至少为 30mmHg，会提高神经系统预后良好的生存率。

六、儿科高级生命支持流程

心搏骤停的心电图表现有心室颤动（VT）、无脉性室性心动过速（pVT）、无脉性心电活动和心电活动停止（asystole）4 种类型。在停跳的原因和复苏技术上，pVT 和 VT 相似，无脉性心电活动和心电活动停止相似。详细处理流程见图 25-3-3。

（一）心室颤动或无脉性室性心动过速

非同步电击除颤是心室颤动的最佳治疗手段，无脉性室性心动过速应按照心室颤动处理。

（二）无脉性心电活动和心电活动停止

无脉性心电活动的特点是心脏电活动和传导正常，但心脏的充盈和排出障碍，循环停止，脉搏消失，处理重点在于积极 CPR 和寻找原因。如果不去除原因，复苏不容易成功，且可能很快从无脉性心电活动转化为更难复苏的心电活动停止。心电活动停止表明心脏窦房结电活动停止，也无其他起搏点的活动，提示严重的心脏损害或心脏抑制。

（三）心律失常的处理

心搏骤停前和通过 CPR 使自主循环恢复后，心律失常均十分常见，因此心律失常的处理是高级生命支持的重要内容。此阶段心律失常的治疗不以恢复正常心律为目的，重点在于稳定循环。根据心室率的快慢，将心律失常分为两种类型。

1. 心动过缓　理论上将心室率低于 60 次 /min 称为心动过缓。心动过缓需要紧急治疗的指征是已经产生血流动力学危害，表现为过慢的心率导致心排血量不能满足机体的需要，发生组织器官供血不良的症状，如意识改

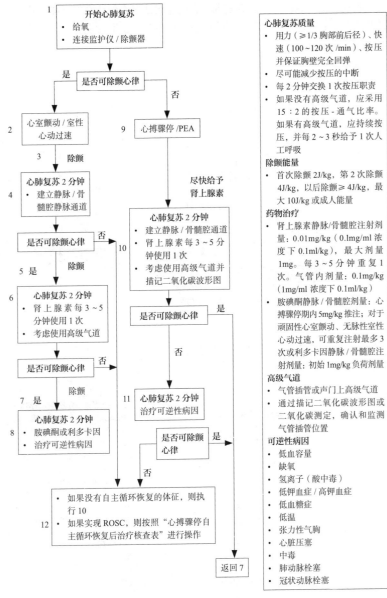

心肺复苏质量

- 用力（≥1/3 胸部前后径）、快速（100~120 次 /min）、按压并保证胸壁完全回弹
- 尽可能减少按压的中断
- 每 2 分钟交换 1 次按压职责
- 如果没有高级气道，应采用 15：2 的按压 - 通气比率。如果有高级气道，应持续按压，并每 2~3 秒给予 1 次人工呼吸

除颤能量

- 首次除颤 2J/kg，第 2 次除颤 4J/kg，以后除颤 ≥4J/kg，最大 10J/kg 或成人能量

药物治疗

- 肾上腺素静脉/骨髓腔注射剂量：0.01mg/kg（0.1mg/ml 浓度下 0.1ml/kg），最大剂量 1mg。每 3~5 分钟重复 1 次。气管内剂量：0.1mg/kg（1mg/ml 浓度下 0.1ml/kg）
- 胺碘酮静脉/骨髓腔剂量：心搏骤停期内 5mg/kg 推注；对于顽固性心室颤动、无脉性室性心动过速，可重复注射最多 3 次或利多卡因静脉 / 骨髓腔注射剂量：初始 1mg/kg 负荷剂量

高级气道

- 气管插管或声门上高级气道
- 通过描记二氧化碳波形图或二氧化碳测定，确认和监测气管插管位置

可逆性病因

- 低血容量
- 缺氧
- 氢离子（酸中毒）
- 低钾血症 / 高钾血症
- 低血糖症
- 低温
- 张力性气胸
- 心脏压塞
- 中毒
- 肺动脉栓塞
- 冠状动脉栓塞

图 25-3-3　婴幼儿或儿童心搏骤停的处理流程

PEA—无脉性心电活动。

变、胸痛、低血压或其他休克表现。心动过缓处理流程见图 25-3-4，用于婴幼儿或儿童心动过缓的处理，但前提是患儿要有可触及的脉搏。

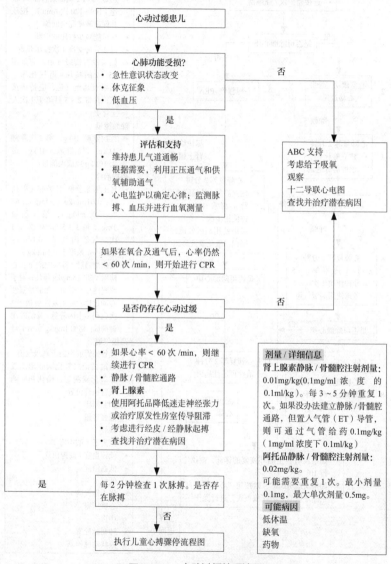

图 25-3-4　心动过缓处理流程

CPR—心肺复苏。

如果心动过缓是由于迷走神经紧张或原本的房室传导阻滞所致，可给予阿托品 0.02mg/kg（IV/IO）或 0.04～0.06mg/kg（气管内）。如果心动过缓是由完全性心脏传导阻滞或窦房结功能障碍所致，并对通气、胸外按压、药物无反应，尤其是与先天性或后天获得性心脏病相关时，可进行紧急经皮起搏。经皮起搏对心室停搏、心搏骤停后低氧血症/心肌缺血性损伤及呼吸衰竭引起的心动过缓无效。

2. 心动过速　不同年龄阶段的患儿心动过速的标准不同。年龄越小，正常心率上限越高。除新生儿外，心室率高于 160 次/min 可以确诊为心动过速，但需要确认患儿有脉搏，以排除 PEA。心动过速的治疗方案取决于是否因为过快的心率导致心脏排血量下降，发生组织器官供血不良的症状，如意识改变、胸痛、低血压或其他休克表现。无论是否存在器官灌注不良的临床表现，均应仔细评估患者气道和呼吸状态、监测血氧饱和度、吸氧，必要时开放人工气道；检查循环体征，密切监测心电图和血压；寻找和处理相关原因。心动过速处理流程见图 25-3-5。

（1）窄 QRS 波群心动过速：窄 QRS 波群心动过速是指 QRS 波间期 ≤ 0.09 秒的心动过速。通过评价十二导联心电图、结合患者的临床表现和病史可以帮助鉴别窦性心动过速及室上性心动过速（sustained ventricular tachycardia，SVT）。如果是窦性心动过速，寻找可逆性病因并进行治疗。SVT 的处理则遵循以下原则。

1）治疗期间监测心律以评价治疗的效果。治疗方法的选择取决于患儿血流动力学不稳定的程度。

2）首先尝试兴奋迷走神经。对于婴幼儿及年龄较小的儿童，可冰敷面部；对于年龄较大的儿童，使用颈动脉窦按摩或瓦尔萨尔瓦（Valsalva）手法（堵鼻鼓气法）都是安全的。若患儿血流动力学不稳定或该操作会过度延迟药物复律或电复律，则不使用。

3）药物复律可使用腺苷 0.1mg/kg 静脉或骨髓腔内快速注射并用 5ml 以上的生理盐水冲洗。维拉帕米 0.1～0.3mg/kg 静脉或骨髓腔内注射，适用于年龄较大的儿童，但是不经过专家会诊则不能用于婴幼儿，因其可能会导致心肌抑制、低血压、心搏骤停。

4）如果患儿的血流动力学不稳定或腺苷无效，则施行同步电复律。最好在使用镇静剂的情况下进行电复律。首次能量用 0.5～1J/kg。如果不成功，就增加能量至 2J/kg。如果第 2 次电复律不成功或心动过速很快复发，在第 3 次电复律前考虑使用胺碘酮或普鲁卡因胺。

5）血流动力学稳定的 SVT 患儿，在兴奋迷走神经或快速静脉注射腺苷和/或心脏电复律时，可静脉或骨髓腔内注射胺碘酮 5mg/kg 或普鲁卡因胺

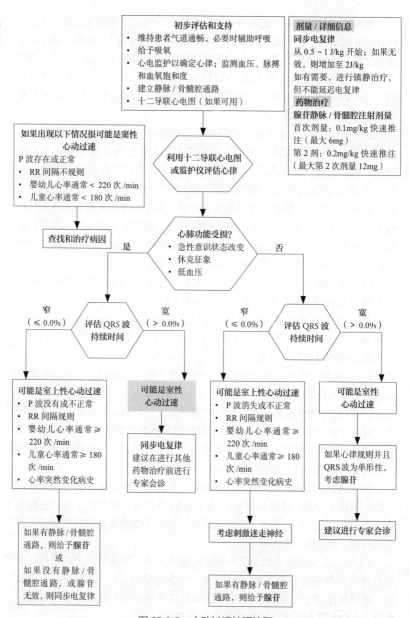

图 25-3-5　心动过速处理流程

15mg/kg。胺碘酮和普鲁卡因胺都必须缓慢给药（胺碘酮要超过 20 ~ 60 分钟，普鲁卡因胺要超过 30 ~ 60 分钟），同时要监测心电图及血压。如果没有经专家会诊，避免同时使用胺碘酮及普鲁卡因胺。

（2）宽 QRS 波群心动过速：宽 QRS 波群心动过速常起源于心室（室性心动过速），但也可能是室上性的。因为所有心律失常的治疗都有潜在的严重不良反应，因此强烈推荐在治疗血流动力学稳定的心律失常前要先咨询专家的意见。

对于血流动力学稳定的宽 QRS 波群心动过速患儿治疗时应注意以下几点。

1）血流动力学不稳定时行电复律治疗。

2）镇静状态下使用能量 0.5 ~ 1J/kg 行心脏电复律。如果失败，增加能量到 2J/kg。

3）当有心电图及血压监测时，可选择药物治疗。静脉使用胺碘酮（5mg/kg 超过 20 ~ 60 分钟）或普鲁卡因胺（15mg/kg 超过 30 ~ 60 分钟）。如果血压下降或 QRS 波增宽，则要停止或减慢输注。

七、特殊复苏情况

（一）脓毒症休克

近年来儿童脓毒症休克的死亡率逐年下降，各种指南及出版物分析的原因有早期的液体治疗、强有力的抗感染治疗、血管活性药物的使用及血流动力学的监测。

1. 早期快速静脉补液被广泛认为是脓毒症休克治疗的基础。对于休克儿童及发生严重败血症、严重疟疾和登革热的儿童，20ml/kg 的首剂液体静脉推注是合理的。在重要医疗物资（如机械通气和正性肌力药支持等）有限的条件下，对有发热病症的儿童实施静脉推注液体需要非常谨慎，因为可能有害。

2. 等渗晶体溶液或胶体溶液均可作为复苏的初始选择。

3. 应在每次液体推注后对患儿进行重新评估，即强调个体化治疗和频繁的临床再评估。

4. 对脓毒症休克早期辅助通气已作为治疗策略的一部分。

5. 依托咪酯有助于对婴幼儿及儿童气管插管并对血流动力学的影响极小，但对于脓毒症休克的患儿，还缺乏作为常规治疗的证据。对于儿童及成人，使用依托咪酯后可能会产生肾上腺抑制。

（二）低血容量性休克

1. 等渗晶体溶液（如乳酸林格液或生理盐水）为治疗休克的初始液体。在复苏的早期阶段使用胶体溶液（如白蛋白）没有益处。

2. 治疗休克可以用等渗晶体溶液 20ml/kg 快速推注，甚至即使是血压正常也可以这样使用。对于一般创伤、外伤性脑损伤、烧伤的休克儿童，晶体溶液和胶体溶液相比，前者可能和存活率较佳相关。目前还没有证据支持要使用何种特殊的等渗晶体。目前还没有足够的证据推荐或反对对于脑损伤或血容量不足的相关性休克要使用高渗盐水。

3. 目前还没有足够的证据推荐创伤后出血性休克婴幼儿及儿童液体复苏的最佳时机及复苏的程度。

（三）药物急性中毒

局部麻醉药、钙通道阻滞剂、β 肾上腺素阻滞剂、阿片类药物过量均可导致药物急性中毒，在一般复苏措施的基础上可能还需要特殊的治疗方式。

1. **局部麻醉药**　局部麻醉药在过量或意外血管内给药时，可引起精神状态改变、惊厥、心律失常，甚至心搏骤停。有大量报道（包括一些儿科的报道）都已经描述了静脉内用脂肪乳剂能成功治疗局部麻醉药的毒性反应。脂肪乳剂的使用剂量：首剂 1.5ml/kg，在 1 分钟内推注完毕，然后以 0.25ml/（kg·min）持续泵注。在循环不稳定时，可重复使用 1～2 次首次推注剂量。如果持续处于低血压状态，则以 0.5ml/（kg·min）持续泵注，血压平稳后继续输注 10 分钟。但应注意在开始的第 1 个 30 分钟内，脂肪乳剂量不超过 10ml/kg。另外，局部麻醉药中毒导致心搏骤停时肾上腺素的剂量（IV/IO）< 1μg/kg。

2. **阿片类药物**　阿片类药物过量时，除了可导致意识淡漠还会导致低通气、呼吸暂停、低血压及心动过缓等。对于任何原因引起的严重呼吸抑制，初始的治疗都是通气及氧合的支持。纳洛酮能逆转阿片类药物过量所致的呼吸抑制，但对于长期成瘾或有心血管疾病的患儿，纳洛酮可能会显著增加心率及血压，导致急性肺水肿、心律失常（包括心室停搏）和惊厥。通常使用小剂量纳洛酮（1～5μg/kg，缓慢滴注）来逆转与阿片类药物使用有关的呼吸抑制。完全拮抗时，患儿 < 5 岁或体重 < 20kg，纳洛酮 0.1mg/kg（IV/IO/ET）；若患儿 > 5 岁或体重 > 20kg，纳洛酮 2mg（IV/IO/ET）。

3. **钙通道阻滞剂**　钙通道阻滞剂的毒性反应主要表现为低血压、心电图改变（QT 间期延长，QRS 波增宽及右束支传导阻滞）、心律失常（心动过缓、室上性心动过速、室性心动过速、尖端扭转型室性心动过速、心室颤动）、惊厥及精神状态改变。主要的治疗如下。

（1）治疗中度低血压可使用小剂量盐水（5～10ml/kg）静脉推注，因为心肌抑制可能会限制患者对大量液体的承受力。

（2）给予钙剂的效果不确定。静脉内缓慢注射（超过 5～10 分钟）10% 的氯化钙 20mg/kg，如果有效，则每小时给予 20～50mg/kg。监测血清钙离子浓度，以预防高钙血症。氯化钙最好通过中心静脉导管输注，因为外周静脉渗漏会造成严重的组织损伤。可以通过外周静脉输注葡萄糖酸钙。

（3）对于心动过缓及低血压，可以考虑血管升压药物及正性肌力药物，如肾上腺素。

4. β肾上腺素阻滞剂　β肾上腺素阻滞剂产生毒性反应的剂量目前尚不确定。β肾上腺素阻滞剂毒性的主要表现有反应性心动过缓、心脏传导阻滞、心肌收缩力降低，严重中毒的其他可能效应包括精神状态改变、癫痫发作、低血糖和支气管痉挛。低血糖在儿童患者中更常见。

目前的治疗主要如下。

（1）必要时稳定气道。

（2）静脉快速输注等渗晶体溶液。

（3）静脉给予胰高血糖素。小儿初始剂量为50μg/kg。在1~3分钟内应该可观察到效果，在5~7分钟时出现反应高峰。若在第2次推注10分钟后都未观察到效果，则输注不太可能提供益处。

（4）静脉给予钙盐。

（5）血管升压药。

（6）静脉给予高剂量胰岛素和葡萄糖。

（7）静脉给予脂肪乳剂治疗。

（四）创伤

对于创伤患儿，不正确的复苏是导致儿童死亡的主要原因。常见的儿科创伤复苏错误包括开放气道失败，不能提供适当的液体复苏，不能识别及治疗内出血。

创伤复苏时应注意以下特殊方面。

1. 如果怀疑颈段脊椎损伤，就要限制颈椎的运动及避免牵拉头部和颈部。用托下颌法来保持气道开放，不能后仰头部。

2. 如果托下颌法不能开放气道，必须要开放气道时，则使用仰头抬颏法。因为婴幼儿及年龄较小的儿童有较大的、明显不对称的头部，可能需要一个有凹槽的枕头或抬高躯干，以避免背板不合适导致的颈部俯屈。

3. 不要过度通气，即使是对于脑损伤的病例。如果有即将出现脑疝的征象（如颅内压突然增高，两侧或一侧瞳孔扩大伴有对光反射减弱、心动过缓、高血压），短暂的过度通气可以用作姑息治疗。

4. 对于所有的胸腹部创伤，甚至是没有外部的损伤，都要怀疑胸部损伤。张力性气胸、血胸或肺挫伤都可能危害氧合及通气。

5. 如果患儿有上颌骨的创伤或可疑基底颅骨（颅底）骨折，则应经口而不要经鼻插胃管。

6. 对于一些非常特殊的心搏骤停的情况，如穿透性创伤的儿童，要进行短时间的转运，可以考虑施行开胸复苏。

7. 要考虑腹部内出血、张力性气胸、心脏压塞、婴幼儿及儿童脊髓损伤、婴幼儿颅内出血，这些都是导致休克的病因。

（五）肺动脉高压

肺动脉高压导致心搏骤停的主要原因是肺动脉狭窄及肺血管阻力增高所致的右心功能衰竭。因此在复苏时应注意：①纠正高碳酸血症，扩张肺血管；②快速推注等渗液体，维持一定的前负荷；③吸入一氧化氮（NO）或前列环素或相似物喷雾能降低肺血管阻力，也可使用前列环素静脉内快速静脉推注；④如果针对减少肺动脉高压的静脉或吸入疗法已经中止，需要重新建立；⑤如果复苏开始较早，ECMO 可能有益。

第四节　复苏后生命支持

来自美国儿童围手术期心搏骤停登记处的分析数据显示，心搏骤停后患儿的整体死亡率为 26%，约 6% 的患儿遗留永久性损伤，约 68% 的患儿无或仅有一过性损伤。

自主循环恢复后，复苏时全身缺氧所致的一系列病理生理变化仍然存在，甚至继续加重。复苏后处理的目标：保护神经系统及各脏器功能，预防二次脏器损伤。及时诊断及治疗致病原因，反复评估患儿需求，及时调整治疗方案，使患儿达到最佳的生理学状态。

一、呼吸系统

心跳恢复后，应进行呼吸支持直至自主呼吸功能恢复正常，从而保证全身各脏器尤其是大脑的氧供。

人工气道是确保气道通畅的可靠方法，应尽早建立人工气道。根据患儿自主呼吸恢复情况及血气指标（PaO_2、SaO_2、$PaCO_2$ 等）来选择恰当的呼吸支持措施，以充分保证患者氧供，但注意避免高氧血症。动物和成人的研究表明高氧血症（即高 PaO_2）不仅加重自主循环恢复后的缺血再灌注损伤，也与死亡率增加有关。一项大型观察性儿科研究发现，相比高氧血症（PaO_2 高于 300mmHg），正常氧合（定义为 PaO_2 60～300mmHg）的儿科重症患儿存活出院率较高。因此，复苏后生命支持的一个目标是在维持正常氧合的同时严格避免高氧血症（不是低氧血症）。儿童恢复自主循环后，应通过相应的监测和设备逐步减少氧供，使 SaO_2 维持在 94%～99%。同时，也应根据每例患儿的情况确定一个合适的 $PaCO_2$ 目标水平。推荐在诊断和转运的过程中监测患儿呼气末二氧化碳分压（$P_{et}CO_2$），避免出现严重的高碳酸血症或低碳酸血症。

二、循环系统

心肌功能障碍和血流动力学不稳定是心搏骤停复苏后的常见表现。研究发现，恢复自主循环后出现低血压的儿童存活出院率较低且神经功能预后较差。通过使用多种监测手段和多个监测目标进行及时有效的血流动力学监测，使用血管活性药物维持稳定的血流动力学，可以促进恢复及维持全身组织氧供和耗氧量的平衡，改善心肌功能及脏器灌注。

对于儿童的血流动力学监测应重点关注：①心率、血压，反复进行评估直至患儿病情平稳；②包括尿管内的尿量；③十二导联心电图，对确定心搏骤停的原因可能有帮助；④静脉通道，最好2条，然后移除骨髓腔通路；⑤静脉或动脉的血气分析及血清电解质、血糖浓度，及时了解内环境状态，作出相应调整；⑥胸部X线检查，以评价气管插管的位置、心脏的大小、肺的状态；⑦必要时获取动脉乳酸、中心静脉血氧饱和度以评价组织氧供。

自主循环恢复以后，使用输液和正性肌力药物/血管加压药，使收缩压维持在患儿年龄段的第5百分位数以上，并使用有创手段持续监控动脉血压，识别并治疗低血压，可改善复苏后患儿结局。血流动力学的改善与使用血管活性药物相关。因为每个人对药物的临床反应都不同，所以应根据患儿具体情况选择相应的药物和剂量。常用的血管活性药物有氨力农、米力农、多巴酚丁胺、多巴胺、肾上腺素、去甲肾上腺素等。使用时应注意药物潜在的不良反应，如局部缺血，溃疡，心律失常、高血压、电解质紊乱等。此外，所有的血管活性药物都要通过安全的静脉通路输注。

三、神经系统

心搏骤停和CPR过程中，脑是最容易受损且明显影响预后的重要器官，复苏最主要的目标就是要保护脑功能、尽快恢复脑灌注、缩短脑缺血缺氧时间以减少原发性脑损害的范围和程度。在自主循环恢复后，仍应积极采取各种有效的脑保护措施，减少神经细胞的缺血/再灌注损害。在实施脑保护时应注意以下几点。

1. **低温治疗** 在患儿发生心搏骤停时应尽早、局部（主要是头部）进行降温，以降低颅内压和脑代谢水平，减少脑耗氧量，减轻复苏后早期脑功能和脑组织病理损害。而对于恢复自主循环的昏迷儿童，《2020年心肺复苏指南》指出，应持续监控体温，并积极治疗发热（> 38℃），并不强调持续进行亚低温治疗。一项针对儿童低温治疗的大型随机试验表明，无论是一段时间的中度低温治疗（32~34℃），还是严格维持正常体温（36~37.5℃），神经功能结果并无明显差异。

2. 积极治疗惊厥发作 寻找可纠正的代谢原因，如血糖过低或电解质失衡。

3. 不常规应用过度通气 过度通气可减少心排血量及脑灌注，加重神经系统损害。如果出现脑疝的征象，短暂的过度通气可以用作姑息治疗。

四、肾脏功能

心搏骤停复苏后易发生肾脏功能障碍，主要表现为尿量减少。对于婴幼儿及儿童 < 1ml/（kg·h）或青少年 < 30ml/h。可能引起肾脏功能障碍的原因有肾前性原因（如脱水、全身灌注不充分）、肾缺血再灌注损伤，或两者联合所致。应注意：①及时监测尿量，调整液体治疗方案；②避免使用引起肾中毒的药物；③调整需要通过肾脏排泄的药物剂量；④及时监测肾功能。

五、院内转运

儿童理想的复苏后处理最好由经过训练的、有儿科三级护理设备的团队提供。在开始复苏时就开始联系，从病房/手术室转入重症监护室。转送团队的成员要经过训练及有处理儿童危重病及损伤的经验，并由儿科紧急医疗或儿科危重病的医师监督。转运的模式及团队的成员组成要基于每例患儿的处理需求而确定。在院际或院内转运插管患儿，最好监测 $P_{et}CO_2$。

六、复苏终止

CPR 终止指标：①患儿已恢复自主呼吸和心跳；②确定患儿已死亡；③高级 CPR 进行 20 分钟以上，自主循环仍未恢复。

七、预后

临床与存活率相关的变量包括 CPR 的时间长度、肾上腺素的使用剂量、年龄、心搏骤停是目击还是非目击等。目击的心搏骤停、旁观者 CPR 及从心搏骤停到专业人员到达的短时间间隔都能提高复苏成功的机会。预后与骤停中和骤停后的数项临床变量相关，但尚未发现有哪一项单一的变量足以可靠地预测结果。因此，救治者在心搏骤停中和恢复自主循环后预测结果时应该考虑多种因素。目前尚无对结局的可靠预测因子来说明何时对患儿终止复苏。

第五节　心搏骤停的预防

高级生命支持中要求寻找和及时纠正心搏骤停的原因,以提高心肺复苏(CRP)的成功率。作为麻醉医师,在手术中应随时保持警觉,及时发现和排除可能导致心搏骤停的隐患,避免发生心搏骤停。

临床上心搏骤停的常见原因可以简单地总结为"6H"和"5T"(表25-5-1)。

表 25-5-1　心搏骤停常见原因

缩写字母	英文	中文
H	hypoxia	缺氧
H	hydrogen ion-acidosis	酸中毒
H	hypothermia/hyperthermia	低温 / 体温过高
H	hypovolemia	低血容量
H	hypoglycemia/hyperglycemia	低血糖 / 高血糖
H	hypokalemia/hyperkalemia and other electrolytes	低钾血症 / 高钾血症及其他电解质异常
T	trauma	外伤
T	tablets	药物
T	tamponade	心脏压塞
T	tension-pneumothorax, asthma	张力性气胸,哮喘
T	thrombosis-pulmonary and coronary artery	肺动脉和冠状动脉栓塞

对于婴幼儿,心搏骤停最常见的原因是缺氧。此外,低体温及颅内出血导致颅内高压综合征也是心搏骤停的常见原因。

小儿麻醉相关性心搏骤停的风险约 0.14‰,大多数心搏骤停发生于麻醉诱导期,心搏骤停前常发生心动过缓、低血压和低氧饱和度。心搏骤停最常见的机制如下。

1. 药物因素　主要是药物导致的心血管抑制。

2. **心血管因素** 具体机制不明，有超过 50% 的患儿有先天性心脏病，其他与出血、输血、液体治疗不当或不充分有关。

3. **呼吸因素** 主要是喉痉挛、呼吸道梗阻和插管困难。大多数喉痉挛发生于麻醉诱导期。几乎所有出现呼吸道梗阻或插管困难的患儿至少合并另外一种重要的潜在性疾病。

4. **设备因素** 最常见的是中心静脉置管相关的并发症如气胸、血胸或心脏压塞。

5. **其他** 需注意：ASA 分级Ⅰ~Ⅱ级的患儿占心搏骤停患儿的 33%。婴幼儿占麻醉相关性心搏骤停患儿的 55%，新生儿风险最高。

麻醉期间的心搏骤停大多由于全身性原因所致，所以必须以最快的速度排查。按 "COVER-ABCD" 的顺序进行检查（表 25-5-2），可发现 95% 的心搏骤停诱因。

表 25-5-2 麻醉危机情境排查表

缩写字母	英文	中文
C	circulation	循环
	color	颜色
O	oxygen	氧供应和氧合情况
V	ventilation	通气
	vaporizer	挥发罐
E	endotracheal tube	气管导管
	elimination	排除机器故障
R	review monitors	检查监护仪
	review equipments	检查仪器设备
A	airway	气道
B	breathing	呼吸
C	circulation	循环
D	drugs	药物

第六节 新生儿复苏

本节所提供的复苏方法适用于分娩期、围生期结束后，以及出生后数周至数月需要复苏的新生儿及小婴儿。尽管对大多数刚出生的新生儿不需要施行任何措施，就能顺利完成从宫内到宫外的生活转变，但约10%的新生儿在刚出生时需要给予某些辅助才能开始呼吸，其中约1%的新生儿需要使用大量的复苏措施。

刚出生的新生儿是否需要复苏，通常从3个方面进行快速评估：①是否为足月妊娠；②张力是否良好；③是否有呼吸或啼哭。上述3个问题的答案如果均为"是"，此新生儿不需要复苏，可继续观察其呼吸、活动和肤色；如果上述任何一个问题的答案为"否"，通常认为该新生儿应依次接受以下4类中的一类或更多处理。

一、初始处理

复苏的起始步骤是保暖，将婴儿安置于辐射热源下，将其头放置于"嗅"位以保持气道开放，必要时使用冲洗球或吸引管清理气道（分泌物），保持皮肤干燥，并给予刺激使其呼吸。

1. 体温控制 通过各种措施保持婴儿体温于36.5～37.5℃，避免低体温和医源性高温对婴儿造成的损伤。

2. 清理气道 首选经口咽、鼻咽清理气道，必要时可选择经气管内吸引。需注意的是活力不佳并有胎粪污染羊水的婴儿，经气管内吸引不是其首选。

二、通气支持

如果完成初始步骤后，婴儿仍没有呼吸或心率低于100次/min，则应开始正压通气，呼吸频率应达到40～60次/min，以达到或维持心率高于100次/min。通气支持有效的指标是心率改善。

1. 监测 复苏过程中监测脉搏氧饱和度。

2. 氧浓度 在足月和晚期早产儿（妊娠35周或以上）以21%的氧气开始呼吸支持，孕周＜35周的早产儿以21%～30%的氧气开始呼吸支持，调节氧浓度直至SpO_2达到目标范围（85%～95%）。如果在给予低浓度氧气复苏90秒后，患儿仍心动过缓（＜60次/min），应立即提高氧气浓度至100%直至心率恢复正常，再降低吸入氧浓度。

3. 气道装置 新生儿复苏期间发生以下情况时可考虑行气管插管：

①面罩通气无效或延误，需要胸外按压；②特殊复苏情况，如先天性膈疝或极低体重儿。气管插管不成功或不可行时，可考虑使用喉罩。

三、胸外按压

经充分通气并辅助吸氧 30 秒后，心率 < 60 次 /min 是胸外按压的指征。通气是新生儿复苏中最有效的措施，在开始胸外按压前，应确保有理想的辅助通气。

1. 位置　按压部位应在胸骨下 1/3 交界处，按压深度为其胸廓前后径的 1/3。

2. 手法　双手拇指环抱技术或用双手指按压技术（另一手支持其背部）。

3. 按压和通气比　因通气困难导致的复苏，推荐按压 - 通气比为 3：1；对于非心脏原因引起的心搏骤停，推荐按压 - 通气比为 15：2；心脏原因引起心搏骤停时，应考虑采用较高的比率，如 30：2。应定期再评估呼吸、心率、氧合，协调按压和通气，直至自主心率 ≥ 100 次 /min。

四、肾上腺素及扩容

新生儿的心动过缓通常是由肺膨胀不全或严重低氧血症所致，充分的通气是纠正心动过缓最重要的步骤。当使用 100% 的氧气给予充分的通气及胸外按压后，如果心率仍然 < 60 次 /min，提示应给予肾上腺素或扩容，或二者并用。

1. 肾上腺素剂量　静脉注射推荐剂量 0.01 ~ 0.03mg/kg，气管内给药剂量 0.05 ~ 0.1mg/kg，均可间隔 3 ~ 5 分钟重复给药。无论何种途径给药，肾上腺素浓度均应是 1：10 000（0.1mg/ml）。

2. 扩容　当患儿有明确失血表现或其他可疑表现（如皮肤苍白、灌注差、脉搏微弱），且采取其他复苏措施后心率无明显反应时，应考虑扩容。首选等张晶体溶液或血液，推荐剂量 10ml/kg，必要时可重复。扩容速度不应太快，因为过快给予大量液体可能与脑室内出血相关。

新生儿 CPR 处理流程见图 25-6-1。强调在"黄金 1 分钟"内必须完成初始步骤、再评估、必要时开始通气 3 个步骤。进一步的决定取决于呼吸和心率。当新生儿未能对初始步骤产生反应时，通气是 CPR 成功的最重要步骤。一旦开始正压通气或氧疗，就需同时评估 3 个重要特征，包括心率、呼吸、氧合状态。每一个步骤成功的最敏感指标都是心率增加，使用三导联心电图可帮助医护人员准确及时的测定心率。

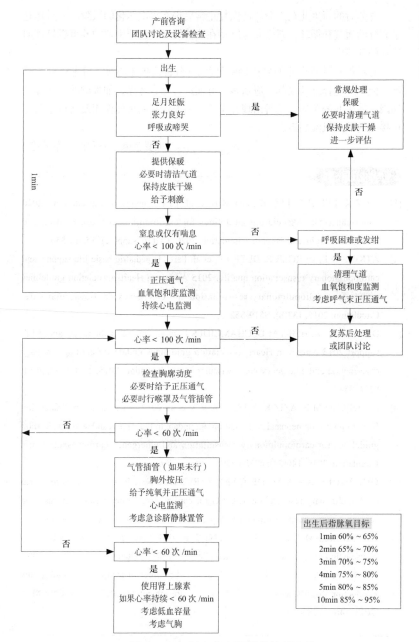

图 25-6-1　新生儿心肺复苏处理流程

复苏后的新生儿在生命体征恢复正常后仍有再次恶化的风险。一旦建立了充分的通气和循环，新生儿应维持在或被转送到有严密监护并可提供预期治疗的环境中。

心跳停止的新生儿如果在接受复苏 20 分钟后仍无心跳，可考虑终止复苏。但如果选择继续复苏，应从多个方面进行综合考虑，如推测的心搏骤停病因、新生儿的孕周、是否出现并发症、低温治疗的可能作用及父母之前对可接受的致残风险的表态。

（罗金凤　方利群　左云霞）

推荐阅读资料

[1] AZIZ K, LEE H C, ESCOBEDO M B, et al. Part 5: neonatal resuscitation: 2020 American Heart Association guidelines for cardiopulmonary resuscitation and emergency cardiovascular care. Circulation, 2020, 142(16_suppl_2): S524-S550.

[2] ATKINS D L, BERGER S, DUFF J P, et al. Part 11: pediatric basic life support and cardiopulmonary resuscitation quality. 2015 American Heart Association guidelines update for cardiopulmonary resuscitation and emergency cardiovascular care. Circulation, 2015, 132(8): S519-S525.

[3] DE CAEN A R, BERG M D, CHAMEIDES L, et al. Part 12: pediatric advanced life support 2015 American Heart Association guidelines update for cardiopulmonary resuscitation and emergency cardiovascular care. Circulation, 2015, 132(18 Suppl 2): S526-S542.

[4] ESCOBEDO M B, AZIZ K, KAPADIA V S, et al. 2019 American Heart Association focused update on neonatal resuscitation: an update to the American Heart Association guidelines for cardiopulmonary resuscitation and emergency cardiovascular care. Circulation, 2019, 140(24): e922-e930.

[5] GUERGUERIAN A M, DE CAEN A R, AICKIN R P, et al. Extracorporeal cardiopulmonary resuscitation (ECPR) for cardiac arrest—pediatrics: consensus on science with treatment recommendations. [2020-05- 22]. http//:www. costr.ilcor.org.

[6] HOLMBERG M J, GERI G, WIBERG S, et al. Extracorporeal cardiopulmonary resuscitation for cardiac arrest: a systematic review. Resuscitation, 2018, 131: 91-100.

[7] JONES P, DAUGER S, DENJOY I, et al. The effect of atropine on rhythm and conduction disturbances during 322 critical care intubations. Pediatr Crit Care Med, 2013, 14(6): e289-e297.

[8] JONES P, PETERS M J, PINTO DA COSTA N, et al. Atropine for critical care intubation in a cohort of 264 children and reduced mortality unrelated to effects on bradycardia. PLoS One, 2013, 8(2): e57478.

[9] LAVONAS E J, OHSHIMO S, NATION K, et al. Advanced airway interventions for paediatric cardiac arrest: a systematic review and meta-analysis. Resuscitation, 2019, 138: 114-128.

[10] NIKOLAOU N, DAINTY K N, COUPER K, et al. A systematic review and meta-analysis of the effect of dispatcher-assisted CPR on outcomes from sudden cardiac arrest in adults and children. Resuscitation, 2019, 138: 82-105.

[11] PANCHAL A R, BERG K M, CABAÑAS J G, et al. 2019 American Heart Association focused update on systems of care: dispatcher assisted cardiopulmonary resuscitation and cardiac arrest center: an update to the American Heart Association guidelines for cardiopulmonary resuscitation and emergency cardiovascular care. Circulation, 2019, 140(24): e895-e903.

[12] PERKINS G D, KENNA C, JI C, et al. The effects of adrenaline in out of hospital cardiac arrest with shockable and non-shockable rhythms: findings from the PACA and PARAMEDIC-2 randomised controlled trials. Resuscitation, 2019, 140: 55-63.

[13] WELSFORD M, NISHIYAMA C, SHORTT C, et al. Initial oxygen use for preterm newborn resuscitation: a systematic review with meta-analysis. Pediatrics, 2019, 143(1): e20181828.

[14] WELSFORD M, NISHIYAMA C, SHORTT C, et al. Room air for initiating term newborn resuscitation: a systematic review with meta-analysis. Pediatrics, 2019, 143(1): e2018182.

[15] WYCKOFF M H, AZIZ K, ESCOBEDO M B, et al. Part 13: neonatal resuscitation: 2015 American Heart Association Guidelines update for cardiopulmonary resuscitation and emergency cardiovascular care. Circulation, 2015, 132(18 Suppl 2): S543-S560.

第二十六章

小儿术后疼痛
评估和治疗

外科手术是一种创伤，根据其手术部位和范围创伤大小有差别。任何创伤都会带来疼痛，且疼痛不仅发生在创伤时，更会延续到创伤后的组织修复过程中。因为疼痛是一种主观感受，当儿童特别是婴幼儿不能正确表述疼痛时，他们的疼痛常被忽视。事实上，24周以上的早产儿对疼痛刺激显示出全面的神经体液和代谢反应。婴幼儿不仅会感知疼痛，而且持续的疼痛还会造成进食和睡眠周期的破坏，甚至带来长期的负面影响如疼痛敏感性的增加即疼痛耐受力降低，术后长期的行为学改变。以上将直接影响患儿今后情感发育和成长，甚至发展为慢性术后疼痛。2005年，国际疼痛研究协会将10月17日定为"国际儿童镇痛日"，主题为控制儿童的疼痛。术后疼痛属于急性疼痛，对其安全有效预防与控制能减轻患儿术后痛苦和家长的担忧、减少术后并发症的发生，节省医疗费用，有十分重要的社会意义。

第一节　疼痛的评估

疼痛评估是小儿术后疼痛治疗的重要环节，标准的疼痛评估方法是儿童的自我评估，用 0 ~ 10 分来定量疼痛的严重程度，0 分表示无痛，10 分表示十分剧烈的疼痛，但这种方法仅适用有一定认知能力的儿童，婴幼儿通常无法使用数字客观描述疼痛程度。因此，儿童的疼痛评估方法还包括改良的自我评估量表、行为学观察量表和生理学评估方法。

一、自我评估

因为疼痛是主观感受，自我评估方法被认为可以最准确地反应疼痛，主要有视觉模拟评分法（visual analogue scales，VAS）和数字等级评定量表（numerical rating scale，NRS），要求儿童能够理解数量大小的概念和序数的位置，一般适合于 7 岁以上儿童。

1. 视觉模拟评分法（VAS）　一条长 100mm 的标尺，一端标示"无痛"，另一端标示"最剧烈的疼痛"，患儿根据疼痛的强度标定相应的位置。

2. 数字等级评定量表（NRS）　用 0 ~ 10 数字的刻度标示出不同程度的疼痛强度等级，"0"为无痛，"10"为最剧烈疼痛，4 以下为轻度痛，4 ~ 7 为中度痛，7 以上为重度痛（图 26-1-1）。

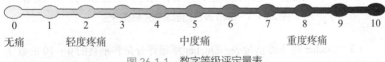

| 0 | 1 | 2 | 3 | 4 | 5 | 6 | 7 | 8 | 9 | 10 |

无痛　　　　轻度疼痛　　　　　　中度痛　　　　　重度疼痛

图 26-1-1　数字等级评定量表

3. 面部表情评估　面部表情疼痛评估量表是由一系列与不良刺激增加相对应的线性的面部表情图标构成，常用的有 Wong Baker 面部表情疼痛评分法和 Bieri 改良面部表情评分法。

（1）Wong Baker 面部表情疼痛评分法（图 26-1-2）：该量表采用 6 种面部表情，用从微笑到哭泣的不同表情来描述疼痛。

首先向患儿解释每种表情代表的意义：① 0 分，非常愉快，无痛；② 2 分，有点痛；③ 4 分，轻微疼痛；④ 6 分，疼痛明显；⑤ 8 分，疼痛严重；⑥ 10 分，剧烈疼痛。越靠左的表情疼痛越轻，越靠右的表情疼痛越严重。然后让患儿指出哪种表情最能代表自己的疼痛程度。

研究表明，该量表对 3～18 岁的儿童进行评估有较高的可靠性和有效性，并与其他的评估量表有很好的相关性，如纸牌量表，VAS 评分及基于行为观察的护士评分量表等。

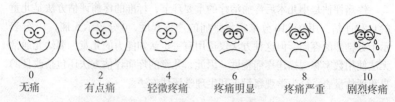

| 0 | 2 | 4 | 6 | 8 | 10 |
| 无痛 | 有点痛 | 轻微疼痛 | 疼痛明显 | 疼痛严重 | 剧烈疼痛 |

图 26-1-2　Wong Baker 脸谱疼痛评分法

（2）Bieri 改良面部表情疼痛评分法（faces pain scale-revised，FPS-R）：该量表应用较为广泛，也是国际疼痛研究协会推荐的疼痛评估量表，分值为 0～10 分，每个分值对应的疼痛程度同 Wong Baker 面部表情疼痛评估量表，可用于 3～18 岁患儿，见图 26-1-3。

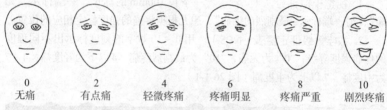

| 0 | 2 | 4 | 6 | 8 | 10 |
| 无痛 | 有点痛 | 轻微疼痛 | 疼痛明显 | 疼痛严重 | 剧烈疼痛 |

图 26-1-3　Bieri 改良面部表情疼痛评分法

（3）Oucher 疼痛评估量表：Oucher 疼痛评分是将垂直的 0～10 的数字量表和面部表情结合的一种评分方法（图 26-1-4）。研究表明，Oucher 疼痛评分与其他量表，如纸牌量表、Wong Baker 面部表情疼痛评估量表，以及 VAS 评分有很好的相关性。因为 Oucher 评分方法能得到患儿较好的回应，所以可以在术前、术后及使用镇痛药后评估疼痛强度的变化。Oucher 疼痛评分只适用能数到 100 的 6 岁以上儿童。

（4）Manchester 疼痛评估量表：该量表是在 Oucher 评分的基础上用全世界小朋友都钟爱的大熊猫面部表情代替了欧洲或亚洲儿童的面像，将不同面部表情的大熊猫放在梯子上，越到梯子的上端疼痛越严重，适用范围同 Oucher 疼痛评估量表，见图 26-1-5。

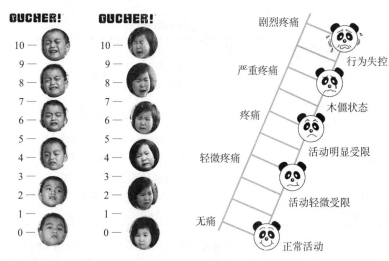

图 26-1-4　Oucher 疼痛评估量表　　　　图 26-1-5　Manchester 疼痛评估量表

4. Hester 的扑克牌评分法　扑克牌评分法适用于 4～7 岁儿童，即 4 张牌摆在于患儿面前，第 1 张～第 4 张牌（1～4 分）分别代表"痛一点点""痛多一点""更痛"和"最痛"。问患儿"你现在是第几张牌的痛？"然后确认其反应。在首次应用后有些患儿即有疼痛分级的印象，有助于以后更准确的评估。

二、行为学评估

虽然自我评估方法适用于大部分儿童，但是仍有很多儿童不愿或不能说出疼痛的程度，需要依靠行为的观察来评估疼痛的程度。有 5 种行为指征在预测患儿是否需要镇痛时较敏感、特异和可靠，分别为面部表情、呻吟 / 哭泣、腿的姿势、身体姿势和是否坐立不安。各种基于行为学观察的疼痛量表由此发展而来，常用的有 CRIES 疼痛评分法、FLACC 疼痛评分法、CHEOPS 疼痛评分法和 Comfort 评分法。

1. CRIES 疼痛评分法　通过观察患儿的哭泣（crying）、呼吸（O_2 requirement for 95% saturation）、循环体征（vital signs）、表情（expression）和睡眠困难（sleeplessness）5 个方面进行疼痛评估，每个项目的分值 0～2 分（表 26-1-1），总分值为 0～10 分，5 个项目总分的数值越高，认为疼痛越严重。CRIES 评分适用于不能用言语表达疼痛的婴儿。

表 26-1-1　CRIES 疼痛评分法

行为指征	0分	1分	2分
哭泣	无	哭泣声音响亮，音调高	不易被安慰
呼吸（维持 SpO_2 > 95% 是否需要吸氧）	否	氧浓度 < 30%	氧浓度 > 30%
循环体征	心率和血压小于等于术前水平	心率和血压较术前水平升高 < 20%	心率和血压较术前水平升高 > 20%
表情	无特殊	表情痛苦	表情非常痛苦 / 呻吟
睡眠困难	无	经常清醒	始终清醒

2. FLACC 疼痛评分法　通过观察患儿的面部（face）、腿部（legs）、活动度（activity）、哭闹（cry）和可安抚性（consolability）5 个方面进行疼痛评估，见表 26-1-2，每个项目的分值为 0 ~ 2 分，总分为 0 ~ 10 分，分值越高，认为疼痛越严重。该法主要用于 2 个月到 7 岁小儿手术后的疼痛评估。患儿的看护者也可以参与疼痛评估。有研究显示，家长采用 FLACC 疼痛评分法的评估分值与医务人员的评估分值一致性很好。

表 26-1-2　FLACC 疼痛评分法

指征	0分	1分	2分
面部	微笑或无特殊表情	偶尔出现痛苦表情，皱眉，不愿交流	经常或持续皱眉、咬牙切齿、面肌颤抖
腿部	放松或保持自然姿态	乱动、不安、紧张姿态	踢腿或腿部屈曲
活动度	安静躺着，自然体位，活动自如	扭动、翻来覆去、紧张	蜷曲、僵直、抖动
哭闹	不哭（清醒或睡眠中）	呻吟，啜泣，偶尔说疼痛	一直哭泣，尖叫或抽噎，经常说疼痛
可安抚性	满足，放松	偶尔通过抚摸、拥抱、言语和分散注意力的方法可安抚	难以安抚

3. CHEOPS 疼痛评分法　通过观察患儿的哭闹、面部表情、言语、腿部活动、躯体活动和伤口可触摸程度 6 个方面进行疼痛评估，见表 26-1-3。每个项目的分值为 0 ~ 2 分或 1 ~ 3 分，总分值为 4 ~ 13 分，总分低于 6 分认为没有疼痛。CHEOPS 疼痛评分法是最早被使用的系统评估患儿疼痛的方

法之一，适用于 4 个月到 17 岁儿童术后疼痛评估。研究证实，该量表对短时疼痛及术后疼痛评估有很高的有效性和可靠性，并且与面部表情疼痛评分及 VAS 评分有非常好的相关性，但因为评分系统烦琐，临床可操作性很差。

表 26-1-3　CHEOPS 疼痛评分法

类别	行为	分值	定义
哭	不哭	1	没有哭闹
	悲泣	2	悲泣或是不出声的哭
	哭泣	2	哭但哭声不大或是抽噎的哭
	尖叫	3	放开大哭、呜咽、有/无抱怨
面部表情	镇定的	1	面部表情正常
	鬼脸	2	明确的负面面部表情
	微笑的	0	明确的正面面部表情
言语	无	1	不说话
	抱怨其他	1	抱怨，与疼痛无关，如"我想见妈妈"或"我口干"
	抱怨疼痛	2	抱怨疼痛
	抱怨两者	2	抱怨疼痛，也抱怨其他的如"好痛，我想我妈妈"
	积极表现	0	孩子诉说的积极话语或是谈论除疼痛外的其他事情
躯体	中立的	1	身体(不是四肢)静止，躯干没有活动
	弯曲的	2	身体呈移动或弯曲的姿势运动
	紧张的	2	身体弯曲成弓形的或僵硬的
	战栗的	2	身体在发抖或不由自主地摇动
	笔直的	2	孩子处于垂直位或直立位
	强迫体位	2	身体强迫体位
伤口触摸	无触摸	1	孩子没有触摸或抓伤口
	伸手	2	孩子伸手拿东西但不是伤口
	触摸	2	孩子轻轻地触摸伤口或伤口区域
	抓	2	孩子剧烈地抓伤口
	受限制的	2	孩子的手被限制
腿	中立的	1	腿处于任何放松的姿势，包括轻轻地游泳状或分隔开样的运动
	扭曲/踢	2	腿和/或除去足或双足确定的不舒服或不自在的运动
	拖动/紧张的	2	腿紧张和/或紧紧地拖动身体和保持不动
	直立	2	直立、蜷缩、跪位
	受限制的	2	孩子的腿被束缚

4. Comfort评分法 通过观察患儿警觉程度、平静或激动、呼吸反应、体动、血压、心率、肌肉张力、面部紧张程度等了解患儿舒适程度，能反映其应激状态，主要用于重症监护室患儿的镇静评估。Comfort疼痛评分法共包括8个项目，每一个项目评分为1~5分，总分为40分，见表26-1-4。将镇静程度分为3级：8~16分为深度镇静；17~26分为轻度镇静；27~40分为镇静不足、躁动。其中，Comfort评分17~26分（轻度镇静）为镇静满意。Comfort评分法与疼痛评分的相关性很好，因此也被用于疼痛评分。

表 26-1-4　Comfort 评分法

类别	1分	2分	3分	4分	5分
警觉程度	深睡眠	浅睡眠	昏昏欲睡	完全清醒和警觉	高度警觉
平静或激动	平静	轻度焦虑	焦虑	非常焦虑	惊恐
呼吸反应	无咳嗽或无自主呼吸	稍微地自主呼吸或对机械通气无反应	偶尔咳嗽或呼吸对抗	呼吸对抗活跃，频繁咳嗽	严重呼吸对抗、咳嗽/憋气
体动	无体动	偶尔轻微体动	频繁轻微体动	四肢有力活动	躯干及头部有力活动
血压	低于基础值	始终在基础值	偶尔升高超过15%或更多（观察期间1~3次）	频繁升高超过15%或更多（>3次）	持续升高超过15%
心率	低于基础值	始终在基础值	偶尔升高超过15%或更多（观察期间1~3次）	频繁升高超过15%或更多（>3次）	持续升高超过15%
肌肉张力	肌肉完全放松，没有张力	肌肉张力减低	肌肉张力正常	肌肉张力增加，手指和脚趾弯曲	肌肉极度僵硬，手指和脚趾弯曲
面部紧张程度	面部肌肉完全放松	面部肌肉张力正常，无面部肌肉紧张	面部部分肌肉张力增加	面部全部肌肉张力增加	面部扭曲，表情痛苦

三、生理学评估

疼痛评估的生理学的参数包括心率、呼吸、血压、心率变异度、皮质醇变化、皮层诱发活动等，但这些参数受行为学的影响较大。在疼痛评估时，生理学指标必需与其他评估手段联合使用。

总之，小儿疼痛评估的方法很多，选择评估方法时需要综合考虑患儿的年龄、认知能力、发育水平、种族/文化背景等因素。任何一种方法都不能绝对准确有效地评估所有儿童及所有类型的疼痛，多种评估方法的联合使用才有助于提高疼痛评估的准确性。应该与患儿、家长或监护人积极交流，按时规律地进行疼痛评估和记录。随着智能医学的发展，相信更多基于动画和算法的先进的儿童疼痛评估方法将问世。

第二节　术后镇痛常用药物和方法

疼痛是一种复杂的现象，伤害性刺激通过外周神经系统传入脊髓，最终抵达大脑皮质被感知，同时情绪、行为和既往疼痛体验通过大脑边缘系统、额叶皮层和丘脑的多突触进一步影响疼痛的感知。由于疼痛机制的复杂性，有效的疼痛治疗需要采用多模式联合镇痛的方法作用于疼痛传输路径上的不同位点，见图 26-2-1。

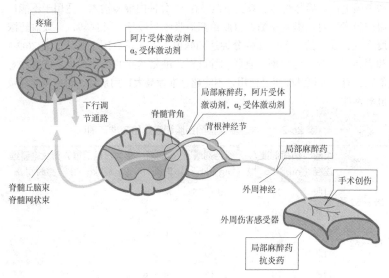

图 26-2-1　疼痛传输路径示意图及多模式联合镇痛

镇痛治疗包括非药物疗法和药物疗法，以期既能提供足够的镇痛，也能最大程度降低药物相关不良反应。非药物疗法包括放松训练、生物反馈、认知行为方法、物理疗法和针灸等。药物疗法主要包括个两个层面的治疗，外周水平可采用局部麻醉药浸润、外周神经阻滞、椎管内麻醉、非甾体消炎药（NSAIDs）和对乙酰氨基酚；中枢水平可采用阿片类药物和 α_2 受体激动剂等。

一、非阿片类镇痛药

非阿片类镇痛药可单独用于治疗轻度疼痛，也可作为多模式联合镇痛的重要辅助措施用于中度至重度的疼痛，以减少阿片类药物的用量及其副作用并实现镇痛作用。

1. 对乙酰氨基酚 对乙酰氨基酚是一种常用的解热镇痛药，可抑制中枢和外周的前列腺素合成，调节抑制下行 5- 羟色胺通路，并抑制中枢 NO 合成。由于毒副作用小，可以定时规律用药，几乎可以用于所有年龄阶段（包括早产儿）各类术后疼痛的治疗。轻度疼痛可以单独使用乙酰氨基酚。中度疼痛可以与 NSAIDs 或可待因等弱阿片药物联合应用，重度疼痛可与强阿片类药物联合应用。镇痛剂量高于解热镇痛剂量，但达到一定剂量后产生封顶效应。

一般口服后在 30~60 分钟后药物浓度达到峰值，注射制剂已在欧洲和美国上市。静脉给药起效更快但需在 15 分钟内缓慢输入，适用于不能口服的患者。对乙酰氨基酚经直肠给药后吸收缓慢且不可预知，导致血药浓度多变，在给药后 60~180 分钟达到峰值，因此较少用于临床。表 26-2-1 和表 26-2-2 分别为口服、直肠和静脉对乙酰氨基酚的推荐剂量。值得注意的是，对乙酰氨基酚每日使用量不能超过推荐最大日用剂量，否则可能导致肝脏毒性。

表 26-2-1　对乙酰氨基酚口服和直肠给药推荐剂量

年龄	给药途径	负荷剂量 /（mg·kg⁻¹）	维持剂量 /（mg·kg⁻¹）	间隔时间 /h	最大日用剂量 /（mg·kg⁻¹）	最大剂量维持时间 /h
28~32 周	口服	20	10~15	8~12	30	48
	直肠	20	15	12		
32~52 周	口服	20	10~15	6~8	60	48
	直肠	30	20	8		
>3 个月	口服	20	15	4~6	90	48
	直肠	40	20	6		

表 26-2-2　对乙酰氨基酚静脉给药推荐剂量

项目	单次剂量	间隔 /h	最大日用剂量
新生儿，≥ 32 周早产儿	12.5mg/kg	6	50mg/kg
1 个月~ 2 岁婴儿	15mg/kg	6	60mg/kg
< 50kg 青少年，2 ~ 12 岁儿童	15mg/kg	6	75mg/kg
	12.5mg/kg	4	75mg/kg
> 50kg 儿童或青少年	1 000mg	6	4 000mg
≥ 50kg 儿童或青少年	650mg	4	4 000mg

注：参考美国对乙酰氨基酚静脉使用说明书。

2. 非甾体消炎药（NSAIDs）　　NSAIDs 是治疗轻到中度疼痛的有效药物，通过抑制环氧化酶，减少前列腺素和血栓素的合成而发挥镇痛作用。与阿片类药物合用时可以增强镇痛效果，并减少阿片类药物的使用剂量，降低其相关不良反应如恶心、嗜睡、呕吐、呼吸抑制、肠蠕动，以及血流动力学紊乱等。NSAIDs 可导致肾功能和胃肠道损害，抑制血栓形成，动物实验显示可影响伤口和骨骼愈合（尚无临床证据支持）。NSAIDs 是否增加出血的风险尚有争议，大部分临床研究显示不会增加出血风险，但在高危手术如扁桃体切除术和神经外科手术患儿使用时要谨慎。

NSAIDs 类药物用于术后镇痛的主要指征：①中小手术后镇痛；②大手术与阿片药物或曲马多联合或多模式镇痛，有显著的阿片节俭作用；③大手术后静脉自控镇痛治疗停用后，序贯镇痛；④术前给药，发挥术前抗炎和抑制超敏作用。常用的 NSAIDs 的推荐剂量见表 26-2-3。

表 26-2-3　非甾体消炎药的推荐剂量

类别	剂量	间隔时间 /h	日最大剂量	应用年龄
布洛芬(口服)	5 ~ 10mg/kg	6 ~ 8	30mg/(kg·d)	> 3 个月
双氯芬酸(口服)	1mg/kg	8	3mg/(kg·d)	> 6 个月
萘普生(口服)	5 ~ 6mg/kg	12	24mg/(kg·d)	—②
酮咯酸①(口服)	10mg	6	40mg	> 2 岁
酮咯酸①(静脉)	0.5mg/kg	6	2mg/kg 或 120mg	> 2 岁

注：①酮咯酸连续使用不能超过 5 日或 20 个剂量。
②尚无报道萘普生适用的年龄范围。

NSAIDs 会抑制血小板聚集，延长出血时间，可能损伤胃黏膜引起消化道出血，加重肾功能损伤。因此对于高风险的患儿应避免使用这类药物。尽管成人的临床研究显示，选择性的 NSAIDs 可以降低出血风险和胃黏膜损伤，但这类药物均未能批准用于儿童术后镇痛，只有塞来昔布被批准可以用于 2 岁以上儿童类风湿关节炎的治疗。

二、曲马多

曲马多是一种人工合成的可待因类似物，它的代谢产物之一与 μ 受体有微弱的亲和力，与 δ 或 κ 受体则无亲合力。曲马多除轻度的阿片样镇痛作用外，还抑制 5- 羟色胺和去甲肾上腺素的摄取，治疗中度术后疼痛，或联合阿片类药物治疗重度术后疼痛以减少阿片药物用量。相比阿片类药物，使用曲马多在呼吸抑制、镇静、恶心呕吐的发生率有明显降低，同时由于其不会抑制前列腺素系统，也不会引起 NSAIDs 常见的副作用（如消化系统溃疡、肾功能及血小板功能障碍），因此，临床使用安全。

曲马多可以通过口服、静脉注射或肌内注射的方式治疗术后疼痛，剂量为 1 ~ 2mg/kg，如体重超过 50kg，则为 50 ~ 100mg，间隔时间 6 小时。曲马多使用过量可能导致患儿出现癫痫样抽搐。2021 年 3 月国家药品监督管理局发布公告，曲马多禁用于 12 岁以下儿童，12 ~ 18 岁使用曲马多时应进行密切监测。

三、阿片类镇痛药

（一）作用原理

阿片类药物是治疗术后中重度疼痛的强效镇痛药，模拟内源性配体（如内啡肽）的作用，通过与位于大脑、脊髓和外周神经细胞突触前与突触后膜上的特定阿片受体结合而发挥镇痛作用。

（二）使用方法

阿片类镇痛药可以口服、静脉持续输注或自控镇痛静脉输注的形式进行儿童的术后疼痛治疗。小儿术后阿片类镇痛药的推荐用法、用量见表 26-2-4。

表 26-2-4　小儿术后阿片类镇痛药的推荐用法、用量

药物	口服剂量	静脉剂量
吗啡	即刻释放剂型:婴儿和儿童 0.3mg/kg，每 3 ~ 4 小时 1 次 缓释剂型:少年儿童 0.25 ~ 0.5mg/kg，每 8 ~ 12 小时 1 次	单次:早产儿 10 ~ 25μg/kg，足月儿 25 ~ 50μg/kg，每 3 ~ 4 小时 1 次 输注:早产儿 2 ~ 10μg/(kg·h)；足月儿 5 ~ 20μg/(kg·h)；婴幼儿和儿童 15 ~ 30μg/(kg·h)

药物	口服剂量	静脉剂量
氢吗啡酮	婴幼儿和儿童 0.04 ~ 0.08mg/kg，每 4 小时 1 次	单次：婴儿和儿童 10 ~ 20μg/kg，每 3 ~ 4 小时 1 次 输注：婴儿和儿童 3 ~ 5μg/(kg·h)
芬太尼	NA	单次：0.5 ~ 1μg/kg，每 1 ~ 2 小时 1 次 输注：0.5μg/(kg·h)
舒芬太尼	NA	单次：0.05 ~ 0.1μg/kg，每 1 ~ 2 小时 1 次 输注：0.02 ~ 0.05μg/(kg·h)
可待因	0.5 ~ 1mg/kg，每 4 小时 1 次（新生儿慎用）	NR
羟考酮	0.1 ~ 0.15mg/kg，每 4 小时 1 次	NA
氢可酮	0.1 ~ 0.15mg/kg，每 4 小时 1 次	NA
美沙酮	0.1mg/kg，每 6 ~ 12 小时 1 次	0.05 ~ 0.1mg/kg，每 6 ~ 12 小时 1 次
羟吗啡酮	0.03mg/kg，每 4 ~ 6 小时 1 次	NA
纳布啡	0.3mg/kg，每 2 ~ 4 小时 1 次	单次：早产儿 10 ~ 25μg/kg，每 2 ~ 4 小时 1 次；足月儿 25 ~ 50μg/kg，每 2 ~ 4 小时 1 次 婴幼儿和儿童 50 ~ 100μg/kg，每 2 ~ 4 小时 1 次

注：NA，不使用；NR，不推荐。

1. 口服　阿片类药物耐受性好，适合用于轻到中度疼痛、门诊手术，以及作为区域阻滞的辅助用药。

2. 静脉持续输注　适用于术后中重度疼痛，需要镇痛治疗但无法使用患者自控镇痛装置的婴幼儿，以及有认知障碍、身体残疾的患儿，使用时输注速率的设定应该根据患儿的年龄、合并症情况，以及临床症状进行谨慎地选择，并严密监测患儿的呼吸和意识，避免副作用的发生。

3. 患者自控静脉镇痛（patient controlled intravenous analgesia，PCIA）　适合于 5 岁以上的小儿。研究显示，PCIA 镇痛效果优于肌内注射或单纯持续静脉输注，也可在一定程度上减少过度镇静的发生，患儿和家长的满意度更高。PCIA 被认为是阿片类药物的最佳给药方式，与传统的按需镇痛相比，PCIA 能提供更好的术后镇痛效果，提高患儿和家长满意度，但使用前应向患儿培训 PCIA 的工作原理，清楚交代使用方法，当患儿感觉到疼痛的时候就可以激活镇痛泵，但不必等疼痛很严重才激活镇痛泵，如步行或胸部物理治疗等可能出现的疼痛刺激的情况前也可以激活给药。PCIA 设置了锁定时间，所以不会出现药物过量，使用安全。PCIA 的推荐方案见表 26-2-5。

表 26-2-5　患者自控镇痛的推荐方案

药物	单次冲击剂量 / (μg · kg^{-1})	锁定时间 /min	持续背景输注 / (μg · kg^{-1} · h^{-1})	1 小时极量 / (μg · kg^{-1})	4 小时极量 / (μg · kg^{-1})
吗啡	20	7 ~ 8	0 ~ 20	100	250 ~ 400
氢吗啡酮	4	7 ~ 8	0 ~ 4	20	50 ~ 80
芬太尼	0.25	7 ~ 8	0 · 0.15	4	7 ~ 10

（三）副作用

阿片类药物最常见的副作用是恶心呕吐、镇静、呼吸抑制、瘙痒、尿潴留、肠胀气、便秘，常规使用止吐药可以降低恶心呕吐发生率，镇静、呼吸抑制则需要医护人员严密监测患儿的意识和生命体征，及时发现并处理。

（四）常用阿片类药物

1. 吗啡　是儿童最标准的术后镇痛药物，给药途径广泛，可以经口服、皮下注射、肌内注射、静脉注射、硬膜外、关节腔、蛛网膜下腔等途径注射给药，适用的年龄范围广泛，从早产儿到青少年儿童均可安全使用。吗啡主要在肝脏与葡糖苷酸结合并产生吗啡 -3- 葡糖苷酸（M3G）和吗啡 -6-葡糖苷酸（M6G），两种代谢产物均通过肾脏代谢。M6G 能结合阿片受体，动物实验显示其镇痛作用比吗啡强 100 倍，但临床研究显示其效能只有吗啡的 2 倍，而且穿透血脑屏障的能力低于吗啡。对于肾功能不全的患者，可能导致 M6G 大量蓄积继而导致中枢神经系统和呼吸抑制。新生儿吗啡代谢和清除半衰期延长，因此单次剂量的吗啡作用时间延长，多次重复给予可引起吗啡和 M6G 蓄积，因此新生儿使用吗啡时一定要严密监测镇痛效果和不良反应，并依此调节吗啡剂量和间隔时间。

2. 芬太尼　是高亲脂性人工合成的阿片药物，能迅速穿透血脑屏障，镇痛效能是吗啡的 50 ~ 100 倍，静脉输注后起效迅速，作用时间短暂，适合短小手术患者的镇痛，但需要在医护人员严密监测下，气道管理设备随时备用的环境下使用。同吗啡，芬太尼重复用于婴儿时，可能出现药物蓄积，需谨慎。但是，芬太尼经肝脏的代谢产物没有活性，故可安全用于肾功能不全的患者。芬太尼可以经静脉、硬膜外、黏膜、皮肤和鼻腔给药，但目前国内仅有静脉制剂和经皮制剂，经皮贴剂未批准用于儿童。

3. 氢吗啡酮　是一种半合成的吗啡衍生物，亲脂性是吗啡的 10 倍，效能是吗啡的 5 倍，作用时间和半衰期与吗啡相似，分别是 4 ~ 5 小时和 2 ~ 3 小时，可以皮下、静脉、肌内、硬膜外注射和口服给药。

4. 美沙酮　是一种人工合成的阿片类药物，单次剂量和吗啡效能相似，但半衰期较长且不可预测（15 ~ 40 小时）。美沙酮可以产生持续稳定的血药浓度，可以口服或静脉给予，口服生物利用度可达 80%，但仍需要在专业医护人员的监测下使用。

5. 羟考酮和氢可酮　两者都是二甲基吗啡的半合成衍生物，羟考酮镇痛效能是吗啡的 1.5 倍，氢可酮则低于吗啡，口服片剂在小儿手术后急性疼痛应用较少。

6. 纳布啡　是 μ 受体拮抗剂和 κ 受体激动剂，常用来拮抗阿片相关的 μ 受体介导的瘙痒、恶心呕吐和尿潴留。通过激动 κ 受体，纳布啡可以治疗各类急性疼痛，且阿片类药物相关不良反应更少。

四、局部麻醉药

局部麻醉药可以通过区域麻醉，如手术切口局部浸润、外周神经、椎管内单次或持续阻滞方法治疗术后镇痛。血管收缩剂（如肾上腺素）与局部麻醉药一起使用可以减少全身吸收的毒副作用，还可以延长局部麻醉药的作用时间。另外，中枢镇痛药物如氯胺酮、可乐定、右美托咪定、地塞米松或阿片类药物（如芬太尼）加入局部麻醉药，可以延长神经阻滞作用时间。长效局部麻醉药布比卡因、左旋布比卡因和罗哌卡因均可用作儿童的区域麻醉和镇痛，其推荐最大用量见表 26-2-6。左旋布比卡因是布比卡因的左旋对称产物，药效与布比卡因类似，但毒副作用小于布比卡因。罗哌卡因是一种酰胺类局部麻醉药，起效时间和维持时间和布比卡因类似，但运动神经阻滞的发生和持续时间较短，强度较弱，同时毒副作用小于布比卡因。

表 26-2-6　布比卡因、左旋布比卡因和罗哌卡因的推荐最大用量

类别	单次注射最大剂量 / （mg·kg^{-1}）	常用浓度 /%	持续术后输注（区域阻滞）最大剂量 / （mg·kg^{-1}·h^{-1}）
婴儿	2	0.062 5 ~ 0.15	0.2
儿童	2.5	0.15 ~ 0.25	0.4

局部浸润简单易行，外科手术缝皮前在切口皮下注射长效局部麻醉药浸润，适用于各类小型、中型和大型手术，还可以在局部切口皮下埋管后持续泵注局部麻醉药。外周神经阻滞适用于神经丛、神经干支配区域的术后镇痛，如肋间神经阻滞、上肢神经阻滞（臂丛）、椎旁神经阻滞、下肢神经阻滞（腰丛、股神经、坐骨神经）、腹壁神经阻滞（TAP）、髂腹下髂腹股沟神经阻滞等。

超声引导下神经精确定位和局部给药有助于提高镇痛效果和降低并发症。使用导管留置持续给药，可以获得长时间的镇痛效果。但是持续外周神经阻滞用于术后镇痛时应注意如留置管的移位和脱落，运动阻滞后造成患儿跌伤等。通过经骶管裂孔或硬膜外间隙留置硬膜外导管持续输注局部麻醉药进行硬膜外镇痛适用于胸腹部及下肢手术后疼痛治疗。相比静脉阿片类药物镇痛，硬膜外镇痛不影响神智和呼吸，镇痛效果完善。低浓度的长效局部麻醉药联合阿片类药物用于硬膜外腔持续镇痛，可以达到协同镇痛作用，并减少各自的副作用，减轻运动阻滞的发生，表 26-2-7 列举了患者自控硬膜外镇痛（patient controlled epidural analgesia，PCEA）的局部麻醉药和阿片类药物配方。

表 26-2-7　患者自控硬膜外镇痛（PCEA）的局部麻醉药和阿片类药物配方

类别	配方	
局部麻醉药 / 阿片类药物	罗哌卡因 0.1% ~ 0.2% 布比卡因 0.1% ~ 0.125% 左旋布比卡因 0.1% ~ 0.2% 氯普鲁卡因 0.8 ~ 1.4%	舒芬太尼 0.5μg/ml 芬太尼 2μg/ml 吗啡 10μg/ml
PCEA 方案	首次剂量 0.1 ~ 0.3ml/kg 维持剂量 0.1 ~ 0.3ml/(kg·h) 冲击剂量 0.1 ~ 0.3ml/kg 锁定时间 20 ~ 30min	

不同于成人，由于儿童的配合度较差，需要在全身麻醉后方可实施区域麻醉。研究证实，相比成人清醒状态下实施神经阻滞，全身麻醉下对儿童实施神经阻滞并不会增加神经损伤的风险。

五、α_2 受体激动剂

α_2 受体激动剂有镇静和镇痛的作用。可乐定作为辅助药已经广泛用于区域麻醉，能够延长神经阻滞时间并增加镇痛效能。可乐定还可用于术前药，一

项荟萃分析研究显示，术前使用可乐定可以降低术后疼痛。右美托咪定是一种选择性更强的 α_2 受体激动剂，可安全用于重症监护的患儿镇静，辅助全身麻醉和用于各类检查的镇静。有研究显示，高剂量的右美托咪定辅助全身麻醉，可以降低扁桃体切除手术患儿术后阿片类药物用量，但麻醉苏醒时间也会延长。右美托咪定能否常规作为儿童术后镇痛的辅助用药还有待进一步研究。

六、非药物治疗

非药物疗法作为辅助镇痛方法越来越多地用于儿童术后疼痛管理。催眠、听音乐和播放视频等转移患儿注意力的措施对轻度疼痛有很好治疗效果，但中重度疼痛常需要药物治疗，但物理和精神治疗可以降低患儿焦虑紧张情绪。

尽管儿童术后疼痛越来越多地受到外科医师和麻醉医师的正视和关注，但临床还是有很多患儿仍未得到最佳的镇痛治疗。影响小儿疼痛治疗的因素很多，例如，缺乏有经验的专业人员进行疼痛评估，父母担心镇痛药成瘾或影响智力，疼痛感知和镇痛药物的药效学和药代动力学存在明显的个体差异，小儿术后疼痛的临床研究有限等。因此，应建立以麻醉医师为主导的小儿术后镇痛专业团队，培训护士正确进行小儿疼痛评估，对患儿和父母开展疼痛治疗相关科普宣教，开展对乙酰氨基酚和 / 或 NSAIDs、区域麻醉、阿片类药物和非药物疗法联合的多模式镇痛，科学、规范管理小儿术后疼痛，最大程度地降低术后疼痛对患儿近期和远期的影响。

（刘　飞　左云霞）

推荐阅读资料

[1] 左云霞，冯春，刘飞，等 . 小儿术后镇痛专家共识 // 熊利泽，邓小明 . 中国麻醉学指南与专家共识 . 北京：人民卫生出版社，2017.

[2] Association of Paediatric Anaesthetists of Great Britain and Ireland (APAGBI). Good practice in postoperative and procedural pain management, 2nd edition. Paediatr Anaesth, 2012, 22(Suppl 1): 1-79.

[3] BRASHER C, GAFSOUS B, DUGUE S, et al. Postoperative pain management in children and infants: an update. Paediatric Drugs, 2014, 16（2）:129-140.

[4] CEELIE I, DE WILDT S N, VAN DIJK M, et al. Effect of intravenous paracetamol on postoperative morphine requirements in neonates and infants undergoing major noncardiac surgery: a randomized controlled trial. JAMA, 2013, 309（2）: 149-154.

[5] DAI Y, LEI D, ZUO Y, et al. Estimation of the minimum effective dose of tramadol for postoperative analgesia in infants using the continual reassessment method. Front Med, 2012, 6（3）: 288-295.

[6] GARRA G, SINGER A J, TAIRA B R, et al. Validation of the Wong-Baker FACES Pain Rating Scale in pediatric emergency department patients. Acad Emerg Med, 2010, 17(1): 50-54.

[7] HOWARD R F, LLOYD-THOMAS A, THOMAS M. Nurse-controlled analgesia（NCA）following major surgery in 10 000 patients in a children's hospital. Paediatr Anaesth, 2010, 20（2）: 126-134.

[8] KRANE E J. POLANER D. The safety and effectiveness of continuous peripheral nerve blockade in children. Anesth Analg, 2014, 118（3）: 499-500.

[9] LEWIS S R, NICHOLSON A, CARDWELL M E, et al. Nonsteroidal anti-inflammatory drugs and perioperative bleeding in paediatric tonsillectomy. Cochrane Database Syst Rev, 2013, 2013(7): CD003591.

[10] MARTIN J, HEYMANN A, BÄSELL K, et al. Evidence and consensus-based German guidelines for the management of analgesia, sedation and delirium in intensive care-short version. Ger Med Sci, 2010, 2: 8.

[11] MARZUILLO P, CALLIGARIS L, BARBI E. Tramadol can selectively manage moderate pain in children following European advice limiting codeine use. Acta Paediatr, 2014, 103(11): 1110-1116.

[12] MERKEL S I, VOEPEL-LEWIS T, SHAYEVITZ J R, et al. The FLACC: a behavioral scale for scoring postoperative pain in young children. Pediatr Nurs, 1997, 23(3): 293-297.

[13] MICHELET D, ANDREU-GALLIEN J, BENSALAH T, et al. A meta-analysis of the use of nonsteroidal antiinflammatory drugs for pediatric postoperative pain. Anesth Analg, 2012, 114(2): 393-406.

[14] QI J, DU B, GURNANEY H, et al. A prospective randomized observer-blinded study to assess postoperative analgesia provided by an ultrasound-guided bilateral thoracic paravertebral block for children undergoing the Nuss procedure. Reg Anesth Pain Med, 2014, 39(3): 208-213.

[15] SOHN V Y, ZENGER D, STEELE S R. Pain management in the pediatric surgical patient. Surg Clin North Am, 2012, 92(3): 471-485.

[16] VOEPEL-LEWIS T, MERKEL S, TAI T A R, et al. The reliability and validity of the face, legs, activity, cry, consolability observational tool as a measure of pain in children with cognitive impairment. Anesth Analg, 2002, 95(5): 1224-1229.

[17] COTE C, LERMAN J, ANDERSON B. A practice of anesthesia for infants and children. 6th ed. Philadelphia: Elsevier, 2018.

[18] WONG D L, BAKER C M. Pain in children: comparison of assessment scales. Pediatr Nurs, 1988, 14(1): 9-17.